# 黄帝内经

## 运气篇 〇

天元纪·五运行·六微旨大论集注

杜武勋 主编

上海交通大学出版社
SHANGHAI JIAO TONG UNIVERSITY PRESS

## 内容提要

《黄帝内经》作为中医四大经典著作之首，被历代医家奉为圭臬，是我国医学宝库中现存成书最早的一部医学典籍。"五运六气理论"是传统中医理论中极具华彩的一部分，主要载于《内经·素问》的《天元纪大论》《五运行大论》《六微旨大论》《气交变大论》《五常政大论》《六元正纪大论》《至真要大论》七篇大论中，合称为"运气七篇"，以及另外《本病论》和《刺法论》两个"遗篇"中，合称为"运气九篇"，它是"五运六气理论"的源头。

《黄帝内经·素问》中，《天元纪大论》重点论述天地运气变化的一般规律，用天干以纪地气、地支以纪天气，说明天地运气是宇宙间万物生化的本源；《五运行大论》以"五运"为纲，主要讲述五气五运的运行规律、对人体的影响及与万物生化的关系；《六微旨大论》以"六气"为纲，阐述了六气的标本中气联系、互相承制作用，以及自然界的升降出入运动。

本书将上述三篇经文合并，并将古今医家注释集萃，以期为读者呈现古今医家丰富的注释解读，为今人学习五运六气理论奠定基础。本书适合有志于研究五运六气理论的读者朋友阅读参考。

**图书在版编目（C I P）数据**

黄帝内经运气篇：天元纪·五运行·六微旨大论集注 / 杜武勋主编.—上海：上海交通大学出版社，2019
　　ISBN 978 - 7 - 313 - 21747 - 9

　　Ⅰ.①黄…　Ⅱ.①杜…　Ⅲ.①《内经》-运气（中医）-研究
Ⅳ.①R221②R226

　　中国版本图书馆 CIP 数据核字（2019）第 170245 号

**黄帝内经运气篇**

**HUANGDI NEIJING YUNQI PIAN**

天元纪·五运行·六微旨大论集注

**TIANYUANJI·WUYUNXING·LIUWEIZHI DALUN JIZHU**

| | |
|---|---|
| 主　　编：杜武勋 | |
| 出版发行：上海交通大学出版社 | 地　　址：上海市番禺路 951 号 |
| 邮政编码：200030 | 电　　话：021 - 64071208 |
| 印　　刷：上海万卷印刷股份有限公司 | 经　　销：全国新华书店 |
| 开　　本：710mm×1000mm　1/16 | 印　　张：29.5 |
| 字　　数：590 千字 | |
| 版　　次：2019 年 11 月第 1 版 | 印　　次：2019 年 11 月第 1 次印刷 |
| 书　　号：ISBN 978 - 7 - 313 - 21747 - 9 | |
| 定　　价：128.00 元 | |

# 编委名单

**主　编**　杜武勋

**副主编**（按姓氏笔画排列）

　　　　石宇奇　任　莹　刘　津　李晓凤
　　　　张　茜

**编　委**（按姓氏笔画排列）

| | | | |
|---|---|---|---|
| 马　腾 | 王　硕 | 王　瑞 | 王润英 |
| 王晓霏 | 王智先 | 毛文艳 | 邓芳隽 |
| 石宇奇 | 田　盈 | 丛紫东 | 朱　博 |
| 朱明丹 | 朱林平 | 任　莹 | 刘　岩 |
| 刘　津 | 刘海峰 | 孙雨欣 | 孙非非 |
| 杜武勋 | 杜武媛 | 杜依濛 | 李卓威 |
| 李晓凤 | 邹金明 | 宋　爽 | 张　茜 |
| 张　瑜 | 张少强 | 张红霞 | 张丽红 |
| 张君丹 | 陈金红 | 武姿彤 | 林　杨 |
| 赵　美 | 袁嘉璐 | 袁宏伟 | 钱昆虹 |
| 黄　博 | 曹旭焱 | 裴丽敏 | |

# 编写说明

## 一、本书编写的目的与意义

《黄帝内经》(以下简称《内经》)作为中医四大经典著作之首,被历代医家奉为圭臬,是我国医学宝库中现存成书最早的一部医学典籍。"五运六气理论"是传统中医理论中极具华彩的一部分,主要载于《内经》"七篇大论"及《本病论》和《刺法论》两个"遗篇"中,合称为"运气九篇",是五运六气理论的源头。虽自诞生之日起就饱受争议,但是五运六气理论在传统中医理论中的重要地位不可忽视。《内经》以大量篇幅阐释五运六气理论,使之成为中医气化学说、藏象学说、病机学说、升降出入等理论的渊薮,为后世医家提供了基本的中医思辨方式,对指导中医临床实践具有重要意义。

作为一名医生,必须"上知天文,下知地理,中知人事",且深入学习五运六气理论,因此充分研读《内经》是每位中医学者该具备的基本素养。但由于《黄帝内经》成书年代久远,涉及天文、地理、历法、气象等多学科知识,"其文简,其意博,其理奥,其趣深",原文艰深晦涩难懂,加之历经传抄翻刻,衍文、漏文、错文众多,使众多学者望而却步。为便于读者全面掌握《内经》中的五运六气理论知识,笔者挑选古今十五家注解《内经》的代表性书籍,按字、词、句的格式进行集萃,力求为研读运气九篇的广大读者提供一部基础、易懂、全面、详尽、各家思想交互碰撞的参考书籍。并使之成为学习五运六气的基础书籍,促进广大中医学者对中医经典的研读、挖掘,促进传统中医理论的继承与发展。

中医经典理论是中医发展的源泉,对经典理论的继承、发展与创新,是中医学发展的关键科学问题,中医临床绝非简单的经验与技能总结,中医学者只有坚持不懈,溯本求源,潜心悟道,应用传统中医理论指导临床才能使中医临床取得突出疗效,才可能实现中医经典理论对临床疾病的有效指导和中医理论的自身发展。本团队在繁重的临床工作之余,编写了《黄帝内经运气篇天元纪·五运行·六微旨大论集注》《黄帝内经运气篇气交变·五常政大论集注》《黄帝内经运气篇六元正纪大论集注》《黄帝内经运气遗篇集注》《黄帝内经运气篇至真要大论集注》。后续我们还将出版运用五运六气理论解读《黄帝内经》"运气九篇"、方剂、中药,及运用五脏生克制化辨证模式指导临床应用等系列书籍，为五运六气的推广与应用，贡献一点力量。

## 二、关于本书编写所使用医家注释版本说明

本团队搜集、研读了大量历代医家注释运气九篇的相关著作，共计四十余部，从中挑选出适合本书体例、按原著篇目注释、注释内容较完善的十五部著作进行摘录整理，希望为读者呈现尽可能丰富的医家解读。碍于卷帙有限，仍有许多非常优秀的医家著作未能收录进来，部分著作将作为参考文献出现在书中。

今本《黄帝内经素问》（以下简称《素问》）为唐代王冰的整理本，王冰不仅将原九卷内容分合增删、整理次注，还把"七篇大论"内容补入正文中，且在目录中保留了两个遗篇的篇名，注明"亡"，故现存《素问》共有二十四卷，可大致分为三个部分：一是除去运气七篇及遗篇外的篇目，即成书时便存在的内容；二是运气七篇，由唐代王冰订补；三是两个遗篇，目前该部分出处争议较大。本书主要整理后两部分的相关医家注释，"七篇大论"部分选用王冰、马莳、张介宾、张志聪、高士宗、黄元御、张琦、高亿、孟景春、任廷革、张灿玾、方药中、王洪图、郭霭春等医家的十四部著作进行摘录整理；"遗篇"部分则选用马莳、张介宾、高士宗、孟景春、张灿玾、王洪图等医家的六部著作，以及上海涵芬楼影印正统道藏本，共七部著作进行摘录整理。

### （一）"七篇大论"古代医家注释版本的选择

"七篇大论"指《天元纪大论》《五运行大论》《六微旨大论》《气交变大论》《五常政大论》《六元正纪大论》《至真要大论》七篇。

#### 1. 唐代重补"七篇大论"

在唐代以前，此《素问》七卷亡佚已久，究其何因，已无法考证。然王冰认为，"虽复年移代革，而授学犹存，惧非其人，而时有所隐，故第七一卷，师氏藏之，今之奉行，惟八卷尔"，七卷亡佚是因为"师氏藏之"，而后有幸得一秘本，"于先生郭子斋堂，受得先师张公秘本，文字昭晰，义理环周，一以参详，群疑冰释"，秘本中载有"运气七篇"，王冰"恐散于末学，绝彼师资，因而撰注，用传不朽"，故在整理《素问》时便将"运气七篇"加以校勘订补，使之得以流传未绝。

然而王冰注本到了宋代出现"注文纷错，义理混淆"的混乱局面，北宋嘉祐年间，北宋校正医书局林亿、高保衡等人奉敕校正《素问》，定名《重广补注黄帝内经素问》。此次校正工作深入细致，以王冰注本为底本，又参照多种传本校订，所增注文均以"新校正"标之，并说明"运气七篇"为王冰补入。至此，《素问》传本的文字基本定型，后世皆沿用此宋版，卷数虽增减分合，文字却无大变动。

宋版流传至明代由顾从德保留其旧貌，得此刻本《素问》，其刻工精良，堪称善本。而后据此影刻、影印者不绝，1956年人民卫生出版社影印此本出版《重广补注黄帝内经素问》，1963年人民卫生出版社以其影印的此本为蓝本，参校守山阁本等，排印出版《黄帝内经素问》，成为《素问》现在的通行版本。

总而言之,王冰对"运气七篇"的发掘、整理、流传功不可没,不可抹杀他对五运六气学说传承、发展的贡献。因此,我们在选取注释版本时,首选经王冰—林亿、高保衡—顾从德—人民卫生出版社整理、刊刻、影印的1963年版《黄帝内经素问》一书(因王冰注本未收录"遗篇"具体内容,直至1963年人民卫生出版社排印出版《黄帝内经素问》才将"遗篇"附于书末,故此书在"七篇"部分简称为"王冰《黄帝内经素问》",在"遗篇"原文校注部分简称为"1963年人卫版《黄帝内经素问》")。

2. 宋金元时期校注"运气七篇"的相关书籍

宋金元时期,校注《素问》"运气七篇"内容者开始涌现,如宋代赵佶的《圣济总录》,金代张从正的《儒门事亲》,由元代滑寿编辑、明代汪机续注的《读素问抄》等书,均涉及运气相关部分知识的注释、解读,具有很高的学术价值,但因其版本多拆分重编次序,或仅选取部分原文进行解读,不适合本书体例,故未纳入本书中。

3. 明清时期校注"运气七篇"的相关书籍

明清时期是五运六气学说蓬勃发展的重要阶段,众多医家开始重视《素问》原文的研习,注家辈出,各有见地。

明代马莳用三年时间,按原文次序分篇分节对《素问》进行全面注释,著成《黄帝内经素问注证发微》一书,该书分《素问》为九卷,不仅在注释篇名、解释病名、申明字义方面下了很大功夫,同时通过《素问》《灵枢》互证、归类条文、综合各家等方式,在剖析医理方面有许多超越前人的见解,成为学习《内经》不可缺少的参考书。

明代张介宾,对《内经》研习近三十年,根据个人体会,以类分门,撰成《类经》三十二卷,全书多从易理、五运六气、脏腑阴阳气血的理论来阐发经文蕴义,集前人注家的精要,加以自己的见解,敢于破前人之说,理论、注释、编次上均有自己的创见及特色,颇能启迪后人,深为后世所推崇。

清代张志聪,治学以宗经为基础,对《内经》的研究深入肌理,所著《黄帝内经素问集注》更是融合了其同窗与学生的智慧,综观全书,其特点在于以经解经,融会贯通,重视气化,天人合一,句栉字梳,提要钩玄,既吸纳了前人的胜义,又汇集了集体的新见。

清代高士宗,对《素问》殚心研注十载,汲取了前人张景岳、马莳、吴崑以及其师张志聪等注释《内经》的经验,著成《黄帝内经素问直解》一书,全书以当时盛行的阴阳五行学说作为阐述自身理解和经验的说理工具,重视"整体运动论""脏象论"等,说理透彻,文字易懂,确具"直解"特点。

清代黄元御,推崇黄帝、岐伯、扁鹊、仲景为医门四圣,倾注毕生精力研究中医古代典籍,将通行本《素问》内容分为十类,重予编次著为《素问悬解》,其注释参考王冰等历代《内经》注家之精论,间附自己对《素问》研究之心得。他学术精湛,敢创新说,标新立异,书中的五运六气之南政北政,为此南北二极之义,所论为前人未及。

清代张琦,重医理,尤好《素问》,潜心研究二十年始著成《素问释义》十卷,书中具有"辨错简独出己见,阐阴阳互根而重阳,论阴阳升降在乎中气"等特点,部分注文精辟且有新意,对经义发挥颇多。

清代高亿,撰《黄帝内经素问详注直讲全集》一书,其弟子罗济川、张映川注,大愚子、乾一修订,全书对《素问》一书逐篇分段注释直解,其注文言简义明,音义晓然,直解则会同诸家之说,而折衷其要,通晓畅达,全无以经解经之嫌,有裨于初学《内经》者。

故本书"七篇大论"部分古代医家的注释版本选用了王冰《黄帝内经素问》,1998年人民卫生出版社出版的由田代华主校的马莳《黄帝内经素问注证发微》,2016年中医古籍出版社出版的张介宾《类经》,2002年浙江古籍出版社出版的由方春阳、黄远媛、李官火等点校的张志聪《黄帝内经集注》,1980年由科学技术文献出版社出版的由于天星整理的高士宗《黄帝素问直解》,2016年中医古籍出版社出版的黄元御《黄元御医书全集》,1998年科学技术文献出版社出版的由王洪图点校的张琦《素问释义》,2016年中国中医药出版社出版的由战佳阳、乔铁、李丹等校注的高亿著,罗济川、张映川注,大愚子、乾一修订的《黄帝内经素问详注直讲全集》此八部古代医家著作。

4."七篇大论"近现代医家注释版本的选择

为了阐述《素问》的学术思想,帮助后学更好地阅读原书,当今学者亦有不少人对其进行各种形式的整编和注释,各具特色。本书主要选取曾执教于各中医学院的教授或曾从事中医研究工作的中医学大家所著著作,各位医学大家均为中医学之前辈,为中医学的发展做出了巨大贡献,本书之编写也是对前辈的缅怀和纪念。

南京中医学院(今南京中医药大学)孟景春教授任职于医经教研组时,集合其校师生共同编写《黄帝内经素问译释》一书,对《素问》原文进行了校勘、注释、语译,并对每篇增加"题解""本篇要点"等内容,对于原文中重要理论和主要论点增补按语,提示其对临床实践的指导意义和应用价值,前后经过三次修订,目前第四版已较为全面。

北京中医学院(今北京中医药大学)任应秋教授一生阅读了大量中医古籍,尤其重视对中医典籍著作的理论研究,毕生致力于中医理论的发掘、整理、提高,并且作出了突出的成绩。他曾在中医首届研究生班上讲授《素问》内容,包括25篇《素问》文献的全文讲解,其女任廷革根据讲课录音整理成书《任应秋讲〈黄帝内经〉素问》,对没有讲课录音的部分,依据任应秋主编的《黄帝内经章句索引》进行整理。全书以《内经》系统的文献结构为线索进行整理,有较强的可读性及拓展思维的功能。

山东中医学院(今山东中医药大学)张灿玾教授与徐国仟教授等人受命整理研究中医古籍,撰成《黄帝内经素问校释》一书,对《素问》二十四卷共八十一篇按"提要""原文""校勘""注释""语译""按语"等项进行全面而系统的整理,此书是研究中医学、提高中医理论水平必读的中医古籍,可供中医学习、教学以及从事中医研究工作者参考学习之用。

中医研究院(今中国中医科学院)方药中教授对中医气化学说进行了创新性的研究,其与许家松所著的《黄帝内经素问运气七篇讲解》"各论"部分对"运气七篇"原文逐句加以解释,逐段进行述评,逐篇作出小结,全书就"运气七篇",总结其理论体系,揭示其科学内涵、精神实质和精华所在,阐述其临床指导意义,客观评价其在中医学中的地位与影响。

北京中医药大学王洪图教授是我国著名的内经研究大家,倡导"内经学"并得到学术界认同,使《内经》研究与教学发展为中医学的一个分支学科,其与贺娟撰写《黄帝内经素问白话解》一书,书中包括原文、提要、注释、白话解、按语五部分,重点突出,实用性强,准确地反映了原旨深意。

天津中医学院(今天津中医药大学)郭霭春教授博学多识,于目录、版本、校勘、训诂、音韵等专门之学造诣精深,治学精勤,著作颇丰,其主编的《黄帝内经素问校注》一书采众家之长,结合自己的见解,整理研究《素问》,资料丰富,校勘翔实,训解精当,其中对《素问》的一些研究论点,经全国有关专家审定,代表了20世纪80年代研究的最新水平,适用于临床、教学及广大中医爱好者阅读参考。

故本书"七篇大论"部分近现代医家的注释版本选用了2009年上海科学技术出版社出版的由孟景春、王新华主编的《黄帝内经素问译释》第4版,2014年中国中医药出版社出版的由任廷革主编的《任应秋讲〈黄帝内经〉素问》,2016年中国医药科技出版社出版的由张灿玾、徐国仟、宗全和校释的《黄帝内经素问校释》,2007年人民卫生出版社出版的由方药中、许家松所著的《黄帝内经素问运气七篇讲解》,2014年人民卫生出版社出版的由王洪图、贺娟主编的《黄帝内经素问白话解》第2版,2012年中国中医药出版社出版的郭霭春编著的《黄帝内经素问白话解》此六部近现代医家著作。

**(二)"遗篇"医家注释版本的选择**

运气遗篇指《刺法论》和《本病论》两篇。早在南朝全元起训解《素问》之前,《刺法论》和《本病论》两篇俱已亡失,至唐代王冰时仍未现世,故王冰再次注《素问》时仅目录中保留了两篇篇名,却无具体内容,并注明"亡",因而后世统称此二篇为"素问遗篇",又名"遗篇""素问亡篇""素问逸篇""素问佚篇"。

遗篇目前流传有两个内容完全不同的版本。一是通行版本,即目前普遍使用的人民卫生出版社梅花版《黄帝内经素问》中所载遗篇内容。宋代印刷技术进步,加之朝廷重视医学,《素问》得以广泛流行与传播,通行版遗篇悄然流传于世,宋代嘉祐中期进入校正医书局,林亿、高保衡等人阅览后评价道:"今世有《素问亡篇》及《昭明隐旨论》,以谓此三篇仍托名王冰为注,辞理鄙陋,无足取者。"既指出此遗篇并非《内经》原文,又否定了其医学价值,自然未能载入《重广补注黄帝内经素问》,这也导致遗篇在此后相当长一段时期内受到正统医家的批驳与排斥,对其流传造成不利影响。其后百余年未能留存完整的遗篇刊本,直至明代英宗时期,《正统道藏》收录《素问遗篇》，将《刺法论》分为三卷，《本病论》分为二卷，共五卷，后经上海涵芬楼影印正统道藏本《黄帝内经素问遗篇》使之流传至今（以下简称"正统道藏《黄帝内经素问遗篇》"）；马莳认为此二篇为正本所遗，首注遗篇，将其置于《素问注证发微》书末；张介宾将此遗篇与"运气七篇大论"统一类编，收于《类经》第二十八卷中。清代以后《素问》刊本大多将此遗篇内容附于书末，高士宗所撰《素问直解》中据马莳《素问注证发微》本另补《刺法论》及《本病论》，名为"素问补遗"，直接置于正文《气交变大论》之后。至近现代，多数注释《素问》的书籍均将其附于书末供读者参考研究，如上述提到的孟景春、张灿玾、王洪图所著著作。

二是高亿版本，此版本仅见于《黄帝内经素问详注直讲全集》一书中。此书又名《黄帝内经素问完璧直讲详注》，为清末医家高亿所著，其弟子罗济川、张映川注，大愚子、乾一修订，成书于同治十一年，即1872年。书中遗篇内容与通行本完全不同，为本书特点之一。《素问详注直讲全集》久不见于世，现存唯一版本为同治壬申年（1872年）绿云冈原刻本。民国时期只有《医学大辞典》将其收录，现代的《中医文献辞典》《中医文献学》《中医古籍珍本提要》《中医大辞典》等辞典类工具书亦有载录，但对其评介却是寥寥数语，研究此遗篇的学者亦是少之又少。

《内经》其他篇章多处提到"刺法""本病"，可见《刺法论》和《本病论》两篇在《内经》中确实存在，篇名并非王冰杜撰。遗篇通行版虽远早于高亿版现世，但不可忽视其内容的道教色彩，受到批驳，世人对编著者纷纭争论。高亿版虽在内容上与其他篇章交相呼应，看似一脉相承，但出现时间比《内经》晚了将近两千年之久，流传情况单一，且其来历仅能参考《黄帝内经素问详注直讲全集》一家之言，未可尽信，故不能断定哪一版为《内经》固有内容。而无论哪个版本才是真正的"遗篇"，此两版的学术价值和临床指导意义都是难以否认的。当今学者在研读"遗篇"时，当两版本互参，并联系《内经》其他篇章内容作出合理取舍。因此，本书将《刺法论》《本病论》两遗篇内容与运气七篇内容统一收编，以便于读者全面掌握此两篇内容。书中两遗篇原文采用通行版本。

"遗篇"部分注释版本选用上海涵芬楼影印正统道藏本《黄帝内经素问遗篇》，1998年人民卫生出版社出版的由田代华主校的马莳《黄帝内经素问注证发微》，2016年中医古籍出版社出版的张介宾《类经》，1980年由科学技术文献出版社出版的由于天星整理的高士宗《黄帝素问直解》，2009年上海科学技术出版社出版的由孟景春、王新华主编的《黄帝内经素问译释》第4版，2016年中国医药科技出版社出版的由张灿玾、徐国仟、宗全和校释的《黄帝内经素问校释》，2014年人民卫生出版社出版的由王洪图、贺娟主编的《黄帝内经素问白话解》第2版，2012年中国中医药出版社出版的郭霭春编著的《黄帝内经素问白话解》此七部古今医家著作。

### 三、编写体例说明

本书采用分解注释的形式，每一解分为"内经原文""字词注释""语句阐述"三部分内容。"内经原文"部分互参众多版本,经校对整理而成,卷次篇目保持不变;"字词注释""语句阐述"两部分甄选自十五部医家著作(以下称"原著"),将原著中注释、语译、白话解等内容摘录至本书中,力求保留原著释义。关于内容及格式处理,按以下原则和方法进行。

1. 原文校注

本书"七篇大论"的"内经原文",互参 2013 年人民卫生出版社出版的由郭霭春主编的《黄帝内经素问校注》,2016 年中国医药科技出版社出版的由张灿玾、徐国仟、宗全和校释的《黄帝内经素问校释》,2009 年上海科学技术出版社出版的由孟景春、王新华主编的《黄帝内经素问译释》第 4 版,2007 年人民卫生出版社出版的由方药中、许家松所著的《黄帝内经素问运气七篇讲解》,2013 年人民卫生出版社影印顾从德本《黄帝内经素问》等版本(与"遗篇"互参版本并称"互参诸本"),综合参考诸家原文,确定本书"七篇大论"所用原文。"遗篇"的"内经原文",则依法互参 2013 年人民卫生出版社出版的由郭霭春主编的《黄帝内经素问校注》,2016 年中国医药科技出版社出版的由张灿玾、徐国仟、宗全和校释的《黄帝内经素问校释》,2009 年上海科学技术出版社出版的由孟景春、王新华主编的《黄帝内经素问译释》第 4 版,2014 年人民卫生出版社出版的由王洪图、贺娟主编的《黄帝内经素问白话解》第 2 版,1963 年人民卫生出版社出版的《黄帝内经素问》,1998 年人民卫生出版社出版的由田代华主校的马莳《黄帝内经素问注证发微》等版本,确定本书"遗篇"所用原文。

综合运用本校法与理校法,并充分参考互参诸本,作出校注。凡原文中有讹文、衍文、脱漏、倒置,以及疑似之处,均写出校记,注于原文之下。具体方法如下:

(1)凡互参诸本内容不一致者,均写出各家原文用字、用词、断句等,若有校勘者,依次列出其校勘注释,尽可能不提示倾向性意见。

(2)凡互参诸本内容不一致,若其一(多)版本明显有误时,不予采用,若无祖本或他本可据,数本互异,无所适从之时,以道理定是非,部分释义在"语句阐述"中阐明。

(3)凡不影响文义、医理以及注释的繁体字均予简化,其他不予擅改。

(4)凡古今通假字、异体字原则上不予改动,以保持古文原貌,但对于常见文字则改为通行规范字。

(5)凡断句不明处,多参考孟景春著本,若不易定夺者,则不予擅改,部分释义在"语句阐述"中阐明。

2. 原文分解

为方便读者阅读,本书将《黄帝内经素问》运气九篇原文(以下称"原文")按原段落进行分解,每解 4~6 句。

3. 字词注释

字词注释主要挑选原文中较为独立的、艰涩难懂、具有重要意义的字词进行注释,每解2～6词。并对生僻字加以注音,以方便读者阅读。

4. 语句阐述

语句阐述时将每解逐句拆分注释,保留段落中每一句原文。

5. 编排顺序

参考所选书籍的初版年份,对十五部著作进行编序。如孟景春等《黄帝内经素问译释》在"第四版前言"中提及该书初版于1959年6月;任廷革《任应秋讲〈黄帝内经〉素问》在"整理者的话"中注明该书主要根据1978年任应秋在中医首届研究生班上的讲课录音整理成书;张灿玾等《黄帝内经素问校释》在"前言"中提及该书原由人民卫生出版社于1982年2月第一次印刷出版;方药中等《黄帝内经素问运气七篇讲解》"前言"部分写于1982年8月18日;王洪图等《黄帝内经素问白话解》和郭霭春《黄帝内经素问白话解》分别在扉页中注明第一版出版印刷于2004年4月、2012年11月。故本书中"七篇大论"十四家著作的编排顺序为:①王冰《黄帝内经素问》;②马莳《黄帝内经素问注证发微》;③张介宾《类经》;④张志聪《黄帝内经集注》;⑤高士宗《黄帝内经素问直解》;⑥黄元御《黄元御医书全集》;⑦张琦《素问释义》;⑧高亿《黄帝内经素问详注直讲全集》;⑨孟景春等《黄帝内经素问译释》;⑩任廷革《任应秋讲〈黄帝内经〉素问》;⑪张灿玾等《黄帝内经素问校释》;⑫方药中等《黄帝内经素问运气七篇讲解》;⑬王洪图等《黄帝内经素问白话解》;⑭郭霭春《黄帝内经素问白话解》。"遗篇"七家著作的编排顺序为:①正统道藏《黄帝内经素问遗篇》;②马莳《黄帝内经素问注证发微》;③张介宾《类经》;④高士宗《黄帝内经素问直解》;⑤孟景春等《黄帝内经素问译释》;⑥张灿玾等《黄帝内经素问校释》;⑦王洪图等《黄帝内经素问白话解》。

6. 摘录文字及图表

"字词注释""语句阐述"两部分的文字及图表内容均摘录自十五家著作,在不影响原著释义的前提下适当改动,基本保持原著文字、图表原貌。因各家注本身所引用的参考文献/书籍版本不尽相同,本书为二次引用故不对其版本作统一校正。

(1)为避免重复,删去原著中待解的原字/词/句,仅摘录该字/词/句释义;

(2)若原著中未单独注释待解字词,则该字词注释摘录自"白话解"或"语译"等语句释义中;

(3)"此词/句未具体注释",此种写法适用于原著注释中对该词/句未提及者,若原著注释时照搬该词/句,则保留原词/句,以示区分;

(4)"此句未具体注释,总体概括此段为":此种写法适用于原著作者未逐句注释,但对段落大意进行了总结概括;

(5)正统道藏《黄帝内经素问遗篇》书中词句空白处以"□"表示,原著注"缺"处,以"(缺)"表示;

(6)高亿《黄帝内经素问详注直讲全集》书中分"批""注""讲"三部分内容,"讲"由高亿所撰,其弟子罗济川、张映川等加音释与"注",大愚子与乾一进行修订,批注

为"批",故本书分别摘录此三部分;

（7）孟景春、张灿玾、王洪图、郭霭春原著中"注释"部分有对重点字、词、短句的单独注释,将其均放入本书"语句阐述"部分的相应语句中;

（8）若原著注释出现"见下文""释义见前篇"等不明确语句,概予删除;

（9）若原著注释出现文字错漏或前后不一等情况,存疑处不予擅改,明显错误处,后加"编者按"进行说明;

（10）原著中①②③等序号均替换为[1][2][3],与本书序号样式相区分;

（11）为适应读者阅读习惯,将繁体字、异体字、竖排,统一调整为简体字、通行字、横排,若不同著作中同一语句的某字字形略异、字义相同,且均为现代不常用字,不予擅改,如"晥"与"晓";

（12）关于图表,由于每一本书的字体、图表样式,有较大差异,为统一、美观、清晰,将原书中所有图表,按照原书形式重新进行绘制,以图表形式放入本书相应位置;

（13）因卷帙有限,各书只采用与运气九篇有关内容,其余部分均不摘录,意欲深究者可寻原著阅读。

杜武勋

二〇一八年九月

# 目 录

序章 ·················································································· 1
　一、五运六气理论研究的重要性 ·············································· 3
　二、五运六气理论阐述的学术思想 ·············································· 5
　三、五运六气理论研究的历史脉络 ·············································· 12
　四、五运六气理论研究需要解决的关键科学问题 ··························· 17

第一章　天元纪大论篇 ···························································· 26
　第一节　天元纪大论篇原文 ···················································· 26
　第二节　天元纪大论篇分解 ···················································· 27
　　第一解 ········································································· 27
　　第二解 ········································································· 35
　　第三解 ········································································· 42
　　第四解 ········································································· 52
　　第五解 ········································································· 64
　　第六解 ········································································· 78
　　第七解 ········································································· 90
　　第八解 ········································································· 101
　　第九解 ········································································· 106
　　第十解 ········································································· 114

第二章　五运行大论篇 ···························································· 125
　第一节　五运行大论篇原文 ···················································· 125
　第二节　五运行大论篇分解 ···················································· 127
　　第一解 ········································································· 127
　　第二解 ········································································· 140
　　第三解 ········································································· 157
　　第四解 ········································································· 166

第五解 ·················································· 182

第六解 ·················································· 193

第七解 ·················································· 203

第八解 ·················································· 223

第九解 ·················································· 235

第十解 ·················································· 243

第十一解 ················································ 252

第十二解 ················································ 260

第十三解 ················································ 270

第十四解 ················································ 274

第三章　六微旨大论篇 ····································· 286

　第一节　六微旨大论篇原文 ························· 286

　第二节　六微旨大论篇分解 ························· 288

　　第一解 ················································ 288

　　第二解 ················································ 293

　　第三解 ················································ 308

　　第四解 ················································ 320

　　第五解 ················································ 338

　　第六解 ················································ 347

　　第七解 ················································ 360

　　第八解 ················································ 372

　　第九解 ················································ 384

　　第十解 ················································ 389

　　第十一解 ·············································· 394

　　第十二解 ·············································· 401

　　第十三解 ·············································· 406

　　第十四解 ·············································· 418

　　第十五解 ·············································· 427

　　第十六解 ·············································· 436

参考文献 ·················································· 452

后记 ······················································ 455

五运六气理论是怎样形成的？主要内容是什么？要回答这些问题，首先要从古人对生命本质的认知开始谈起。生命的本质是什么？人类到目前为止还没有对此形成完整准确的认知。现代科学认为生命体总是处于变化之中的：它活动时不断地消耗能量，又通过吸收营养素或直接利用太阳能来补充能量，即便是构成生命体的细胞也处于不断变化中，并有在环境扰动中自我维持和修复的显著能力。这表明生命体在个体和群体上都遵循进化理论，同时又具有生态结构意义，生命体与外界环境是共存的。

中国古代哲学家很早就开始对生命本质进行探索，认为生命的本源，法于天地，正如《素问·宝命全形论》所言："人生于地，悬命于天，天地合气，命之曰人……天覆地载，万物悉备，莫贵于人。"这里的"气"，乃是禀天地精华而形成，天地之气运动变化、相互交合，人秉天地之气而生于中。关于天地之气的运行变化规律便涉及中医"气"理论，《素问·阴阳应象大论》言"清阳为天，浊阴为地"，中国传统哲学以阴阳理论解释天与地的形成，混沌未分之时，含有的轻清物质具备上升之性，可上升以形成天；重浊物质具有沉降之性，可沉降以形成地。重浊之物虽有沉降之性，但也有上升之力，轻清之物有上升之性，但上升之中也有沉降之力，大地万物，在阴阳相交，天地气化中诞生，所以"天人合一"全赖"气化"而成。中医气理论以中国古代宇宙气化生成论[1]为哲学基础，以元气为首要的研究本体，以元气的运动变化，也即气化为主要的研究内容，《素问·五常政大论》曰："气始而生化，气散而有形，气布而蓄育，气终而象变，其致一也……人以天地之气生，四时之法成。"天地万物和人类的生长、四时的转换，皆为"气"之变化，天地万物皆为天地气交的结果。

在《内经》的《天元纪大论》《五常政大论》《气交变大论》等篇章中，阐述了"形气相感，万物生化""物之生从于化""天地合气，六节分而万物化生矣"等生命发生、发展的道理，指出自然界通过"气交"从无生物到有生物的发生、发展过程，以及一切生物的新陈代谢现象。《内经》把这种过程和现象概括为生、长、化、收、藏五个阶段，并进一步指出了"上下之位，气交之中，人之居也"的生命体和生存环境相统一的关系。这一认识来源于中国古代哲学"气一元论"，并逐渐引入中医学中。

"气一元论"是我国古代自然哲学中的一个光辉思想,认为天地之间存在着一种不断运行的精微物质,称为"气"。气是生化万物的基质,是生物和非生物的中介。一元之气在天化为六气,构成万千气象;在地化为五行,赋予万物以五类属性。阴阳为气化之理,五行为气聚之质,阴阳五行法则正是对万物气化规律的描述。气"在天垂象,在地成形";象为无形之气,形为气聚之质。观象以取意,类比以推理。这就是取象比类方法的理论依据。作为自然哲学范畴的中医理论的基本观点和方法,都是以气一元论和气化理论为基点而逐渐形成的[2]。整体动态观和天人相应观,阴阳五行和取象比类方法,是中医学理论的基础,也是中医学特色形成的根源,"气化—调节"是中医理论系统的核心。

"人法地,地法天,天法道,道法自然",老子对天、地、人,乃至整个宇宙的生命规律做了精辟涵括、阐述。"道法自然"揭示了整个宇宙的特性,囊括了天地间所有事物的属性,宇宙天地间万事万物均效法或遵循"道"的自然而然规律。"道"所反映出来的规律是"自然而然"的。而人法道,就要顺遂万物之自性,尊重事物本来的生存状态,观察其自然而然的变化,找出其自然变化的法则。《素问·天元纪大论》言,"天有五行,御五位,以生寒暑燥湿风。人有五脏,化五气,以生喜怒思忧恐",无论天地生化,还是人体生化,都以元气为本,由元气的运动变化而产生。元气生化万物的运动过程即为气化。

五运六气理论,是古人研究天体日月运行,总结自然界六气气化规律,并运用阴阳五行生克制化理论,以干支甲子符号作为推演工具,探求自然界气候变化及人体疾病防治规律的学问,是古人通过仰观天象,俯察地理形成的认知。自然万物呈现之"象",是天地气化运行的产物。"象"是自然界事物的整体呈现,"气"则是自然整体关系的主要实现者和承担者。"气"作为天地万物资始之源,其运动变化规律是天地自然的法则,"气"作为沟通天地万物的介质,把"天"与"人"紧紧地连成了一个整体,此乃"气为一元"的思想基础。

《黄帝内经》秉持"气一元论"的观点,认为气是万物生成之基源,是联系宇宙自然与生命的纽带。其以"气"为本源和媒介,以"时"为主线,将人与天连接成一个不可分割的整体。人之身表里内外的结构和功能,皆与天地自然相符,人之生命活动规律,皆合乎天地之气的变化规律。这样,就构建了《内经》"天人合一"理论体系的基本框架。在这一框架下,天即"天时",起统摄作用;人是一个与之同气相通、同律相动的自然人,是天人关系中的从应者,更是天人和谐关系的维护者。人自觉地遵循自然气化的规律,主动地维护天人和谐关系的过程和方法,实际上就是"因时制宜",也正是"气为一元""天人合一"思想的落脚点[3]。中国古代哲学家和医学家,从"气一元论"出发,阐述了生命的起源、生命的本质,从整体论角度给予生命本质之回答,五运六气理论正是阐述天、地、人相互关系的理论体系。

# 一、五运六气理论研究的重要性

五运六气理论是中医学术体系中重要的组成部分,其中包含了天文、历法、气象、物候、医学等多学科的学术内涵,蕴含着丰富的气化理论思想,它把自然气候变化与人体生命现象、发病乃至预防、治疗、用药规律统一起来,从天体运动角度、环境与人的关系角度,探讨自然气候变化与人体生理、病理的密切关系。《内经》中提到的"气宜""天道"均指五运六气而言,人处于天地气交之中,必然随着五运六气变化而变化,运气的常与变与人体疾病的发生有密切关系。五运六气理论由"五运"与"六气"组成,以此总结和分析以六十年为一周期的气候运动变化规律。五运即木、火、土、金、水五行之气,六气即风、热、湿、火、燥、寒三阴三阳之气,分别配以天干、地支,可推测出每年的运、气和各季的气候变化及其特点。

## (一)五运六气理论的诞生及其争议

自标志运气学说成型的七篇大论补入《内经》以降,一直为历代医家聚讼,肯定、怀疑、否定持续不断,加之其为知识密集的学术,理论玄奥、验证困难、涉及多种学科[4],因此,成为中医学体系中最复杂、争论最大的学说,被称为医门之玄机。因此,有必要回溯和解析其理论源流和争鸣的历史,希望能以史为鉴,为相关研究做出初步探索[5]。回溯历史文献,运气学说萌芽于春秋战国时期,产生于秦汉时期,倡明于两晋隋唐时期,至宋金元时期达到鼎盛,迄明清时期终臻完善。总结多年来五运六气理论主要争议在于:一是七篇大论是否出自《黄帝内经素问》;二是五运六气理论能否准确预测疫病的流行;三是五运六气理论有没有临床价值以及应该如何指导临床运用;四是五运六气理论是否有科学背景;五是五运六气理论是不是有地域限制;六是几千年来我国气候变迁,五运六气理论是否适用现在的时代等。这些问题有待于对五运六气理论进行充分的研究,形成科学、充实的证据。

## (二)五运六气理论研究的价值

五运六气理论是《内经》重要的组成部分,王冰在整理《素问》时补入运气七篇大论,以大量篇幅阐释五运六气理论,成为中医气化学说、藏象学说、病机学说、升降出入等理论的渊薮,为后世医家提供了基本的中医思辨方式,对指导中医临床实践具有重要意义。《素问·五运行大论》曰:"非其位则邪,当其位则正。"这里的正、邪是就自然气候而言,自然气候的正常变化为"正",反常变化为"邪"。六气在一年中的运行,是"行有次,止有位",按时、有序的,应当"至则至",若"未至而至"则为异常,说明非其位则邪,当其位则正。《素问·宝命全形论》曰:"人以天地之气生,四时之法成……人能应四时者,天地为之父母。"人秉天地正常之气而生,依赖自然正常气候而长,人和自然和合为一,人与天地之气息息相通。《素问·至真要大论》

曰:"彼春之暖,为夏之暑,彼秋之忿,为冬之怒,谨按四维。"一年四季转换,人要顺应四时,顺时则养,逆时则病。人体阴阳气血,应时而变,天地有四时气候、昼夜晨昏之变换,天地阴阳日有所变,人亦应之。运气变化,天地自然有四时节律、日节律、月节律,人体阴阳气血随之出现规律性变化,通过人体阴阳自我调节达到平衡。《素问·六微旨大论》曰:"上下之位,气交之中,人之居也。"人处于气交之中,运气改变不仅影响人体自我阴阳调节,影响人体生理,还影响人体病理。根据运气学说,疾病的发生有一定的规律可循,人们可以此推测疾病的发生与流行,甚至可以精确到具体的脏腑。

五运六气理论对于指导临床辨证具有重大的意义,有认为五运六气理论是展现天人相应理论的动态模型;有认为五运六气理论是中医理论的渊薮;还有认为五运六气理论是中医现代多学科研究的枢纽[6]。五运六气审察的"象",勾连了天、地、人与生命万物,包括外在可察的天象、气象(气候)、物象(物候)、病象(症候),以及内在可感知、意度的脉象、脏象。其所言之"数",则是序数、气数,是对事物有序性、规定性的表述。其思维过程包括"观物取象""立象尽意"与"取象比类/取象运数"三个不可分割的阶段,是中医"司外揣内"认识疾病,"法天之纪,用地之理"治疗疾病的一大路径[3]。面对纷繁复杂的自然现象和气候与生命万物,单纯应用六气系统或五运系统,均难以给予自然气象规律一个完美的解释,只有将二者结合起来分析,才能更好地阐明那些复杂的问题。而事实上,运气学说有五运系统、六气系统以及两者相合形成的五运六气系统等多种周期,借助三阴三阳上奉六气、五行之间的相互承制、五运与六气相合等,解释自然气象变动规律,即是以阴阳五行理论为基础的。阴阳五行学说这一理论工具在运气学说中的重要性可见一斑[7]。运气学说中的五运,是试图用木运、火运、土运、金运、水运五种因素来解读天地气象的周期性变动规律,是五行思想影响的结果;六气则试图用风、寒、暑、湿、燥、火六气来解读气象的变动规律,六气用厥阴风木、少阴君火、太阴湿土、少阳相火、阳明燥金、太阳寒水分别进行概念的标定与规范,实则是阴阳理论影响的结果。因此,《内经》之五运六气学说,是古代哲学思想"气一元论"、阴阳思想、五行思想共同渗透、影响的结晶,我们只有充分认识气化和阴阳五行生克制化的规律,才能学习好运气学说,利用运气学说有效地指导临床[7]。运气学说基于中医"天人相应"的思想,以"气化"为理论工具,对天人之间气化关系的考察,是中医气化学说的精髓所在。因此,只有认识中医气化学说,才能够更加深入地理解运气学说的内涵及其价值[7]。

五运六气理论研究价值逐渐得到大家的重视,杨力教授认为中医五运六气理论是《黄帝内经》中最为光彩夺目的内容,占据《黄帝内经素问》三分之一的分量,是中医理论中最为高深,也是最有价值的部分,中医学的主要理论即衍生于此[8]。著名中医学家方药中[9]教授曾说:"放弃了对《七篇》(即五运六气理论)的学习,实际上也就等于放弃了对《黄帝内经》的学习、放弃了对中医基本理论的学习。"顾植山教授认为"天人合一"是中医阴阳五行学说的灵魂,五运六气是这一思想的集中体现[10]。五运六气学说的内容是非常丰富的,它涵盖了多学科的知识,无论是在疾病的预测方面还是在临床治疗指导方面,具有不可估量的应用价值,无数医家从不同的领域对此进行了挖掘,这从一方面充实了中医学的理论宝库,一方面为提高临床医生的诊疗水平指明了新的出路[11]。

## 二、五运六气理论阐述的学术思想

虽然关于运气七篇是否出自《黄帝内经》,自五运六气理论诞生以来就存在着争议。但是,五运六气理论所蕴含的核心思想具有重要的理论意义和临床指导价值,是无可厚非的。其核心思想有二:一是基于五运六气对人体脏腑功能的影响,建立起气候-物候-病候相关的天、地、人结构体系。将人体置于整个宇宙空间的整体论角度考察人体生命现象和健康、疾病,充分体现出天人相应的"脏气法时"学术思想;二是通过"天人一气""天人同构""天人相应",建立起来的天、地、人气化理论。学习五运六气理论,以下三个方面必须引起重视。

### (一)五运六气理论与天人相应

五运六气理论是展现天人相应理论的动态模型,总结了自然界生命的动态变化规律,描述了生命动态更替规律以及人体与脏腑组织之间生理、病理变化的相互关系与相互作用,成为从宏观角度概述天人相应理论的经典模型。《素问·宝命全形论》云:"天覆地载,万物悉备,莫贵于人。人以天地之气生,四时之法成。"故人的生命节律也是由宇宙运动规律产生的,人体生理功能节律也随天地四时之气运动变化而改变[6]。清代名医黄元御[12]云:"天有六气,地有五行,六气者,风、热、暑、湿、燥、寒,五行者,木、火、土、金、水。在天成象,在地成形……六气五行,皆备于人身,内伤者,病于人气之偏,外感者,因天地之气偏,而人气感之。内外感伤,总此六气。""天人同气也,经有十二,六气统焉。"《素问·阴阳应象大论》亦云:"余闻上古圣人,论理人形,列别脏腑,端络经脉,会通六合,各从其经。气穴所发……各有条理;四时阴阳,尽有经纪……"故"与天地相应,与四时相副,人参天地,故可为解"。可见《内经》广至诸物,近至人体的生理和病理,时刻将天人相应作为中医理论的立论之本、精髓所在。而运气学说将天象与古代历法相结合,将天人相应这一宏观的理论通过术数把握,使"法于阴阳,和于术数"成为现实。故《素问·著至教论》言:"而道上知天文,下知地理,中知人事,可以长久矣……"[6]"天人相应"是指天地自然与人息息相通,人能参合自然的变化而与之相适应。"天人相应"理论是在中国传统文化"天人合一"的基础上孕育而来,《周易》、道儒两家早期有关天人关系的思想对于正在萌芽阶段的天人相应论具有启迪作用。秦汉黄老之学则直接渗入天人相应论中,其观点和内容为天人相应论所广泛接受。元气论及宋明理学的宇宙生成论又继续充实、推动着天人相应论的发展[13]。"天人相应"的具体内涵如下。"天"指的是人类赖以生存的整个宇宙，即人类生存的时空环境，主要指由于太阳与地球相对运动而形成的四季的气候、昼夜的更替，及地域差别等。所谓"天人相应"是指人在长期进化过程中形成的一系列生理调控机制与宇宙的时空变化规律相通应。其机制以气的生、长、收、藏为核心，以阴阳矛盾运动为动力，以五行生克制化为自稳调节器，从而形成人与宇宙的协同共振关系[14]。基于"天人相应"理论认识脏腑的生理病理是中医学探究生命规律的重要思维模式[15]。

中医学核心思想——"天人相应""人与天地相参"，其中的"天"是与人类社会相对的自然界，包括自然的气候、地理等环境；"人"指的是作为医学客体的人的生命体。所谓"天人相应"就是以"气"为基础的人的生命活动，决定于自然并与之相呼应。它包含三层意思：人体形态结构与天地万物相类；人体生命运动规律与天地气机变化相类；人体生理功能节律随天地四时之气的变化而变化。"天人相应"的中介是"气"，"天"与"人"之间之所以能相应，是因为天人在本质上都是气，天是充满气的宇宙空间，而人是以气的运动为其生命特征的客体。天人之间以气为中介连接为一个有机统一的整体。

《黄帝内经》的生命观是以气为生命之源，人由于禀受天地中阴阳五行之和气而最高贵。人之生命，在时间上表现为生长壮老已的运动展开过程；在空间上，人体生命之气时时刻刻与天地之气进行着交通，实现内外之气的动态平衡统一。

中医学的理论核心和实在依据是"气"，"没有气论，就没有中医学理论体系"，而"气论是与原子论恰相对照的自然观"。气虽然也属于物质，但它无形，是与原子论所指称的物质不同的另一种实在。"气"的内在本性是运动和机能。而《黄帝内经》以"气"为生命的本质和本原，"气发挥功能的极致表现即为'神'"。"神""气"是在时间延续中展开的活动过程，故中医学"重神轻形"，特别关注时间规律。用"气"的正常运行说明健康生理，以"气"的异常变化解释疾病发生。因为"气"乃是整个中国传统文化的灵魂。"可以说，气论是中国传统自然观的基础和核心，没有气论就没有我们所看到的这种形态的中国文化。"因此气论的研究是中医基础理论应持的研究方向。

天人相应的立论基础，天人一气，中医学认为人体同宇宙间万事万物都是由一元之气所化生。气为天地万物化源之本，"人未生，在元气之中；既死，复归元气。元气荒忽，人气在其中"（《论衡·论死》），"人之生，气之聚也，聚则为生，散则为死"（《知北游》），"有气则生，无气则死，生者以其气"（《枢言》），"在天为气，在地成形，形气相感而化生万物矣"（《素问·天元纪大论》）等，都阐述了"天人一气"的理论，即气是构成万事万物的本源，人生于天地之间，因天地交感而化生，人与万物同气所化。

人体由一元之气化生，并通过气的升降出入聚散实现自身的生、长、壮、老、已。《素问·天元纪大论》曰"物生谓之化，物极谓之变"，天地"形气相感而化生万物"；

《六微旨大论》篇指出"气之升降,天地之更用也","天气下降,气流于地;地气上升,气腾于天。故高下相召,升降相因,而变作矣","升降出入,无器不有"。《素问·四气调神大论》曰"天地气交,万物华实"。通过气的升降出入聚散运动,新事物不断孕育,旧事物不断消亡,自然界新陈代谢,整个宇宙充满生机[16]。

在天人一气思想的指导下,"天人同构"理论诞生,认为天地是大宇宙,人身是小宇宙,人与天具有相同的结构特点。《本经训》言:"天地宇宙,一人之身也;六合之内,一人之制也。"天人有相对应的结构,人体是天地的缩影。《内经》中有诸多关于"天人同构"的论述,如《灵枢·经别》曰:"人之合于天道也,内有五脏,以应五音、五色、五时、五味、五位也;外有六腑,以应六律,六律建阴阳诸经而合之十二月、十二辰、十二节、十二经水、十二时、十二经脉者,此五脏六腑之所以应天道。"《素问·生气通天论》曰:"天地之间,六合之内,其气九州九窍、五脏、十二节,皆通乎天气。"《灵枢·邪客》曰:"黄帝问于伯高曰:闻人之肢节,以应天地奈何? 伯高答曰:天圆地方,人头圆足方以应之,天有日月,人有两目;地有九州,人有九窍;天有风雨,人有喜怒;天有雷电,人有音声;……岁有十二月,人有十二节;地有四时不生草,人有无子。此人与天地相应者也。"其后在临床实践的基础上,"天人同构"理论也不断发展和完善,张仲景在《伤寒杂病论》中的提法就更加严谨:"夫天布五行,以运万类;人禀五常,以有五脏。""天人同构"思想将人体看作是天地的缩影,其间包含着生物全息的科学道理,对临床具有指导意义。

"天人一气""天人同构"是"天人相应"的立论依据,人感天地之气生,一元之气为宇宙万事万物的本源,是自然界和人体的共同化源;人体脏腑经络又与自然之气息息相通,受到自然界气候变化的影响。"天人相应"通过阴阳、五行工具实现"天"与"人"的交感、通应。太虚元气化生阴气和阳气,其变化是万物生长变化的本源;阴阳二气运动变化的相关性表现为五行之关系,宇宙万物同根同源是四时－阴阳－五脏相关联的理论基础[17]。

"天人相应"作为《黄帝内经》的自然观,是以一定自然科学为基础的[18]。《素问·天元纪大论》言:"太虚廖廓,肇基化元。万物资始,五运终天。布气真灵,总统坤元。九星悬朗,七曜周旋。曰阴曰阳,曰柔曰刚。幽显既位,寒暑弛张。生生化化,品物咸章。"这是《黄帝内经》基本的宇宙观,宇宙的变化运动引起身处其中的自然界及人体的相应变化,其中最重要也是最明显的是四季、昼夜循环交替现象,这一过程是通过阴阳消长实现的,也就是说宇宙空间的变化是"天人相应"的原动力,而阴阳消长为"天人相应"之中介[19]。正如《素问·脉要精微论》所言:"万物之外,六合之内,天地之变,阴阳之应,彼春之暖,为夏之暑,彼秋之忿,为冬之怒。"

阴阳最初是古人用来描述气温、日光向背的概念,是对时间和空间的描述。随着现代天文学的发展,人们知道四季的产生是地球围着太阳公转的结果,伴随着太阳光在地球上某一区域照射角度的周年变化,气温这一能量的标度随之改变,于是形成了春暖、夏热、秋凉、冬寒的四季气候。古人受观察水平的限制,不能以天体的运动和太阳辐射能量的变化来解释四时的更替,但是他们观察到自然界事物的变化规律,并发现这一规律与"气温"的变化有直接的联系,于是将"气温"的变化概括为"阴阳消长",用"阴阳消长"来阐释这些自然现象的变化规律,如《管子·乘马》云,"春秋冬夏,阴阳之推移也","春者,阳气始上,故万物生。夏者,阳气毕上,故万物长。秋者,阴气始下,故万物收。冬者,阴气毕下,故万物藏"。地球公转导致阴阳消长产生四季,也称四时,四时与四方的对应也是固定的:春应东方,夏应南方,秋应西方,冬应北方。于我们生存的自然环境四时四方则表现为"生、长、化、收、藏"五种自然现象,古人用"五行"概而言之,正如周敦颐所说"有阴阳则一变一合而五行具,然五行者,质具于地,而气行于天者也。以质而语其生之序,则曰水、火、木、金、土","五行生克之理即本四时之生、长、化、收、藏而来"[20]。五行的实质是阳气在四季依次变化的不同状态,进而产生了风、暑、湿、燥、寒的气候。

### (二)五运六气理论与脏气法时

"脏气法时":所谓"脏气",即与五行相应,以五脏为中心的五脏系统之气,通过功能而表现;时,即与五行相应的季节、时令、时辰;法,即"人法地,地法天",相感而取法,效法之义。合而言之,即五脏系统功能的盛衰,与相应的自然界五行时节交替旺衰产生同步变化,具有生理、病理、诊断、治疗、养生等意义[21]。"脏气法时"理论主要探讨人体的生命节律,其可贵之处是使"天人合一"观念落到了临床操作实处,而不仅仅是一个凌空蹈虚的理念[22]。中医以气、阴阳、五行宇宙观为基,形成了阴阳、五行、五时、五方、五脏的藏象模式[23]。脏气法时,即此模式在天人相应观念上的体现。它把肝、心、脾、肺、肾五脏与时间周期的五个时段对应,如与一年的春、夏、长夏、秋、冬对应,或与一旬的甲乙、丙丁、戊己、庚辛、壬癸日对应,或与一天的平旦、日中、日昳、下晡、夜半对应,然后按五行生克规律来"定五脏之气,间甚之时,死生之期"。对五脏疾病的治疗,则是根据药食的酸、苦、甘、辛、咸五味,按照不同时段脏气的推移,有规律地进行治疗。即"四时五脏,病随五味所宜也"[24]。《灵枢·本藏》言:"五藏者,所以参天地,副阴阳,而运四时,化五节者也。"说明五脏的"五",是五行决定的。人体是以五藏为中心的外合四时阴阳,内合六腑、五官、五体、五华等组织器官的五大功能系统组成的有机整体[25]。中医学对脏腑的认识是基于解剖因素参与的功能结合体[26],其五脏概念包括大体的解剖知识、简单直观的功能观察、"望形生意"的臆测,还有运用阴阳五行之理进行的"合理"推论[27]。

五脏的五行属性是五脏的时空排列顺序。恽铁樵在《群经见智录》中言:"《黄帝内经》之五脏,非血肉之五脏,乃四时之五脏。不明此理,则触处荆棘,《黄帝内经》无一语可通。"[28]最初的五脏配五行是按照解剖位置排列的,即脾木、肺火、心土、肝金、肾水。心属土居中,有如君主,为神明所舍;其余四脏围绕周边,如同臣子,各司其职。《内经》仍保留"心为君主",是对这一解剖位置排列的遗存。《内经》在医疗实践经验总结的基础上对五脏五行属性进行修正最终形成以脾土居中,不独主于时,以肝、心、肺、肾分别对应四时的"四时五脏阴阳"的基本结构,它是古人试图在人体寻求生、长、化、收、藏五种气化形式物质基础的体现。

根据"脏气法时"理论,五脏在生理和病理上都与时令相关。如《素问·水热穴论》曰"春者木始治,肝气始生……冬者水始治,肾方闭",说明人体脏腑的功能与自然界阴阳消长息息相通,各脏腑在其相通应的季节功能增强。《素问·藏气法时论》言"至其所生而愈,至其所不胜而甚,至于所生而持,自得其位而起",论述了五脏疾病在某一时间周期内的间甚规律。又如《藏气法时论》"病在肝,愈于夏,夏不愈,甚于秋,秋不死,持于冬,起于春",即五脏疾病愈于其所生之时令,加重于其所不胜之时令,在所生之时令病情趋于平稳,在其所主的时令病情发作,对五脏疾病法时令而变的规律进行了总结。

"五行休王"又称五行囚王,是中医学五行学说的重要组成部分,是古代医家在研究人体脏器活动节律与外界自然环境相关的过程中逐步形成的,是我国古代医家认识自然界万物生长化收藏规律及人体五行精气活动节律的一种理论,以此可指导对疾病的诊断,判断病势的进退、转归和预后[29]。可以认为五行休王理论是"脏气法时"的最佳说明,万物和人体的生理活动均受时间所制约,五脏应时而王,符合五行相生顺序。如一昼夜中的平旦、日中、日昳、下晡、夜半,分别对应东、南、西南、西、北方向。四时的春、夏、长夏、秋、冬也对应这五个方向。从这个意义上讲,五脏应时而王符合自然节律。正如《素问·生气通天论》言:"五脏十二节,皆通乎天气。"

五行休王学说认为生、长、化、收、藏是客观存在的具有节律性的变化周期,是由一切生物体内五行精气的盛衰消长来决定的,五行精气的盛衰消长,是由时间来制约的。古人为了便于说明这个问题,就采用"休""王""相""死""囚"五个字,作为五行精气不同量的代号。当令者为"王",生王者为"休",王之所生者为"相",相之所克者(克王者)为"囚",王之所克者为"死"。死,是指精气活动量的最低值(零点);相,是指精气活动量开始逐渐上升;王,是活动量的最高峰;休、囚,则依次下降[30]。五行休王的节律,主要有一日或一昼夜、一旬(十日)和一年等三种周期。五行休王与五行归类、生克理论相配合,共同说明五脏与四时及五脏内部之间的相互关系。五行休王理论认为,人体健康的根本是五脏精气盛衰与四季、昼夜的节律同步,如五脏精气不能与四时同步就会发生疾病[31]。这也是五运六气理论根据时间节令来判断脏腑盛衰,从而推算体质、发病和预后的依据。

### (三)五运六气理论与气化理论

运气学说的核心思想是气化学说[7]。气化学说是我国古代传统科学与哲学的核心内容,是以古代"气一元论"的本体论哲学思想为基础,在"天人合一"思想影响下,以"气"的运行来阐述自然万物的发生、发展、变化和人体生命的发生、运行、转化的学说[32]。《内经》提出"人以天地之气生,四时之法成……人生于地,悬命于天,天地合气,命之曰人"(《素问·宝命全形论》)。人的生存也处于天地"气交"的宇宙环境之中,人不但是天地之气交合的产物,而且也生存于天地"气交"的自然,即气机的升降出入之中,从而将人体的生命活动与天道自然统一起来[7]。

气化理论或称为气化论,是中国古代文人、先哲认识宇宙、认识天体、认识自然、认识人体、认识生命、认识健康、认识疾病和防治疾病的重要理论。气化论也是中医学的重要理论基础,研究中医和学习中医,不懂得人体气化论,很难触及中医学的灵魂和悟到中医学的精髓。

但是,目前气化论尚未形成系统的理论知识。气化论的研究内容可以说十分广泛,涉及许多学科。我们认为气化论大致可以分为自然气化学说、人体气化学说和药物气化学说三大学说理论体系。其中宇宙自然界气候变化相关人体生命的学说(即五运六气学说),为自然气化学说;药物功能作用于人体脏腑气化反应的学说,为药物气化学说;人体脏腑功能回应于自然、药物气化作用的学说,为人体气化学说。

宇宙气化论、自然气化论和天体气化论,主要研究宇宙、自然、天体气的运动变化规律以及其与人体相互关系和对人体的影响。中医学五运六气学说主要是研究这部分的内容。人体气化论,主要研究人体气的运动变化规律及效应与人体健康及疾病的关系。人体气化论研究又可以分为宏观气化论和微观气化论两方面的内容。人体气化论的研究,中医学是从宏观角度开始的,其研究的深入和研究的方式,必然走向微观,走向微观气化论。在气化论理论的指引下,如何开展微观气化论的研究,解决这一问题,必是中医学对人体生命科学的又一大贡献,期待有志于中医学研究的专家学者在中医学原创思维模式的指引下开展微观气化论的研究,造福人类。

从人体气化论立论,目前主要是研究人体气化论之宏观气化论,但是自然气化论与人体气化论密切相关,中医学"天人相应"学说,主要说明了人与自然,以气为中介,浑然成为一个整体的思想,人与自然界既为统一的整体,这就不可能不涉及自然气化论。中医学的整体论说明了,人体本身是一个有机整体,那么这个整体主要是以气为中介进行相互联系和沟通的,这才有了中医学的阴阳、五行学说、精气神学说、经络学说、藏象学说、气血津液学说,才有了中医学的天人相应理论、整体理论、脏腑相关理论、脉学理论和中药药性理论等;也才有了中医学的三焦、命门、肾间动气、相火、君火、少火、壮火、腠理、玄府等名词概念,才有了中医学独特的"司外揣内"的四诊手段,有了中医学辨证论治的独特的诊断和治疗思路及中医学推拿、按摩、拔罐的治疗手段和方法。由此可见,研究人体气化论对于理解和掌握中医学理论基础、治病原理、愈病机制具有重要意义。

关于气化论,许多医家有过精辟的论述,中医学基于"气化"概念,构建了一种不同于解剖的身体结构,造就了一种气化层次的生命个体;生命个体呈现的不是组织器官的结构合成,而是生命活力的综合呈现,以及生命个体在芸芸万物中的自我独立性与价值彰显。中医理论中有关疾病、诊断、治疗、养生的理论认识,其目的不是仅仅指向具体的疾病痊愈和防治手段的革新,而是要从生命层面关注顺生赞化的人体气化调整与功能自愈的机制与过程[33]。"气化"概念的内涵是指无形之"气"的自然演化,其外延用于表述宇宙元气的自然生化作用、生命气化层次,以及脏腑、气血津液等的化生过程等。理清和把握"气化"概念,有利于回归中医理论的原创性思维,是当前中医理论继承与发展过程中的迫切问题[33],《黄帝内经》运气七篇大论以大量的篇幅阐释了自然万物气化的规律,直接催生了中医理论的雏形。《素问·六微旨大论》云:"上下之位,气交之中,人之居也……气交之分,人气从之,万物由之,此之谓也。"这说明人体之气机,无不应天地之气升降而升降,无不是天地气化的产物[6]。气化,是一种不同于现代科学认识路线的另一种看待生命的原创性理论,它关注和调整的对象是人体生命状态和活力。《素问·病能论》载上古医学源流,其中有一本《上经》,是言"气之通天",可能就是讲明气化道理的[33]。著名中医学家方药中先生讲:"气化论是中医学的理论基础,它涉及中医学的各个方面。"[9]有人认为人体疾病的发生,不外气化失和的内外两端,外部失和是指自然气化的异常,自然气化的过程虽然有规律可循,在多数情况下也是保持在气化和谐的状态,但也有四时不正之气的情况存在,如"春应温而反大寒,夏应热而反大凉,秋应凉而反大热,冬应寒而反大温,皆不正之乖气也,病自外感"(《临证指南医案》卷十)。而又有感天地疫疠之气而为病者,皆由自然气化失和所致。内部失和是指五脏系统间的气化和谐关系被打破,设某脏气化过盛则乘侮他脏,或某脏气化不及而为他脏乘侮,或已有所表现,或尚未出现症状,但五脏气化已失和于内,生理功能无法正常发挥,在这种情况下,即使自然气化正常,亦可能引起人体发病或原有病态的加重[34]。

对于人体生命活动中运动与平衡的相互关系问题有着两种根本对立的看法。一种认为平衡是绝对的;一种认为平衡是相对的,是运动的结果和表现。如果否认人体的相对平衡和相对稳定,生命的具体形态就不可能存在,也不可能认识和把握。然而平衡又是暂时的、相对的,是通过运动来实现的,是运动的趋势和结果,运动才是生命活动的实际内容,才是生命的自身和本质。

气化论的科学性就在于承认和揭示了生命现象是在相互联系中构成的不断变化的动态平衡,《素问·生气通天论》认为,"阴平阳秘,精神乃治;阴阳离决,精气乃绝",强调各组织器官功能活动的平衡协调对于正常生命活动的重要意义。《素问·宝命全形论》又同时指出"人生有形,不离阴阳",机体是在"阳消阴长"和"阴消阳长"的不断气交动变中维持阴阳统一体的相对平衡[35]。

气化理论是中医气理论最重要的内容,是中医学理论的学术主体,但是迄今仍未引起现代中医学研究的充分重视,缺乏系统深入的阐述。气化的概念还未十分明确,气化的规律还没被深入地探究,气化理论整体上基本还停留在古代经典中医学的历史水平,现代对其研究还没有获得实质性的突破。

关于中医的气化论,祝世讷教授有一段精辟的论述,给予了中医学气化理论高度的评价,对于研究人体气化论具有重要的指导意义。他认为中医对人体结构的研究,不但认识了非解剖结构,而且对各种结构的认识是发生学的,特别是对解剖结构的发生学认识。气化学说在这个方面的贡献特别突出,既有系统的理论,又有可靠的临床实践,探索到并驾驭着解剖结构及其病变的发生学规律,以及从内在机制的调理来防治器质性疾病的原理,只是由于历史条件的限制没有揭示清楚。然而从整个医学来看,这个领域的研究还十分薄弱,存在许多空白。气化学说从这里进行突破和创新,可以开辟发生解剖学和发生病理解剖学研究,全面地揭示和阐明解剖结构及其病变的内在发生机制和规律,开拓从内在机制的调理来防治器质性疾病的道路,填补医学在这方面的空白。这将带来解剖学、病理学、防治学的深刻变革,具有重大的战略意义[36]。祝世讷教授不仅充分肯定了中医学人体气化论的理论意义和实践价值,还从发生学角度指出了今后研究和努力的方向,这对于整个医学的发展具有十分重要的意义。

## 三、五运六气理论研究的历史脉络

### (一)唐宋五运六气学说发展的黄金时代

五运六气学说主要记载于《黄帝内经》运气七篇大论中,在战乱之年其流传过程可谓一波三折,幸唐代王冰从其师藏"秘本"中发现了"七篇大论",并对其进行了详细的考校与批注,才使运气学说得以重现人间。

宋代是五运六气学说发展历史上的一个重要时期,对其重视程度可以说达到了顶峰,成为五运六气学说发展的鼎盛时期。由于宋政府特别是宋徽宗大力褒扬与推行五运六气学说,使其成为疾病流行诊疗防治与"司物备药"防疫的重要指导,并推行惠民和剂局与诏告运历、月令等国家制度,将五运六气学说作为太医局的必授课程和考试学生科目之一,使得医家形成"不读五运六气,检遍方书何济"的普遍认识,越来越多的有识之士开始重视并研究五运六气学说[37]。《圣济经》与《圣济总录》将运气学说置于突出地位,在全国医界甚至全民范围内推广普及运气学说知识,运气学说的影响与应用至此也达到空前的兴盛时期[6]。政府大力推广五运六气学说,民间医家踊跃阐发五运六气学说,宋代刘温舒著《素问入式运气论奥》并参照《天元玉册》《玄珠密语》,配以图表,对干支、月建、五运、六气、交气日时、时复、治则等进行了讨论,他提出以正月建干来解释十干纪五运的道理,认为五运的化生包含日月时相因制用之意[38],他第一次系统阐述了五运六气学说,认为应该据五运和六气的五行关系进行推算,篇末还讲解了运气胜复郁发理论及其临床应用,提出了"干德符"的概念。宋代陈无择撰《三因极一病证方论》,他认为某年主某运气,而发病与其运气相关。他在前人研究的基础上,进一步根据各年运气的不同特点和所主病症,将运气发病规律和治疗原则落实到了具体的方药上,并在五运六气学说的基础上,将理论与临床紧密结合,根据五运的太过不及、六气的司天在泉,创立了运气十六方,对后世产生了重要的影响。虽后世有医家对此持批判态度,认为有"胶柱鼓瑟、按图索骥"之弊,不免过于机械,但是运气十六方的创立无疑是将五运六学说运用于临床的一次有益尝试,补充了《内经》中给出五运六气学说治疗原则而无方药的缺憾,对后世理解《内经》运气理论和配方法度具有重要的指导意义。清代龙砂医家缪问及王旭高对运气十六方详加注释,倍加推崇,认之为据运气理论用于临症之良方,验之临床确有奇效,屡起沉疴。

### (二)金元五运六气学说百花齐放

金元四大家的学术思想在很大程度上受到五运六气学说的影响,他们在研读《内经》五运六气学说的基础上,将其运用于临床。在理论研究方面,深入挖掘《内经》的气化学术思想,不重运气推演,而重论气化思想,形成独树一帜的学术观点。

#### 1. 刘完素对五运六气学说的发挥

刘完素十分尊崇《内经》,对其中五运六气倡言尤力,如他在《素问玄机原病式自序》中说道"不知运气而求医无失者鲜矣",认为"观夫医者,唯以别阴阳虚实最为枢要,识病之法,以其病气归于五运六气之化,明可见矣"。其学术思想渊源于《内经》《难经》,详细发挥了《内经》五运六气、病机十九条、亢害承制等观点。刘完素对运气学说的研究与发挥主要有以下三点:

首先,建立五运六气发病模式。他不重运气推演,而重论气化思想,根据"天人相应"理论以五运六气为纲归纳脏腑六气病机,将疾病病机归为五运主病和六气主病。

其次,认为"亢则害,承乃制"是疾病的基本病机。《素问·六微旨大论》曰:"亢则害,承乃制,制则生化,外列盛衰,害则败乱,生化大病。"张介宾注曰:"亢者,盛之极也。制者,因其极而抑之也。盖阴阳五行之道,亢极则乖,而强弱相残矣。故凡有偏盛则必有偏衰,使强无所制,则强者愈强、弱者愈弱,而乖乱日甚。所以亢而过甚,则害乎所胜,而承其下者,必从而制之。"刘完素用亢害承制理论分析病因病机,并指导临床疾病的治疗,强调中人之邪气源于太过不及之运气,为临床疾病的诊疗提供了新的思路。

最后,阐明气机郁极是诸气皆可化火的主要病机。在"亢害承制"的基础上,结合气化规律探讨六气,提出"六气皆从火化"的著名学术论点。

另外,其治伤寒的成就也充分体现了运气的学术思想。他在《伤寒直格》《伤寒标本心法类萃》以及《素问病机气宜保命集·伤寒论第六》等几本书中将脏腑经络与运气互参,并以之阐述六经病变的发展演变,为后世六经气化学说的形成奠定了基础。

刘氏不重运气推演,而重论气化思想,运用五运六气学说归纳人体脏腑功能及疾病病机演变规律;对"亢害承制"理论、"玄府"以及"胜复郁发"概念进行创造性的革新与发挥;其著名的火热论及寒凉治法无疑是将运气气化学说临床化的理论成果。刘完素对五运六气的研究与发挥,大大促进了运气气化理论的发展。

2. 张元素对五运六气学说的发挥

张元素作为易水学派的开创者,对运气学说同样十分重视,他在继承《内经》《中藏经》和钱乙"五脏辨证"的基础上,用运气盛衰变化来分析人体脏腑功能,创立了脏腑辨证学说。其中又以阐述药性的升降浮沉学说最为著名。

升降浮沉学说是张元素运用五运六气学说对中药理论进行的大胆创新。他认为"升降者,天地之气交也",升降是运与气运动的普遍规律,升降停止则事物运动终止,既然药物可以治疗运气升降异常所引起的疾病,那么药物也一定有其升降浮沉的运动特性,这一特性取决于其气味厚薄阴阳。基于此,他根据《内经》深入研究药物气味厚薄、阴阳,创立药物升降浮沉学说,提出"凡同气之物,必有诸味;同味之物,必有诸气。互相气味各有厚薄,性用不等"(《医学启源·用药备旨》)。根据药物气味厚薄阴阳升降特点,将药物分为五类,即"风,升、生;热,浮、长;湿、化、成;燥、降、收;寒、沉、藏",并名曰"药类法象",意为药物分类取法于天地五运之象。并将此运用到药物的制法领域。

同刘完素一样,张元素不重运气推演,而重论气化思想,并将气化之理运用于药物特性的归纳及药物应用规律上,在发展中药理论的同时,也促进了运气学说在中药领域的应用。

3. 朱震亨对五运六气学说的发挥

五运六气学说同样贯穿于朱震亨的学术思想中,其中最为著名的莫过于"阳常有余,阴常不足"观点的提出。他分析天地宇宙天地、日月、阴阳的状况,以人体比附天象,天地之间,天为阳,地为阴,天大地小;日为阳,月为阴,日常圆而月常缺。人与自然界是统一的,故人体亦阳有余而阴不足。所以在正常情况下,人身的阴精应当时时虑其不足,不能任意耗伤。这是对"天人相应"理论的生动运用。

其次是"相火论"的提出。朱震亨以"阳常有余,阴常不足"理论为基础,并参合各家之说,提出"相火论"。"相火"是相对"君火"而言的,相火之动贵在有度,相火妄动则最易耗伤人体阴津,相火妄动与否,与心火有直接的关系,若心火安宁,则相火"动皆中节",发挥它的正常功能,若五性感物,则心火易动,心动则相火亦动。在人体,相火即肝肾之火,为阴中之阳和人体之元阳。人的生命源于相火之动,"天非此火不能生物,人非此火不能有生"。相火能温百骸、养脏腑、充九窍,也是人神志活动的动力。相火得肝肾之阴滋养,则动而有制,精神活动则正常。由于"阴常不足",肝肾阴虚无以制约相火,则相火妄动,变生诸疾,包括情志活动异常[39]。

4. 李杲对五运六气学说的发挥

李杲是"脾胃学说"的创始人,其对运气学说的发挥主要体现在他的"脾胃学说"及"阴火"理论中。

李杲认为脾胃为气机升降之枢纽,提出补脾胃、调枢机的理念,其理论基础是运气学说的气运升迁及气化升降,气运升迁即"六气右迁于天,五运左迁于地"。李杲认为"脾主五脏之气上奉于天",强调脾胃在人体的重要作用,将内科疾病分为外感和内伤两大类,内伤以脾胃内伤最为常见。所撰《脾胃论》一书,运用"脏气法时"和"气运衰旺"理论,重视四时阴阳升降浮沉,把五运六气学说从外感引入内伤之中,不但用五运六气学说阐述脾胃病的病因病机,还把五运六气学说扩大到治则及制方遣药方面。后世多从脾胃学说深入研究李杲的学术思想,对于其重视五运六气和在五运六气学术思想指导下创立的处方的阐发方面,却未给予足够重视。

在重视脾胃的基础上,李杲根据五运六气学说之"五行生克制化",提出了"阴火"理论。他在《脾胃论》《内外伤辨惑论》《兰室秘藏》书中多次使用"阴火"一词,但是由于李杲未明确提出"阴火"的概念,致使后世学者对"阴火"的理解各不相同:有以阴火为心肝之火者;有以阴火为下焦离位之邪火者;有以阴火的产生是由于气虚下陷,湿流下焦,蕴为湿热,或者阳气虚衰,阳损及阴,气损及血,阴血亏虚者;有以阴火的产生是由于脾胃气虚后功能不足,升降失常,以致脾不升郁而化热,胃燥不降郁而化火者;亦有以阴火乃对阳火而言者;还有认为阴火是指心火,其产生机理是脾胃虚弱,元气不足,脾胃之气下流,无力升浮,不能挟肾水上承于心,心火无制,故独亢于上[40]。但是"脾胃虚弱"却是"阴火"产生的根本,即"夫脾胃不足,皆为血病。是阳气不足,阴气有余,故九窍不通,诸阳气根于阴血中,阴血受火邪则阴盛,阴盛则上乘阳分,而阳道不行,无生发升腾之气也,夫阳气走空窍者也,阴气附形质者也。如阴气附于土,阳气生于天,则各安其分也"(《脾胃论·脾胃盛衰论》)。基于此创立"益元气、泻阴火、升阳气"补脾胃泻阴火升阳汤,以黄芪、人参、甘草益元气,补脾胃,黄连、黄芩、黄柏清热泻阴火,以羌活、柴胡、防风等风药升发阳气,使陷阴之阳得出,又可以使阴气散而上行,以助运化,并注"后之处方者,当从此法加时令药,名曰补脾胃泻阴火升阳汤",加时令之药,就是以运气而行。

李杲阴火理论完全来源于五运六气学说之"五行生克制化",其"脏腑生克辨证法"中的"五行生克制化",充分说明"内伤疾病具有一脏病则诸脏受累",病之脏腑有所胜,所不胜或者所复的脏腑平衡被打破,脏腑间生克制化的特点。

### (三)明代五运六气学说的蓬勃发展

明代运气学说获得了再发展。汪机在《运气易览》中对运气中的六十年交司时刻、月建、五音建运、南北政等重要问题进行了深入阐述。他以临床应用实例强调研究运气要结合临床实际应用,并阐明了研究运气应持有正确态度,曰:"运气一书,岂可胶泥于其法而不求其法外之遗耶,如冬有非时之温,夏有非时之寒,此四时不正之气亦能病人也,又况百里之内晴雨不同,千里之邦寒暖各异,岂可皆以运气相比例哉。务须随机达变,因时识宜,庶得古人未发之旨,而能尽其言之妙也。"他指出研究运气不仅限于一年一时的变化,百千万年之间也有此理,应注意"元会运世",为其后提出大司天理论奠定了坚实的基础。所谓"元会世运"即三十年为一世,十二世为一运,三十运为一会,十二会为一元。其后许多医家对运气学说开展研究并著书立说,如熊宗立《素问运气图括定局立成》、李时珍《本草纲目》、李延昰《脉诀汇辨》、张景岳《类经图翼》、吴谦《医宗金鉴·运气要诀》、陆儋辰《运气辨》、陆懋修《世补斋医书》、张志聪《本草崇原》、唐宗海《本草问答》、吴瑭《温病条辨》。明清时期的医家注重对运气学说干支推演与疫病之间关系的研究,而对其气化理论研究不多,纵使有所涉及,大多也未出金元时期医家所话的范畴。清代温病学大家吴瑭以五运六气理论为"原温病之始",明温病发病之源,而著《温病条辨》,促进了温病学说的创新。

### (四)清代五运六气重要学术思想的产生

至清代黄元御、彭子益进一步发挥五运六气学说,并在五运六气学说基础上将天地之气的变化,引入人体,把阴阳五行的理论贯彻到脏腑之中,创立"一气周流""圆运动学说",对中医学五运六气学说应用于临床做出了贡献。

1. 黄元御"一气周流"学术思想

黄元御在继承五运六气学说核心思想的基础上,进一步实现理论创新,提出"一气周流"学术思想。"一气周流"学术思想,载于其后期代表作《四圣心源》中。"一气周流"学术思想是把自然界之五运六气引入人体脏腑,从天的角度构建理论模型,并以气的升降浮沉阐述脏腑气化特点,描绘人之天的生化运演过程。"一气周流"理论思维具有典型的模型化特征,这种思维模型可以简单地概括为:中气升降,和合四维。中气由祖气生成,祖气之内,含抱阴阳,阴阳之间,是谓中气,中者,土也,中气即人之五行之土。四维乃肝、心、肺、肾。"一气周流"重视中气脾胃和四维肝、心、肺、肾的密切关系,强调中气和四维应协调一致:土为四维之中气,木火之能生长者,太阴己土之阳升也;金水之能收藏者,阳明戊土之阴降也。中气旺则戊己转运而土和,中气衰,脾胃湿盛而不运。中气不运,则升降之源塞,故火炎于上,水流于下,木陷于左,金逆于右,而四维皆病。中气虚衰的病理是阳虚土湿,要以温阳补土为法。其余治疗则根据患者的具体情况,或升其左路,或降其右路,恢复人体"一气周流"。

2. 彭子益"圆运动"学术思想

彭子益[①]的医易思想集中体现于著作《圆运动的古中医学》一书中,其圆运动之说,与黄元御的一气周流理论一脉相承,但说理和结构都更简单。他以阳气的升降沉浮阐述了四时更迭的实质,以相火的升降沉浮阐述了五脏功能的实质,成功的构建了一个人体气化的象数模型。圆运动模型是构建天人合一模型的一个成功范

---

① 彭子益,清末民国时期著名白族医学家。因其学术思想主要来源于清代名医黄元御的《四圣心源》,并对其加以发挥,对五运六气学说的发展有一定意义,故本书于此阐述其学术思想。

式,以天之气化规律概括人体气化过程,是对五运六气学说的进一步发挥,其价值和意义非常重要。

### (五)近代五运六气学说的日渐消亡

近代随着多种因素的影响,五运六气学说研究者很少,虽有医家在注释或者讲解或者运用五运六气理论于临床,但是并未形成创新的学术思想,信任者或神化五运六气学说,不信任者则根本不了解、不去学习五运六气,对五运六气学说所知甚少。目前各大中医院校鲜有开设此门课程者,致使五运六气学说尘封于古籍,了解掌握者甚少。

## 四、五运六气理论研究需要解决的关键科学问题

五运六气理论是中医学中的重要理论,许多问题历代以来争论不休,我们必须本着实事求是、科学的态度,认真地开展五运六气理论的研究工作。杨威指出中医基础理论研究以传承与创新为核心,解答中医理论"怎么说的""说了什么""怎么用的""有何用处"等关键问题,即文献整理、理论梳理、应用法则剖析、临证验证四个要素环环相扣,形成了中医基础理论研究的整体过程。文献整理奠定理论研究基础,经过系统的五运六气文献整理,解决了文献资源限制,保障研究底本质量;理论梳理实现知识阐释,以五运六气理论的发展脉络、历代医家理论阐发为切入点,从多角度、多层次进行理论的分析、判断、归纳、提升;应用法则剖析以增进临证的指导价值,从古人"五运六气为医之门径"的认识出发,加强了诊疗规律提炼和运气方剂研究;临证评价可验证理论价值,分别采用临证观察、经验总结、医案数据分析、实验探索等研究手段,积累五运六气理论的应用经验[41]。在五运六气理论研究中我们认为尤其要重视以下几个关键科学问题。

### (一)重新审视五行学说在中医学中的地位与作用

汤巧玲研究认为五行学说应用归纳和演绎的方法,将自然万物划分为木、火、土、金、水五大类,并认为每一类以具有相同的属性而相互关联,而五类事物之间又因无形之间的生克关系而互相联系,这样就构建了一个自然与人"天人合一"的大整体。运气学说对五行的应用表现在:一是将五行相生相克的关系,应用于自然气象的变化与自稳定机制,提出了六气亢害承制、五行乘侮胜复的自然观,并用其阐释人体的生理、病机,应用于疾病的治疗等,丰富和发展了中医学术体系。二是将五行用于分类不同年份及每年的不同季节,在一年之内,春、夏、长夏、秋、冬五个季节也被分别用木、火、土、金、水表示,赋予了新的内涵,五行的生克胜复即可用于解释四时五季的更相交替。利用这种分类来赋予各年份、各季节的岁运特征,用于认识不同年份、季节的气候特征和疾病发病规律,指导疾病防治[7]。

目前中医基础理论重视阴阳学说，而忽视五行学说在临床的指导作用，五运六气理论中蕴含着丰富的五行生克制化的学术思想，历代医家对此均有着深刻的阐述，而目前虽然也在中医基础理论中讲授五行学说，但是五行的生克乘侮、亢害承制思想没有发挥应有的作用。

关于五行学说历来就有存废之争，大概归纳起来，历来批评五行的这些不合理处主要有四点：一是以金木水火土作为基本构成元素不合理。二是五行配属存在神秘主义和非理性。首先体现在五行与各类事物的配属，其合理性和必然性不能为人所信服，像五脏配五行就出现两种配法。其次是五行生克的解释，也经不起逻辑推敲。三是机械论。五行生克的规律是规定的，并且一般是单向的，任一行与其他四行的关系是固定的，不会有变化，结果成为术数家推断未来的根据。四是循环论。五行生克构成一个封闭循环，没有"进化"，尤以五德始终说的历史循环论受诟病最多[42]，但也有以近现代西方自然科学与社会科学作为参照来探讨五行学说的合理内涵的。其中首推杨则民，杨则民说："五行又称五运，日运日行，皆为变动不居之义，此其一；金木水火土五行，顺次则相生，为生长发展之义，逆次则相消相克，为矛盾破坏之义，此其二；五行相互而起生克，有彼此关联之义，此其三；五行之中，亦分阴阳，有对立之义，此其四；五行相生相克，实具有扬弃之义，此其五。凡此皆辩证法之含义，徵之自然与社会而可信者也。"这里他不拘于五行学说的形式，而运用唯物辩证法来提炼五行学说的科学性，这在当时非常少有。他强调五行主要"取义于生长化收藏，纯以生长发展毁火为言。换言之，即以辩证法的思想为训者也，此《黄帝内经》一大特色也"[42]。著名中医学家邓铁涛教授主张用"五脏相关学说"代替五行学说，他这样概括道："五脏相关学说"继承了中医五行学说的精华，提取出其科学内核——相互联系的辩证法思想，又赋予它现代系统论的内容，这样将有利于体现中医的系统观，有利于避免中医五行学说中存在的机械刻板的局限性，有利于指导临床灵活地辨证论治。可以说"五脏相关学说"是中医"五行学说"的继承与提高[43]。

在五运六气理论中，重点运用五行生克制化之理，阐述五行之间的相互关系，使五行学说得到了很好的应用。而目前关于五行学说的价值备受争议，最大的问题在于，中医五行学说真实的科学内涵没有得到理解。因此深入挖掘五运六气理论，深刻领悟中医学中关于五行相生相克的价值，对于重新审视五行学说在中医学理论与临床运用中的地位和价值具有重要的意义。

### （二）重视"气一元论"的研究，深入系统完善气化理论

关于世界本原的探讨，一直以来就是中国古代文化里重要的命题，《易经》《管子》等均对世界本原有过论述，到老子《道德经》曰："道生一，一生二，二生三，三生万物，万物负阴而抱阳，冲气以为和。"正式把"气"看作了世界万物的本原，可视之为"气一元论"的滥觞[44]。庄子传承老子的学说而在有关"气"的论述上多有发

挥,如《庄子·至乐》曰:"察其始而本无生,非徒无生也而本无形,非徒无形也而本无气。杂乎芒芴之间变而有气,气变而有形,形变而有生。"进一步阐明了万物生于"气","气"是一切有形物质的基础。《庄子·知北游》更是用"通天下一气耳"的观点,高度概括了"气"为世界的本原,使得"气一元论"正式成立[45]。"气一元论"作为古代中国文化的基础,也逐步渗透入中医学,成为中医学基础理论的学说基础。《内经》成书奠定了中医学经典理论基础,《素问·至真要大论》曰"本乎天者,天之气也。本乎地者,地之气也。天地合气,六节分而万物化生矣";《素问·天元纪大论》曰"太虚寥廓,肇基化元,万物资始,五运终天,布气真灵,揔统坤元",明确阐述了天地合气,才有世间万物,"气"使人与天地、四时相应,形成整体观。《内经》中"气"的理论是中医学核心的基础理论之一,其内涵的形成和发展深受中国古代哲学的影响,被广泛地用来解释宇宙和生命的起源,自然界和人的组成、变化及关系,以及人体的健康和疾病等各个方面。"气一元论"把世界和事物理解为由混沌一元的元气分化演变而来,气分阴阳,阴阳生万物。中医学在这种思想的影响下孕育和发展,"气一元论"贯穿《内经》始终。因此,只有明确了《内经》中"气"的概念和分类及其演变过程,才能更好地理解中医整体观。

"气一元论"思想从气本原论或本体论的角度阐明了整个物质世界的统一性,即由气产生的宇宙万物是由共同的基质构成的。"气一元论"与关于事物运动根源和规律的阴阳学说,以及关于事物多样性和统一性的五行学说一起构成了中医整体观的认识论基础。在"气一元论"的基础上,运气理论充分阐述了气化理论的核心学术思想,正如《素问·天元纪大论》所言:"夫变化之为用也,在天为玄,在人为道,在地为化,化生五味。道生智,玄生神。神在天为风,……在地成形,形气相感而化生万物矣。"运气理论用气化的思想来阐释自然万物的发生发展与演化,天地阴阳五行之气的运气气化,造就了整个宇宙自然有章可循、周而复始的,但又不断变化的运行与演化。人是自然之子,人体生命运动的规律受到宇宙自然气化规律的影响与调控。在观察和实践的过程中先贤把"气"作为世界本原,并认识到了"气"的不断运动变化以及"气"联系万事万物的作用,最终"气一元论"成为诸多学说理论的基础逻辑支撑学说,也自然被引入医学领域。但是目前气化理论并没有得到中医学界的广泛重视,有必要在研究运气理论的基础上,进一步系统完善中医学气化理论。

### (三)深入开展标本中气理论、六经气化学说研究

《伤寒论》是中医学四部经典之一,奠定了中医学临床辨证论治的基础,但是关于伤寒论的六经成为伤寒论研究难解之谜,六经代表什么?恽铁樵[46]所说:"《伤寒论》第一重要之处为六经,而第一难解之处亦为六经,凡读伤寒者无不于此致力,凡注伤寒者亦无不于此致力。"《伤寒论》的主要学术成就之一,在于其创立了六经辨证论治体系。千百年来,古今中外众多学者十分重视对伤寒六经的研究,并为此

做出了不懈的努力。为了比较全面而客观地向读者展示历代医家在六经研究方面所取得的成果，我们查阅了大量的古今文献，并对六经诸说加以归纳，共得 41 种[47]。可见伤寒论六经代表什么，是研究伤寒论的关键问题，也是真正认识和发展中医的关键问题。《素问·六微旨大论》："少阳之上，火气治之，中见厥阴；阳明之上，燥气治之，中见太阴；太阳之上，寒气治之，中见少阴；厥阴之上，风气治之，中见少阳；少阴之上，热气治之，中见太阳；太阴之上，湿气治之，中见阳明，所谓本也。本之下，中之见也。见之下，气之标也。"《素问·至真要大论》："是故百病之起，有生于本者，有生于标者，有生于中气者；有取本而得者，有取标而得者，有取中气而得者。"就是说疾病的发生，有的生于本，有的生于标，有的生于中气，我们叫从本、从标、从中气。《素问·至真要大论》还给出了一个非常具体的内容："少阳太阴从本，少阴太阳从本从标，阳明厥阴不从标本，从乎中也。故从本者，化生于本，从标者有标本之化，从中者以中气为化也。"阴阳六气标本理论，是伤寒学六经气化学说形成理论上的根据。

六经气化学说是我国古代研究《伤寒论》学的一个重要学派，系统形成于清代。其主要特点是在"天人相应"的整体观念指导下，运用《内经》六气本标中气理论分析《伤寒论》六经证治规律，认为六经之为病，乃六经气化之病。这一学说在其发展过程中，由于明确了形与气的辩证关系，认识到气化有生理病理之别等，因而能比较满意地解释六经，从而成为《伤寒论》六经理论基础的重要组成部分[48]。六经气化学说所采用的六气本标中气理论是运气学说的重要内容之一。因此，六经气化学说的形成与人们深入研究运气学说有关。六经气化学说是我国古代治《伤寒论》学的一个重要学派，清代著名学者张志聪、张令韶等人认为张仲景序言所列撰用书目中的《阴阳大论》即王冰补入《素问》的运气七篇。在此基础上，他们根据《素问·至真要大论》"寒暑燥湿风火，天之六气也，三阴三阳上奉之"，提出"天有此六气，人亦有此六气"的观点，并运用本标中气理论全面地解释《伤寒论》，分别写成《伤寒论集注》和《伤寒论直解》两书，六经气化学说至此已系统形成。

六经气化学说的基本内容有二：一是六气本标中气分配规律，一是六气本标中气从化规律。根据《素问》的记载，六气本标中气分配规律是：少阳以火为本，以少阳为标，中见厥阴；阳明以燥为本，以阳明为标，中见太阴；太阳以寒为本，以太阳为标，中见少阴；厥阴以风为本，以厥阴为标，中见少阳；少阴以热为本，以少阴为标，中见太阳；太阴以湿为本，以太阴为标，中见阳明。所谓六气本标中气从化规律，即《素问·至真要大论》所云："少阳太阴从本，少阴太阳从本从标，阳明厥阴不从标本从乎中也。"气化论者主要就是运用以上两个规律来阐述六经证治的。刘渡舟气化学说源于《黄帝内经》的运气学说，经过伤寒家们的移植和发挥，用以说明六经六气标本中见之理，以反映六经为病的生理病理特点而指导于临床[49]。

六经气化学说自张志聪创立后，一大批医家大加赞赏并开展研究，陈修园、黄元御、唐容川等均给予肯定，持反对意见者如章太炎，以张志聪、陈修园之说"假借运气,附会岁露,以实效之书变为玄谈"。虽然六经气化学说褒贬不一,毁誉参半,但其以天人相应为理论基础,源于五运六气理论,尤其是阐述了运气学说的核心学术思想——"气化理论",符合中医学的基本思想,故应对其进行深入研究,去伪存真,方是可取之道,这对于中医学的发展,尤其是对伤寒论的研究具有重大意义。

**(四)开拓五运六气与中药气味学说、组方法则、药物气化论的研究**

运气七篇中蕴含着丰富的五运六气气味配伍理论,系统地将运气理论与"五味"相结合,阐发药物性味属性与作用及组方原则,创新发展了具有模式特性的"五味"理论。其中大运之五味配属,植物生成观及六气在泉其味、其治,司天、在泉、中运之气致病药食宜,客气五味所资,五运六气胜复的五味调治中太过淫胜、邪气反胜、六气胜复、主客胜复等部分均包含有"五味"相关理论。《素问·五常政大论》具体地论述了在泉之六气气化生成五味的规律,篇中载:"寒热燥湿,不同其化也。故少阳在泉,寒毒不生,其味辛,其治苦酸,其谷苍丹。阳明在泉,湿毒不生,其味酸,其气湿,其治辛苦甘,其谷丹素。太阳在泉,热毒不生,其味苦,其治淡咸,其谷黅秬。厥阴在泉,清毒不生,其味甘,其治酸苦,其谷苍赤,其气专,其味正。少阴在泉,寒毒不生,其味辛,其治辛苦甘,其谷白丹。太阴在泉,燥毒不生,其味咸,其气热,其治甘咸,其谷黅秬。化淳则咸守,气专则辛化而俱治。"

《素问·至真要大论》对方药配伍原则加以总结:"《大要》曰:君一臣二,奇之制也;君二臣四,偶之制也;君二臣三,奇之制也;君二臣六,偶之制也。故曰:近者奇之,远者偶之,汗者不以奇,下者不以偶,补上治上制以缓,补下治下制以急,急则气味厚,缓则气味薄,适其至所,此之谓也。病所远而中道气味之者,食而过之,无越其制度也。是故平气之道,近而奇偶,制小其服也。远而奇偶,制大其服也。大则数少,小则数多。多则九之,少则二之。奇之不去则偶之,是谓重方。偶之不去,则反佐以取之,所谓寒热温凉,反从其病。……有毒无毒,所治为主,适大小为制也。帝曰:请言其制。岐伯曰:君一臣二,制之小也;君一臣三佐五,制之中也;君一臣三佐九,制之大也。"

《素问·五常政大论》对用药原则做了详尽的论述:"帝曰:有毒无毒,服有约乎?岐伯曰:病有久新,方有大小,有毒无毒,固宜常制矣。大毒治病,十去其六,常毒治病,十去其七,小毒治病,十去其八,无毒治病,十去其九,谷肉果菜,食养尽之,无使过之,伤其正也。不尽,行复如法,必先岁气,无伐天和,无盛盛,无虚虚,而遗人夭殃,无致邪,无失正,绝人长命。"《素问·至真要大论》对据气味用药的法则也做了详细阐述:"辛甘发散为阳,酸苦涌泄为阴,咸味涌泄为阴,淡味渗泄为阳。六者或收或散,或缓或急,或燥或润,或耎或坚,以所利而行之,调其气,使其平也。"论述据气味用药的法则。

《素问·六元正纪大论》:"甲子、甲午岁……其化上咸寒,中苦热,下酸热,所谓药食宜也。"论述了岁运与气味用药的法则,这些论述充分考虑到五脏相关、生克制化的经旨,对医家临床遣药组方具一定的指导意义。可惜因为五运六气理论的学习断代,这些方法现基本无人关注和研究。而古代医家,刘温舒在《素问运气论奥》[50]中,就治法问题,着重于六气主客补泻法的阐释。提出"客胜则泻客补主,主胜则泻主补客,应随当缓当急,以治之也"的原则。且将治法总结为六气司天在泉淫胜之治法,司天在泉反胜之治法,岁运上下所宜药食之治法,六气主客补泻之治法四类。李时珍在《本草纲目》中概括为"五运六淫用药式"一种。细考原文,实为司天之"六淫所胜"与其"反胜之";在泉之"六淫于内"与其"反胜之"。并言"其六气胜复主客、证治病机甚详,见素问至真要大论,文多不载"。黄宫绣《本草求真》只言"六淫病症主药"。汪昂《本草备要》仅点滴记录于《药性总义》——"六淫于内"。吴仪洛《本草从新》亦承袭汪氏。此后各类方剂著作,甚至踪影不见于"司天在泉气味用药"。据杨威[51]研究论文总结,五运六气方剂配伍应用其后采用三种分类方法,一是倚五运六气之理,针对时行民病的病症特点,酌情配伍成特定方剂。如《三因极一病症方论》《宋太医局程文格》;二是依五运六气之理及病症机理,在经典成方中选择合适之方,如对伤寒经方的选用等;三是在通常辨证论治选方的基础上,依据疾病或病人的五运六气特点,结合五运六气药食所宜原理,对所选方剂进行酌情加减。"司天在泉气味用药",即倚五运六气之理,针对时行民病的病症特点,酌情制成特定方剂的配伍方法。在古医籍中,直名六气方的医家当首推宋代的陈无择,其著《三因司天方》[52]将之归纳为地支诸方六首。

《内经》认为,世间万物本源于气,气聚则有形。药物亦为气聚合而成,而这种蕴含的内在之气,是药食发挥作用的根本所在。古人借用药物的气味来研究药物,进而探讨其功能作用[53]根据五味与五脏的关系,气味与五脏之间的关系得以建立,同气相求,酸先入肝,苦先入心,甘先入脾,辛先入肺,咸先入肾。在治疗疾病时,应根据"四时五脏病,随五味所宜也"的原则进行,具体来讲就是根据"辛甘发散为阳,酸苦涌泄为阴,咸味涌泄为阴,淡味渗泄为阳,六者或收或散,或缓或急,或燥或润,或软或坚,以所利而行之,调其气使其平也"[53]。

《素问·至真要大论》载:"帝曰:司岁物何也? 岐伯曰:天地之专精也。帝曰:司气者何如? 岐伯曰:司气者主岁同,然有余不足也。帝曰:非司岁物何谓也? 岐伯曰:散也。故质同而异等也。气味有薄厚,性用有躁静,治保有多少,力化有线深。此之谓也。"可见,气味等药食内在的性质由于自然气化的不同会产生较大差异。这些对于采药具有重要的指导意义。

《素问·至真要大论》指出:"诸气在泉,风淫于内,治以辛凉,佐以苦,以甘缓之,以辛散之。热淫于内,治以咸寒,佐以甘苦,以酸收之,以苦发之。湿淫于内,治以苦热,佐以酸淡,以淡泄之。火淫于内,治以咸冷,佐以苦辛,以酸收之,以苦发之。燥淫于内,治以苦温,佐以甘辛,以苦下之。寒淫于内,治以甘热,佐以苦辛,以咸泻之,以辛润之,以苦坚之。"《素问·至真要大论》还总结了治疗三阴三阳病变的气味配伍原则:"厥阴之胜,治以甘清,佐以苦辛,以酸泻之。少阴之胜,治以辛寒,佐以苦咸,以甘泻之……太阳之胜,治以甘热,佐以辛酸,以咸泻之。"受此影响[53],七篇大论之药学理论和《神农本草经》有近缘关系,但更为深入。《素问·六元正纪大论》提出了用药"四畏",即"用热无犯热,用寒无犯寒,用温无犯温,用凉无犯凉",又指出,"发表不远热,攻里不远寒"。《素问·至真要大论》提出"五味阴阳之用"的理论,明确论述了"辛甘发散为阳,酸苦涌泄为阴,咸味涌泄为阴,淡味渗泄为阳"。进而提出了系统的六气司天、在泉的调配之法,是配伍用药理论的嚆矢。明代李时珍在《本草纲目》中,进一步发挥为"五运六淫用药式"。《素问·至真要大论》论述了制方原则:"君一臣二,制之小也;君一臣三佐五,制之中也;君一臣三佐九,制之大也。"奠定了方剂规律的原则[32]。

中药治病的机制是"以偏纠偏"。所谓"以偏纠偏",是指以药物的偏性纠正患者所表现出来的偏盛偏衰。药未有不偏者,以偏纠偏,故名为药。药物的偏性,究其本质来讲,是自然气化的结果。《神农本草经疏》指出:"夫物之生也必禀乎天,其成也必资乎地。天布令,主发生,寒热温凉,四时之气行焉,阳也;地凝质,主成物,酸苦辛咸甘淡,五行之味滋焉,阴也。故知微寒微温者,春之气也;大温热者,夏之气也;大热者,长夏之气也;凉者,秋之气也;大寒者,冬之气也。凡言微寒者,禀春之气以生,春气升而生;言温热者,盛夏之气以生,夏气散而长;言大热者,感长夏之气以生,长夏之气化;言平者,感秋之气以生,平即凉也,秋气降而收;言大寒者,感冬之气以生,冬气沉而藏。"气味作为药物的偏性之一,其治疗疾病的过程,即以药物之气味改善人体气化状态的过程,实现纠正偏盛偏衰的目的。清代名医石寿棠在《医原·用药大要论》中说:"药未有不偏者,以偏救偏,故名曰药。"人体要靠天地之气提供的条件而获得生存,同时还要适应四时阴阳的变化规律,才能发育成长,健康无病。人体疾病的发生发展就是这些关系失调的结果,是机体内部各部分之间阴阳五行运动关系、运动状态的失常。因此,对疾病的治疗,《素问·至真要大论》要求:"必先五胜,疏其血气,令其调达,而致和平。"药有个性之特长,方有合群之妙用,则可实现调整人体气化状态的功效。药各有气味之偏,阴阳五行之属,有不同的升降浮沉、散收攻补等作用。如《素问·至真要大论》云:"辛甘发散为阳,酸苦涌泄为阴,咸味涌泄为阴,淡味渗泄为阳。六者或收或散,或缓或急,或燥或润,或软或坚,以所利而行之。调其气,使其平也。"以药性之偏,能够纠正人体阴阳气化之偏,是用药的根本依据。

综上所述,中药气味是中药性能与效用的特色,是保持中药基本理论原创性的关键因素。基于《内经》气化理论,有助于我们对中药气味的产生、气味学说的认识论基础,以及基于气味学说的用药基本规律进行深入理解,对中药四气五味及其主治作用乃至药物配伍机制开展深入探讨,进而系统发掘和阐明中药药性理论,提高临床对于中药特性的认识和运用效率。

目前关于方剂的配伍问题,现代研究多着重于功效层面的讨论,常从中药药理方面加以阐释。而关于《内经》制方原则,临床应用比较少见。只是浮于君臣佐使原则的表面是远远不够的,还应该进一步探讨《内经》制方原则的深刻内涵。

### (五)五运六气与三阴三阳理论研究

阴阳学说是中国古代哲学一个很重要的范畴,"阴阳"作为中国古代哲学的核心内容,对中华文化产生了巨大而深远的影响。然而,阴阳学说引入中医学以来,又产生了三阴三阳学说,在《内经》中形成了"三阴三阳"的思维模型。《内经》多次从不同角度阐述了"三阴三阳"理论。

在经络学说方面,主要用之于阐述脏腑经络,明确十二经脉,分手足各为三阴三阳。

在五运六气理论方面,《内经》七篇大论中,对三阴三阳的阐释,篇幅最多。《素问·阴阳离合论》:"今三阴三阳不应阴阳,其何故也?"又曰:"少阴之上,名曰太阳。""太阴之前,名曰阳明。""厥阴之表,名曰少阴。"《素问·天元纪大论》云:"愿闻其与三阴三阳之候,奈何合之?"又曰:"阴阳之气,各有多少,故曰三阴三阳也。"《素问·至真要大论》曰:"阴阳之三也,何谓?"曰:"气有多少,异用也。"从阴阳之气的多少角度阐述了三阴三阳,将三阴三阳进行量化。

在外感热病方面,《内经》论述外感热病时采用三阴三阳。《素问·热论》"帝曰:愿闻其状。岐伯曰:伤寒一日,巨阳受之,故头项痛,腰脊强。二日,阳明受之。阳明主肉,其脉侠鼻络于目,故身热,目痛而鼻干,不得卧也。三日,少阳受之,少阳主胆,其脉循胁络于耳,故胸胁痛而耳聋。三阳经络,皆受其病,而未入于脏者,故可汗而已。四日,太阴受之。太阴脉布胃中络于嗌,故腹满而嗌干。五日,少阴受之。少阴脉贯肾,络于肺,系舌本,故口燥舌干而渴。六日,厥阴受之。厥阴脉循阴器而络于肝,故烦满而囊缩。三阴三阳,五脏六腑皆受病,荣卫不行,五脏不通,则死矣"。应用三阴三阳阐述了外感热病的发病规律。

那么三阴三阳的真正内涵是什么?到目前为止学界没有满意的解释。

张仲景伤寒论采用伤寒六经辨证,将三阴三阳用于伤寒的临床辨证,以三阴三阳为辨证纲领,树立了中医辨证论治的光辉典范,对中医学的发展产生了极大影响。几千年来许多医家对《伤寒论》三阴三阳内涵认识不统一,由于三阴三阳代表的意义不清楚,造成对"六经实质"争论不休。多年来许多专家对三阴三阳学说开展过研究,主要集中在两个方面:一是三阴三阳起源的有关研究。有人从哲学角度探讨三阴三阳学说起源,又从《周易》角度探讨,也有从与天文学角度研究的;二是三阴三阳概念的有关研究,包括与阴阳关系的研究、与开阖枢关系的研究、与气化学说关系的研究、三阴三阳的数理量化的研究、三阴三阳标本关系的研究,以及三阴三阳太极模式的研究等。关于三阴三阳的应用研究,主要集中于在《黄帝内经》中的应用,在《伤寒论》中的发挥,以及在临床中的应用等。

三阴三阳学说是中医学独有的理论,有人认为"三"与阴阳的结合应用则是中医的一个伟大创举,这也是中医中药最具特色的内容之一。由于三阴三阳在中医中药之外的领域应用的现存文献较少,主要集中在《内经》所涉及的天文地理、时令历法当中[54]。若搞不清楚中国古代三阴三阳学说的内涵,中医学许多理论就只能成为一个谜团。许多医家从一个侧面去研究理解三阴三阳,无法合理解释经络的三阴三阳、五运六气的三阴三阳、热病的三阴三阳、伤寒论的三阴三阳等,致使这一理论无法很好地指导临床,也阻碍了中医学的发展。因此,三阴三阳理论的研究,成为中医基础理论亟须解决的关键科学问题。

气化理论未被现代中医学很好地认识和研究,应从气化论角度阐述五运六气中的三阴三阳,充分发挥伤寒学派的六经气化学说。如果能从气化的视角,去开展三阴三阳学说的研究,或许会让三阴三阳学说,在经络、脏腑、运气、伤寒等不同层面上找到统一的认识,这将对中医学的发展具有重大意义。对于阴阳的含义及相关内容的探讨,一直以来都是中医研究中司空见惯而又争论不休的问题,司空见惯是以人人都似有所知,争论不休是以人人都终无所定。特别是三阴三阳的解释与应用更是众说纷纭,莫衷一是。究其原因,在于未能执中医学的一贯之本而对相关问题进行论述[55]。孙志其等[55]从三阴三阳一气运行之体、用、象互相关联的角度研究三阴三阳问题,应该说是一个很好的开始:基于气本体论体、用、象特质的三阴三阳体系的确立,执于中医学的一贯之本,从源头阐述了三阴三阳的化生及不同运用的缘由,并揭示了三阴三阳一气运行之体、用、象互相关联的实质内涵,解决了诸多悬而未决或争论较多的问题,对于准确地理解和把握《伤寒论》六经病证规律,六经病欲解时内涵,开合枢理论,五运六气理论以及临证的诊断、用药等,具有十分重要的意义。

总之,五运六气理论是中医学理论的重要组成部分,五运六气理论中蕴含的气化论核心学术思想,更是中医学中重要的理论。固然五运六气理论是否出自《内经》存在着争议,但是这丝毫不影响五运六气理论在中医学术中的重要地位,由于对五运六气理论的抛弃,致使气化理论难以得到现代中医的重视和研究。回归经典,继承创新,这也是我们团队多年来研究五运六气理论的初衷与目的,也是编写此书的目的,五运六气理论需要普及、推广、掌握、研究、应用、创新,希望本书的出版能为五运六气理论的普及与中医学的发展做出一点贡献。

(说明:本章中的注释序号与文后参考文献对应)

# 第一章　天元纪大论篇

## 第一节　天元纪大论篇原文

### 天元纪大论篇第六十六

黄帝问曰：天有五行御五位，以生寒暑燥湿风；人有五藏化五气，以生喜怒思忧恐。论言五运相袭而皆治之，终碁之日，周而复始，余已知之矣。愿闻其与三阴三阳之候奈何合之？

鬼臾区稽首再拜对曰：昭乎哉问也。夫五运阴阳者，天地之道也，万物之纲纪，变化之父母，生杀之本始，神明之府也，可不通乎！故物生谓之化，物极谓之变，阴阳不测谓之神，神用无方谓之圣。

夫变化之为用也，在天为玄，在人为道，在地为化；化生五味，道生智，玄生神。神在天为风，在地为木；在天为热，在地为火；在天为湿，在地为土；在天为燥，在地为金；在天为寒，在地为水。故在天为气，在地成形，形气相感而化生万物矣。

然天地者，万物之上下也；左右者，阴阳之道路也；水火者，阴阳之征兆也；金木者，生成之终始也。气有多少，形有盛衰，上下相召，而损益彰矣。

帝曰：愿闻五运之主时也何如？鬼臾区曰：五气运行，各终碁日，非独主时也。

帝曰：请闻其所谓也。鬼臾区曰：臣积考《太始天元册》文曰：太虚廖廓，肇基化元，万物资始，五运终天，布气真灵，揔统坤元。九星悬朗，七曜周旋，曰阴曰阳，曰柔曰刚，幽显既位，寒暑弛张，生生化化，品物咸章。臣斯十世，此之谓也。帝曰：善！何谓气有多少，形有盛衰？鬼臾区曰：阴阳之气各有多少，故曰三阴三阳也。形有盛衰，谓五行之治，各有太过不及也。故其始也，有余而往，不足随之；不足而往，有余从之，知迎知随，气可与期。应天为天符，承岁为岁直，三合为治。

帝曰：上下相召奈何？鬼臾区曰：寒暑燥湿风火，天之阴阳也，三阴三阳上奉之；木火土金水火，地之阴阳也，生长化收藏下应之。天以阳生阴长，地以阳杀阴藏。天有阴阳，地亦有阴阳。木火土金水火，地之阴阳也，生长化收藏。故阳中有阴，阴中有阳。所以欲知天地之阴阳者，应天之气，动而不息，故五岁而右迁；应地之气，静而守位，故六碁而环会。动静相召，上下相临，阴阳相错，而变由生也。

帝曰：上下周纪，其有数乎？鬼臾区曰：天以六为节，地以五为制。周天气者，六暮为一备；终地纪者，五岁为一周。君火以明，相火以位。五六相合，而七百二十气为一纪，凡三十岁；千四百四十气，凡六十岁而为一周。不及太过，斯皆见矣。

帝曰：夫子之言，上终天气，下毕地纪，可谓悉矣。余愿闻而藏之，上以治民，下以治身，使百姓昭著，上下和亲，德泽下流，子孙无忧，传之后世，无有终时，可得闻乎？鬼臾区曰：至数之机，迫迮以微，其来可见，其往可追。敬之者昌，慢之者亡，无道行私，必得天殃，谨奉天道，请言真要。

帝曰：善言始者，必会于终；善言近者，必知其远，是则至数极而道不惑，所谓明矣！愿夫子推而次之，令有条理，简而不匮，久而不绝，易用难忘，为之纲纪，至数之要，愿尽闻之。鬼臾区曰：昭乎哉问！明乎哉道！如鼓之应桴，响之应声也。臣闻之，甲己之岁，土运统之；乙庚之岁，金运统之；丙辛之岁，水运统之；丁壬之岁，木运统之；戊癸之岁，火运统之。

帝曰：其于三阴三阳，合之奈何？鬼臾区曰：子午之岁，上见少阴；丑未之岁，上见太阴；寅申之岁，上见少阳；卯酉之岁，上见阳明；辰戌之岁，上见太阳；巳亥之岁，上见厥阴。少阴所谓标也，厥阴所谓终也。厥阴之上，风气主之；少阴之上，热气主之；太阴之上，湿气主之；少阳之上，相火主之；阳明之上，燥气主之；太阳之上，寒气主之。所谓本也，是谓六元。

帝曰：光乎哉道！明乎哉论！请著之玉版，藏之金匮，署曰"天元纪"。


## 第二节　天元纪大论篇分解


### 第一解

#### （一）内经原文

黄帝问曰：天有五行**御**五位，以生寒暑燥湿风；人有五藏[注]**化**五气，以生喜怒思忧恐。**论**言五运相**袭**而皆**治**之，终**暮**之日，周而复始，余已知之矣。愿闻其与三阴三阳之**候**奈何合之？

[注]藏：郭霭春《黄帝内经素问校注》、孟景春等《黄帝内经素问译释》、人民卫生出版社影印顾从德本《黄帝内经素问》，此处为"藏"；张灿玾等《黄帝内经素问校释》、方药中等《黄帝内经素问运气七篇讲解》，此处为"脏"；笔者认为"藏"与"脏"在此意义相同。以下原文均是如此。

#### （二）字词注释

（1）御

①王冰《黄帝内经素问》御，谓临御。

②马莳《黄帝内经素问注证发微》此词未具体注释①。

③张介宾《类经》御,临御也。

④张志聪《黄帝内经集注》此词未具体注释。

⑤高士宗《黄帝素问直解》御。

⑥黄元御《黄元御医书全集》御。

⑦张琦《素问释义》此词未具体注释。

⑧高亿《黄帝内经素问详注直讲全集》〔注〕御,临也,五位五方之位袭承也。〔讲〕统御。

⑨孟景春等《黄帝内经素问译释》御,治理。如《国语》:"百官御事。"

⑩任廷革《任应秋讲〈黄帝内经〉素问》此词未具体注释。

⑪张灿玾等《黄帝内经素问校释》御,治理。如《国语》:"百官御事。"

⑫方药中等《黄帝内经素问运气七篇讲解》"御",有驾驭或统属之意。

⑬王洪图等《黄帝内经素问白话解》此词未具体注释。

⑭郭霭春《黄帝内经素问白话解》"御",有主、统属的意思。

(2)化

①王冰《黄帝内经素问》化,谓生化也。天真之气,无所不周,器象虽殊,参应一也。(〔新校正云〕按《阴阳应象大论》云:喜怒悲忧恐。二论不同者,思者脾也,四藏皆受成焉。悲者,胜怒也,二论所以互相成也。)

②马莳《黄帝内经素问注证发微》化。

③张介宾《类经》化,生化也。

④张志聪《黄帝内经素问集注》此词未具体注释。

⑤高士宗《黄帝内经素问直解》化生。

⑥黄元御《黄元御医书全集》化。

⑦张琦《素问释义》此词未具体注释。

⑧高亿《黄帝内经素问详注直讲全集》〔注〕化,气化也。万物之生息,皆阴阳变之、化之,是阴阳之气。阴阳之运,不即万物之父母乎。〔讲〕变化。

⑨孟景春等《黄帝内经素问译释》化,化生。

⑩任廷革《任应秋讲〈黄帝内经〉(素问)》此词未具体注释。

⑪张灿玾等《黄帝内经素问校释》生。

⑫方药中等《黄帝内经素问运气七篇讲解》此词未具体注释。

⑬王洪图等《黄帝内经素问白话解》此词未具体注释。

⑭郭霭春《黄帝内经素问白话解》化生。

---

① "此词未具体注解"适用于原著中对该词或该句未作具体解释,但对整段话有内容上的概括的情况。与直接用原词解释的情况,如"御"解释为"御"有区别。全书同。

（3）论

①王冰《黄帝内经素问》论，谓《六节藏象论》也。

②马莳《黄帝内经素问注证发微》论者，即第九《六节脏象论》也。

③张介宾《类经》论，即前六节《藏象论》也。

④张志聪《黄帝内经集注》论，谓《六节藏象》诸论也。

⑤高士宗《黄帝素问直解》《六节藏象大论》。

⑥黄元御《黄元御医书全集》论。

⑦张琦《素问释义》此词未具体注释。

⑧高亿《黄帝内经素问详注直讲全集》此词未具体注释。

⑨孟景春等《黄帝内经素问译释》此词未具体注释。

⑩任廷革《任应秋讲〈黄帝内经〉素问》此词未具体注释。

⑪张灿玾等《黄帝内经素问校释》经论。

⑫方药中等《黄帝内经素问运气七篇讲解》此词未具体注释。

⑬王洪图等《黄帝内经素问白话解》"六节藏象论"。

⑭郭霭春《黄帝内经素问白话解》论言，指《素问·六节脏象论》。

（4）袭

①王冰《黄帝内经素问》此词未具体注释。

②马莳《黄帝内经素问注证发微》袭。

③张介宾《类经》此词未具体注释。

④张志聪《黄帝内经集注》递相沿袭。

⑤高士宗《黄帝素问直解》递相承袭。

⑥黄元御《黄元御医书全集》五运相袭。

⑦张琦《素问释义》此词未具体注释。

⑧高亿《黄帝内经素问详注直讲全集》〔注〕承袭。

⑨孟景春等《黄帝内经素问译释》承袭。

⑩任廷革《任应秋讲〈黄帝内经〉素问》此词未具体注释。

⑪张灿玾等《黄帝内经素问校释》递相因袭。

⑫方药中等《黄帝内经素问运气七篇讲解》"袭"，指承袭。

⑬王洪图等《黄帝内经素问白话解》承袭。

⑭郭霭春《黄帝内经素问白话解》承袭。

（5）治

①王冰《黄帝内经素问》此词未具体注释。

②马莳《黄帝内经素问注证发微》治。

③张介宾《类经》此词未具体注释。

④张志聪《黄帝内经集注》主治。

⑤高士宗《黄帝素问直解》主治。

⑥黄元御《黄元御医书全集》此词未具体注释。

⑦张琦《素问释义》此词未具体注释。

⑧高亿《黄帝内经素问详注直讲全集》〔注〕治。

⑨孟景春等《黄帝内经素问译释》主治时期。

⑩任廷革《任应秋讲〈黄帝内经〉素问》此词未具体注释。

⑪张灿玾等《黄帝内经素问校释》主治季节。

⑫方药中等《黄帝内经素问运气七篇讲解》此词未具体注释。

⑬王洪图等《黄帝内经素问白话解》主治的时令。

⑭郭霭春《黄帝内经素问白话解》此词未具体注释。

（6）朞（jī）

①王冰《黄帝内经素问》此词未具体注释。

②马莳《黄帝内经素问注证发微》期。

③张介宾《类经》朞年。

④张志聪《黄帝内经集注》终期年之三百六十五日。

⑤高士宗《黄帝素问直解》三百六十五终期之日。

⑥黄元御《黄元御医书全集》一年。

⑦张琦《素问释义》此词未具体注释。

⑧高亿《黄帝内经素问详注直讲全集》〔注〕终期，谓一岁也。

⑨孟景春等《黄帝内经素问译释》朞，"期"的异体字。一周年。

⑩任廷革《任应秋讲〈黄帝内经〉素问》此词未具体注释。

⑪张灿玾等《黄帝内经素问校释》一年。

⑫方药中等《黄帝内经素问运气七篇讲解》此词未具体注释。

⑬王洪图等《黄帝内经素问白话解》音机，一周年的意思。

⑭郭霭春《黄帝内经素问白话解》此词未具体注释。

（7）候

①王冰《黄帝内经素问》此词未具体注释。

②马莳《黄帝内经素问注证发微》候。

③张介宾《类经》此词未具体注释。

④张志聪《黄帝内经集注》候。

⑤高士宗《黄帝素问直解》候。

⑥黄元御《黄元御医书全集》候。

⑦张琦《素问释义》此词未具体注释。

⑧高亿《黄帝内经素问详注直讲全集》〔讲〕外治之候。

⑨孟景春等《黄帝内经素问译释》此词未具体注释。

⑩任廷革《任应秋讲〈黄帝内经〉素问》此词未具体注释。

⑪张灿玾等《黄帝内经素问校释》此词未具体注释。

⑫方药中等《黄帝内经素问运气七篇讲解》即现象。

⑬王洪图等《黄帝内经素问白话解》此词未具体注释。

⑭郭霭春《黄帝内经素问白话解》此词未具体注释。

(三)语句阐述

(1)黄帝问曰:天有五行御五位,以生寒暑燥湿风;人有五藏化五气,以生喜怒思忧恐。

①王冰《黄帝内经素问》御,临御也。化,生化也。天真之气,无所不周,器象虽殊,参应一也。(〔新校正云〕按《阴阳应象大论》云:喜怒悲忧恐。二论不同者,思者脾也,四藏皆受成焉。悲者,胜怒也,二论所以互相成也。)

②马莳《黄帝内经素问注证发微》《阴阳应象大论》云:天有四时五行,以生长收藏,以生寒暑燥湿风,人有五脏化五气,以生喜怒悲忧恐。此言五运治政令于内,合于六气之治政令于外者也。五行者,金木水火土也。在天则为天干之五行,如甲乙属木之类;然在运则为气化之五行,如甲己化土之类;在中运则为甲己太宫少宫之类。在地则为地支之五行,如子丑寅卯之类;然在岁气则为子午属少阴君火之类。故天有五行生六气,天之六气又生在地有形之五行,无非五行之妙也。五位者,东西南北中央也。寒暑燥湿风火者,即六气也。五脏者,心肝脾肺肾也。五气者,五脏之气也。喜怒思忧恐者,五志也。

③张介宾《类经》御,临御也。位,方位也。化,生化也。天有五行以临五位,故东方生风,木也;南方生暑,火也;中央生湿,土也;西方生燥,金也;北方生寒,水也。人有五藏以化五气,故心化火,其志喜;肝化木,其志怒;脾化土,其志思;肺化金,其志忧;肾化水,其志恐,而天人相应也。《阴阳应象大论》思作悲,见《阴阳类》一,又详见《疾病类》二十六。

④张志聪《黄帝内经集注》天有五行者,丹黅苍素玄之五气也。五位,五方之位,地之五行也。寒暑燥湿风,天之六气也。盖言天之五气经于十干之分,十干之气以化地之五行,地之五行以生天之六气。五藏,五行之所生也。五气,五行之气,风热湿燥寒也。喜怒忧思恐,五藏之神志也。夫在天为气,在地成形,形气相感而万物化生,人本乎地之五行而成此形,以有形之五藏化五气生五志,而复通乎天气。

⑤高士宗《黄帝素问直解》天有五行之理,以御天度之五位,而五位之中,以生寒暑燥湿风之五气,数相合也。其在于人,则有五藏,化生五藏之气,五气之中,以生喜怒思忧恐之五志,其数亦相合也。

⑥黄元御《黄元御医书全集》天有五行,御南北东西中之五位,以生寒暑燥湿风,人有五脏,化寒暑燥湿风之五气,以生喜怒悲忧恐。

⑦张琦《素问释义》此句未具体注释。

⑧高亿《黄帝内经素问详注直讲全集》〔批〕在天为五风,在人为五气,然皆本于五行,以次相承,运行不息,故人与天合而无病,况五运六气主治之要,天地人物悉本于此,不明其义,未足为医。

〔注〕御,临也,五位五方之位袭承也。

〔讲〕黄帝问于鬼臾区曰:彼天有金木水火土之五行,统御东西南北中央之五方,以生此寒暑燥湿风之五风。人与天应,则有心肝脾肺肾之五脏,变化焦臊香腥腐之五气,以生此喜怒思忧恐之五志,固不烦言而解已。

⑨孟景春等《黄帝内经素问译释》[五行御五位]御,治理。五位,东、南、西、北、中央五方。张介宾:"天有五行以临五位,故东方生风,木也;南方生暑,火也;中央生湿,土也;西方生燥,金也;北方生寒,水也。"

黄帝问道:天有五行治理五方,因而产生寒、暑、燥、湿、风的气候变化;人有五脏化生五气,因而产生喜、怒、思、忧、恐的情绪变化。

⑩任廷革《任应秋讲〈黄帝内经〉素问》此句未具体注释,总体概括此段为:(提要)讨论五运阴阳之理。

⑪张灿玾等《黄帝内经素问校释》御五位:指五行之气化,临治于东西南北中五个方位。御,治理。如《国语·周语》:"百官御事。"化五气:指五脏之气动而产生的五种情志变化。

黄帝问道:天有木、火、土、金、水五行,临治于东、西、南、北、中五个方位,从而产生寒、暑、燥、湿、风等气候变化,人有五脏生五志之气,从而产生喜、怒、思、忧、恐等情志变化。

⑫方药中等《黄帝内经素问运气七篇讲解》[天有五行御五位]"五行",即木火土金水。"五位",即东南西北中五个方位。"御",有驾驭或统属之意。我国古代常用五行概念作为论理工具对自然现象和多种事物进行经验归类和说理。"天有五行,御五位"一句,意即自然界的东南西北中五个方位,均可以用木火土金水分别加以归属或代表之,亦即东方属木,南方属火,西方属金,北方属水,中央属土。这是古人借用当时的哲学概念作为说理工具来归类自己的经验和阐述自己对自然现象的认识的一种方法。

[以生寒暑燥湿风]"寒暑燥湿风",是指自然气候的五种变化。"寒"就是寒冷,"暑"就是炎热,"燥"就是干燥,"湿"就是潮湿,"风"就是刮风。"以生"二字是承以上"五位"而言,意即东方多风,南方偏热,西方偏燥,北方偏冷,中央偏湿。把自然界中的五个方位和气候变化上的特点密切联系起来。

[人有五藏化五气,以生喜怒思忧恐]"五脏",指人体的心、肝、脾、肺、肾。"五气",指风、火、湿、燥、寒。不过,这里所说的"五气",不是指气候,而是指与气候中风、火、湿、燥、寒作用相似的五种生理现象。《五运行大论》谓:"燥以干之,暑以蒸之,风以动之,湿以润之,寒以坚之,火以温之。"人体生理或病理活动中有干燥现象的即属于燥;有温热或者化物现象的即属于火(暑);有动的现象的即属于风;有滋润现象或液体潴留现象的即属于湿;有寒冷或凝泣现象的即属于寒。"喜怒忧思恐",是指人的精神活动,又称"五志"。五志与五脏、五气密切相关。

⑬王洪图等《黄帝内经素问白话解》黄帝问道:天有木、火、土、金、水五行,它

的作用广泛地分布在东、西、南、北、中五个方位,因而产生寒、暑、燥、湿、风五时之气;五行之气构成了人体,使人体具有五脏,并且因而产生喜、怒、思、忧、恐五种情志活动。

⑭郭霭春《黄帝内经素问白话解》黄帝问道:天有五行,主五方之位,因而产生寒、暑、燥、湿、风的气候变化。人有五脏化生五气,因而产生喜、怒、思、忧、恐。

(2)论言五运相袭而皆治之,终朞之日,周而复始,余已知之矣。

①王冰《黄帝内经素问》论,谓《六节藏象论》也。运,谓五行,应天之五运,各周三百六十五日而为纪者也。故曰终期之日,周而复始也。以六合五,数未参同,故问之也。

②马莳《黄帝内经素问注证发微》论者,即第九《六节脏象论》也。《六节脏象论》云:五日谓之候,三候谓之气,六气谓之时,四时谓之岁,而各从其主治焉。五运相袭,而皆治之,终期之日,周而复始。帝言已知五运相袭而皆治之,终期之日,周而复始。

③张介宾《类经》论,即前六节《藏象论》也。终朞之日,周而复始,谓朞年一周而复始也。

④张志聪《黄帝内经集注》论,谓《六节藏象》诸论也。五运者,甲己岁为土运,乙庚岁为金运,丙辛岁为水运,丁壬岁为木运,戊癸岁为火运。三阴三阳者,子午之岁,少阴主之;丑未之岁,太阴主之;寅申之岁,少阳主之;卯酉之岁,阳明主之;辰戌之岁,太阳主之;巳亥之岁,厥阴治之。帝言五运之气,递相沿袭,而一岁皆为之主治,终期年之三百六十五日,周而复始。徐振公曰:五运独主一岁,三阴三阳之主岁,有司天在泉,间气客气,故曰五运相袭而皆治之。

⑤高士宗《黄帝素问直解》《六节藏象大论》,言五运相袭,而皆治之,终期之日,周而复始,谓五运递相承袭,而一岁之中,皆主治之,至三百六十五终期之日,则周而复始。其运惟五,余已知之矣。

⑥黄元御《黄元御医书全集》论言五运相袭,而皆治之,终期之日,周而复始,《六节藏象论》语。五运承袭,分治一年。

⑦张琦《素问释义》此句未具体注释。

⑧高亿《黄帝内经素问详注直讲全集》〔注〕终期,谓一岁也。

〔讲〕然岐伯论中,曾言五行之运,各相承袭,无过不及而皆治之。至于运行终期之日,天运一周,其气复始。余已知其义,而得其详矣。但五运者,地之金木水火土,治政令于内者也。

⑨孟景春等《黄帝内经素问译释》朞(jì基):一周年。朞,"期"的异体字。关于五运递相承袭,各有它的主治时期,周流一转,到岁终的一日,又重新开始环转,这些道理,我已经知道了。

⑩任廷革《任应秋讲〈黄帝内经〉素问》此句未具体注释,总体概括此段为:(提要)讨论五运阴阳之理。

⑪张灿玾等《黄帝内经素问校释》[五运相袭]五运,即木、火、土、金、水五运,主司年之气,居于天之下,地之上气交之内,五运轮转,相互因袭。《玄珠密语·卷一·五运元通纪》篇云:"夫运者,司气也。故居中位也。在天之下,地之上,当气交之内,万化之中,人物生化之间也。故运者,动也,转动也,即轮流运动往来不歇也。"朞(jī 基):一年。

经论所谓五运递相因袭,各有一定的主治季节,到了一年终结之时,又重新开始的情况,我已经知道了。

⑫方药中等《黄帝内经素问运气七篇讲解》[五运相袭]"五",指木、火、土、金、水五类现象。"运",指运行或运动,"袭",指承袭。"五运相袭",指自然界中或人体生理活动中的五类现象,它们之间不是孤立的,而是互相联系、互相转化、循环不已的,所以下文说:"终朞之日,周而复始。"

⑬王洪图等《黄帝内经素问白话解》朞:jī,音机,一周年的意思。

"六节藏象论"中曾谈到,五运之气相互承袭,各有其所主治的时令,一年为一个周期,到了一年终结时又从新开始,如此周而复始,环转无穷。这些道理我已经知道了。

⑭郭霭春《黄帝内经素问白话解》论言:指《素问·六节脏象论》。期:一年。

《六节脏象论》说道:五运之气相承袭,都有其固定的顺序,到岁终的那一天是一个周期,然后重新开始环转。这些道理,我已经了解了。

(3)愿闻其与三阴三阳之候奈何合之?

①王冰《黄帝内经素问》此句未具体注释。

②马莳《黄帝内经素问注证发微》但五运者,地之木火土金水治政令于内者也;三阴三阳者,天之风热湿燥寒治政令于外者也。故五运相袭而治者,其于三阴三阳外治之候如何合之?

③张介宾《类经》三阴三阳,六气也。言气有五运,复有六气,五六不侔,其将何以合之?

④张志聪《黄帝内经集注》其与三阴三阳之主岁相合,何以候之。

⑤高士宗《黄帝素问直解》愿闻其与三阴三阳六气之候,奈何合之? 帝欲详明五运六气相合之道,而问也。

⑥黄元御《黄元御医书全集》其与天三阴三阳之候何以合之耶?

⑦张琦《素问释义》三阴三阳,谓六气也,五六上下相召。

⑧高亿《黄帝内经素问详注直讲全集》〔注〕盖五运之气,合于三阴三阳者,皆气化也,而实人与天地为一。

〔讲〕而治政令于外者,则风暑火燥寒湿之有三阴三阳。彼五运之相袭而治者,不知其与三阴三阳外治之候,奈何合之?

⑨孟景春等《黄帝内经素问译释》请问五运与三阴三阳的六气,是怎样相互结合的?

⑩任廷革《任应秋讲〈黄帝内经〉素问》此句未具体注释,总体概括此段为:(提要)讨论五运阴阳之理。

⑪张灿玾等《黄帝内经素问校释》还想再听听五运和三阴三阳的结合是怎样的呢!

⑫方药中等《黄帝内经素问运气七篇讲解》"三阴三阳",即阴阳。阴和阳都可以依据其阴气和阳气的多少而再各分为三。阴分为三,即:一阴、二阴、三阴;一阴阴气最少,二阴阴气较多,三阴阴气最多。阳分为三,即:一阳、二阳、三阳;一阳阳气最少,二阳阳气较多,三阳阳气最多。一阴又名厥阴,二阴又名少阴,三阴又名太阴;一阳又名少阳,二阳又名阳明,三阳又名太阳。"候",即现象。"合",即配合。"三阴三阳之候,奈何合之"一句,意即自然界及人体生理或病理生理的各种现象,如何与阴阳配合,亦即如何以阴阳概念来加以归纳和说明之。《素问·移精变气论》谓:"余欲临病人,观死生,决嫌疑,欲知其要,如日月光,可得闻乎?岐伯曰:色脉者,上帝之所贵也,先师之所传也。上古使僦贷季,理色脉而通神明,合之金木水火土四时八风六合,不离其常,变化相移,以观其妙,以知其要,欲知其要,则色脉是矣。"这一段话,一方面说明了人体生理或病理生理变化有其本身固有的变化规律及客观的外在表现,并可以根据这些客观外在表现而进一步分析其内在的实质,这就是所谓"理色脉而通神明"。另一方面也同时说明了可以借用当时的哲学思想,亦即阴阳五行学说来联系上述这些客观外在表现并以之作为说理工具,这就是所谓"合之金木水火土……以观其妙"。本节所述合阴阳之候的问题与《素问·移精变气论》中所述的精神是一致的。从中也可以看出,阴阳五行学说在中医学中的地位,只不过是作为一种说理工具而已。

⑬王洪图等《黄帝内经素问白话解》还想听听五运与三阴三阳六气之间是怎样相互配合的。

⑭郭霭春《黄帝内经素问白话解》希望再听听五运与三阴三阳这六气是怎样结合的。

## 第二解

### (一)内经原文

鬼臾区稽首再拜对曰:昭乎哉问也。夫五运阴阳者,天地之**道**也,万物之**纲纪**,变化之父母,生杀之**本始**,神明之府也,可不通乎! 故物生谓之**化**,物极谓之**变**,阴阳不测谓之神,神用无**方**谓之圣。

### (二)字词注释

(1)道

①王冰《黄帝内经素问》道,谓化生之道。

②马莳《黄帝内经素问注证发微》道。

③张介宾《类经》此词未具体注释。

④张志聪《黄帝内经集注》王冰曰：道，谓生化之道。

⑤高士宗《黄帝素问直解》道。

⑥黄元御《黄元御医书全集》道。

⑦张琦《素问释义》此词未具体注释。

⑧高亿《黄帝内经素问详注直讲全集》〔讲〕至道。

⑨孟景春等《黄帝内经素问译释》一般规律。

⑩任廷革《任应秋讲〈黄帝内经〉素问》此词未具体注释。

⑪张灿玾等《黄帝内经素问校释》一般规律。

⑫方药中等《黄帝内经素问运气七篇讲解》此词未具体注释。

⑬王洪图等《黄帝内经素问白话解》根本规律。

⑭郭霭春《黄帝内经素问白话解》规律。

（2）纲纪

①王冰《黄帝内经素问》纲纪，谓生长化成收藏之纲纪也。

②马莳《黄帝内经素问注证发微》纲纪。

③张介宾《类经》此词未具体注释。

④张志聪《黄帝内经集注》纲纪，谓生长化收藏之纲纪也。

⑤高士宗《黄帝素问直解》纲纪。

⑥黄元御《黄元御医书全集》此词未具体注释。

⑦张琦《素问释义》此词未具体注释。

⑧高亿《黄帝内经素问详注直讲全集》〔注〕〔讲〕纲纪。

⑨孟景春等《黄帝内经素问译释》纲纪，纲领。

⑩任廷革《任应秋讲〈黄帝内经〉素问》此词未具体注释。

⑪张灿玾等《黄帝内经素问校释》总纲。

⑫方药中等《黄帝内经素问运气七篇讲解》此词未具体注释。

⑬王洪图等《黄帝内经素问白话解》纲纪。

⑭郭霭春《黄帝内经素问白话解》纲领。

（3）本始

①王冰《黄帝内经素问》本始，谓生杀皆因而有之也。

②马莳《黄帝内经素问注证发微》本始。

③张介宾《类经》此词未具体注释。

④张志聪《黄帝内经集注》本始，谓生杀皆因而有之也。

⑤高士宗《黄帝素问直解》本始。

⑥黄元御《黄元御医书全集》根。

⑦张琦《素问释义》此词未具体注释。

⑧高亿《黄帝内经素问详注直讲全集》〔注〕本，犹根也。始，起初也。在气血之属，则有生长壮老已；在形质之属，则有生长化收藏。其生杀也，亦阴阳为之本

始也。

⑨孟景春等《黄帝内经素问译释》根本。

⑩任廷革《任应秋讲〈黄帝内经〉素问》此词未具体注释。

⑪张灿玾等《黄帝内经素问校释》根本。

⑫方药中等《黄帝内经素问运气七篇讲解》此词未具体注释。

⑬王洪图等《黄帝内经素问白话解》本源。

⑭郭霭春《黄帝内经素问白话解》起源。

（4）化

①王冰《黄帝内经素问》化，施化也。

②马莳《黄帝内经素问注证发微》生化。

③张介宾《类经》气化。

④张志聪《黄帝内经集注》此词未具体注释。

⑤高士宗《黄帝素问直解》此词未具体注释。

⑥黄元御《黄元御医书全集》化

⑦张琦《素问释义》此词未具体注释。

⑧高亿《黄帝内经素问详注直讲全集》〔注〕化者，自无而有也。〔讲〕五运之阴阳如此，故物之感阴阳而生者，即谓之为化。

⑨孟景春等《黄帝内经素问译释》万物的生长。

⑩任廷革《任应秋讲〈黄帝内经〉素问》此词未具体注释。

⑪张灿玾等《黄帝内经素问校释》事物的开始发生叫做"化"。

⑫方药中等《黄帝内经素问运气七篇讲解》"物生谓之化"，指一切物质的产生及物候现象的出现，都有一个从无到有的运动发展过程。这个过程叫作"化"。

⑬王洪图等《黄帝内经素问白话解》把事物发生、成长叫做化。

⑭郭霭春《黄帝内经素问白话解》万物的生长（是五运阴阳变化而成的）称为"化"。

（5）变

①王冰《黄帝内经素问》变，散易也。

②马莳《黄帝内经素问注证发微》散易。

③张介宾《类经》变。

④张志聪《黄帝内经集注》此词未具体注释。

⑤高士宗《黄帝素问直解》此词未具体注释。

⑥黄元御《黄元御医书全集》此词未具体注释。

⑦张琦《素问释义》此词未具体注释。

⑧高亿《黄帝内经素问详注直讲全集》〔注〕变者，自有而无也。〔讲〕物之至极而莫可测者，即谓之为变。

⑨孟景春等《黄帝内经素问译释》生长发展至极端则发生"变"。

⑩任廷革《任应秋讲〈黄帝内经〉素问》此词未具体注释。

⑪张灿玾等《黄帝内经素问校释》发展到极点叫做"变"。

⑫方药中等《黄帝内经素问运气七篇讲解》"变",指转化。"物极谓之变",意即一切物质其本身发展到了极度时就会向另外的方面转化。这个转化过程叫作"变"。

⑬王洪图等《黄帝内经素问白话解》把事物发展到极点叫做变。

⑭郭霭春《黄帝内经素问白话解》万物生长发展到极端称之为"变"。

（6）方

①王冰《黄帝内经素问》此词未具体注释。

②马莳《黄帝内经素问注证发微》此词未具体注释。

③张介宾《类经》无方者,大而化之之称。

④张志聪《黄帝内经集注》此词未具体注释。

⑤高士宗《黄帝素问直解》此词未具体注释。

⑥黄元御《黄元御医书全集》方。

⑦张琦《素问释义》此词未具体注释。

⑧高亿《黄帝内经素问详注直讲全集》〔注〕方体。

⑨孟景春等《黄帝内经素问译释》此词未具体注释。

⑩任廷革《任应秋讲〈黄帝内经〉素问》此词未具体注释。

⑪张灿玾等《黄帝内经素问校释》方:边也。如《史记·扁鹊仓公列传》:"视见垣一方人。"

⑫方药中等《黄帝内经素问运气七篇讲解》"方",有"违"或"逆"之义。

⑬王洪图等《黄帝内经素问白话解》此词未具体注释。

⑭郭霭春《黄帝内经素问白话解》"方",边的意思。

（三）语句阐述

（1）鬼臾区稽首再拜对曰:昭乎哉问也。夫五运阴阳者,天地之道也,万物之纲纪,变化之父母,生杀之本始,神明之府也,可不通乎!

①王冰《黄帝内经素问》道,谓化生之道。纲纪,谓生长化成收藏之纲纪也。父母,谓万物形之先也。本始,谓生杀皆因而有之也。夫有形禀气而不为五运阴阳之所摄者,未之有也。所以造化不极,能为万物生化之元始者,何哉?以其是神明之府故也。然合散不测,生化无穷,非神明运为,无能尔也。（〔新校正云〕详阴阳至神明之府也,与《阴阳应象大论》同,而两论之注颇异。）

②马莳《黄帝内经素问注证发微》《阴阳应象大论》曰:"阴阳者,天地之道也,万物之纲纪,变化之父母,生杀之本始,神明之府也。"始无"五运"二字,终缺"可不通乎"一句。区言太极分为阴阳,阴阳分为五行,故五行一阴阳,阴阳一太极,彼五运乃天地初分之气而列之于五方者也。阴阳者虽有三阴三阳之分,而天气运气地气举不能外之也。天干主于降,地支主于升,而五运则主于升降,而行于天地之间,

乃谓之中运也,是之谓天地之道也。万物以之而为纲纪,其变化以之而为父母,其生杀以之而为本始,真有神明以为之府也,可不通此理乎?

③张介宾《类经》此数句与《阴阳应象大论》同,但此多五运二字。

④张志聪《黄帝内经集注》天之十干运化地之五行,地之五行上呈三阴三阳之六气,故曰五运阴阳者,天地之道也。王冰曰:道,谓生化之道。纲纪,谓生长化收藏之纲纪也。父母,谓万物形之先也。本始,谓生杀皆因而有之也。夫有形禀气而不为五运阴阳之所摄者,未之有也。所以造化太极为万物生化之元始者何哉?以其是神明之府故也。然合散不测,生化无穷,非神明运为,无能尔也。

⑤高士宗《黄帝素问直解》五运合于三阴三阳,盖欲昭明天地交会之道,故曰昭乎哉问也。夫五运三阴三阳者,乃上天下地之道也。万物之多,皆以五运阴阳为之纲纪。物极之变,物生之化,皆以五运阴阳为之父母。物之始生,物之肃杀,皆以五运阴阳,为之本始。是此五运阴阳,乃神明之府也,可不通乎?

⑥黄元御《黄元御医书全集》五运之与三阴三阳,乃天地之道也。万物之主,变化之原,生杀之根,神明之府,不可不通也。

⑦张琦《素问释义》此句未具体注释。

⑧高亿《黄帝内经素问详注直讲全集》〔注〕如天道主阳,地道主阴,明天地之道,即知阴阳之妙用矣。张之谓纲,理之谓纪,彼万物生于地中者,谓纲纪之阴阳是也。知阴阳之纲纪万物,即知五运六气之制乎一身矣。变,更易也。化,气化也。万物之生息,皆阴阳变之、化之,是阴阳之气。阴阳之运,不即万物之父母乎?生,谓物之始,杀,谓物之终。本,犹根也。始,起初也。在气血之属,则有生长壮老已;在形质之属,则有生长化收藏。其生杀也,亦阴阳为之本始也,五运六气,不更可知哉?造化不测谓之神,神之昭著谓之明,众物所聚谓之府。言物之变化生杀,皆在五运六气之中,是阴阳实为神明之府,其理最微。非易知也。

〔讲〕愿得闻焉。鬼臾区承黄帝之问,乃稽首再拜,起而对曰:昭乎哉,帝之问也。自一元气化太极,分而为阴阳,阴阳分而为五行,至五行一分,则各具一阴阳,于是分阴分阳,则有三阴三阳之说。是三阴三阳者,即五行之阴阳也。然五行各主一运,其气布于五行,运从天地,是五运气之阴阳者,即天地之至道也,即万物之纪纲也,即变化之父母也,即生杀之本始也,即神明之玄府也。微乎妙哉!可不通乎?

⑨孟景春等《黄帝内经素问译释》鬼臾区鞠躬行礼回答说:这个问题问得很有意义啊!五运阴阳是宇宙间的一般规律,是许多事物的纲领,是事物变化的由来,是事物生长、消亡的根本,是事物无穷变化的内部原因所在,对此可以不通晓吗?

⑩任廷革《任应秋讲〈黄帝内经〉素问》此句未具体注释,总体概括此段为:(提要)讨论五运阴阳之理。

⑪张灿玾等《黄帝内经素问校释》鬼臾区:黄帝臣。据王冰注曰:其十世祖当神农之世,说《太始天元玉册》。又据《古今医统》曰:未详其姓,佐帝发明五行,详论经脉,问对《难经》,究尽义理,以为经论。〔按〕此皆传说之事。

鬼臾区再次跪拜回答说:你提这个问题很高明啊! 五运和阴阳是自然界变化的一般规律,是自然万物的一个总纲,是事物发展变化的基础和生长毁灭的根本,是宇宙间无穷尽的变化所在,这些道理哪能不通晓呢?

⑫方药中等《黄帝内经素问运气七篇讲解》"夫五运阴阳者,天地之道也",这一段文字,亦见于《素问·阴阳应象大论》,原文云:"阴阳者,天地之道也,万物之纲纪,变化之父母,生杀之本始,神明之府也。"但只提到阴阳,没有提到五行。于是,有主张"存阴阳,废五行"者,遂以此段作为"阴阴有用,五行无理"的论据,对五行持否定态度。但是,通观《内经》全书,从对自然现象的解释,到对人体生理、病理的阐述,疾病的诊断治疗,几乎无处不是以阴阳五行来立论的。《素问·宝命全形论》谓:"人生有形,不离阴阳,天地合气,别为九野,分为四时,月有大小,日有短长,万物并至,不可胜量,虚实呿吟,敢问其方? 岐伯曰:木得金而伐,火得水而灭,土得木而达,金得火而缺,水得土而绝,万物尽然,不可胜竭。"《素问·藏气法时论》更进一步指出:"五行者,金木水火土也,更贵更贱,以知生死,以决成败,而定五脏之气,间甚之时,死生之期也。"即以《素问·阴阳应象大论》而言,亦无处不是以阴阳五行立论,把阴阳与五行结合起来。该篇谓:"天有四时五行以生长收藏,以生寒暑燥湿风。人有五脏化五气,以生喜怒悲忧恐。"又谓:"故喜怒伤气,寒暑伤形,暴怒伤阴,暴喜伤阳,厥气上行,满脉去形,喜怒不节,寒暑过度,生乃不固。故重阴必阳,重阳必阴。"接着,该篇就以五行概念对自然现象和人体生理及病理生理现象进行了系统归类,最后结论性地指出:"天地者,万物之上下也;阴阳者,血气之男女也;左右者,阴阳之道路也;水火者,阴阳之征兆也;阴阳者,万物之能始也。"于此可见,阴阳与五行是不可分的,阴阳中有五行,五行中有阴阳。因此,本篇一开始就提出"天有五行,御五位","五运相袭",接着又提出"其与三阴三阳之候,奈何合之"的问题,最后提出了"夫五运阴阳者,天地之道也,万物之纲纪,变化之父母,生杀之本始,神明之府也,可不通乎"的结论性意见。它与《素问·阴阳应象大论》的精神完全一致,但提法上更为完整。

⑬王洪图等《黄帝内经素问白话解》鬼臾区:黄帝臣子之一。

鬼臾区鞠躬再拜回答说:你问得真高明。五运阴阳,是自然界发展运动的根本规律,是一切事物发生的纲纪、变化的根本、生长和灭亡的本源、神奇变幻的发源地,这样的道理哪能不通晓呢?

⑭郭霭春《黄帝内经素问白话解》鬼臾区恭敬行礼回答说:你问得很明确啊! 五运阴阳是天地间的规律,是一切事物的纲领,是千变万化的起源,是生长、毁灭的根本,是人的精神活动所聚之处,难道可以不通晓它吗?

(2)故物生谓之化,物极谓之变,阴阳不测谓之神,神用无方谓之圣。

①王冰《黄帝内经素问》所谓化变圣神之道也。化,施化也。变,散易也。神,无期也。圣,无思也。气之施化故曰生,气之散易故曰极,无期禀候故曰神,无思测量故曰圣。由化与变,故万物无能逃五运阴阳。由圣与神,故众妙无能出幽玄之

理。深乎妙用,不可得而称之。(〔新校正云〕按《六微旨大论》云:物之生,从于化,物之极,由乎变,变化之相薄,成败之所由也。又《五常政大论》云:气始而生化,气散而有形,气布而蕃育,气终而象变。其致一也。)

②马莳《黄帝内经素问注证发微》盖万物之初生谓之化,生化。物之已极谓之变,散易。其阴阳莫测谓之神。神用无方谓之圣。总承变化。由化与变,故万物无能逃五运阴阳,由圣与神,故众妙无能出幽玄之理。《六微旨大论》云:物之生从于化,物之极由乎变,变化之相薄,成败之所由也。又《五常政大论》云:气始而生化,气散而有形,气布而蕃育,气终而象变,其致一也。愚意变化以天地终始万物言,神圣赞天地言。神:原作"圣",诸本同,据本节原文改。圣:原作"神",诸本同,据本节原文改。

③张介宾《类经》万物之生,皆阴阳之气化也。盛极必衰,衰极复盛,故物极者必变。《六微旨大论》曰:物之生从乎化,物之极由乎变,变化之相薄,成败之所由也。《五常政大论》曰:气始而生化,气散而有形,气布而蕃育,气终而象变。莫之为而为者谓之不测,故曰神此以天道言也。神之为用,变化不测,故曰无方。无方者,大而化之之称。《南华·天运篇》曰:无方之传,应物而不穷者也。故谓之圣。此以人道言也。

④张志聪《黄帝内经集注》《六微旨论》曰:物之生从于化,物之极由乎变,变化之相薄,成败之所由也。《五常政论》曰:气始而生化,气散而有形,气布而蕃育,气终而象变。阴阳者,天地之道也,阴中有阳,阳中有阴,莫可穷测,用施于四时,变化乎万物,无可矩量者也。孔子曰:知变化之道者,其知神之所为乎?金西铭曰:神以运用言,圣以功业言。

⑤高士宗《黄帝素问直解》《六微旨大论》曰:物之生,从乎化,物之极,由乎变,故物生谓之化,物极谓之变,此万物所以有变化生杀也。阴阳者,天地之道,至精至微,故阴阳不测谓之神,神用无方谓之圣,此天地神明之府,所当通其神用也。

⑥黄元御《黄元御医书全集》物之始生谓之化,物之终极谓之变。阴阳在天,变化不测谓之神。神用在人,变化无方谓之圣。

⑦张琦《素问释义》此句未具体注释。

⑧高亿《黄帝内经素问详注直讲全集》〔批〕此节专举变化神圣,而详其义。皆不外乎阴阳五运,所以穷变化而通神圣之功用者,必以此为先务也。

〔注〕化者,自无而有也。变者,自有而无也。神者,妙阴阳之变化,而无端倪可循也。圣者,神阴阳之变化,而无方体可拟也。

〔讲〕五运之阴阳如此,故物之感阴阳而生者,即谓之为化。物至极而莫可测者,即谓之为变。至阴阳之气,无形无声,变化莫测者,则谓之神。其神之生长收藏,运用无方者,则谓之圣也。夫惟其化而变,故万物无能逃于阴阳五运之中。惟其神而圣,故众妙莫能出其阴阳五运之外矣。

⑨孟景春等《黄帝内经素问译释》〔神用无方〕张介宾:"神之为用,变化不测,

故曰无方。"

凡是万物的生长称为"化",生长发展至极端则发生"变",阴阳的变化无穷叫做"神",能够灵活运用它的原则而又不拘泥于方法的叫做"圣"。

⑩任廷革《任应秋讲〈黄帝内经〉素问》此句未具体注释,总体概括此段为:(提要)讨论五运阴阳之理。

⑪张灿玾等《黄帝内经素问校释》[物生谓之化,物极谓之变]《类经·卷二十三·天元纪》注:"万物之生,皆阴阳之气化也。盛极必衰,衰极复盛,故物极者必变。"[阴阳不测]义指阴阳变化多端,难以探测。

因而事物的开始发生叫做"化",发展到极点叫做"变",难以探测的阴阳变化叫做"神",能够掌握和运用这种变化无边的原则的人,叫做"圣"。

⑫方药中等《黄帝内经素问运气七篇讲解》[物生谓之化]"物",指一切物质。"生",指发生,从无到有。"物生谓之化",指一切物质的产生及物候现象的出现,都有一个从无到有的运动发展过程。这个过程叫作"化"。

[物极谓之变]"极",指极度。"变",指转化。"物极谓之变",意即一切物质其本身发展到了极度时就会向另外的方面转化。这个转化过程叫作"变"。

[阴阳不测谓之神]"神",指正常的自然现象或人体正常的生理变化,亦即指自然界包括人体在内的正常变化规律。自然界的变化规律是极其复杂的,深远的,无穷无尽的,因而也不是一时能够完全认识和掌握的。这些自然变化规律,一般虽然可以用阴阳五行学说作为说理工具而加以阐述,但还是远远不能完全加以说明和掌握运用的,因此认为"阴阳不测谓之神"。

[神用无方谓之圣]"用",指作用或表现。"方",有"违"或"逆"之义。"圣",指高明。"神用无方谓之圣",意即自然规律是不可违逆的,能够顺应自然规律,按规律办事,这就是高明的人。

⑬王洪图等《黄帝内经素问白话解》所以,把事物发生、成长叫做化;把事物发展到极点叫做变;把阴阳变化无穷,难以探测,叫做神;把能够灵活掌握那些神奇变幻的内在规律,而不拘泥于具体方法的人,叫做圣。

⑭郭霭春《黄帝内经素问白话解》凡是万物的生长称为"化",生长发展到极端就叫做"变",阴阳的变化不可揣测叫做"神",这个神的作用变化无穷叫做"圣"。

## 第三解

(一)内经原文

夫变化之为用也,在天为**玄**,在人为**道**,在地为**化**;化生五味,道生智,玄生神。神在天为风,在地为木;在天为热,在地为火;在天为湿,在地为土;在天为燥,在地为金;在天为寒,在地为水。故在天为气,在地成形,**形气相感**而化生万物矣。

然天地者,万物之上下也;左右者,阴阳之道路也;水火者,阴阳之征兆也;金木者,生成之终始也。气有多少,形有盛衰,上下相召,而损益彰矣。

（二）字词注释

（1）玄

①王冰《黄帝内经素问》玄，远也。

②马莳《黄帝内经素问注证发微》玄远。

③张介宾《类经》玄，深远也。

④张志聪《黄帝内经集注》玄，幽远也。

⑤高士宗《黄帝素问直解》玄，纯粹幽深也。

⑥黄元御《黄元御医书全集》此词未具体注释。

⑦张琦《素问释义》此词未具体注释。

⑧高亿《黄帝内经素问详注直讲全集》〔讲〕玄运。

⑨孟景春等《黄帝内经素问译释》无穷力量。

⑩任廷革《任应秋讲〈黄帝内经〉素问》此词未具体注释。

⑪张灿玾等《黄帝内经素问校释》深远无穷。

⑫方药中等《黄帝内经素问运气七篇讲解》"玄"，指深远。

⑬王洪图等《黄帝内经素问白话解》幽远玄妙，变化无穷，而为主宰万物的无限力量。

⑭郭霭春《黄帝内经素问白话解》深奥不测的宇宙。

（2）道

①王冰《黄帝内经素问》道，谓妙用之道也。

②马莳《黄帝内经素问注证发微》道。

③张介宾《类经》道，众妙之称。

④张志聪《黄帝内经集注》道，里路也。

⑤高士宗《黄帝素问直解》道，大中至正也。

⑥黄元御《黄元御医书全集》道。

⑦张琦《素问释义》此词未具体注释。

⑧高亿《黄帝内经素问详注直讲全集》〔讲〕常道。

⑨孟景春等《黄帝内经素问译释》规律。

⑩任廷革《任应秋讲〈黄帝内经〉素问》此词未具体注释。

⑪张灿玾等《黄帝内经素问校释》认识事物的自然规律。

⑫方药中等《黄帝内经素问运气七篇讲解》"道"，作规律解。

⑬王洪图等《黄帝内经素问白话解》道理。

⑭郭霭春《黄帝内经素问白话解》深刻的道理。

（3）化

①王冰《黄帝内经素问》化，谓生化也。

②马莳《黄帝内经素问注证发微》化。

③张介宾《类经》化，化生也。

④张志聪《黄帝内经集注》化,生化也。

⑤高士宗《黄帝素问直解》化,孕育生成也。

⑥黄元御《黄元御医书全集》化。

⑦张琦《素问释义》此词未具体注释。

⑧高亿《黄帝内经素问详注直讲全集》〔讲〕生化。

⑨孟景春等《黄帝内经素问译释》生化。

⑩任廷革《任应秋讲〈黄帝内经〉素问》此词未具体注释。

⑪张灿玾等《黄帝内经素问校释》生化。

⑫方药中等《黄帝内经素问运气七篇讲解》"化",指变化,指物质的产生,亦即前述的"物生谓之化"。

⑬王洪图等《黄帝内经素问白话解》万物生长发育。

⑭郭霭春《黄帝内经素问白话解》万物的化生。

(4)形气相感

①王冰《黄帝内经素问》气,谓风热湿燥寒。形,谓木火土金水。

②马莳《黄帝内经素问注证发微》由是在天之气与在地之形相感。

③张介宾《类经》形,阴也。气,阳也。形气相感,阴阳合也,合则化生万物矣。

④张志聪《黄帝内经集注》形气相感。

⑤高士宗《黄帝素问直解》在地之形,与在天之气相感,而化生万物矣。

⑥黄元御《黄元御医书全集》形气相感。

⑦张琦《素问释义》此词未具体注释。

⑧高亿《黄帝内经素问详注直讲全集》〔讲〕天地形气,两相交感,是以氤氲化生,万物即出乎其中矣。

⑨孟景春等《黄帝内经素问译释》所以在天为无形的六气,在地为有形的五行,形气相互结合,就能化生万物了。

⑩任廷革《任应秋讲〈黄帝内经〉素问》此词未具体注释。

⑪张灿玾等《黄帝内经素问校释》形寓阴而气寓阳,阴阳之气相互感召,故能化生万物。

⑫方药中等《黄帝内经素问运气七篇讲解》此词未具体注释。

⑬王洪图等《黄帝内经素问白话解》天地间无形的气和有形的五行之阴阳相互感应,就化生出万物了。

⑭郭霭春《黄帝内经素问白话解》在天无形之气与在地有形的质(五行)相互感应,从而化生万物了。

(三)语句阐述

(1)夫变化之为用也,在天为玄,在人为道,在地为化;化生五味,道生智,玄生神。

①王冰《黄帝内经素问》应万化之用也。玄,远也。天道玄远,变化无穷。

《传》曰:天道远,人道迩。道,谓妙用之道也。经术政化,非道不成。化,谓生化也。生万物者地,非土气孕育,则形质不成。金石草木,根叶华实,酸苦甘淡辛咸,皆化气所生,随时而有。智通妙用,唯道所生。玄远幽深,故生神也。神之为用,触遇玄通,契物化成,无不应也。

②马莳《黄帝内经素问注证发微》其变化神圣之为用也,合天地人之理而一之者也。在天为玄,其理玄远,而玄之所生者为神;在人为道,其性咸备,而道之所生者为智;在地为化,孕育万物,而化之所生者为五味。

③张介宾《类经》天地阴阳之道,有体有用。阴阳者,变化之体;变化者,阴阳之用。此下乃承上文而发明神用之道也。天道无穷,故在天为玄。惟人能用之,故在人为道。物之生息出乎地,故在地为化。由化以生物,有物则有味,故化生五味,出乎地也。有道则有为,有为则有智,故道生智,存乎人也。玄远则不测,不测则神存,故玄生神,本乎天也。

④张志聪《黄帝内经集注》用,功用也,言阴阳不测之变化,在天地之间,生成万物,功用最大。金西铭曰:用者,神用之无方,即所谓圣也。玄,幽远也。天道幽远,变化无穷。道,里路也。凡日用事物之间,莫不有天地自然之理。化,生化也。化育万物,皆由地之生成。五味,五行之所生也。万物之有情有性者,莫不具五行之气味。《五运行论》曰:化生气。能循乎天理之自然,则是非邪正,自然分别,而用无不周也。张兆璜曰:心之灵明曰智,乃人之神明也。王冰曰:玄远幽深,故生神也。神之为用,触遇玄通,因物化成,无不应也。倪仲宣曰:先从天而人,人而地,复从地而人,人而天。

⑤高士宗《黄帝素问直解》即上文变化神用而推论之。夫变化之为用也,至神无方。故在天为玄,玄,纯粹幽深也。在人为道,道,大中至正也。在地为化,化,孕育生成也。申明在地为化,化生五行之五味也。在人为道,道生观察之智慧也。在天为玄,玄生灵明之神变也。

⑥黄元御《黄元御医书全集》变化为用,在天则为玄,在人则为道,在地则为化。地有此化则生五味,人怀此道则生智慧,天具此玄则生神灵。

⑦张琦《素问释义》此句未具体注释。

⑧高亿《黄帝内经素问详注直讲全集》〔批〕此节极言变化之妙,以明五运六气之相应,虽天地与人无二理也。

〔注〕五味者,春酸,夏苦,长夏甘,秋辛,冬咸也。

〔讲〕今夫变化之为用也,合天地人而皆一。其在天也,则为玄运,其在人也,则为常道,其在地也,则为生化。惟其在地为化,是以形生而五味出。惟其在人为道,是以性具而智慧生。惟其在天为玄,是以莫测而神妙出。若夫神之为用者,妙万物而立体,合三才而通灵,故以四时论之。

⑨孟景春等《黄帝内经素问译释》阴阳变化的作用,在天有主宰万物的无穷力量,在人是生理、病理变化的规律,在地能促使万物生化;地能够生化万物的五味,

人体符合变化规律就能产生智慧,天有了这种无穷的力量才能运动不息。

⑩任廷革《任应秋讲〈黄帝内经〉素问》此句未具体注释,总体概括此段为:(提要)讨论五运阴阳之理。

⑪张灿玾等《黄帝内经素问校释》阴阳变化的作用,在宇宙空间,则表现为深远无穷,在人则表现为认识事物的自然规律,在地则表现为万物的生化。物质的生化而产生五味,认识了自然规律而产生智慧,在深远的宇宙空间,产生无穷尽的变化。

⑫方药中等《黄帝内经素问运气七篇讲解》[在天为玄]"玄",指深远。"在天为玄",意即天道深远,亦即自然变化规律极其复杂,目前尚不能完全明了。

[在人为道]"道",作规律解。"在人为道",系承上句"在天为玄"而言,意即天道虽然极其复杂而深远,但人还是可以逐步地认识其规律的。

[在地为化,化生五味]"地",指土地。"化",指变化,指物质的产生,亦即前述的"物生谓之化"。"五味",指辛、甘、酸、苦、咸五味。广义言之,是泛指土地所生的一切动、植、矿物。"在地为化,化生五味"一句,亦系承上句"在天为玄","在人为道"而言,意即天道虽然复杂而玄远,但是它的作用及其变化可以通过土地上生物的生长变化情况来加以分析并总结其规律。这也就是说,"道",可以通过物化来认识。

[道生智,玄生神]"智",指聪明智慧。"道生智",意即人类在了解了自然变化规律以后,就可以产生聪明智慧,并运用它来为人类服务。"玄生神"一句,仍系承前句而言,意即天道虽然玄远,但它的作用表现在物质变化上,因此自然也就可以通过物质的各种变化来推求自然界的各种变化规律。王冰序《素问》谓:"天机迅发,妙识玄通。"亦即"在天为玄,在人为道","道生智,玄生神"之义。

⑬王洪图等《黄帝内经素问白话解》自然界这种阴阳变化的作用,在天就表现为幽远玄妙,变化无穷,而为主宰万物的无限力量;在人就表现为能够正确地认识和巧妙地运用这些道理,而适应自然界的一切变化;在地就表现为使万物生长发育。由于地能生长化育,就产生了具有酸、苦、甘、辛、咸五种不同滋味的物质;人们明白了这些道理,就能产生无穷的智慧;天地自然在这种规律的主宰下,就能产生神妙难测的变化。

⑭郭霭春《黄帝内经素问白话解》神明变化的作用,在天就是深奥不测的宇宙,在人就是深刻的道理,在地就是万物的化生。地能够化生,就产生了万物的五味;人明白了道理,就产生了智慧;天的深奥不测,就产生了神明。

(2)神在天为风,在地为木;在天为热,在地为火;在天为湿,在地为土;在天为燥,在地为金;在天为寒,在地为水。故在天为气,在地成形,形气相感而化生万物矣。

①王冰《黄帝内经素问》风者,教之始,天之使也,天之号令也。东方之化。应火为用。南方之化。应土为用。中央之化。应金为用。西方之化。应水为用。北

方之化。神之为用,如上五化,木为风所生,火为热所炽,金为燥所发,水为寒所资,土为湿所全,盖初因而成立也。虽初因之以化成,卒因之以败散尔,岂五行之独有是哉,凡因所因而成立者,悉因所因而散落尔。(〔新校正云〕详在天为玄至此,则与《阴阳应象大论》及《五运行大论》文重,注颇异。)气,谓风热湿燥寒。形,谓木火土金水。此造化生成之大纪。

②马莳《黄帝内经素问注证发微》惟玄生神,而为风、为热、为湿、为燥、为寒,此乃三阴三阳之气也。故风之气为木,热之气为火,湿之气为土,燥之气为金,寒之气为水,而成五运之形。由是在天之气与在地之形相感,而化生万物也。

③张介宾《类经》此以下皆言神化之为用也。神以气言,故在天之无形者为风,则在地之成形者为木,风与木同气,东方之化也。余仿此。热与火同气,南方之化也。湿与土同气,中央之化也。燥与金同气,西方之化也。寒与水同气,北方之化也。此举五行之大者言,以见万物之生,亦莫不质具于地而气行乎天也。形气相感,阴阳合也,合则化生万物矣。故《宝命全形论》曰:天地合气,命之曰人。正此义也。

④张志聪《黄帝内经集注》风寒热燥湿,天之阴阳也。木火土金水,地之阴阳也。故在天为气,在地成形,形气相感,而万物化生。

⑤高士宗《黄帝素问直解》即在天为玄,玄生神而推论之,则无在非神。故神在天为风者,在地即为木;神在天为热者,在地即为火;神在天为湿者,在地即为土;神在天为燥者,在地即为金;神在天为寒者,在地即为水。风热湿燥寒,无形之气也,故在天为气。木火土金水,有象之形也,故在地成形。在地之形,与在天之气相感,而化生万物矣。

⑥黄元御《黄元御医书全集》神之在天为风,在地为木,东方之气化也。在天为热,在地为火,南方之气化也。在天为湿,在地为土,中央之气化也。在天为燥,在地为金,西方之气化也。在天为寒,在地为水,北方之气化也。以天之五气而化地之五行,行者形也,故在天只为气,在地乃成形。天地交合,形气相感,而万物化生矣。

⑦张琦《素问释义》风热湿燥寒者,五行之气,木火水金土者,五行之质。质不灵而气灵,故万物生化悉禀五行之气,非禀五行之质也。质无气不能生化。

⑧高亿《黄帝内经素问详注直讲全集》〔讲〕春在天则为风,在地则为木;夏在天则为热,在地则为火;长夏在天则为湿,在地则为土;秋在天则为燥,在地则为金;冬在天则为寒,在地则为水。五行五气之相应如此。所以在天则为风热凉寒湿之气,在地则成金木水火土之形,天地形气,两相交感,是以氤氲化生,万物即出乎其中矣。惟其万物生于天地之中,故天也,地也,即万物之父母也。

⑨孟景春等《黄帝内经素问译释》这种神明变化,在天为风,在地为木;在天为热,在地为火;在天为湿,在地为土;在天为燥,在地为金;在天为寒,在地为水。所以在天为无形的六气,在地为有形的五行,形气相互结合,就能化生万物了。

⑩任廷革《任应秋讲〈黄帝内经〉素问》此句未具体注释,总体概括此段为:(提要)讨论五运阴阳之理。

⑪张灿玾等《黄帝内经素问校释》形气相感而化生万物矣:形寓阴而气寓阳,阴阳之气相互感召,故能化生万物。《类经》二十三卷第三注:"形,阴也。气,阳也。形气相感,阴阳合也。合则化生万物矣。"

神明的作用,在天为风,在地为木;在天为热,在地为火;在天为湿,在地为土;在天为燥,在地为金;在天为寒,在地为水。所以在天为无形之气,在地为有形之质,形和气互相感召,就能变化和产生万物。

⑫方药中等《黄帝内经素问运气七篇讲解》这一段主要解释"神"的含义。此处所指在天之风、热、湿、燥、寒,是指自然界的气候变化。此处所指的木、火、土、金、水,是指土地上的各种物质。"在天为风,在地为木……",说明土地上各种物质的产生和变化与自然界的气候变化密切相关,所以原文说:"在天为气,在地成形,形气相感而化生万物矣。"自然界气候变化与土地上各种物质的生长变化密切相关,相应的气候变化,产生相应的物质变化,这是自然界正常的现象,这种自然界的正常现象,中医学名之曰"神"。因此,"神"的含义,质言之,也就是指自然界,包括人体在内的各种正常表现和变化。

⑬王洪图等《黄帝内经素问白话解》这种阴阳难测的作用还可以表现在:在天成为无形的风气,在地成为有形的木;在天成为无形的热气,在地成为有形的火;在天成为无形的湿气,在地成为有形的土;在天成为无形的燥气,在地成为有形的金;在天成为无形的寒气,在地成为有形的水。所以总的说来,在天为风、热、湿、燥、寒无形之五气,在地为木、火、土、金、水有形的五行。天地间无形的气和有形的五行之阴阳相互感应,就化生出万物了。

⑭郭霭春《黄帝内经素问白话解》形气相感而化生万物矣:在天无形之气与在地有形的质(五行)相互感应,从而化生万物了。

而神明变化,在天为风,在地为木;在天为热,在地为火;在天为湿,在地为土;在天为燥,在地为金;在天为寒,在地为水。总之在天为无形的六气,在地为有形的五行,形气相互感应,就能化生万物了。

(3)然天地者,万物之上下也;左右者,阴阳之道路也;水火者,阴阳之征兆也;金木者,生成之终始也。

①王冰《黄帝内经素问》天复地载,上下相临,万物化生,无遗略也。由是故万物自生自长,自化自成,自盈自虚,自复自变也。夫变者何?谓生之气极本而更始化也。孔子曰:曲成万物而不遗。天有六气御下,地有五行奉上。当岁者为上,主司天。承岁者为下,主司地。不当岁者,二气居右,北行转之,二气居左,南行转之。金木水火运,面北(守)正之,常左为右,右为左,则右(守)者南行,左(守)者北行而反也。(〔新校正云〕详上下左右之说,义具《五运行大论》中)。征,信也,验也。兆,先也。以水火之寒热,彰信阴阳之先兆也。木主发生应春,春为生化之始,金主收

敛应秋。秋为成实之终。终始不息,其化常行,故万物生长化成收藏自久。(〔新校正云〕按《阴阳应象大论》曰:天地者,万物之上下也;阴阳者,血气之男女也;左右者,阴阳之道路也;水火者,阴阳之征兆也;阴阳者,万物之能始也。与此论相出入也。)

②马莳《黄帝内经素问注证发微》《五运行大论》曰:"所谓上下者,岁上下见阴阳之所在也。左右者,阴阳之道路。"《五运行大论》曰:"左右者,诸上见厥阴,左少阴右太阳;见少阴,左太阴右厥阴;见太阴,左少阳右少阴;见少阳,左阳明右太阴;见阳明,左太阳右少阳;见太阳,左厥阴右阳明。所谓面北而命其位,言其见也。帝曰:何谓下?岐伯曰:厥阴在上,则少阳在下,左阳明右太阴;少阴在上,则阳明在下,左太阳右少阳;太阴在上,则太阳在下,左厥阴右阳明;少阳在上,则厥阴在下,左少阴右太阳;阳明在上,则少阴在下,左太阴右厥阴;太阳在上,则太阴在下,左少阳右少阴。所谓面南而命其位,言其见也。"王(冰)注云:面北者,面向北而言之也。上,南也。下,北也。左,西也。右,东也。又云:主岁者位在南,故面北而言其左右。在下者位在北,故面南而言其左右也。上,天位也。下,地位也。面南,左东也,右西也,上下异而左右殊也。此在天三阴三阳之气,右旋于外以加地也。水火者,阴阳之征兆。征,信也,验也。兆,先也。以水火之寒热,彰信阴阳之先兆。金木者,生成之终始。木主发散应春,春为生化之始。金主收敛应秋,秋为成实之终。此在地五运之形,左转于内以临天也。

③张介宾《类经》天复之,故在上。地载之,故在下。若以司天在泉言,则亦为上下也。左为阳主升,故阳道南行。右为阴主降,故阴道北行。是为阴阳之道路。如司天在泉之左右四问(编者按:此处应为"间"),亦其义也。阴阳之征,见于水火;水火之用,见于寒暑。所以阴阳之往复,寒暑彰其兆,即此谓也。金主秋,其气收敛而成万物;木主春,其气发扬而生万物,故为生成之终始。〔按〕上文水火金木,乃五行之四,各有其用,独不言土何也?盖土德居中,凡此四者,一无土之不可,故兼四气之用而寄王于四季,是以不可列言也。

④张志聪《黄帝内经集注》天覆地载,万物化生于其间。阴阳之气,左右旋转之不息。徐振公曰:左右者,间气也。征,验也。兆,见也。天一生水,地二生火,火为阳,水为阴,言阴阳不可见,而水火为阴阳之征验。徐振公曰:水火即阴阳也。先天止有水火,至后天而始备五行。木主春令,其气生长而生万物,金主秋令,其气收敛而成万物,故为生成之始终。金西铭曰:上下左右,天地之六合也。水火木金,阴阳之四时也。

⑤高士宗《黄帝素问直解》在天之气,通于在地之形,而化生万物。然则天地者,乃万物之上下也。天地左右旋转者,乃阴阳之道路也。天地之一水二火者,乃阴阳之征验而兆端也。天地之秋金春木者,乃万物生成之终始也。

⑥黄元御《黄元御医书全集》天地者,万物覆载之上下也。左右者,阴阳升降之道路也。水火者,阴阳发现之征兆也。金木者,万物生成之终始也。

⑦张琦《素问释义》天气降为雨,地气上为云,故曰万物之上下。阳自右而降,阴自左而升,故左右为阴阳之道路。五行布于四序,而寒暑为之枢,在人则心肾应之,故为阴阳之征兆。生成之气始于春秋,在人则肝达肾气以上交,肺挟心气以下济,金摶乎木而水生,木摶乎金而火裕,故金木为生成之终始。

⑧高亿《黄帝内经素问详注直讲全集》〔批〕明此上下左右,征兆始终之义,以及气之多少,形之盛衰,相召相感,为损为益之理,而五运六气之相合得矣。

〔注〕征,证也。兆,先见也。阴阳不可知,征之水寒火热则可见,金主秋成,故为万物之终。木主春生,故为万物之始。气,六气。形,五行。天之气有多少,地之形有盛衰。上下感召,则凡物生之化,物极之变,损益见矣。何也?

〔讲〕然而天在万物之上,地在万物之下。所谓天地者,亦不过万物之上下而已。阴阳之已去为左,阴阳之未来为右。所谓左右者,不过阴阳之道路也。至若阴阳之征兆,水火是也。生成之始终,金木是也。

⑨孟景春等《黄帝内经素问译释》金木者,生成之终始也;秋气属金,能收敛而成万物;春气属木,能发扬而生万物。所以指金、木为一生一成,而为万物之终始。

可见天地是在万物的上下;左右是为阴阳升降的道路;水火就是阴阳的象征;金木是生长收成的终了与开始。

⑩任廷革《任应秋讲〈黄帝内经〉素问》此句未具体注释,总体概括此段为:(提要)讨论五运阴阳之理。

⑪张灿玾等《黄帝内经素问校释》天地者,万物之上下也:见《阴阳应象大论》注释。在运气诸篇中,天又指司天,地又指在泉。一岁之中,岁半之前,司天主之;岁半之后,在泉主之。司天为天气居上,在泉为地气居下,故为万物之上下。左右者,阴阳之道路也:见《阴阳应象大论》注释。在运气诸篇中,又指左右间气而言。司天、在泉各有左右间气。为阴阳升降之路,故曰阴阳之道路也。金木者,生成之终始也:王冰注:"木主发生应春,春为生化之始。金主收敛应秋,秋为成实之终。"

天复于上,地载于下,所以天地是万物的上下;阳升于左,阴降于右,所以左右为阴阳的道路;水属阴,火属阳,所以水火是阴阳的象征;万物发生于春属木,成实于秋属金,所以金木是生成的终始。

⑫方药中等《黄帝内经素问运气七篇讲解》在这里,首先指出"天地",即整个自然环境是物质产生的基础,自然环境和物质的产生、变化是一个整体,这就是原文中所谓的:"天地者,万物之上下也。"其次指出来这个整体并不是静止的一体,而是在那里不断地从无到有不停地运动着,这就是原文中所谓的:"左右者,阴阳之道路也。"这一运动,永远是以由盛到衰或者由热到寒相互转化的形式而表现出来,这也就是原文中所谓的:"水火者,阴阳之征兆也。"

⑬王洪图等《黄帝内经素问白话解》所以,天在上,地在下,天地之间是万物化生的场所;左为阳,右为阴,左右是阴阳升降的道路;水为阴,火为阳,水火是阴阳的具体征象;金象收敛,木象生发,金木是万物生长与收成的始终。

⑭郭霭春《黄帝内经素问白话解》金木者,生成之终始也:"金",代表秋,"木",代表春。万物生发于春,收成于秋,一生一成,而成为万物的终始。

这样说来,天地是一切事物的上下范围,左右是阴阳升降的道路,水火是阴阳的表现,秋春是生长收成的终了与开始。

(4)气有多少,形有盛衰,上下相召,而损益彰矣。

①王冰《黄帝内经素问》气有多少,谓天之阴阳三等,多少不同秩也。形有盛衰,谓五运之气,有太过不及也。由是少多衰盛,天地相召,而阴阳损益昭然彰著可见也。

②马莳《黄帝内经素问注证发微》天上之气有多少,地下之形有盛衰,故天上多少之气与地下盛衰之形相召而损益彰,以为物极之变也。其气之多与形之盛相召者益,益为变之盛也;气之少与形之衰相召者损,损为变之虚也。盖物生之化者,天地之常气,在五运曰平气,在六气曰常化也。物极之变者,天地之变气,在五运曰太过不及,在六气曰淫胜反胜相胜也。其变之盛者,则五运之太过,六气之淫胜也;其变之虚者,则五运之不及,六气之反胜相胜也。

③张介宾《类经》在天之气有多少,故阴阳有三等之分。在地之形有盛衰,故五行有太少之异。上下相召,即形气相感之谓。盖天气下降,气流于地,地气上升,气腾于天,升降相因,则气运太过不及胜复微甚之变而损益彰矣。本类诸篇所言者,皆发明损益之义,当详察也。

④张志聪《黄帝内经集注》在天为气而气有多少,在地成形而形有盛衰,上下相感而太过不及之气昭然彰著矣。

⑤高士宗《黄帝素问直解》在天为风热湿燥寒之气,而气各有多少。在地为木火土金水之形,而形各有盛衰。形气相感,是上下相召,多少盛衰,而损益彰矣。此言形气相感,所以对帝五运五行,与三阴三阳六气相合之问也。

⑥黄元御《黄元御医书全集》在天之气有多少,在地之形有盛衰,上下形气两相感召,而为损为益,于是彰矣。

⑦张琦《素问释义》六气五运,皆有太少之异,上下相因而过不及生焉。损益,谓胜复微甚之变也。以下数篇,皆发明多少盛衰之义。

⑧高亿《黄帝内经素问详注直讲全集》〔注〕盖其气之多,与形之盛,相召为益,益为变之盛。其气之少,与形之衰,相召为损,损为变之虚。且物生之化者,天地之常气在,五运为平气,在六气为常化也。物极之变者,天地之变气,在五运为太过不及,在六气为淫、胜,反胜,相胜也。其变之盛而益者,则五运之太过,六气之淫胜也。其变之虚而损者,则五运之不及,六气之反胜、相胜也。凡五运六气之变化盛虚,而总括为损益者,其理亦彰明较著矣。

〔讲〕究之在天之气,不无多少,在地之形,不无盛衰。以上天之气与下地之形两相感召,则其间之多少盛衰,交相为变而损益之,理亦于是彰明而较著矣。是五运与三阴三阳相合之故,岂难知哉?

⑨孟景春等《黄帝内经素问译释》六气有多少的不同,五行有盛衰的分别,形气相互感召,于是不足和有余的现象,也就很明显地暴露出来了。

⑩任廷革《任应秋讲〈黄帝内经〉素问》此句未具体注释,总体概括此段为:(提要)讨论五运阴阳之理。

⑪张灿玾等《黄帝内经素问校释》阴阳之气并不是一成不变的,它有多少的不同,有形物质在发展过程中也有旺盛和衰老的区别,在上之气和在下之质互相感召,事物太过和不及的形象就都显露出来了。

⑫方药中等《黄帝内经素问运气七篇讲解》是说运动表现在生物的生长变化方面,则是生物本身的生长收藏现象。这也就是原文中所谓的:"金木者,生成之终始也。"这里以"木"代表生,代表萌芽,以"金"代表收,代表成熟。这就是说,生物本身的终始,即由萌芽而生长而成熟而衰退而再生长的过程,其来源都是由于运动。

⑬王洪图等《黄帝内经素问白话解》在天无形的六气有多有少,在地有形的五行有盛有衰,上下形气相互感召,便会使运气产生有余和不足的变化,并明显地显现出来。

⑭郭霭春《黄帝内经素问白话解》大气有多少的不同,五行有盛衰的分别,形气相互感召,于是不足和有余的现象,也就很明显了。

## 第四解

（一）内经原文

帝曰:愿闻五运之主时也何如?鬼臾区曰:五气运行,各终朞日,非独主时也。

帝曰:请闻其所谓也。鬼臾区曰:臣积考《太始天元册》文曰:太虚廖廓,肇基化元,万物资始,五运终天,布气真灵,揔统坤元。九星悬朗,七曜周旋,曰阴曰阳,曰柔曰刚,幽显既位,寒暑弛张,生生化化,品物咸章。臣斯十世,此之谓也。帝曰:善!

（二）字词注释

（1）积

①王冰《黄帝内经素问》此词未具体注释。

②马莳《黄帝内经素问注证发微》此词未具体注释。

③张介宾《类经》此词未具体注释。

④张志聪《黄帝内经集注》此词未具体注释。

⑤高士宗《黄帝素问直解》此词未具体注释。

⑥黄元御《黄元御医书全集》此词未具体注释。

⑦张琦《素问释义》此词未具体注释。

⑧高亿《黄帝内经素问详注直讲全集》此词未具体注释。

⑨孟景春等《黄帝内经素问译释》看到。

⑩任廷革《任应秋讲〈黄帝内经〉素问》此词未具体注释。

⑪张灿玾等《黄帝内经素问校释》久也。

⑫方药中等《黄帝内经素问运气七篇讲解》此词未具体注释。

⑬王洪图等《黄帝内经素问白话解》查考。

⑭郭霭春《黄帝内经素问白话解》查考。

（2）《太始天元册》

①王冰《黄帝内经素问》《天元册》，所以记天真元气运行之纪也。自神农之世，鬼臾区十世祖始诵而行之，此太古占候灵文。泊乎伏羲之时，已镌诸玉版，命曰《册文》。太古灵文，故命曰《太始天元册》也。（〔新校正云〕详今世有《天元玉册》，或者以为(守)即此《太始天元册》文，非是。）

②马莳《黄帝内经素问注证发微》《太始天元册》。

③张介宾《类经》太始天元册文，盖太古之文，所以纪天元者也。

④张志聪《黄帝内经集注》《天元册》乃太古之文，所以纪天真元气运行之书也。

⑤高士宗《黄帝素问直解》《太始天元玉册》。

⑥黄元御《黄元御医书全集》《太始天元册文》，上古之书。

⑦张琦《素问释义》此词未具体注释。

⑧高亿《黄帝内经素问详注直讲全集》〔批〕此举夫元册者，以明所言之有本，非妄语也。〔注〕《天元册》文，伏羲所著，详言五运六气之书也。

⑨孟景春等《黄帝内经素问译释》古书名。张介宾："《太始天元册》文，盖太古之文，所以纪天元者也。"

⑩任廷革《任应秋讲〈黄帝内经〉素问》此词未具体注释。

⑪张灿玾等《黄帝内经素问校释》古代占候之书，早已佚失。

⑫方药中等《黄帝内经素问运气七篇讲解》古书名，现已失传。

⑬王洪图等《黄帝内经素问白话解》《太始天元册》。

⑭郭霭春《黄帝内经素问白话解》古代占候之书，已佚。

（3）肇(zhào)基

①王冰《黄帝内经素问》肇，始也。基，本也。

②马莳《黄帝内经素问注证发微》肇，开也。基，始也。

③张介宾《类经》肇，始也。基，立也。

④张志聪《黄帝内经集注》肇，始。基，立也。

⑤高士宗《黄帝素问直解》基，本其，作基亦通。

⑥黄元御《黄元御医书全集》肇基。

⑦张琦《素问释义》此词未具体注释。

⑧高亿《黄帝内经素问详注直讲全集》〔注〕肇，始也。基，建也。〔讲〕始肇端。

⑨孟景春等《黄帝内经素问译释》此词未具体注释。

⑩任廷革《任应秋讲〈黄帝内经〉素问》此词未具体注释。

⑪张灿玾等《黄帝内经素问校释》肇,《尔雅・释诂》"始也"。

⑫方药中等《黄帝内经素问运气七篇讲解》肇基,指最原始的基础。

⑬王洪图等《黄帝内经素问白话解》基础和本源。

⑭郭霭春《黄帝内经素问白话解》"肇",开始的意思。

(4)揔(zǒng)

①王冰《黄帝内经素问》揔。

②马莳《黄帝内经素问注证发微》总。

③张介宾《类经》总。

④张志聪《黄帝内经集注》总。

⑤高士宗《黄帝素问直解》总。

⑥黄元御《黄元御医书全集》总统。

⑦张琦《素问释义》此词未具体注释。

⑧高亿《黄帝内经素问详注直讲全集》〔注〕总。

⑨孟景春等《黄帝内经素问译释》揔,同"总"。

⑩任廷革《任应秋讲〈黄帝内经〉素问》此词未具体注释。

⑪张灿玾等《黄帝内经素问校释》同"总"。

⑫方药中等《黄帝内经素问运气七篇讲解》揔,为"总"的异体字。

⑬王洪图等《黄帝内经素问白话解》总。

⑭郭霭春《黄帝内经素问白话解》"揔",总的意思。

(5)九星

①王冰《黄帝内经素问》九星,上古之时也。上古世质人淳,归真反朴,九星悬朗,五运齐宣。中古道德稍衰,标星藏曜,故计星之见者七焉,九星谓天蓬、天芮(守)、天冲、天辅、天禽、天心、天任、天柱、天英,此盖从标而为始,遁甲式法,今犹用焉。

②马莳《黄帝内经素问注证发微》按《天元玉册》曰:天蓬一,水正之宫也;天芮二,土神之应宫也;天冲三,木正之宫也;天辅四,木神之应宫也;天禽五,土正之宫也;天心六,金神之应宫也;天柱七,金正之宫也;天任八,火神之应宫也;天英九,火正之宫也。

③张介宾《类经》天蓬一,天芮二,天冲三,天辅四,天禽五,天心六,天任七,天柱八,天英九也。见补遗本病论,及详九宫星野图,今奇门阴阳家皆用之。

④张志聪《黄帝内经集注》九星者,天蓬天芮天冲天辅天禽天心天任天柱天英。

⑤高士宗《黄帝素问直解》九星,天蓬、天芮、天冲、天辅、天禽、天心、天柱、天任、天英也,九星悬朗于上,下应九州。

⑥黄元御《黄元御医书全集》蓬、芮、衡、辅、禽、心、任、柱、英。

⑦张琦《素问释义》天蓬、天芮、天冲、天辅、天禽、天心、天任、天柱、天英为

九星。

⑧高亿《黄帝内经素问详注直讲全集》〔注〕九星者，天蓬、天芮、天衡、天辅、天禽、天心、天柱、天任、天英也。

⑨孟景春等《黄帝内经素问译释》指天蓬、天芮、天冲、天辅、天禽、天心、天任、天柱、天英。

⑩任廷革《任应秋讲〈黄帝内经〉素问》此词未具体注释。

⑪张灿玾等《黄帝内经素问校释》九星谓天蓬、天芮、天冲、天辅、天禽、天心、天任、天柱、天英。

⑫方药中等《黄帝内经素问运气七篇讲解》九星，广义言之，是泛指太空中繁多的星辰；狭义言之，指太空中的九个星，王冰谓："九星谓天蓬、天芮、天冲、天辅、天禽、天心、天任、天柱、天英。"

⑬王洪图等《黄帝内经素问白话解》天蓬、天芮、天冲、天辅、天禽、天心、天任、天柱、天英。

⑭郭霭春《黄帝内经素问白话解》九星指天蓬、天芮、天冲、天辅、天禽、天心、天任、天柱、天英九星。

（6）七曜（yào）

①王冰《黄帝内经素问》七曜，谓日月五星，今外蕃具以此历为举动吉凶之信也。

②马莳《黄帝内经素问注证发微》日月金木水火土星也。

③张介宾《类经》七曜，日月五星也，《舜典》谓之七政。

④张志聪《黄帝内经集注》七曜者，日月五星，《虞书》谓之七政。

⑤高士宗《黄帝素问直解》七曜，金木水火土星日月也，七曜周旋于左右，以应五行。

⑥黄元御《黄元御医书全集》七曜：日、月、五星。

⑦张琦《素问释义》日月五星为七曜。

⑧高亿《黄帝内经素问详注直讲全集》〔注〕七曜，日月五星也。幽，暗也。显，明也。往者为弛，来者为张也。

⑨孟景春等《黄帝内经素问译释》指日、月与金、木、水、火、土五星。

⑩任廷革《任应秋讲〈黄帝内经〉素问》此词未具体注释。

⑪张灿玾等《黄帝内经素问校释》指日月与金、木、水、火、土五星。

⑫方药中等《黄帝内经素问运气七篇讲解》七曜，又称"七政"，一般指日、月、五星，亦即日、月、金星、木星、水星、火星、土星。

⑬王洪图等《黄帝内经素问白话解》日、月以及木星、火星、土星、金星、水星。

⑭郭霭春《黄帝内经素问白话解》"七曜"，古时指日、月、土、火、木、金、水七星。

（7）品物

①王冰《黄帝内经素问》此词未具体注解。

②马莳《黄帝内经素问注证发微》品物。

③张介宾《类经》品物。

④张志聪《黄帝内经集注》品物。

⑤高士宗《黄帝素问直解》品物。

⑥黄元御《黄元御医书全集》百品庶物咸彰。

⑦张琦《素问释义》此词未具体注解。

⑧高亿《黄帝内经素问详注直讲全集》〔注〕〔讲〕品物。

⑨孟景春等《黄帝内经素问译释》品，众多。品物，就是万物。

⑩任廷革《任应秋讲〈黄帝内经〉素问》此词未具体注解。

⑪张灿玾等《黄帝内经素问校释》品，众多也。

⑫方药中等《黄帝内经素问运气七篇讲解》品物，指多种多样的物质。

⑬王洪图等《黄帝内经素问白话解》品，就是众多的意思。品物，就是万物。

⑭郭霭春《黄帝内经素问白话解》万物。

（三）语句阐述

（1）帝曰：愿闻五运之主时也何如？鬼臾区曰：五气运行，各终朞日，非独主时也。

①王冰《黄帝内经素问》时：四时也。一运之日，终三百六十五日四分度之一乃易之，非主一时当其王相囚死而为绝（疑"纪"）法也。气交之内迢然而别有之也。

②马莳《黄帝内经素问注证发微》五运气行，各终期日，非独主时者，言木火土金水治政，各终一岁之期日，不独治岁内六步之时令也。《六节脏象论》但论五运，不及六气，但论主时，不及治岁。今始于此篇，论五运六气相感相召而治，不独五运也；论论五运各治一岁，不独主时也。

③张介宾《类经》主四时之令也。各终朞日，谓五运各主朞年以终其日，如甲己之岁，土运统之之类是也，非独主四时而已。

④张志聪《黄帝内经集注》时，四时也。谓木运主春，火运主夏，土运主长夏，金运主秋，水运主冬。言五运之气，各终期年之三百六十五日，终而复始，非独主于时也。徐振公曰：五运主时，乃四时寒热温凉之气。主岁者，五行太过不及之年。

⑤高士宗《黄帝素问直解》木火土金水，谓之五运。一岁之中有五运，故愿闻五运之主时。五气运行，言五行之气，同于五运，次第循行，各终一岁之期日，非独主于四时也。

⑥黄元御《黄元御医书全集》五气运行，各主一年，非独主一时。主一时者，一年之小运；主一年者，五年之大运也。

⑦张琦《素问释义》每运主三百六十五日有奇乃易之，非独主一时也。

⑧高亿《黄帝内经素问详注直讲全集》〔批〕五运之气大则各主一岁，小则各旺

一时,须有变通不可执一。

〔注〕五运,谓主岁之大运,及五气之客运也主时,谓春夏秋冬,当旺之四时也,各终期日,谓五气运行,各终期年之日也。

〔讲〕帝曰:愿闻五行主岁之大运、客运,其主乎当旺之时者,何如也?鬼臾区曰:五气运行,每岁之中,各主七十二日余七分有二,各以期终。非独专主乎?当旺之时而已也。

⑨孟景春等《黄帝内经素问译释》各终期日:期日,就是一年三百六十五日。每运各主一年,所以说"各终期日"。

黄帝道:我希望听你讲五运主四时是怎么样的?鬼臾区说:五气运行,每运各主一年,并不是仅仅主一个时令的。

⑩任廷革《任应秋讲〈黄帝内经〉素问》此句未具体注释,总体概括此段为:(提要)言五运六气上下相临,阴阳相错,而变由中生。

⑪张灿玾等《黄帝内经素问校释》黄帝说:我想听听关于五运分主四时是怎样的呢?鬼臾区说:五运各能主一年,不是单独只主四时。

⑫方药中等《黄帝内经素问运气七篇讲解》[五气运行,各终期日]"五气",指风、火、湿、燥、寒。"期",为"期"的异体字,同"期",一般指时限。"五气运行,各终期日",意即风、火、湿、燥、寒等气候的变迁,各有一定的时限。以一年来说,每年可分为春、夏、长夏、秋、冬五季,每季七十三日有奇。风、火、湿、燥、寒分属此五季之中,亦即春风、夏火、长夏湿、秋燥、冬寒,周而复始,各主一定的时间。这就是"五气运行,各终期日"的一种含义。从各个年度来说,各年度在气候上常不尽相同,风、火、湿、燥、寒常常各有偏胜,例如今年多风,明年多雨,后年偏旱……这些偏胜现象,一般均以一年为时限,并且按照一定规律进行,这也叫作"五气运行,各终期日"。由于"五气运行"可以是指一年中的各个时令,也可以是指各个年度的特殊变化,所以原文谓"五气运行,各终期日,非独主时也"。

⑬王洪图等《黄帝内经素问白话解》黄帝说:希望听你讲一讲五运主时是怎么回事?鬼臾区说:木、火、土、金、水五行之气的运行,每运各统主一年,终而复始,并非单独只主某一时令。

⑭郭霭春《黄帝内经素问白话解》期日:即三百六十五日。

黄帝道:我希望听听五运主四时的情况是怎样的?鬼臾区说:五气运行,每气冬尽一年的三百六十五日,并不是仅仅主四时的。

(2)帝曰:请闻其所谓也。鬼臾区曰:臣积考《太始天元册》文曰:太虚廖廓,肇基化元,万物资始,五运终天,布气真灵,揔统坤元。

①王冰《黄帝内经素问》《天元册》,所以记天真元气运行之纪也。自神农之世,鬼臾区十世祖始诵而行之,此太古占候灵文。洎乎伏羲之时,已镌诸玉版,命曰《册文》。太古灵文,故命曰《太始天元册》也。(〔新校正云〕详今世有《天元玉册》,或以为(守)即此《太始天元册》文,非是。)太虚,谓空玄之境,真气之所充,神明之宫

府也。真气精微，无远不至，故能为生化之本始，运气之真元矣。肇，始也。基，本也。五运，谓木火土金水运也。终天，谓一岁三百六十五日四分度之一也，终始更代，周而复始也。言五运更终于太虚，四时随部而迁复，六气分居而异主，万物因之以化生，非曰自然，其谁能始，故曰万物资始。《易》曰：大哉乾元，万物资始，乃统天，云行雨施，品物流形。孔子曰：天何言哉，四时行焉，百物生焉。此其义也。太虚真气，无所不至也，气齐生有，故禀气含灵者，抱真气以生焉。揔统坤元，言天元气常司地气，化生之道也。《易》曰：至哉坤元，万物资生，乃顺承天也。

②马莳《黄帝内经素问注证发微》帝复问其所谓，区乃以《太始天元册》文征之。王注谓：《天元册》所以记天真元气运行之纪。自神农之世，鬼臾区十世祖始诵而行之。太虚廖廓，肇基化元，太虚者，即周濂溪所谓无极。张横渠云：由太虚有天之名，盖天惟太极为主，而太极又无极也。廖廓者，无有边际之义。肇，开也。基，始也，如建屋者必自基始也。化元者，生化万物之根元也。万物资始，五运终天。资始者，《易》之乾曰：大哉乾元，万物资始。五运者，木火土金水运也。承上文言太虚肇基万物之化元，而万物得之以成其始，五运流行，与天终始而不变。布气真灵，总统坤元。真灵者，即太虚之精也。《易》之坤曰：至哉坤元，万物资生。天以六气布其真灵，右旋于外，以加于地；地以五运左旋于内，以临于天。然天包地，而地随天，则乾元之资始，实所以总统坤元之资生也。故于乾元资始，而曰乃统天；坤元资生，而曰乃顺承天。

③张介宾《类经》太始天元册文，盖太古之文，所以纪天元者也。太虚，即周子所谓无极，张子所谓由太虚有天之名也。廖廓，空而无际之谓。肇，始也。基，立也。化元，造化之本原也。廓，苦郭切。肇音赵。资始者，万物借化元而始生。终天者，五行终天运而无已也。布者，布天元之气，无所不至也。气有真气，化几是也。物有灵明，良知是也。虽万物形气禀乎天地，然地亦天中之物，故《易》曰：大哉乾元，万物资始，乃统天。至哉坤元，万物资生，乃顺承天。又曰：成象之谓乾，效法之为坤。然则坤之元，不外乎乾之元也，故曰总统坤元。

④张志聪《黄帝内经集注》《天元册》乃太古之文，所以纪天真元气运行之书也。太虚，谓空玄之境，大气之所充，神明之官府也。寥廓，空大元际之谓。肇，始。基，立也。化元，造化之本原也。五运，木火土金水运也。终天者，日日行一度，五运各主一岁，终周天之三百六十五度四分度之一也。万物藉化元而始生，五行终天运而无已。《易》曰：大哉乾元，万物资始。真灵者，人与万物也。总统坤元者，地居天之中，天包乎地之外也。《易》曰：至哉坤元，万物资生。

⑤高士宗《黄帝素问直解》五运主岁主时之义，必有所本，故请闻其所谓。此引《太始天元玉册》之言，以明运气之本于元始也。太虚寥廓，言天之清净而广大也。肇基化元，言始基造化之真元。故万物皆资之以为始，而五运循环以终天，此五运之所以主岁也。真灵之气，布于四时，故曰布气真灵。至哉坤元，万物资生，故曰总统坤元，此五运之所以主时也。

⑥黄元御《黄元御医书全集》《太始天元册文》,上古之书。太虚之中,廖廓无际,而万化之元,于此肇基。万物资始发育,攸赖五运终天,循环不穷。布气真灵,实众妙之门。总统乾元,乃大地之主。

⑦张琦《素问释义》太虚之气,无所不布,真灵之类,悉从禀受。天统乎地,阴随乎阳,义固然也。

⑧高亿《黄帝内经素问详注直讲全集》〔注〕《天元册》文,伏羲所著,详言五运六气之书也。太虚,天也。寥廓,言天之大而无际也。肇,始也。基,建也。化元,化工元始也。资始,资生也。五运,金木水火土,五行之推运也。真灵,太虚之精也。易云:大哉乾元,万物资始。至哉坤元,万物资生。天以六气,布其真灵,右旋于外,以加于地。地以五运,左旋于内,以临于天。然天包地,而地随天。则乾元之资始,实所以总统坤元之资生也。故于乾而曰乃统天,坤而曰乃顺承天,正此意也。

〔讲〕黄帝曰:请问五气运行,各终期日,不独主时者,果何所谓而云然也?鬼臾区曰:臣尝屡考伏羲所著之《太始天元册》,其文有曰:天体之大,空而无际。其始肇端本于化机之元始,万物得此玄元始之三气,于是以育以养,为之资始焉。迄后二气相承,五运迭兴。于是五行之气,运于太虚,流行不息,周而复始,直与周天相始终。故其气上布于真灵之府,下统乎坤元之气,相摩相荡,天地交通。

⑨孟景春等《黄帝内经素问译释》《太始天元册》古书名。张介宾:"《太始天元册》文,盖太古之文,所以纪天元者也。"太虚寥廓:太虚,即太空。太虚寥廓,说太空无穷的广大。马莳:"太虚者,元极也。寥廓者,无有边际之义。"惣统坤元:惣,同"总"。坤元,指地之德,为生长万物的根源。

黄帝又道:请你讲讲其中的道理。鬼臾区回答说:我看到《太始天元册》上说:广阔无穷的天空,是宇宙造化的原始基础,万物莫不仰仗它才有生命的起始。五运循行于天道和六元真灵之气的敷布,是总统大地万物生长的根本规律。

⑩任廷革《任应秋讲〈黄帝内经〉素问》此句未具体注释,总体概括此段为:(提要)言五运六气上下相临,阴阳相错,而变由中生。

⑪张灿玾等《黄帝内经素问校释》积:久也。《太始天元册》古代占候之书,早已佚失。王冰注:"《天元册》所以记天真元气运行之纪也。自神农之世,鬼臾区十世祖始诵而行之,此太古占候灵文。洎乎伏羲之时,已镌诸玉版,命曰《册文》。太古灵文,故命曰《太始天元册》也。"新校正曰:"详今世有《天元玉册》,或者以为即此《太始天元册》文,非是。"太虚寥廓:广阔无边的太空。太虚与太空义同,指极高的天空。寥廓,宽广无边的意思。如《汉书·司马相如传》:"犹焦明已翔乎寥廓之宇。"肇基化元:生化本元开始的基础。肇,《尔雅·释诂》:"始也。"化,万物的生化。元,通"原",本原的意思。如《汉书·班固传》:"元元本本。"布气真灵,《类经》二十三卷第三注:"布者,布天元之气,无所不至也。气有真气,化机是也。物有灵明,良知是也。"义指真气生化之机,物性之灵明,皆与宇宙所布之气有关。惣:同"总"。坤元:指地之功德能始生万物。《易经·坤卦》:"至哉坤元,万物资生。"坤,八卦中

乾为天,坤为地,故坤指地气。

黄帝说:请你把其中的道理讲给我听听。鬼臾区说:臣久已考查过《太始天元册》,文中说:广阔无边的天空,是物质生化之本元的基础,万物资生的开始,五运行于天道,终而复始,布施天地真元之气,概括大地生化的本元。

⑫方药中等《黄帝内经素问运气七篇讲解》[《太始天元册》]古书名,现已失传。太始,《周易·乾凿度》谓气之始为"太初",形之始为"太始",意即最早、最古。天元,是指自然现象发生变化的根源。《太始天元册》大概是古代最早研究自然变化规律的专书。

[太虚寥廓,肇基化元]太虚,即太空,指整个宇宙。寥廓,为"辽阔"的假借字。"太虚寥廓",意即整个宇宙无限广大,无边无际。肇基,指最原始的基础。化,指生化。元,指根源。此两句意译之,即一切物质变化最原始的基础就是辽阔的太空。

[万物资始,五运终天,布气真灵,揔统坤元]此几句系承上句而言。万物,指一切物质。资,有资生、依靠或借助之意。始,指开始生长变化。"五运终天",指风、火、湿、燥、寒等五气在太空中的往返运行。"布气真灵",指五气敷布正常而协调就会有生机。"揔统坤元",揔,为"总"的异体字。坤,指土地。全句意即大地上一切物质的生化,都是在无边的太空作用之下而进行的,而太空之所以能够产生如此巨大的作用,则又是由于风、火、湿、燥、寒等气候的变化,这就是原文中所谓的"万物资始,五运终天"。只要太空中五气变化正常而协调,那它就可以直接作用于大地而使大地上能有正常的物质生长变化,从而成为大地上一切物质正常生长变化的力量源泉,这也就是原文中所谓的"布气真灵,揔统坤元"。

⑬王洪图等《黄帝内经素问白话解》坤元:坤为地。坤元,指地之德,为万物生长的根源。

黄帝说:请问这是什么道理? 鬼臾区说:我查考了《太始天元册》一书,那上面说:广阔无垠的天空,是宇宙创造化育物质的基础和本源,万物依靠它开始成长,五运之气在那儿找到自己的归宿。它还敷布天元真灵之气,是总统万物生长的根源。

⑭郭霭春《黄帝内经素问白话解》太虚寥廓:太空苍茫辽阔,无边无际。肇基化元:化生万物的基础。"肇",开始的意思。"元",根源、本始。资:依靠。揔统坤元:"揔",总的意思。"统",统摄、统领。"坤元",大地。"揔统坤元",谓天之气统摄着生化万物的大地。

黄帝又问道:希望听您说说这其中的缘由。鬼臾区说:我查考了《太始天元册》,上面说:广阔无垠的天空,是化生的基础,万物依靠它开始成长,五运在那儿找到自己的归宿。它还敷布真灵之气,统摄着作为万物生长之根本的坤元。

(3)九星悬朗,七曜周旋,曰阴曰阳,曰柔曰刚,幽显既位,寒暑弛张,生生化化,品物咸章。臣斯十世,此之谓也。

①王冰《黄帝内经素问》九星,上古之时也。上古世质人淳,归真反朴,九星悬朗,五运齐宣。中古道德稍衰,标星藏曜,故计星之见者七焉。九星谓天蓬、天芮

（守）、天冲、天辅、天禽、天心、天任、天柱、天英，此盖从标而为始，遁甲式法，今犹用焉。七曜，谓日月五星，今外蕃具以此历为举动吉凶之信也。周，谓周天之度。旋谓左循天度而行。五星之行，犹各有进退高下小大矣。阴阳，天道也。柔刚，地道也。天以阳生阴长，地以柔化刚成也。《易》曰：立天之道，曰阴与阳。立地之道，曰柔与刚。此之谓也。幽显既位，言人神各得其序。寒暑弛张，言阴阳不失其宜也。人神各守所居，无相干犯。阴阳不失其序，物得其宜，天地之道且然，人神之理亦犹也。（〔新校正云〕按《至真要大论》云：幽明何如？岐伯曰：两阴交尽故曰幽，两阳合明故曰明，幽明之配，寒暑之异也。）上生，谓生之有情有识之类也。下生，谓生之无情无识之类也。上化，谓形容彰显者也。下化，谓蔽匿形容者也。有情有识，彰显形容，天气主之。无情无识，蔽匿形质，地气主之。禀元灵气之所化育尔。《易》曰：天地氤氲，万物化醇。斯之谓欤。传习斯文，至鬼臾区，十世于兹，不敢失坠。

②马莳《黄帝内经素问注证发微》九星悬朗，七曜周旋。九星，按《天元玉册》曰：天蓬一，水正之宫也；天芮二，土神之应宫也；天冲三，木正之宫也；天辅四，木神之应宫也；天禽五，土正之宫也；天心六，金神之应宫也；天柱七，金正之宫也；天任八，火神之应宫也；天英九，火正之宫也。七曜，谓日月金木水火土星也。书云：在璇玑玉衡，以齐七政。蔡注云：七政，日月五星也，七者运行于天，有迟有速，有顺有逆，犹人君之有政事也。曰悬朗周旋者，互文也。曰阴曰阳，曰柔曰刚。《易·系辞》曰：立天之道，曰阴与阳；立地之道，曰柔与刚。邵子《皇极经世》云：天之大，阴阳尽之；地之大，刚柔尽之。故天道资始，阴阳而已；地道资生，刚柔而已。幽显既位，寒暑弛张。《至真要大论》帝曰：幽明何如？岐伯曰：两阴交尽故曰幽，两阳合明故曰明。幽明之配，寒暑之异也。言在左为北，在右为西，两阴之交尽于此，故曰幽；在左为东，在右为南，两阳于此合明，故曰明。生生化化，品物咸章。《易》之乾曰：云行雨施，品物流形。又曰：天地纲缊，万物化醇。故生生不绝，化化无穷。臣斯十世，此之谓也。区言传习此义十世于兹，不敢废坠。

③张介宾《类经》九星者：天蓬一，天芮二，天冲三，天辅四，天禽五，天心六，天任七，天柱八，天英九也。七曜，日月五星也，《舜典》谓之七政。七者如纬，运行于天，有迟有速，有顺有逆，故曰周旋。阴阳者，天道也。柔刚者，地道也。《易·系》曰：立天之道，曰阴与阳；立地之道，曰柔与刚。邵子：天之大，阴阳尽之；地之大，刚柔尽之。故天道资始，阴阳而已；地道资生，刚柔而已。然刚即阳之道，柔即阴之道，故又曰动静有常，刚柔断矣。此又以阴阳刚柔，合天地而总言之也。阳主昼，阴主夜，一日之幽显也。自晦而朔，自弦而望，一月之幽显也。春夏主阳而生长，秋冬主阴而收藏，一岁之幽显也。幽显既定其位，寒暑从而弛张矣。弛张，往来也。《易》曰：云行雨施，品物流形。又曰：天地纲缊，万物化醇。此所以生生不息，化化无穷，而品物咸章矣。言传习之久，凡十世于兹者，此道之谓也。

④张志聪《黄帝内经集注》九星者，天蓬天芮天冲天辅天禽天心天任天柱天英。九星悬朗于天，下应九州之分也。七曜者，日月五星，《虞书》谓之七政。周，谓

周天之度。旋,谓左循天度而行。《易》曰:立天之道,曰阴与阳。立地之道,曰柔与刚。阳主昼,阴主夜,幽显既位者,阴阳定位也。寒暑弛张者,寒暑往来也。《易》曰:日月运行,一寒一暑。《易》曰:云行雨施,品物流形。又曰:天地絪缊,万物化醇。此所以生生不息,化化无穷,而品物咸章矣。十世,言自祖传习至今,于兹十世矣。所谓积考《太始天元册》文者,此之谓也。

⑤高士宗《黄帝素问直解》九星,天蓬、天芮、天冲、天辅、天禽、天心、天柱、天任、天英也,九星悬朗于上,下应九州。七曜,金木水火土星日月也,七曜周旋于左右,以应五行。曰阴曰阳、立天之道也。曰柔曰刚,立地之道也。阴幽阳显,曰阴曰阳,则幽显既位,既位犹云定位也。寒柔暑刚,曰柔曰刚,则寒暑弛张,弛张,犹云往来也。夫幽显既位,寒暑弛张,则生生化化,而品物咸章,咸章,万物由生而化,从化而生,彰明昭著也。此五运生岁,五运主时,而万物化生也。此天元册文之言,传自往古,至臣斯时,已经十世,帝欲闻其所谓,则此之谓也。

⑥黄元御《黄元御医书全集》九星悬朗于上,七曜周旋其间。曰阴曰阳,天道也,曰柔曰刚,地道也。(《易》:立天之道,曰阴与阳,立地之道,曰柔与刚)阴阳分布,幽显以此异象。水火殊宫,寒暑以此迭迁。生生化化不息,百品庶物咸彰。臣斯十世守之,即此五运终期之谓也。

⑦张琦《素问释义》天蓬、天芮、天冲、天辅、天禽、天心、天任、天柱、天英为九星,日月五星为七曜,太虚悬象,莫著乎此。在天为阴阳,在地为柔刚。有昼夜而后有晦朔弦望,有月而后有岁,四时之弛张因之。

⑧高亿《黄帝内经素问详注直讲全集》〔注〕九星者,天蓬、天芮、天衡、天辅、天禽、天心、天柱、天任、天英也。七曜,日月五星也。幽,暗也。显,明也。往者为弛,来者为张也。

〔讲〕因之九星为之悬象而著明,七曜为之周流而旋转。所谓天之道,曰阴曰阳,地之道,曰柔曰刚。一昼一夜,各定其位,昼夜既分,寒暑往来,为之张弛。五运阴阳,迭相流通,如此所以生生不已,化化无穷,品物为之咸章焉。臣自考册以来,见斯文之传于世者,于斯时已十世矣。帝之所问,正此册中所言之谓也。

⑨孟景春等《黄帝内经素问译释》九星明朗地悬耀在天空,七曜循着天道不断环周旋转,于是天运有阴阳的转移,大地有柔刚的现象,昼夜才出现了幽暗和明亮的变化,四时也就有了寒暑的往来,万物也就有彰明昭著的生长变化了。我家十世祖传,就研究这些道理。

⑩任廷革《任应秋讲〈黄帝内经〉素问》此句未具体注释,总体概括此段为:(提要)言五运六气上下相临,阴阳相错,而变由中生。

⑪张灿玾等《黄帝内经素问校释》九星悬朗:明朗的九星,高悬于天空。九星,王冰注指上古时所见九星,"计星之见者七焉"。即指北斗。如《楚辞》:"合五岳与八灵兮,讯九魖与六神。"注:"九魖谓北斗九星也。"洪兴祖补注:"北斗七星,辅一星在第六星旁,又招摇一星在北斗杓端。"又,王冰注:"九星谓天蓬、天芮、天冲、天辅、

天禽、天心、天任、天柱、天英。"乃指九宫九星而言,即五星之应于九宫者,后世注家,多宗其说。今二说并存。七曜周旋:指日月与金、木、水、火、土五星,循周天之度,旋转运行。王冰注:"七曜,谓日月五星……周,谓周天之度。旋,谓左循天度而行。五星之行,犹各有进退高下小大矣。"曰柔曰刚:此指地气阴阳之性而言,阴性柔,阳性刚,故谓之柔刚。王冰注:"阴阳天道也。柔刚地道也。天以阳生阴长,地以柔化刚成也。《易》曰:立天之道,曰阴与阳,立地之道,曰柔与刚。此之谓也。"幽显:《类经》二十三卷第三注:"阳主昼,阴主夜,一日之幽显也;自晦而朔,自弦而望,一月之幽显也;春夏主阳而生长,秋冬主阴而收藏,一岁之幽显也。"〔按〕晦暗属阴,光明属阳;秋冬属阴,春夏属阳;夜属阴,昼属阳。故此处所谓幽显,实为概括阴阳变化的不同物象。寒暑弛张:寒暑往来。表示一年之中寒暑更代的意思。弛张,在此有往来之义。吴崑注:"往者为弛,来者为张。"生生化化:指生生不息之机,变化无穷之道。品物咸章:各种物品的形象,都能显露出来。章,彰明显露的意思。品,众多也。如《易经·乾卦》:"品物流形。"

九星悬照天空,七曜按周天之度旋转,于是万物有阴阳的不断变化,有柔刚的不同性质,幽暗和显明按一定的位次出现,寒冷和暑热,按一定的季节往来,这些生生不息之机,变化无穷之道,宇宙万物的不同形象,都表现出来了。臣家研究这些道理已有十世,就是这个意思。

⑫方药中等《黄帝内经素问运气七篇讲解》九星,广义言之,是泛指太空中繁多的星辰;狭义言之,指太空中的九个星,王冰谓:"九星谓天蓬、天芮、天冲、天辅、天禽、天心、天任、天柱、天英。"(见《素问》王注)。七曜,又称"七政",一般第指日、月、五星,亦即日、月、金星、木星、水星、火星、土星。悬朗、周旋,指在太空中高悬、明亮并循环运转。"曰阴曰阳,曰柔曰刚",是承上文而言,意即由于有日月星辰的运行,所以才有了昼夜,也就有了阴阳柔刚。"幽显既位,寒暑弛张",幽,指阴,指夜;显,指阳,指昼;寒,指冷;暑,指热。全句意即有了昼夜、阴阳,所以在大地上才有了寒暑冷热。"生生化化,品物咸章",生,指生长;化,指变化;品物,指多种多样的物质;章,指繁荣、茂盛。全句紧承上文,意即因为有寒暑的变化,所以才有不同季节;因为有了季节,所以才有大地上各种物质的正常生长和变化。

⑬王洪图等《黄帝内经素问白话解》天蓬、天芮、天冲、天辅、天禽、天心、天任、天柱、天英等九星也悬挂在那儿,发出明亮的光。日、月以及木星、火星、土星、金星、水星等七曜则循着一定的轨道在那儿不停地环周旋转。于是天道有阴阳的转移变化,大地有刚柔的生杀现象,昼夜有明亮与黑暗的交替,四时有寒暑往来的次序。这样生化不息,万物自然就都会明显地繁荣昌盛了。我家祖传已经十代了,就是研究前面所讲的这些道理的。

⑭郭霭春《黄帝内经素问白话解》九星:指天蓬、天芮、天冲、天辅、天禽、天心、天任、天柱、天英九星。七曜周旋:七曜环绕旋转。"七曜",古时指日、月、土、火、木、金、水七星。幽显既位:"幽",暗。"显",明。昼夜的明暗有固定的规律。生生化

指万物不断地生长变化。品物万物。

九星在它那儿悬挂辉耀。七曜在它那儿环绕旋转。于是就有了阴阳的变化，也有了柔刚的分别：昼夜的明暗既已有了固定的规律，四时寒暑也就更替有常了；这样生化不息，万物自然就都会明显地繁荣昌盛了。我家已经十世相传，就是前面所讲这些道理。

## 第五解

（一）内经原文

帝曰：善！何谓[注]气有多少，形有盛衰？鬼臾区曰：阴阳之气各有多少，故曰三阴三阳也。形有盛衰，谓五行之治，各有**太过不及**也。故其始也，有余而往，不足随之；不足而往，有余从之，知迎知随，气可与期。应天为**天符**，承岁为**岁直**，三合为治。

[注]谓：郭霭春《黄帝内经素问校注》、方药中等《黄帝内经素问运气七篇讲解》、孟景春等《黄帝内经素问译释》、人民卫生出版社影印顾从德本《黄帝内经素问》此处为"谓"；张灿玾等《黄帝内经素问校释》此处为"为"，笔者疑误。

（二）字词注释

（1）太过不及

①王冰《黄帝内经素问》太过，有余也。不及，不足也。气至不足，太过迎之，气至太过，不足随之，天地之气，亏盈如此，故云形有盛衰也。

②马莳《黄帝内经素问注证发微》太者太过，少者不及也。

③张介宾《类经》太过不及。

④张志聪《黄帝内经集注》此词未具体注释。

⑤高士宗《黄帝素问直解》盛则太过，衰则不及。

⑥黄元御《黄元御医书全集》太过不及。

⑦张琦《素问释义》此词未具体注释。

⑧高亿《黄帝内经素问详注直讲全集》〔注〕太者，为太过。少者，为不及也。〔讲〕各有太过，各有不及也。

⑨孟景春等《黄帝内经素问译释》阳年为太过，阴年为不及。

⑩任廷革《任应秋讲〈黄帝内经〉素问》此词未具体注释。

⑪张灿玾等《黄帝内经素问校释》我国古代用干支纪时，即把十天干和十二地支结合起来，如甲与子合为甲子，乙与丑合为乙丑，至最末一支相合，共得六十之数，称为六十花甲，其中必须奇数阳干配奇数阳支，偶数阴干配偶数阴支，各具阴阳属性，用以纪年、纪月、纪日、纪时。在纪年中，凡干支俱奇数的阳年为太过，干支俱偶数的阴年为不及（见表1-1）。

表 1-1　六十甲子

| 天干 | 甲 | 乙 | 丙 | 丁 | 戊 | 己 | 庚 | 辛 | 壬 | 癸 |
|---|---|---|---|---|---|---|---|---|---|---|
| 地支 | 子 | 丑 | 寅 | 卯 | 辰 | 巳 | 午 | 未 | 申 | 酉 |
| | 戌 | 亥 | 子 | 丑 | 寅 | 卯 | 辰 | 巳 | 午 | 未 |
| | 申 | 酉 | 戌 | 亥 | 子 | 丑 | 寅 | 卯 | 辰 | 巳 |
| | 午 | 未 | 申 | 酉 | 戌 | 亥 | 子 | 丑 | 寅 | 卯 |
| | 辰 | 巳 | 午 | 未 | 申 | 酉 | 戌 | 亥 | 子 | 丑 |
| | 寅 | 卯 | 辰 | 巳 | 午 | 未 | 申 | 酉 | 戌 | 亥 |

⑫方药中等《黄帝内经素问运气七篇讲解》太过和不及。

⑬王洪图等《黄帝内经素问白话解》太过和不及。

⑭郭霭春《黄帝内经素问白话解》阳年为太过,阴年为不及。

(2)天符

①王冰《黄帝内经素问》应天,谓木运之岁上见厥阴,火运之岁上见少阳、少阴,土运之岁上见太阴,金运之岁上见阳明,水运之岁上见太阳,此五者天气下降,如合符运,故曰应天为天符也。

②马莳《黄帝内经素问注证发微》《运气全书》云:如木运上见厥阴,运与司天相合,故曰天符也。

③张介宾《类经》符,合也。中运与司天同气,故曰天符。

④张志聪《黄帝内经集注》所谓天符者,土运之岁,上见太阴;火运之岁,上见少阳少阴;金运之岁,上见阳明;木运之岁,上见厥阴;水运之岁,上见太阳。乃五运之气与司天之气相合,故为天符。

⑤高士宗《黄帝素问直解》五运之气,与司天之气相应,故曰应天为天符。

⑥黄元御《黄元御医书全集》此词未具体注释。

⑦张琦《素问释义》应天,谓运与司天之气相合。

⑧高亿《黄帝内经素问详注直讲全集》〔注〕两相应而符合,故曰天符。〔讲〕若大运之气,与司天之气相应,是为两气相应,而谓之曰天符也。

⑨孟景春等《黄帝内经素问译释》中运与司天之气相符的年份。

⑩任廷革《任应秋讲〈黄帝内经〉素问》此词未具体注释。

⑪张灿玾等《黄帝内经素问校释》通主一年的中运之气与司天之气相符的,叫"天符"。

⑫方药中等《黄帝内经素问运气七篇讲解》凡是值年大运的五行属性与同年司天之气的五行属性相同,叫作"天符"之年。

⑬王洪图等《黄帝内经素问白话解》中运与司天之气相符的年份。

⑭郭霭春《黄帝内经素问白话解》运气与司天之气相应而符合的叫做"天符"。

(3)岁直

①王冰《黄帝内经素问》承岁,谓木运之岁,岁当于卯;火运之岁,岁当于午;土运之岁,岁当辰戌丑未;金运之岁,岁当于酉;水运之岁,岁当于子,此五者岁之所

直,故曰承岁为岁直也。

②马莳《黄帝内经素问注证发微》《运气全书》云:何谓岁会? 如木运临寅卯,火运临巳午,运与年辰合也。然岁直亦曰岁会,则直为值之义耳。

③张介宾《类经》直,会也。此以年支与岁,同气相承,故曰岁直,即岁会也。

④张志聪《黄帝内经集注》直,会也。谓木运临卯,火运临午,土运临四季,金运临酉,水运临子,乃地支之主岁与五运之主岁五行之气正值会合,故曰岁合。

⑤高士宗《黄帝素问直解》五运之气,承袭岁支,故曰承岁为岁直。直,犹会也。

⑥黄元御《黄元御医书全集》此词未具体注释。

⑦张琦《素问释义》岁直,即岁会。

⑧高亿《黄帝内经素问详注直讲全集》〔注〕承岁为岁值者,谓大运之气,与年支之气相承。〔讲〕大运之气与年支之气相承,是为运承其岁,而谓之曰岁值也。

⑨孟景春等《黄帝内经素问译释》中运与年支之气相同的年份。又叫"岁会"。

⑩任廷革《任应秋讲〈黄帝内经〉素问》此词未具体注释。

⑪张灿玾等《黄帝内经素问校释》也叫岁会。通主一年的中运之气的五行与岁支的五行相同,叫"岁直"。

⑫方药中等《黄帝内经素问运气七篇讲解》值年大运的五行属性与同年年支的五行属性相同,叫作"岁会"之年。

⑬王洪图等《黄帝内经素问白话解》中运与年支之气相同的年份。又叫岁会。

⑭郭霭春《黄帝内经素问白话解》又叫"岁会"。主运与年支之气相同,叫"岁直"。

(4)三合

①王冰《黄帝内经素问》三合,谓火运之岁,上见少阴,年辰临午;土运之岁,上见太阴,年辰临丑未;金运之岁,上见阳明,年辰临酉,此三者天气、运气与年辰俱会,故云三合为治也。

②马莳《黄帝内经素问注证发微》三合者,谓火运之岁,上见少阴,年辰临午,即戊午岁也;土运之岁,上见太阴,年辰临丑未,即己丑、己未岁也;金运之岁,上见阳明,年辰临酉,即乙酉岁也。此三者,天气运气与年辰俱会,故云三合为治也。

③张介宾《类经》三合为治,言天气运气年辰也。

④张志聪《黄帝内经集注》三合者,谓司天之气,五运之气,主岁之气,三者相合,又名太乙天符。

⑤高士宗《黄帝素问直解》三合者,五运之气,司天之气,岁支之气,三者皆同。如戊午之岁,戊为火运,午为少阴君火,而午支亦属乎火;己丑己未之岁,己为土运,丑未为太阴湿土,而丑未之支,亦属乎土;乙酉之岁,乙为金运,酉为阳明燥金,而酉支亦属乎金,故曰三合。三合,又名太乙天符。

⑥黄元御《黄元御医书全集》此词未具体注释。

⑦张琦《素问释义》三合,谓岁运、司天、年辰俱合。

⑧高亿《黄帝内经素问详注直讲全集》〔注〕三气相合,故曰三合为治。〔讲〕至若大运之气,与司天之气。岁值之气,三者相合,各有盛衰不同,当随阴年、阳年气之胜复、太过、不及酌量为治则得矣。

⑨孟景春等《黄帝内经素问译释》中运、司天、年支三者相同的年份。即既为天符,又为岁会。也叫做"太乙天符"。

⑩任廷革《任应秋讲〈黄帝内经〉素问》此词未具体注释。

⑪张灿玾等《黄帝内经素问校释》即主岁的运(运会)与司天之气(天会)、年支的五行(岁会)相合,叫"三合"。

⑫方药中等《黄帝内经素问运气七篇讲解》此词未具体注释。

⑬王洪图等《黄帝内经素问白话解》中运、司天、年支三者相同的年份,即既为天符,又为岁会。也叫太一天符。

⑭郭霭春《黄帝内经素问白话解》指主运、司天、年支三者相会合。

(三)语句阐述

(1)帝曰:善! 何谓气有多少,形有盛衰?

①王冰《黄帝内经素问》此句未具体注释。

②马莳《黄帝内经素问注证发微》此承上文而明气有多少、形有盛衰之义,不外乎天气地气运气而已。

③张介宾《类经》此以下皆明形气之盛衰也。

④张志聪《黄帝内经集注》此句未具体注释。

⑤高士宗《黄帝素问直解》天元册文之言,以明五运主岁主时之本,帝故善之,复举鬼臾区气有多少,形有盛衰之言以问。

⑥黄元御《黄元御医书全集》此句未具体注释。

⑦张琦《素问释义》此句未具体注释。

⑧高亿《黄帝内经素问详注直讲全集》〔批〕此言气有多少,形有盛衰之义也。

〔讲〕黄帝曰:善哉言乎! 所谓天之气有多少,地之形有盛衰者,果何谓乎?

⑨孟景春等《黄帝内经素问译释》黄帝道:对! 怎样叫做气有多少、形有盛衰呢?

⑩任廷革《任应秋讲〈黄帝内经〉素问》此句未具体注释,总体概括此段为:(提要)言五运六气上下相临,阴阳相错,而变由中生。

⑪张灿玾等《黄帝内经素问校释》黄帝说:好。怎样叫气有多少,形有盛衰呢?

⑫方药中等《黄帝内经素问运气七篇讲解》此句未具体注释。

⑬王洪图等《黄帝内经素问白话解》黄帝说:你讲得很好。那么再请问什么叫做气有多少,形有盛衰呢?

⑭郭霭春《黄帝内经素问白话解》黄帝道:讲得好! 什么叫做气有多少,形有盛衰呢?

(2)鬼臾区曰:阴阳之气各有多少,故曰三阴三阳也。

①王冰《黄帝内经素问》由气有多少,故随其升降,分为三别也。(〔新校正云〕按《至真要大论》云:阴阳之三也何谓?岐伯曰:气有多少异用。王冰云:太阴为正阴,太阳为正阳,次少者为少阴,次少者为少阳,又次为阳明,又次为厥阴。)

②马莳《黄帝内经素问注证发微》阴阳之气各有多少者,谓三阴三阳之气各分多少,阴多者为太阴,次少者为少阴,而又次者为厥阴也。阳多者为太阳,次少者为阳明,而又次者为少阳也。

③张介宾《类经》阴阳之气各有多少,故厥阴为一阴,少阴为二阴,太阴为三阴,少阳为一阳,阳明为二阳,太阳为三阳也。

④张志聪《黄帝内经集注》太阳少阳少阴,运行先天而主有余,阳明太阴厥阴,运行后天而主不足,此三阴三阳之气有多少也。

⑤高士宗《黄帝素问直解》阴阳之气,有太有少,其气不同,各有多少。阴非一阴,阳非一阳,故曰三阴三阳,此气所以有多少也。

⑥黄元御《黄元御医书全集》阴阳之气,各有多少,如厥阴为一阴,少阴为二阴,太阴为三阴,少阳为一阳,阳明为二阳,太阳为三阳。以其多少不齐,故曰三阴三阳。

⑦张琦《素问释义》气有升降,故有太少,分而为三。

⑧高亿《黄帝内经素问详注直讲全集》〔注〕阴阳之气,有多少者,谓阳始一阳、二阳、三阳,由温而大热,阴始一阴、二阴、三阴,由凉而大寒也。〔讲〕鬼臾区曰:阴阳之气,各有多少不等,所以有三阴三阳之别也。

⑨孟景春等《黄帝内经素问译释》鬼臾区说:阴气与阳气,各有多少之不同,所以有三阴三阳的名称。

⑩任廷革《任应秋讲〈黄帝内经〉素问》此句未具体注释,总体概括此段为:(提要)言五运六气上下相临,阴阳相错,而变由中生。

⑪张灿玾等《黄帝内经素问校释》鬼臾区说:阴气和阳气各有多少的不同,厥阴为一阴,少阴为二阴,太阴为三阴,少阳为一阳,阳明为二阳,太阳为三阳,所以叫作三阴三阳。

⑫方药中等《黄帝内经素问运气七篇讲解》气有多少是指阴阳之气各有多少。阴阳之气可以根据其气多少再分:阴气可分为一阴、二阴、三阴;阳气可再分为一阳、二阳、三阳。

⑬王洪图等《黄帝内经素问白话解》鬼臾区说:阴气与阳气各有多少的不同,所以有一阴、二阴、三阴和一阳、二阳、三阳的区别。

⑭郭霭春《黄帝内经素问白话解》鬼臾区说:阴气和阳气,各有多少的不同,所以说有三阴三阳之别。

(3)形有盛衰,谓五行之治,各有太过不及也。

①王冰《黄帝内经素问》太过,有余也。不及,不足也。气至不足,太过迎之,

气至太过,不足随之,天地之气亏盈如此,故云形有盛衰也。

②马莳《黄帝内经素问注证发微》形有盛衰,谓五行之治各有太过不及者。地五运之形,各有盛衰,土有太少宫,金有太少商,水有太少羽,木有太少角,火有太少徵,而太者太过,少者不及也。

③张介宾《类经》形有盛衰,如木有太少角,火有太少徵,土有太少宫,金有太少商,水有太少羽,此五行之治,各有太过不及也。

④张志聪《黄帝内经集注》形,谓五行之有形也。五形之治,各有太过不及者,谓五运之主岁。如诸壬年之木运太过,则诸丁年之木运不及矣;诸戊年之火运太过,诸癸年之火运不及矣;诸甲年之土运太过,诸己年之土运不及矣;诸庚年之金运太过,诸乙年之金运不及矣;诸丙年之水运太过,诸辛年之水运不及矣。

⑤高士宗《黄帝素问直解》五运之形,有盛有衰,谓五行之治,盛则太过,衰则不及,各有太过不及,此形所以有盛衰也。

⑥黄元御《黄元御医书全集》五行之治,各有太过不及,如木有太角、少角,火有太徵、少徵,土有太宫、少宫,金有太商、少商,水有太羽、少羽。以其太少不同,故形有盛衰。

⑦张琦《素问释义》如木有太少角,火有太少徵之类。

⑧高亿《黄帝内经素问详注直讲全集》〔注〕五行之治,有太过不及者,谓五运之行,各有盛衰。如土有太、少宫,金有太、少商之类。太者,为太过。少者,为不及也。有余,谓阴阳五行之多与太过也。不足,谓阴阳五行之少与不及也。

〔讲〕阴阳之形,各有盛衰者,谓五运之治化,各有太过,各有不及也。

⑨孟景春等《黄帝内经素问译释》太过不及:阳年为太过,阴年为不及。

形有盛衰,是说五行主岁运,各有太过与不及。

⑩任廷革《任应秋讲〈黄帝内经〉素问》此句未具体注释,总体概括此段为:(提要)言五运六气上下相临,阴阳相错,而变由中生。

⑪张灿玾等《黄帝内经素问校释》太过不及:我国古代用干支纪时,即把十天干和十二地支结合起来,如甲与子合为甲子,乙与丑合为乙丑,至最末一支相合,共得六十之数,称为六十花甲,其中必须奇数阳干配奇数阳支,偶数阴干配偶数阴支,各具阴阳属性,用以纪年、纪月、纪日、纪时。在纪年中,凡干支俱奇数的阳年为太过,干支俱偶数的阴年为不及。

形有盛衰,指天干所主的运气,各有太过不及的区别。

⑫方药中等《黄帝内经素问运气七篇讲解》形有盛衰,是指五行各有盛衰,亦即各有太过和不及。阴阳五行是古人用以归纳事物,阐述经验的一种说理工具。阴阳五行本身各有盛衰多少、太过与不及的变化,也就是说,一切事物也都各有盛衰多少,太过与不及的不同变化,对任何事物的分析都应该一分为二。研究自然气候,也就是研究归纳其盛衰多少的变化规律。

⑬王洪图等《黄帝内经素问白话解》形有盛衰,是说五行分主各岁之运,而有

太过和不及的情况。

⑭郭霭春《黄帝内经素问白话解》形有盛衰:指五行各有盛衰。治:指当旺、主令之时。太过不及:阳年为太过,阴年为不及。

形有盛衰,是说五行主岁运,各有太过与不及。

(4)故其始也,有余而往,不足随之;不足而往,有余从之,知迎知随,气可与期。

①王冰《黄帝内经素问》言亏盈无常,互有胜负尔。始,谓甲子岁也。《六微旨大论》曰:天气始于甲,地气始于子,子甲相合,命曰岁立。此之谓也。则始甲子之岁,三百六十五日,所禀之气,当不足也,次而推之,终六甲也,故有余已则不足,不足已则有余。亦有岁运非有余非不足者,盖以同天地之化也。若余已复余,少已复少,则天地之道变常,而灾害作,苛疾生矣。(〔新校正云〕按《六微旨大论》云:木运临卯,火运临午,土运临四季,金运临酉,水运临子,所谓岁会,气之平也。又按《五常政大论》云:委和之纪,上角与正角同,上商与正商同,上宫与正宫同。伏明之纪,上商与正商同。卑监之纪,上宫与正宫同,上角与正角同。从革之纪,上商与正商同,上角与正角同。涸流之纪,上宫与正宫同。赫曦之纪,上羽与正徵同。坚成之纪,上徵与正商同。又《六元正纪大论》云:不及而加同岁会。已前诸岁并为正岁,气之平也。今王(冰)注:以同天之化为非有余不足者,非也。)

②马莳《黄帝内经素问注证发微》始,谓甲子岁也。《六微旨大论》曰:天气始于甲,地气始于子,子甲相合,命曰岁立。《运气全书》曰:运有盛衰,气有虚实,更相迎随,以司岁也。阳盛阴衰,如土运甲阳而己阴。阴虚阳实,如六气子实而丑虚。迎随,如六十甲子,一阳一阴,盛衰虚实,递相接送,以司岁次而推之,以终六甲,故有余已则不足随,不足已则有余从。亦有岁运非有余非不足者,盖以同天地之化也。若余已复余,少已复少,则天地之道变常,而灾害苛疾至矣。知其来而迎之,知其往而随之,则岁气自可与期也。

③张介宾《类经》此气运迭为消长也。始,先也。随,后也。以六十年之常而言,如甲往则乙来,甲为太宫,乙为少商,此有余而往,不足随之也。乙往则丙来,乙为少商,丙为太羽,此不足而往,有余从之也。岁候皆然。以盈虚之胜负言,如火炎者水必涸,水盛者火必灭,阴衰者阳凑之,阳衰者阴凑之,皆先往后随之义也。盖气运之消长,有盛必有衰,有胜必有复,往来相因,强弱相加,而变由作矣。迎者,迎其至也。随者,随其去也。如时令有盛衰,则候至有迟速,至与不至,必先知之,是知迎也。气运有胜复,胜微者复微,胜甚者复甚,其微其甚,必先知之,是知随也。知迎知随,则岁气可期,而天和可自保矣。

④张志聪《黄帝内经集注》始者,谓天干始于甲,地支始于子。如甲年之土运太过,则乙年之金运不足随之,子年之少阴有余,则丑年之太阴不足随之,所谓有余而往,不足随之也。如乙年之金运不及,则丙年之水运有余从之,丑年之太阴不足,则寅年之少阳有余从之,所谓不足而往,有余从之也。迎,往也。随,来也。知岁运之往来,则太过不及之气可与之相期而定矣。

⑤高士宗《黄帝素问直解》天干始于甲,地支始于子。甲丙戊庚壬为阳,主有余;乙丁己辛癸为阴,主不足。子寅辰午申戌为阳,主有余;丑卯巳未酉亥为阴,主不足。干支以次相纪,是阳年有余而往,则阴年不足随之,阴年不足而往,则阳年有余从之。迎,犹从也。知从知随,则阴阳干支之气,可与相期而有定矣。

⑥黄元御《黄元御医书全集》五运相袭,以甲之有余而往,则乙之不足随之,以乙之不足而往,则丙之有余从之。知迎其未来而察之,随其已去而验之,则气可与期矣。

⑦张琦《素问释义》气之消长盛衰胜复,本乎自然,如甲乙丙丁阴阳相次,亦其义也。甲为太宫为有余,乙为少商为不足,丙为太羽为有余,丁为少角为不足,循环推之,终乎六甲,即未至而至、至而不至之谓也。知此则岁气可期矣。

⑧高亿《黄帝内经素问详注直讲全集》〔讲〕故以天地阴阳之气而论,其始也,有余者任运而往,不足者,即应运而随之;不足者,任运而往,有余者,即继运而从之。不见夫一岁之中冬至三阴盛而一阳始生,是阴有余也。然阴虽有余,各司其时,至丑寅二月,一阳旺而有余之阴往矣。继而至于卯辰之二月二阳当令,仍不足也,然虽不足,应继其后,至巳午二月,一阳、二阳之不足又往矣。斯时三阳当令,阳气极盛,是有余之阳,又从而司其权矣。然阳虽有余,各主其时。至未申二月,一阴旺而有余之阳往矣。继以酉戌二月,二阴当令,仍不足也。然虽不足,应继其后,而各司其事。至亥子二月,一阴二阴之不足者,又往矣。斯时三阴当令,阴气极盛,是有余之阴,又从而任其事矣。此阴阳五行之盛衰,互相倚伏,周而复始,循环不已者也。能知其三阴三阳之当其时而迎,继其后而随,则温热凉寒之气,或先时而至,或后时而至,自可与之以期而决之矣。

⑨孟景春等《黄帝内经素问译释》例如开始是太过的,接着下一运便是不及;开始是不及的,下一运便是太过。明白了这个道理,也就可以知道运气一期的轮周。

⑩任廷革《任应秋讲〈黄帝内经〉素问》此句未具体注释,总体概括此段为:(提要)言五运六气上下相临,阴阳相错,而变由中生。

⑪张灿玾等《黄帝内经素问校释》有余而往,不足随之,不足而往,有余从之:指气运的迭为消长。如有余(太过)的甲子阳年过后,随之而来的是不足(不及)的乙丑阴年,不足的乙丑阴年过后,从之而来的是有余的丙寅阳年。

例如开始是太过的阳年过后,随之而来的是不及的阴年,不及的阴年过后,从之而来的是太过的阳年。只要明白了迎之而至的是属于什么气,随之而至的是属于什么气,对一年中运气的盛衰情况,就可以预先知道。

⑫方药中等《黄帝内经素问运气七篇讲解》气候的变化,古人从经验中认识到,盛与衰,总是交替地进行着,总是在向着自己的对立面不断地转化。例如,天气温热到了一定时候,自然就要向寒凉方面转化;寒凉到了一定时候,自然就要向温热方面转化。这也就是原文中所谓的:"有余而往,不足随之,不足而往,有余从

之。"这也就是说,因为有了盛衰多少,所以才有运动;因为有了运动,所以才有自然界正常的物质变化。这种盛衰多少的变化,又总是有余与不足不断地相互转化。因此,了解这一规律,气候的变化就是可以预知的,有规律可循的。此即原文中所谓"知迎知随,气可与期"。这个规律,古人是高度重视的。

⑬王洪图等《黄帝内经素问白话解》具体地说:将十天干配属五行,即甲己配属于土、乙庚配属于金、丙辛配属于水、丁壬配属于木、戊癸配属于火,但甲、丙、戊、庚、壬为阳干,在主岁之年,其运太过;乙、丁、己、辛、癸为阴干,在主岁之年,其运不及。例如:逢甲年土运有余、己年土运不及,逢丙年水运有余、辛年水运不及等。在相连续的各年之间,其运的太过与不及是交替相随的,如果开始的一运太过,随之而来的下一运则是不及;相反,如果开始的一运不及,随之而来的下一运则是太过。例如,岁运从甲年算起,是土运太过,那么乙年便是金运不及随之而来;乙年是金运不及,则丙年水运太过从之而至等。明白了这个太过与不及的道理,也就可知道运气的周期,并可以判断各时令的气候是否属于正常范围了。

⑭郭霭春《黄帝内经素问白话解》所以在开始的时候,如太过了,随之下一年便是不足;如开始是不足的,随之下一年便是太过。懂得有余不足的道理。也就可以推知气的来至。

(5)应天为天符,承岁为岁直,三合为治。

①王冰《黄帝内经素问》应天,谓木运之岁上见厥阴,火运之岁上见少阳、少阴,土运之岁上见太阴,金运之岁上见阳明,水运之岁上见太阳,此五者天气下降,如合符运,故曰应天为天符也。承岁,谓木运之岁,岁当于卯;火运之岁,岁当于午;土运之岁,岁当辰戌丑未;金运之岁,岁当于酉;水运之岁,岁当于子,此五者岁之所直,故曰承岁为岁直也。三合,谓火运之岁,上见少阴,年辰临午;土运之岁,上见太阴,年辰临丑未;金运之岁,上见阳明,年辰临酉,此三者天气、运气与年辰俱会,故云三合为治也。岁直亦曰岁位,三合亦为天符。《六微旨大论》曰:天符岁会,曰太一天符,谓天、运与岁俱会也。(〔新校正云〕按天符岁会之详,具《六微旨大论》中。又详火运,上少阴,年辰临午,即戊午岁也。土运,上太阴,年辰临丑未,即己丑、己未岁也。金运,上阳明,年辰临酉,即乙酉岁也。)

②马莳《黄帝内经素问注证发微》应天为天符者,《六微旨大论》曰:木运之岁,上见厥阴;丁巳、丁亥。火运之岁,上见少阳、戊寅、戊申。少阴;戊子、戊午。土运之岁,上见太阴;己丑、己未。金运之岁,上见阳明;乙卯、乙酉。水运之岁,上见太阳。丙辰、丙戌。盖司天与运气相符,故曰应天为天符也。又《六元正纪大论》曰:戊子戊午,太徵上临少阴;戊寅戊申,太徵上临少阳;丙辰丙戌,太羽上临太阳。如是者三。丁巳丁亥,少角上临厥阴;乙卯乙酉,少商上临阳明;己丑己未,少宫上临太阴。如是者三。上者,司天也。帝曰:临者何谓? 岐伯曰:太过不及,皆曰天符,计十二年。《运气全书》云:如木运上见厥阴,运与司天相合,故曰天符也。承岁为岁直者,当年十干建运,与年辰十二律、五行相会,故又曰岁会,气之平也,不分阴年

阳年，乃自取四时正中之月，为四直承岁，子午卯酉是也。其土无定位，各寄旺于四季之末一十八日有奇，则通论承岁，辰戌丑未是也。计有八年。谓木运之岁，岁当寅卯；火运之岁，岁当巳午；土运之岁，岁当辰戌丑未；金运之岁，岁当申酉；水运之岁，岁当亥子。《六微旨大论》曰：非其位则邪，当其位则正，邪则变甚，正则微。帝曰：何谓当位？岐伯曰：木运临卯，火运临午，土运临四季，金运临酉，水运临子，所谓岁会，气之平也。《运气全书》云：何谓岁会？如木运临寅卯，火运临巳午，运与年辰合也。然岁直亦曰岁会，则直为值之义耳。王注云：木运临卯，丁卯岁也；火运临午，戊午岁也；土运临四季，甲辰、甲戌、己丑、己未岁也；金运临酉，乙酉岁也；水运临子，丙子岁也。内戊午、己丑、己未、乙酉，又为太一天符。即下"三合为治"之谓。三合者，谓火运之岁，上见少阴，年辰临午，即戊午岁也；土运之岁，上见太阴，年辰临丑未，即己丑、己未岁也；金运之岁，上见阳明，年辰临酉，即乙酉岁也。此三者，天气运气与年辰俱会，故曰三合为治也。三合亦为天符，《六微旨大论》曰：太一天符，谓天运与岁俱会也。《运气全书》云：何谓太一天符？火运上见少阴，年辰临午之类。按"应天为天符"三句，止论天符、岁会、太一天符，不论及同天符、同岁会之义，盖天符主司天而言，岁会主年辰而言，同天符、同岁会主在泉而言之矣。大义见《六元正纪大论》中（见图1-1至图1-3）。

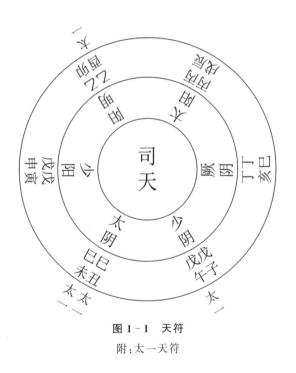

**图1-1　天符**

附：太一天符

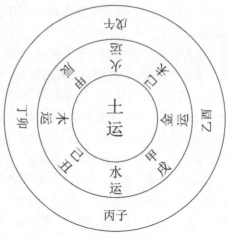

图 1-2 岁会

　　按八年之外,有四年壬寅皆木,庚申皆金,是二阳年;癸巳皆火,辛亥皆水,是二阴年,亦是运与年辰相会,而不为岁会者,谓不当四年正中之会故也。除二阳年,则癸巳、辛亥二阴年虽不名岁会,亦上下五行相佐,皆为平气之岁,物在脉应,皆必合期,无先后也。

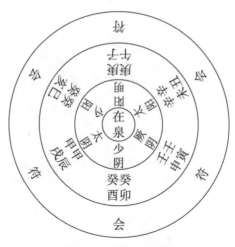

图 1-3　同天符同岁会

　　本篇原无同天符、同岁会之义,然不图此则不备及上临下加之义,当与后《六元正纪大论》参看(见图1-3)。

　　《六元正纪大论》云:甲辰、甲戌,太宫下加太阴;壬寅、壬申,太角下加厥阴;庚子、庚午,太商下加阳明。如是者三。癸巳、癸亥,少徵下加少阳;辛丑、辛未,少羽下加太阳;癸卯、癸酉,少徵下加少阴。如是者三。帝曰:加者何谓?岐伯曰:太过而加同天符,不及而加同岁会也。下者,即在泉也。运气与在泉合其气化,阳年曰同天符,阴年曰同岁会,故六十年中,太一天符四年,天符十二年,岁会八年,同天符六年,同岁会六年。五者分而言之,共三十六年,合而言之,止有三十二年。经言二十四岁者,不言岁会也,不可不审。

③张介宾《类经》符,合也。承,下奉上也。直,会也。应天为天符,如丁巳丁亥,木气合也;戊寅戊申戊子戊午,火气合也;己丑己未,土气合也;乙卯乙酉,金气合也;丙辰丙戌,水气合也。此十二年者,中运与司天同气,故曰天符。承岁为岁直,如丁卯之岁,木承木也;戊午之岁,火承火也;乙酉之岁,金承金也;丙子之岁,水承水也;甲辰甲戌己丑己未之岁,土承土也。此以年支与岁,同气相承,故曰岁直,即岁会也。然不分阳年阴年,但取四正之年为四直承岁,如子午卯酉是也。惟土无定位,寄王于四季之末,各一十八日有奇,则通论承岁,如辰戌丑未是也,共计八年。三合为治,言天气运气年辰也。凡天符岁会之类,皆不外此三者。若上中下三气俱合,乃为太一天符,如乙酉岁金气三合,戊午岁火气三合,己丑己未岁土气三合者是也,共四年。

④张志聪《黄帝内经集注》此承上下而言六十岁之中,又有天符岁会三合主岁,此为平气之年,无太过不及者也。所谓天符者,土运之岁,上见太阴;火运之岁,上见少阳少阴;金运之岁,上见阳明;木运之岁,上见厥阴;水运之岁,上见太阳。乃五运之气与司天之气相合,故为天符。直,会也。谓木运临卯,火运临午,土运临四季,金运临酉,水运临子,乃地支之主岁与五运之主岁五行之气正值会合,故曰岁合。三合者,谓司天之气,五运之气,主岁之气,三者相合,又名太乙天符。此皆平气之年,无太过不及者也。俱详注《六微旨论》。

⑤高士宗《黄帝素问直解》承上文有余不足之意,而言六十岁之中,有天符、岁直、三合之年,则为平气,无有余无不足也。天符者,如甲己土运之岁,岁当己丑己未,盖己为土运,而丑未为太阴湿土;乙庚金运之岁,岁当乙卯乙酉,乙为金运,而卯酉为阳明燥金;丙辛水运之岁,岁当丙辰丙戌,丙为水运,而辰戌为太阳寒水;丁壬木运之岁,岁当丁巳丁亥,丁为木运,而巳亥为厥阴风木,戊癸火运之岁,岁当戊子戊午,戊寅戊申,戊为火运,而子午为少阴君火,寅申为少阳相火。五运之气,与司天之气相应,故曰应天为天符。岁直者,如甲己土运,岁当甲辰甲戌,己丑己未,盖甲己运土,而辰戌丑未属土也;乙庚金运,岁当乙酉庚申,乙庚运金,而申酉属金也;丙辛水运,岁当丙子辛亥,丙辛运水,而亥子属水也;丁壬木运,岁当丁卯壬寅,丁壬运木,而寅卯属木也;戊癸火运,岁当戊午癸巳,戊癸运火,而巳午属火也。五运之气,承袭岁支,故曰承岁为岁直,直,犹会也。三合者,五运之气,司天之气,岁支之气,三者皆同。如戊午之岁,戊为火运,午为少阴君火,而午支亦属乎火;己丑己未之岁,己为土运,丑未为太阴湿土,而丑未之支,亦属乎土;乙酉之岁,乙为金运,酉为阳明燥金,而酉支亦属乎金,故曰三合。三合,又名太乙天符。为治者,言天符、岁直、三合,无有余无不足也。

⑥黄元御《黄元御医书全集》此句未具体注释。

⑦张琦《素问释义》应天,谓运与司天之气相合。如丁巳、丁亥、戊寅、戊申、戊

第一章 天元纪大论篇

子、戊午、己丑、己未、乙卯、乙酉、丙辰、丙戌十二年也。承岁,谓辰与运相承。如丁卯、戊午、乙酉、丙子、甲辰、甲戌、己丑、己未八年也。岁直,即岁会。三合,谓岁运、司天、年辰俱合。如乙酉、戊午、己丑、己未四年也,亦曰太乙天符。

⑧高亿《黄帝内经素问详注直讲全集》〔注〕应天为天符者,谓大运之气,与司天之气相应,如己丑己未之土岁。甲己化土,大运之气也。丑未太阴湿土,司天之气也。两相应而符合,故曰天符。承岁为岁值者,谓大运之气,与年支之气相承。如乙酉之金岁,乙庚化金大运之气也。酉为西方正金,年值之气也,运气与年支承值,故曰岁值。三合为治者,如戊午之太岁,戊癸化火,大运之气也。子午少阴君火,司天之气也。午为南方正火,岁值之气也。三气相合,故曰三合为治。此三者,气有微盛也。至于乙酉、己丑、己未,举一例可以类推。

〔讲〕若大运之气,与司天之气相应,是为两气相应,而谓之曰天符也。大运之气与年支之气相承,是为运承其岁,而谓之曰岁值也。至若大运之气,与司天之气。岁值之气,三者相合,各有盛衰不同,当随阴年、阳年气之胜复、太过、不及酌量为治则得矣。

⑨孟景春等《黄帝内经素问译释》天符:中运与司天之气相符的年份。岁直:中运与年支之气相同的年份。又叫"岁会"。三合:中运、司天、年支三者相同的年份。即既为天符,又为岁会。也叫做"太乙天符"。

凡中运与司天之气相符的叫做"天符",与该岁的年支之气相同的叫做"岁直",若既是天符又为岁直的便是"三合"。

⑩任廷革《任应秋讲〈黄帝内经〉素问》此句未具体注释,总体概括此段为:(提要)言五运六气上下相临,阴阳相错,而变由中生。

⑪张灿玾等《黄帝内经素问校释》天符:通主一年的中运之气与司天之气相符的,叫"天符"。如乙酉年,天干主运,乙为金运,地支主气,酉年阳明司天,阳明属燥金,运和气在五行都属金,就是"天符"。符,合的意思。《文选·杨雄甘泉赋》"同符三皇"。注:"合也。"岁直:也叫岁会。通主一年的中运之气的五行与岁支的五行相同,叫"岁直"。如丁卯年,丁年属木为木运,卯位在东方,为仲春,在五行属木,中运与年支在五行都是木,就是"岁直"。三合:即主岁的中运(运会)与司天之气(天会)、年支的五行(岁会)相合,叫"三合"。亦称"太乙天符"。如戊午年,中运戊为火,司天午也是火,地支午居南方属仲夏,也属火,所以叫做"三合"。

凡一年的中运之气与司天之气相符的,属于"天符"之年,一年的中运之气与岁支的五行相同的,属于"岁直"之年,一年的中运之气与司天之气及年支的五行均相合的,属于"三合"之年。

⑫方药中等《黄帝内经素问运气七篇讲解》此节主要谈对自然界气候变化的测算方法及其原理。对于自然气候变化,亦即运气的测算,古人主要是以六气、干支合阴阳五行来进行测算。在测算时以天之风、火、热、湿、燥、寒六气配以三阴三阳,亦即以厥阴(一阴)配风,以少阴(二阴)配热,以太阴(三阴)配湿,以少阳(一阳)

配火,以阳明(二阳)配燥,以太阳(三阳)配寒。由于热和火系属一类,又把火分为君火和相火。这就是本节原文中所谓的:"寒暑燥湿风火,天之阴阳也,三阴三阳上奉之。"以地之生长化收藏现象配以木、火、土、金、水五行,亦即以"生"配木,以"长"配君火、相火,以"化"配土,以"收"配金,以"藏"配水。生长化收藏在测算时又可用阴阳加以归类,亦即生长属阳,化收藏属阴。这也就是本节原文中所谓的"木火土金水火,地之阴阳也,生长化收藏下应之","天有阴阳,地亦有阴阳","阳中有阴,阴中有阳"。在生物的生长变化上,天气居于主导地位,天气表现为温热时,多数生物就表现为生长,天气转为寒凉时,多数生物就表现为收藏。这也就是本节原文中所谓的:"天以阳生阴长,地以阳杀阴藏。"由于天之六气与地之五行密切相关,而六气与五行又各有盛衰多少,太过不及,所以测算各个年度的特殊变化时,就要把六气和五行亦即五运结合起来分析。测算时,一般以司天之气和在泉之气代表该年度的天气,以值年大运代表该年度的五运。凡是值年大运的五行属性与同年司天之气的五行属性相同,叫作"天符"之年。值年大运的五行属性与同年年支的五行属性相同,叫作"岁会"之年。凡是年干与年支在阴阳属性上都属于阳,同时值年大运又与在泉之气的五行属性相同,就叫作"同天符"之年。凡是年干与年支在阴阳属性上都属于阴,同时值年大运又与同年在泉之气的五行属性相同,就叫作"同岁会"之年。因为"天符"之年是值年大运的五行属性与同年司天之气相同,所以原文中称谓"应天为天符"。因为"岁会"之年是值年大运的五行属性与同年年支的五行属性相同,所以原文中称"承岁为岁直"。在测算"天符""岁会"时,由于需要把值年大运、司天之气和年支的五行属性这三个方面结合起来进行分析,所以原文中叫作"三合为治"。

⑬王洪图等《黄帝内经素问白话解》天符:中运与司天之气相符的年份。岁直:中运与年支之气相同的年份。又叫岁会。三合:中运、司天、年支三者相同的年份,即既为天符,又为岁会。也叫太一天符。

凡统主一岁之运与司天之气相符的,叫做天符。所谓司天之气,是客气中的一种,它随着每年的地支而变化,也就是将十二地支分别配属六气,用来推算客气。即丑未配属太阴湿土、卯酉配属阳明燥金、辰戌配属太阳寒水、巳亥配属厥阴风木、子午配属少阴君火、寅申配属少阴相火,而各年配属之气正是司天之气。例如:凡遇丑未年就是太阴湿土司天、卯酉年便是阳明燥金司天等。有时统主一年的运和司天之气相合,如己丑、己未年,己为土运,而丑未年是太阴湿土司天,气与运都属土,这就叫做天符。每六十年中有十二年出现这种情况,即:己丑、己未、戊寅、戊申、戊子、戊午、乙卯、乙酉、丁巳、丁亥、丙辰、辛辰年。若统主一岁之运,与该年的年支相符合的叫做岁直,又叫岁会。所谓年支,是用十二地支与五行配属的另一种方法,即寅卯配属木、午巳配属火、辰戌丑未配属土、申酉配属金、亥子配属水。例如丁卯年丁为木运,而卯也配属木,便是岁直。每六十年中有八年出现这种情况,即丁卯、戊午、甲辰、甲戌、己丑、己未、乙酉、丙子年。如若既是天符,又为岁直的年份,便叫做三合,又叫太一天符。每六十年中,有四年是这种情况,即戊午、乙酉、己丑、己未年,天符十二年中有此四年,岁直八年中也有此四年,所以均属于太一天符。

⑭郭霭春《黄帝内经素问白话解》凡运气与司天之气相应而符合的叫做"天符",与该岁的年支相符的叫做"岁直",若运气与天气、年支相会合,那么就可以算做"治"了。

## 第六解

### (一)内经原文

帝曰:**上下相召**奈何?鬼臾区曰:寒暑燥湿风火,**天之阴阳**也,三阴三阳上奉之;木火土金水火,**地之阴阳**也,生长化收藏下应之。天以阳生阴长,地以阳杀阴藏。天有阴阳,地亦有阴阳。木火土金水火,地之阴阳也,生长化收藏。[注]故阳中有阴,阴中有阳。所以欲知天地之阴阳者,应天之气,动而不息,故五岁而右迁;应地之气,静而守位,故六朞而环会。动静相召,上下相临,阴阳相错,而变由生也。

[注]木火土金水火,地之阴阳也,生长化收藏:郭霭春《黄帝内经素问校注》、方药中等《黄帝内经素问运气七篇讲解》、孟景春等《黄帝内经素问译释》、人民卫生出版社影印顾从德本《黄帝内经素问》此处保留该句;张灿玾等《黄帝内经素问校释》此处将该句删除,其注《吴注素问》《类经》均删,《素问释义》《内经评文》亦以为衍文,故从删。

### (二)字词注释

(1)上下相召

①王冰《黄帝内经素问》此词未具体注释。

②马莳《黄帝内经素问注证发微》(鬼臾)区言:上者,天也。下者,地也。上下相召者,天右旋之阴阳加于地下,地左转之阴阳临于天上,而相召以治岁治步也。

③张介宾《类经》此词未具体注释。

④张志聪《黄帝内经集注》此词未具体注释。

⑤高士宗《黄帝素问直解》上文云,气有多少,形有盛衰,上下相召,而损益彰,故问上下相召奈何?

⑥黄元御《黄元御医书全集》此词未具体注释。

⑦张琦《素问释义》此词未具体注释。

⑧高亿《黄帝内经素问详注直讲全集》〔批〕此言上下相感之义也。〔讲〕黄帝曰:所谓天上之气,地下之形,两相感召者,奈何?

⑨孟景春等《黄帝内经素问译释》马莳:"上者天也,下者地也。上下相召者,天右旋之阴阳加于地下,地左转之阴阳临于天上而相召,以治岁治步也。"也就是天地之气相互感召结合的意思。

⑩任廷革《任应秋讲〈黄帝内经〉素问》此词未具体注释。

⑪张灿玾等《黄帝内经素问校释》即天气和地气相互感召。所谓"天气下降气流于地,地气上升气腾于天",即是上下相召的一种形式。上指天气,下指地气。

召,犹招也。在此即感召的意思。

⑫方药中等《黄帝内经素问运气七篇讲解》此词未具体注释。

⑬王洪图等《黄帝内经素问白话解》即天气和地气相互感召的意思。

⑭郭霭春《黄帝内经素问白话解》指天地之气相互感召。"上下",指天地。

（2）天之阴阳

①王冰《黄帝内经素问》太阳为寒,少阳为暑,阳明为燥,太阴为湿,厥阴为风,少阴为火,皆其元在天,故曰天之阴阳也。

②马莳《黄帝内经素问注证发微》天之阴阳,风热燥湿寒。

③张介宾《类经》寒暑燥湿风火,六气化于天者也,故为天之阴阳。

④张志聪《黄帝内经集注》寒暑燥湿风火,天之六气也。

⑤高士宗《黄帝素问直解》寒暑燥湿风火,乃天之六气,而为天之阴阳也。

⑥黄元御《黄元御医书全集》寒、暑、燥、湿、风、火,天之六气,为三阴三阳之本,故三阴三阳上奉之,谓厥阴奉其风气,少阴奉其火气,太阴奉其湿气,少阳奉其暑气,阳明奉其燥气,太阳奉其寒气也。

⑦张琦《素问释义》太阳奉寒气,少阳奉暑气,阳明奉燥气,太阴奉湿气,厥阴奉风气,少阴奉火气。

⑧高亿《黄帝内经素问详注直讲全集》〔讲〕上者,天也;下者,地也。寒暑燥湿风火,天之阴阳也。

⑨孟景春等《黄帝内经素问译释》就是风寒暑湿燥火六气的分属三阴三阳(见表1-2)。

表 1-2　十二地支分属三阴三阳之六气

| 六气 | 暑（热） | 湿 | 火 | 燥 | 寒 | 风 |
|------|---------|-----|-----|-----|-----|-----|
| 三阴三阳 | 少阴 | 太阴 | 少阳 | 阳明 | 太阳 | 厥阴 |
| 地支 | 子午 | 丑未 | 寅申 | 卯酉 | 辰戌 | 巳亥 |

⑩任廷革《任应秋讲〈黄帝内经〉素问》此词未具体注释。

⑪张灿玾等《黄帝内经素问校释》此词未具体注释。

⑫方药中等《黄帝内经素问运气七篇讲解》此词未具体注释。

⑬王洪图等《黄帝内经素问白话解》寒、暑、燥、湿、风、火六者,是在天的阴阳之气,所以三阴三阳与它相应。

⑭郭霭春《黄帝内经素问白话解》是说风寒暑湿燥火分属三阴和三阳。

（3）火

①王冰《黄帝内经素问》火,二气也。

②马莳《黄帝内经素问注证发微》又增火为六数者,在天之热,分为暑火

二气。

③张介宾《类经》盖以在天之热，分为暑火而为六，在地之火，分为君相而为六。

④张志聪《黄帝内经集注》火气。

⑤高士宗《黄帝素问直解》火。

⑥黄元御《黄元御医书全集》火气。

⑦张琦《素问释义》火气。

⑧高亿《黄帝内经素问详注直讲全集》〔批〕二火谓君火相火。

⑨孟景春等《黄帝内经素问译释》吴崑："水字下旧有火字，误之也。天以六为节，地以五为制，何必强之为六耶？"似是。

⑩任廷革《任应秋讲〈黄帝内经〉素问》此词未具体注释。

⑪张灿玾等《黄帝内经素问校释》《吴注素问》无。《素问释义》以为衍文。

⑫方药中等《黄帝内经素问运气七篇讲解》此词未具体注释。

⑬王洪图等《黄帝内经素问白话解》火分为君火与相火。

⑭郭霭春《黄帝内经素问白话解》火。

（4）地之阴阳

①王冰《黄帝内经素问》以其在地应天，故云下应也。气在地，故曰地之阴阳也。

②马莳《黄帝内经素问注证发微》地之阴阳，木火土金水。

③张介宾《类经》木火土金水火，五行成于地者也，故为地之阴阳。

④张志聪《黄帝内经集注》木火土金水火，地之五行也。

⑤高士宗《黄帝素问直解》木火土金水火，乃地之五行，而为地之阴阳也。

⑥黄元御《黄元御医书全集》地之五行。

⑦张琦《素问释义》在地为木火土金水。

⑧高亿《黄帝内经素问详注直讲全集》〔讲〕木火土金水，地之阴阳也。

⑨孟景春等《黄帝内经素问译释》就是主时之气的五行阴阳。

⑩任廷革《任应秋讲〈黄帝内经〉素问》此词未具体注释。

⑪张灿玾等《黄帝内经素问校释》《类经》二十三卷第三注："木火土金水火，五行成于地者也，故为地之阴阳。"

⑫方药中等《黄帝内经素问运气七篇讲解》此词未具体注释。

⑬王洪图等《黄帝内经素问白话解》五行本是五个，而本文却为六个，是因为火分为君火与相火，以配三阴三阳。

⑭郭霭春《黄帝内经素问白话解》是说主时之气的三阴三阳。

（三）语句阐述

（1）帝曰：上下相召奈何？

①王冰《黄帝内经素问》此句未具体注释。

②马蒔《黄帝内经素问注证发微》此承上文论上下相召之义,而合之以周纪之数也。上文言气有多少,形有盛衰,上下相召而损益彰。故帝以上下相召之义问之。区言:上者,天也。下者,地也。上下相召者,天右旋之阴阳加于地下,地左转之阴阳临于天上,而相召以治岁治步也。

③张介宾《类经》此以下皆明上下相召也。

④张志聪《黄帝内经集注》此句未具体注释。

⑤高士宗《黄帝素问直解》上文云,气有多少,形有盛衰,上下相召,而损益彰,故问上下相召奈何?

⑥黄元御《黄元御医书全集》此句未具体注释。

⑦张琦《素问释义》此句未具体注释。

⑧高亿《黄帝内经素问详注直讲全集》〔批〕此言上下相感之义也。

〔讲〕黄帝曰:所谓天上之气,地下之形,两相感召者,奈何?

⑨孟景春等《黄帝内经素问译释》黄帝道:上下相召怎样?

⑩任廷革《任应秋讲〈黄帝内经〉素问》此句未具体注释,总体概括此段为:(提要)言五运六气上下相临,阴阳相错,而变由中生。

⑪张灿玾等《黄帝内经素问校释》黄帝说:天气和地气互相感召是怎样的呢?

⑫方药中等《黄帝内经素问运气七篇讲解》此句未具体注释。

⑬王洪图等《黄帝内经素问白话解》黄帝说:天地之气上下相互感召是怎么回事呢?

⑭郭霭春《黄帝内经素问白话解》黄帝道:天地阴阳相互感召是怎么一回事呢?

(2)鬼臾区曰:寒暑燥湿风火,天之阴阳也,三阴三阳上奉之;木火土金水火,地之阴阳也,生长化收藏下应之。

①王冰《黄帝内经素问》太阳为寒,少阳为暑,阳明为燥,太阴为湿,厥阴为风,少阴为火,皆其元在天,故曰天之阴阳也。木,初气也。火,二气也。相火,三气也。土,四气也。金,五气也。水,终气也。以其在地应天,故云下应也。气在地,故曰地之阴阳也。(〔新校正云〕按《六微旨大论》曰:地理之应六节气位何如?岐伯曰:显明之右,君火之位。退行一步,相火治之。复行一步,土气治之。复行一步,金气治之。复行一步,水气治之。复行一步,木气治之。此即木火土金水火,地之阴阳之义也。)

②马蒔《黄帝内经素问注证发微》天之阴阳,风热燥湿寒,又增火为六数者,在天之热,分为暑火二气,故三阴三阳各上奉之也。地之阴阳,木火土金水,亦增火为六数者,在地之火分为君相二形,故生长化收藏各下应之也。

③张介宾《类经》寒暑燥湿风火,六气化于天者也,故为天之阴阳。三阴三阳上奉之,谓厥阴奉风气,少阴奉火气,太阴奉湿气,此三阴也。少阳奉暑气,阳明奉燥气,太阳奉寒气,此三阳也。木火土金水火,五行成于地者也,故为地之阴阳。生

长化收藏下应之,谓木应生,火应长,土应化,金应收,水应藏也。

〔按〕上文神在天为风等十句,其在天者止言风热湿燥寒,在地者止言木火土金水,而此二节乃言寒暑燥湿风火,木火土金水火。盖以在天之热,分为暑火而为六,在地之火,分为君相而为六,此因五行以化六气,而所以有三阴三阳之分也。

④张志聪《黄帝内经集注》寒暑燥湿风火,天之六气也。太阳之上,寒气主之;少阴之上,热气主之;阳明之上,燥气主之;太阴之上,湿气主之;厥阴之上,风气主之;少阳之上,火气主之:是三阴三阳,上奉天之六气也。木火土金水火,地之五行也。在春主木而主生,在夏主火而主长,长夏主土而主化,在秋主金而主收,在冬主水而主藏,是以生长化收藏下应之。盖天之五气运化地之五行,地之五行上呈天之六气,是以上下相感召,而三阴三阳之气天地之所共有,故下文曰:天有阴阳,地亦有阴阳。倪仲宣曰:木火火地之三阳也,金水土地之三阴也。二之气君火,三之气相火。地亦有三阴三阳之六气,故曰木火土金水火,地之阴阳也。

⑤高士宗《黄帝素问直解》此引天元册文之言,言天地气交,以明上下相召之意。寒暑燥湿风火,乃天之六气,而为天之阴阳也。太阳主寒,少阴主热,暑犹热也,阳明主燥,大(编者按:此处应为"太")阴主湿,厥阴主风,少阳主火,故三阴三阳上奉之。木火土金水火,乃地之五行,而为地之阴阳也。春木主生,夏火主长,长夏土主化,秋金主收,冬水主藏,故生长化收藏下应之。

⑥黄元御《黄元御医书全集》寒、暑、燥、湿、风、火,天之六气,为三阴三阳之本,故三阴三阳上奉之,谓厥阴奉其风气,少阴奉其火气,太阴奉其湿气,少阳奉其暑气,阳明奉其燥气,太阳奉其寒气也。木、火、土、金、水,地之五行,为生长化收藏之原,故生长化收藏下应之,谓春应木为生,夏应火为长,长夏应土为化,秋应金为收,冬应水为藏也。天之五气,热分暑火则为六,地之五行,火分君相亦为六,文异而理同也。

⑦张琦《素问释义》太阳奉寒气,少阳奉暑气,阳明奉燥气,太阴奉湿气,厥阴奉风气,少阴奉火气。生应木、长应火、化应土、收应金、藏应水。上言在天为风热湿燥寒,在地为木火土金水,此以在天之热分为暑、火二气,以配三阴三阳也。火者,体阴用阳,游行上下,无所不在,人有君相二火应之,在地之位,相火即继君火之后,不应更列金水之下,盖衍字也。

⑧高亿《黄帝内经素问详注直讲全集》〔批〕二火谓君火相火。〔讲〕鬼臾区曰:上者,天也;下者,地也。寒暑燥湿风火,天之阴阳也,此三阴三阳,上天奉之,以施于下土者也。木火土金水,地之阴阳也,地以生长化收,应之于下,天地形气之相感召如此。

⑨孟景春等《黄帝内经素问译释》鬼臾区说:寒暑燥湿风火是天的阴阳,三阴三阳与它相应;木火土金水是地的阴阳,生长化收藏的变化与它相应。

⑩任廷革《任应秋讲〈黄帝内经〉素问》此句未具体注释,总体概括此段为:(提要)言五运六气上下相临,阴阳相错,而变由中生。

⑪张灿玾等《黄帝内经素问校释》三阴三阳上奉之:寒暑燥湿风火是天气的阴阳变化,地气的三阴三阳向上承之。即厥阴奉风气,少阴奉热气,少阳奉火气,太阴奉湿气,阳明奉燥气,太阳奉寒气。奉,《说文》"承也"。木火土金水火,地之阴阳也:《类经》二十三卷第三注:"木火土金水火,五行成于地者也,故为地之阴阳。"五行本是五个,而本文却为六个,是因为火分君火与相火,以配三阴三阳,所以火有二。

鬼臾区说:寒、暑、燥、湿、风、火,是天的阴阳,三阴三阳上承之。木、火、土、金、水、火,是地的阴阳,生长化收藏下应之。

⑫方药中等《黄帝内经素问运气七篇讲解》此句未具体注释。

⑬王洪图等《黄帝内经素问白话解》木火土金水火,地之阴阳也:五行本是五个,而本文却为六个,是因为火分为君火与相火,以配三阴三阳。所以火有二。

鬼臾区说:寒、暑、燥、湿、风、火六者,是在天的阴阳之气,所以三阴三阳与它相应。木、火、土、金、水、相火,是地的阴阳之气,生长化收藏的变化与它相应。

⑭郭霭春《黄帝内经素问白话解》鬼臾区说:寒、暑、燥、湿、风、火是天的阴阳,而人身的三阴三阳与它相应。木、火、土、金、水、火是地的阴阳,而生长化收藏的变化与它相应。

(3)天以阳生阴长,地以阳杀阴藏。

①王冰《黄帝内经素问》生长者天之道,藏杀者地之道。天阳主生,故以阳强阴长。地阴主杀,故以阳杀阴藏。天地虽高下不同,而各有阴阳之运用也。(〔新校正云〕详此经与《阴阳应象大论》文重,注颇异。)

②马莳《黄帝内经素问注证发微》生长者天之道,藏杀者地之道。天阳主生,阳中有阴,故以阳生阴长;地阴主杀,阴中有阳,故以阳杀阴藏。

③张介宾《类经》天为阳,阳主升,升则向生,故天以阳生阴长,阳中有阴也。地为阴,阴主降,降则向死,故地以阳杀阴藏,阴中有阳也。以藏气纪之,其征可见。如上半年为阳,阳升于上,天气治之,故春生夏长;下半年为阴,阴降于下,地气治之,故秋收冬藏也。此节详义,又见《阴阳类》一。

④张志聪《黄帝内经集注》岁半以上,天气主之,是春夏者,天之阴阳也,故天以阳生阴长。岁半以下,地气主之,是秋冬者,地之阴阳也,故地以阳杀阴藏。张玉师曰:司天之气主上半岁,在泉之气主下半岁,故曰:岁半以上,天气主之;岁半以下,地气主之。然司天之气,始于地之左,在泉之气,本乎天之右,天地之气互相感召而共主一岁,又非独天主上半岁而地主下半岁也。

⑤高士宗《黄帝素问直解》春生夏长,而岁半之前,天气主之,故天以阳生阴长。秋杀冬藏,而岁半之后,地气主之,故地以阳杀阴藏。

⑥黄元御《黄元御医书全集》岁半以前,天气主之,阳生阴降,故能生能长;岁半以后,地气主之,阳降阴升,故能杀能藏。

⑦张琦《素问释义》春夏为阳属天,秋冬为阴属地,天地各有阴阳之运以为

用也。

⑧高亿《黄帝内经素问详注直讲全集》〔注〕生长者,天之道;藏杀者,地之道。天阳主生,故以阳生阴长;地阴主杀,故以阳杀阴藏。

〔讲〕故天以阳生之,以阴长之,地即以阳杀之,以阴藏之也。

⑨孟景春等《黄帝内经素问译释》天是以阳生阴长的,地是以阳杀阴藏的。

⑩任廷革《任应秋讲〈黄帝内经〉素问》此句未具体注释,总体概括此段为:(提要)言五运六气上下相临,阴阳相错,而变由中生。

⑪张灿玾等《黄帝内经素问校释》[天以阳生阴长,地以阳杀阴藏]王冰注:"生长者天之道,藏杀者地之道,天阳主生,故以阳生阴长,地阴主杀,故以阳杀阴藏。天地虽高下不同,而各有阴阳之运用也。"张志聪注:"夫岁半以上,天气主之,是春夏者,天之阴阳也,故天以阳生阴长。岁半以下,地气主之,是秋冬者,地之阴阳也,故地以阳杀阴藏。"二说从不同的角度解释,都有一定道理。张注更明确,义即岁半之前自大寒至小暑,天气(司天)主之,阳气发生,阴气长养,则万物生发繁茂,故曰"天以阳生阴长"。岁半之后,自小暑至小寒,地气(在泉)主之,阳气肃杀,阴气凝敛,则万物蛰伏闭藏,故曰"地以阳杀阴藏"。

上半年天气主之,春夏为天之阴阳,主生主长;下半年地气主之,秋冬为地之阴阳,主杀主藏。

⑫方药中等《黄帝内经素问运气七篇讲解》在生物的生长变化上,天气居于主导地位,天气表现为温热时,多数生物就表现为生长,天气转为寒凉时,多数生物就表现为收藏。

⑬王洪图等《黄帝内经素问白话解》春夏二季,在上半年属阳,所以有春生夏长;秋冬二季,在下半年属阴,所以有秋收冬藏。

⑭郭霭春《黄帝内经素问白话解》天是以阳生阴长的,地是以阳杀阴藏的。

(4)天有阴阳,地亦有阴阳。木火土金水火,地之阴阳也,生长化收藏。故阳中有阴,阴中有阳。

①王冰《黄帝内经素问》天有阴故能下降,地有阳故能上腾,是以各有阴阳也。阴阳交泰,故化变由之成也。阴阳之气,极则过亢,故各兼之。《阴阳应象大论》曰:"寒极生热,热极生寒。"又曰:"重阴必阳,重阳必阴。"言气极则变也。故阳中兼阴,阴中兼阳。易之卦,离中虚,坎中实,此其义象也。

②马莳《黄帝内经素问注证发微》天地虽高下不同,而各有阴阳之运用。天惟有阴,故能下降,地惟有阳,故能上升,是以谓之各有阴阳也。即如木火土金水火,地之阴阳也,生长化收藏。故阳中有阴,阴中有阳。

③张介宾《类经》天本阳也,然阳中有阴;地本阴也,然阴中有阳。此阴阳互藏之道,如坎中有奇、离中有偶、水之内明、火之内暗皆是也。惟阳中有阴,故天气得以下降。阴中有阳,故地气得以上升。此即上下相召之本。地亦有阴阳下,原有木火土金水火地之阴阳也生长化收藏,共十六字,衍文也,今去之。

④张志聪《黄帝内经集注》此申明地亦有三阴三阳之气也。风寒暑湿燥火,三阴三阳上奉之,是天有阴阳也。木火土金水火,生长化收藏下应之,是地有阴阳也。夫天为阳,而天有三阴三阳之气,是阳中有阴也;地为阴,地有三阴三阳之气,是阴中有阳也。玉师曰:此二句启下文之天五地六,天六地五。

⑤高士宗《黄帝素问直解》夫阳生阴长,是天有阴阳。阳杀阴藏,是地亦有阴阳。此天元册文之言,引之以明上下相召之意。申明地亦有阴阳者,即上文所言木火土金水火,地之阴阳也,而主生长化收藏。但言地而不言天者,地秉天气以化生也。秉天气以化生,故天为阳,而阳中有阴,地为阴,而阴中有阳。是天地者主生化,不但天主生长,地主杀藏也。

⑥黄元御《黄元御医书全集》天有阴阳,地亦有阴阳,故天为阳,而阳中有阴,有阴则降;地为阴,而阴中有阳,有阳则升。升则上天,降则下地,君火以此而明,相火以此而位。盖君火在天,而居离宫,离卦之偶爻,阳中之阴也。相火在地,而居坎府,坎卦之奇爻,阴中之阳也。坎阳升天,而化木火,则能生长,离阴降地,而化金水,则能收藏。阴阳本自互根,君相原为同气也。

⑦张琦《素问释义》王(冰)注:天有阴故能下降,地有阳故能上腾。

⑧高亿《黄帝内经素问详注直讲全集》〔注〕天地虽上下不同,而各有阴阳之运用,上谓天干,司天亦是。下谓地支,在泉亦是。

〔讲〕即此可见,天,阳也,而阳中亦有阴阳;地,阴也,而阴中亦有阴阳。故凡物之为阳者,阳不尽阳,阳中有阴;凡物之为阴者,阴非纯阴,阴中亦有阳。夫岂徒天地岁时为然哉?即有形有气者,亦莫不皆然也。

⑨孟景春等《黄帝内经素问译释》天有阴阳,地也有阴阳。天地相合,则阳中有阴,阴中有阳。

⑩任廷革《任应秋讲〈黄帝内经〉素问》此句未具体注释,总体概括此段为:(提要)言五运六气上下相临,阴阳相错,而变由中生。

⑪张灿玾等《黄帝内经素问校释》[天有阴阳,地亦有阴阳]王冰注:"天有阴,故能下降;地有阳,故能上腾。是以各有阴阳也。阴阳交泰,故化变由之成也。"《类经》二十三卷第三注:"天本阳也,然阳中有阴,地本阴也,然阴中有阳。此阴阳互藏之道。"此文进一步说明,以天地而论,则天阳而地阴,而天地之中,又各有阴阳。是阴阳可分的具体体现。

天气有阴阳,地气也有阴阳。因此说,阳中有阴,阴中有阳。

⑫方药中等《黄帝内经素问运气七篇讲解》此句未具体注释。

⑬王洪图等《黄帝内经素问白话解》木火土金水火,地之阴阳也,生长化收藏:此十六字,文意重复,疑是衍文。

天有阴阳,地也有阴阳,天地之气上下相合,则阴中有阳,阳中有阴。

⑭郭霭春《黄帝内经素问白话解》天有阴阳,地也有阴阳,天地相合,则阳中有阴,阴中有阳。

（5）所以欲知天地之阴阳者，应天之气，动而不息，故五岁而右迁；应地之气，静而守位，故六朞而环会。

①王冰《黄帝内经素问》天有六气，地有五位，天以六气临地，地以五位承天，盖以天气不加君火故也。以六加五，则五岁而余一气，故迁一位。若以五承六，则常六岁乃备尽天元之气，故六年而环会，所谓周而复始也。地气左行，往而不返，天气东转，常自火运数五岁已，其次气正当君火气之上，法不加临，则右迁君火气上，以临相火之上，故曰五岁而右迁也。由斯动静，上下相临，而天地万物之情，变化之机可见矣。

②马蒔《黄帝内经素问注证发微》所以欲知天地之阴阳者，天之阴阳，下加地气，共治岁也，则应天之气，动而不息。盖地之治岁，君火不主运，惟五运循环，故天之六气加之，常五岁右余一气，与地迁移一位而动不息也。地之阴阳，上临天气，共治步也，则应地之气，静而守位。盖地之治步，其木君相（此指君火、相火而言）土金水无殊，皆各主一步以终期，故其上临天之六气共治也，常六期齐周，复于始治之步环会，而静守位也。

③张介宾《类经》应天之气，五行之应天干也。动而不息，以天加地而六甲周旋也。五岁而右迁，天干之应也，即下文甲己之岁，土运统之之类是也。盖甲乙丙丁戊，竟五运之一周，己庚辛壬癸，又五运之一周，甲右迁而己来，己在迁而甲来，故五岁而右迁也。应地之气，六气之应地支也。静而守位，以地承天而地支不动也。六朞而环会，地支之周也，即下文子午之岁，上见少阴之类是也。盖子丑寅卯辰巳，终六气之一备，午未申酉戌亥，又六气之一备，终而复始，故六朞而环会。

④张志聪《黄帝内经集注》应天之气者，丹黅苍素玄之气也。动而不息，五岁而右迁者，自甲而乙，乙而丙，丙而丁，丁而戊，五运之气已终，而复起五运也。应地之气者，木火土金水火之气也。静而守位，六期而环会者，自子而丑，丑而寅，六岁已周，至午岁而复起少阴也。

⑤高士宗《黄帝素问直解》天地阴阳，上下相召，所以欲知天地之阴阳者，天动地静。地以五运，应天之气，则动而不息。五运本于天干，始于甲之土运，次则乙之金运，次则丙之水运，次则丁之木运，次则戊之火运。土金水木火，五岁以终，至六岁右迁于己，复起土运，此地之五运，而上召于天也。天以六气，应地之气，则静而守位。六气本于地支，始以少阴君火之子，次则太阴湿土之丑，次则少阳相火之寅，次则阳明燥金之卯，次则太阳寒水之辰，次则厥阴风木之巳。三阴三阳，以君相二火，而合五行，至六期则六气以终。七岁临午，复环会于少阴君火，此天之六气，而下召于地也。

⑥黄元御《黄元御医书全集》所以欲知天地之阴阳者，天干为阳，主动，五运应天，动而不息，故五岁而右迁。以五运随干转，甲己之年为土运，甲己迁而交乙庚；乙庚之年交金运，乙庚迁而交丙辛；丙辛之年为水运，丙辛迁而交丁壬；丁壬之年为木运，丁壬迁而交戊癸；戊癸之年为火运，戊癸迁而交甲己也。地支为阴，主静，六

气应地,静而守位,故六期而环会。

⑦张琦《素问释义》五运本地气而应乎天,随甲乙右迁,五岁而一周。司天本天气而应乎地,随子丑为序,六年而环会。此运气本有上下相召之理也。

⑧高亿《黄帝内经素问详注直讲全集》〔注〕相召、相临、相错者,其气循环不已。

〔讲〕所以欲明天地之阴阳者,必求应乎天之气。盖天行健,其气动而不息者也,惟其不息,故五岁右迁。如甲己之岁,甲至己为五岁,己至甲亦为五岁,从甲迁己是为右迁也。且必求应地之气,地道专静而守位者,故六期而循会。如子午同为君火,自子至午,六年而复会,少阴之类是也。

⑨孟景春等《黄帝内经素问译释》[应天之气,动而不息]张介宾:"应天之气,五行之应天干也。动而不息,以天加地而六甲周旋也。"地之运有五,而天之气有六,五六相合,六多五少,少则动速,所以说"动而不息"。[五岁而右迁]例如甲子年为土运,至己巳年又为土运,这就是五岁而右迁的意思。[应地之气,静而守位]张介宾:"应地之气,天地之应地支也。静而守位,以地承天而地支不动也。"天之六气与地之五运相合,而六气对五运来说,因其多一,是比较静止的,所以说"静而守位";六年一周,所以说"六耆而环会"(见表1-3)。

表1-3  五运六气相合交错

| 纪年之干支 | 甲子 | 乙丑 | 丙寅 | 丁卯 | 戊辰 | 己巳 | 庚午 | 辛未 | 壬申 | 癸酉 | 甲戌 | 乙亥 | 丙子 |
|---|---|---|---|---|---|---|---|---|---|---|---|---|---|
| 主岁之五运 | 土 | 金 | 水 | 木 | 火 | 土 | 金 | 水 | 木 | 火 | 土 | 金 | 水 |
| 司天之六气 | 少热阴气 | 太湿阴气 | 少火阳气 | 阳燥明气 | 太寒阳气 | 厥风阴气 | 少热阴气 | 太湿阴气 | 少火阳气 | 阳燥明气 | 太寒阳气 | 厥风阴气 | 少热阴气 |

所以要知道天地之阴阳,必须了解与六气相应的五运是运动不息的,因此经过五年就右迁一步;与五运相应的六气是比较静止的,所以经过六年才循环一周。

⑩任廷革《任应秋讲〈黄帝内经〉素问》此句未具体注释,总体概括此段为:(提要)言五运六气上下相临,阴阳相错,而变由中生。

⑪张灿玾等《黄帝内经素问校释》[应天之气,动而不息]《类经》二十三卷第三注:"应天之气,五行之应天干也,动而不息,以天加地而六甲周旋也。"古人认为天属阳而行速,故曰"动而不息"。五岁而右迁:五行应十天干为五运,即甲己年为土运,乙庚年为金运,丙辛年为水运,丁壬年为木运,戊癸年为火运。每五年五运当转换一次,其方向是自东而西,故曰"右迁"(见图1-4)。[应地之气,静而守位]《类经》二十三卷第三注:"应地之气,六气之应地支也,静而守位,以地承天而地支不动也。"古人认为地属阴而行迟,故曰"静而守位"。[六耆而环会]六气应十二支为三阴三阳,司天即子午年为少阴司天,丑未年为太阴司天,寅申年为少阳司天,卯酉年

为阳明司天,辰戌年为太阳司天,己(编者按:此处应为"巳")亥年为厥阴司天。每六年环周一次,故曰"六朞而环会"。

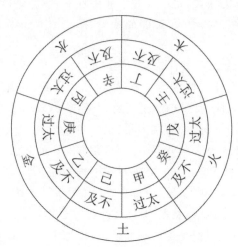

图1-4　五运太过不及变迁

所以要想知道天地阴阳的变化情况,是这样的,五行应于天干而为五运,常动而不息,故五年之间,自东向西,每运转换一次;六气应于地支,为三阴三阳司天,其运行较迟,各守其位,故六年而环周一次。

⑫方药中等《黄帝内经素问运气七篇讲解》"应天之气",指与天之六气相对应之气。前文已述及:"寒暑燥湿风火,天之阴阳也,三阴三阳上奉之,木火土金水火,地之阴阳也,生长化收藏下应之。"因此,与天之六气对应之气,亦即木火土金水五行之气。在这里也就是指木火土金水五运。按照五运运行规律,每年一转,亦即前文所述的:"五运相袭而皆治之,终朞之日,周而复始。"所以叫作"动而不息,故五岁而右迁"。"应地之气",指与地之五行亦即木火土金水五运相对应之气,这也就是指风、火、湿、燥、寒、热六气。在一年中风、火、湿、燥、寒、热各有其所属季节,春风、夏热、长夏湿、秋燥、冬寒,相对固定,周而复始,所以叫作"静而守位,六朞而环会"。五运运行指其变,每年不同,所以叫"动而不息";六气变化指其常,年年如此,所以叫"静而守位"。

⑬王洪图等《黄帝内经素问白话解》应天之气,动而不息:天属阳而主动,故天之气动而不息。应地之气,静而守位:古人认为地属阴而行迟,所以说"静而守位"。

所以要想知道天地阴阳变化的情况,就必须了解五行与天干相配合是运转不息的,每五年岁运轮转一周,并自东向西右迁一步。如:甲己年土运、乙庚年金运、丙辛年水运、丁壬年木运、戊癸年火运,五年环转一周,即甲年土运过后,五年值己年又是土运。此外,还必须了解天之六气与地之五运相配合,每六年环转一周。如:子午年为少阴司天、丑未年为太阴司天、寅申年为少阳司天、卯酉年为阳明司天、辰戌年为太阳司天、已亥年为厥阴司天,即子年少阴司天过后,六年值午年仍是少阴司天,所以说六年环转一周。

⑭郭霭春《黄帝内经素问白话解》这就是我们要了解天地之阴阳的根本原因。与六气相应的五运,是运动不息的,经过五年就右迁一步。与五运相应的六气,是比较静止的,所以经过六年才循环一周。

(6)动静相召,上下相临,阴阳相错,而变由生也。

①王冰《黄帝内经素问》天地之道,变化之微,其由是矣。孔子曰:天地设位,而易行乎其中。此之谓也。(〔新校正云〕按《五运行大论》云:"上下相遘,寒暑相临,气相得则和,不相得则病。"又云:"上者右行,下者左行,左右周天,余而复会。")

②马莳《黄帝内经素问注证发微》故治岁动者与治步静者相召,外旋上者与内运下者相临,则阴阳相错,而损益盛虚之变所由生也。

③张介宾《类经》动以应天,静以应地,故曰动静,曰上下,无非言天地之合气,皆所以结上文相召之义。

④张志聪《黄帝内经集注》动静相召者,天地之气相感也。上下相临者,天之五气下御地之五行,地之木火土金水火,上临天之六气,是以天五地六,天六地五,阴阳交错而变生三十年之一纪,六十岁之一周也。按天之五气经于十干之分,运化地之五行,是天五地五也。地之木火土金水火,分主十二支之位,子午少阴君火司天,丑未太阴湿土司天,寅申少阳相火司天,卯酉阳明燥金司天,辰戌太阳寒水司天,已亥厥阴风木司天,是地六天六也。是以上文云:应天之气,五岁而右迁,应地之气,六期而环会。下文云:周天气者,六期为一备,终地纪者,五岁为一周。

⑤高士宗《黄帝素问直解》天动地静,天上地下,天阳地阴。如上文动静相召,上下相临,阴阳相错,则损益在其中,而变所由生也。此承帝问,所以申明上下相召,而损益彰者如此。

⑥黄元御《黄元御医书全集》以六气随支旋,子午之年,上见少阴,少阴去而太阴会;丑未之年,上见太阴,太阴去而少阳会;寅申之年,上见少阳,少阳去而阳明会;卯酉之年,上见阳明,阳明去而太阳会;辰戌之年,上见太阳,太阳去而厥阴会;已亥之年,上见厥阴,厥阴去而少阴会也。阳动而上,阴静而下,动静相召,上下相临,天之阴阳与地之阴阳往来错综,而变由此生矣。

⑦张琦《素问释义》五六相加,而过不及因之生。

⑧高亿《黄帝内经素问详注直讲全集》动静之气,与正气合,则为平气而无病。不合,则为变气而生病也。

〔讲〕天动地静,其形气两相感召。上天下地,其形气两相如临。故司天在泉,各有不同,亦各有相值。故阴阳之气循环不已,其一动一静,偶而与正气相合,则为平气而无病,稍有不合,则变气由之而生,即百病由之而遂起也。

⑨孟景春等《黄帝内经素问译释》天地动静相互影响,上下相合,阴阳交错,运气的变化就产生了。

⑩任廷革《任应秋讲〈黄帝内经〉素问》此句未具体注释,总体概括此段为:(提要)言五运六气上下相临,阴阳相错,而变由中生。

⑪张灿玾等《黄帝内经素问校释》由于动和静互相感召,天气和地气互相加临,阴气和阳气互相交错,而运气的变化就发生了。

⑫方药中等《黄帝内经素问运气七篇讲解》此段文字系承上文而言。这里所说的"动",即上文所谓的"应天之气",亦即木火土金水五运。这里所说的"静",即上文所谓的"应地之气",亦即风火湿燥寒热六气。"动静相召,上下相临",即"五运"与"六气"相互作用,相互影响。这里所说的"阴阳相错","阴"是指"五运","阳"是指"六气"。"五运"有五,年年不同,"五岁而右迁";"六气"有六,风火湿燥寒热各有其所属季节,"六暮"而环会。这就是说,各个年度在气候上总是有常有变。各个年度在气候变化上,有其相同之处,也有其不同之处。由于各个年度在气候上有常有变,年年不同,因此各个年度在物化上自然也就有所不同,这就叫"阴阳相错而变由生"。这也就是说,因为运和气有动静的不同特性,所以才出现了阴阳相错的现象;因为有阴阳相错,所以才出现了运动;因为有了运动,所以才能发生变化,变化的发生正是运动的结果。

⑬王洪图等《黄帝内经素问白话解》由于天地之气有动有静,上下相应,阴阳相互交错,所以六十年的运气变化就由此而产生了。

⑭郭霭春《黄帝内经素问白话解》天地动静上下相互影响,阴阳相互交错,于是变化就产生了。

**第七解**

(一)内经原文

帝曰:上下周纪,其有数乎?鬼臾区曰:天以六为节,地以五为制。周天气者,六暮为一备;终地纪者,五岁为一周。君火以明,相火以位。五六相合,而七百二十气为一纪,凡三十岁;千四百四十气,凡六十岁而为一周。不及太过,斯皆见矣。

(二)字词注释

(1)周纪

①王冰《黄帝内经素问》此词未具体注释。

②马莳《黄帝内经素问注证发微》此词未具体注释。

③张介宾《类经》此词未具体注释。

④张志聪《黄帝内经集注》三十岁为一纪,六十岁为一周也。

⑤高士宗《黄帝素问直解》五岁左迁,六期环会,上下相召,为周为纪。

⑥黄元御《黄元御医书全集》此词未具体注释。

⑦张琦《素问释义》此词未具体注释。

⑧高亿《黄帝内经素问详注直讲全集》〔讲〕上而天,下而地。其阴阳之气,一升一降。

⑨孟景春等《黄帝内经素问译释》高世栻:"五岁右迁,六朞环会,上下相召,为周为纪。"就是天干在上,五岁为一周;地支在下,七百二十气为一纪。

⑩任廷革《任应秋讲〈黄帝内经〉素问》此词未具体注释。

⑪张灿玾等《黄帝内经素问校释》天干配五运,五年一周,地支配六气,六年一周,五运和六气相临,需三十年,五运六周,六气五周,而气和运复始,叫作一纪。

⑫方药中等《黄帝内经素问运气七篇讲解》上,指天之六气;下,指地之五行,亦即木、火、土、金、水五运;周,指循环运转;纪,指规律。"上下周纪",即指五运六气循环运转的规律。由于五运六气的运动形式是周而复始,如环无端,因此谓"上下周纪"。

⑬王洪图等《黄帝内经素问白话解》天干地支上下五六相合,而形成周和纪。

⑭郭霭春《黄帝内经素问白话解》上下周纪天干在上,五年为一周,地支在下,七百二十气为一纪。

(2)数

①王冰《黄帝内经素问》此词未具体注释。

②马莳《黄帝内经素问注证发微》此词未具体注释。

③张介宾《类经》此词未具体注释。

④张志聪《黄帝内经集注》此词未具体注释。

⑤高士宗《黄帝素问直解》定数。

⑥黄元御《黄元御医书全集》此词未具体注释。

⑦张琦《素问释义》此词未具体注释。

⑧高亿《黄帝内经素问详注直讲全集》〔讲〕定数。

⑨孟景春等《黄帝内经素问译释》定数。

⑩任廷革《任应秋讲〈黄帝内经〉素问》此词未具体注释。

⑪张灿玾等《黄帝内经素问校释》定数。

⑫方药中等《黄帝内经素问运气七篇讲解》此词未具体注释。

⑬王洪图等《黄帝内经素问白话解》一定常数。

⑭郭霭春《黄帝内经素问白话解》定数。

(3)备

①王冰《黄帝内经素问》备,谓备历天气。

②马莳《黄帝内经素问注证发微》盖天之六气,各治一岁,故六期一备。

③张介宾《类经》天之六气,各治一岁,故六朞为一备。

④张志聪《黄帝内经集注》六期为三阴三阳之一备。

⑤高士宗《黄帝素问直解》六期为六气之一备。

⑥黄元御《黄元御医书全集》周天气者,六期为一备。

⑦张琦《素问释义》此词未具体注释。

⑧高亿《黄帝内经素问详注直讲全集》〔注〕六年,天气循环一转谓之一备。

〔讲〕故周天气者,必须六年,而气之循环始周,而为一备。

⑨孟景春等《黄帝内经素问译释》周。

⑩任廷革《任应秋讲〈黄帝内经〉素问》此词未具体注释。

⑪张灿玾等《黄帝内经素问校释》司天之气,六年循环一周,谓之一备。

⑫方药中等《黄帝内经素问运气七篇讲解》备,有全或尽之义,此处指一周。

⑬王洪图等《黄帝内经素问白话解》周。

⑭郭霭春《黄帝内经素问白话解》周。

(4)气

①王冰《黄帝内经素问》气。

②马莳《黄帝内经素问注证发微》此词未具体注释。

③张介宾《类经》气。

④张志聪《黄帝内经集注》十五日为一气。

⑤高士宗《黄帝素问直解》气。

⑥黄元御《黄元御医书全集》气。

⑦张琦《素问释义》五日为候,三候为一气。

⑧高亿《黄帝内经素问详注直讲全集》〔讲〕气。

⑨孟景春等《黄帝内经素问译释》气指节气。

⑩任廷革《任应秋讲〈黄帝内经〉素问》此词未具体注释。

⑪张灿玾等《黄帝内经素问校释》气数。

⑫方药中等《黄帝内经素问运气七篇讲解》气,就是节气。

⑬王洪图等《黄帝内经素问白话解》节气。

⑭郭霭春《黄帝内经素问白话解》节气。

(三)语句阐述

(1)帝曰:上下周纪,其有数乎?

①王冰《黄帝内经素问》此句未具体注释。

②马莳《黄帝内经素问注证发微》此句未具体注释。

③张介宾《类经》此句未具体注释。

④张志聪《黄帝内经集注》此句未具体注释。

⑤高士宗《黄帝素问直解》五岁左迁,六期环会,上下相召,为周为纪,其有定数乎?

⑥黄元御《黄元御医书全集》此句未具体注释。

⑦张琦《素问释义》此句未具体注释。

⑧高亿《黄帝内经素问详注直讲全集》〔批〕此举上下周纪之义,而约言之也。

〔讲〕黄帝曰:上而天,下而地。其阴阳之气,一升一降,同其纲纪者,亦有定数乎?

⑨孟景春等《黄帝内经素问译释》[上下周纪]高世栻:"五岁右迁,六朞环会,

上下相召,为周为纪。"就是天干在上,五岁为一周;地支在下,七百二十气为一纪。

黄帝道:天地循环周旋的变化,有没有定数呢?

⑩任廷革《任应秋讲〈黄帝内经〉素问》此句未具体注释,总体概括此段为:(提要)先言五六相合、上下周纪之理,最后阐明十干化运、十二支化气的规律。

⑪张灿玾等《黄帝内经素问校释》上下周纪:天干配五运,五年一周,地支配六气,六年一周,五运和六气相临,需三十年,五运六周,六气五周,而气和运复始,叫作一纪。

黄帝说:天气和地气,循环周旋,有没有定数呢?

⑫方药中等《黄帝内经素问运气七篇讲解》上下周纪:上,指天之六气;下,指地之五行,亦即木、火、土、金、水五运;周,指循环运转;纪,指规律。"上下周纪",即指五运六气循环运转的规律。由于五运六气的运动形式是周而复始,如环无端,因此谓"上下周纪"。

⑬王洪图等《黄帝内经素问白话解》黄帝说:天干地支上下五六相合,而形成周和纪,这有没有一定常数呢?

⑭郭霭春《黄帝内经素问白话解》上下周纪:天干在上,五年为一周,地支在下,七百二十气为一纪。

黄帝道:天地运转,周而复始,也有定数吗?

(2)鬼臾区曰:天以六为节,地以五为制。

①王冰《黄帝内经素问》六节,谓六气之分。五制,谓五位之分。

②马莳《黄帝内经素问注证发微》天以六为节,地以五为制者,上下相召之数也。

③张介宾《类经》天数五而五阴五阳,故为十干。地数六而六阴六阳,故为十二支。然天干之五,必得地支之六以为节;地支之六,必得天干之五以为制,而后六甲成,岁气备。又如子午之上为君火,丑未之上为湿土,寅申之上为相火,卯酉之上为燥金,辰戌之上为寒水,巳亥之上为风木,是六气之在天,而以地支之六为节也。甲己为土运,乙庚为金运,丙辛为水运,丁壬为木运,戊癸为火运,是五行之在地,而以天干之五为制也。此以地支而应天之六气,以天干而合地之五行,正其上下相召,以合五六之数也。

④张志聪《黄帝内经集注》上下周纪者,天干地支,五六相合,凡三十岁为一纪,六十岁为一周也。天以六为节者,以三阴三阳为节度也。地以五为制者,以五行之位为制度也。

⑤高士宗《黄帝素问直解》上下周纪之数,乃天之六气,地之五运,相合而成。天以六为节,六气之三阴三阳也。地以五为制,五运之五行也。

⑥黄元御《黄元御医书全集》天数五,地数六,天以地之六为节,故有六气,地以天之五为制,故有五行。

⑦张琦《素问释义》干为天气,必以地支之六为节,故司天之气以支定之。支

为地气,必以天干之五为制,故五运之气,以干定之。

⑧高亿《黄帝内经素问详注直讲全集》〔注〕此明六气以应天之阴阳,五行以应地之阴阳。六节者,六气之节也。五制者,五行之制也。

〔讲〕鬼臾区曰:天以六气为节,地以五行为制。

⑨孟景春等《黄帝内经素问译释》鬼臾区说:司天之气以六为节,司地之运以五为制。

⑩任廷革《任应秋讲〈黄帝内经〉素问》此句未具体注释,总体概括此段为:(提要)先言五六相合、上下周纪之理,最后阐明十干化运、十二支化气的规律。

⑪张灿玾等《黄帝内经素问校释》[天以六为节,地以五为制]王冰注:"六节,谓六气之分。五制,谓五位之分。位应一岁,气统一年。"《类经》二十三卷第三注:"天数五,而五阴五阳,故为十干。地数六,而六阴六阳,故为十二支。然天干之五,必得地支之六以为节;地支之六,必得天干之五以为制。而后六甲成,岁气备。"当以王注为是,意即司天之气有六,故以六为节;主岁之运有五,故以五为制。制,在此即制度之义。节,亦有制度之义。如《易经·节卦》:"节,亨。苦节不可贞。"疏:"节者,制度之名。"

鬼臾区说:司天之气,以六为节,司地之气,以五为制。

⑫方药中等《黄帝内经素问运气七篇讲解》节,有分段或节度之意;制,有控制或规定之意;天,指天之六气。前文已述及:"寒暑燥湿风火,天之阴阳也,三阴三阳上奉之。"这就是说天之六气可以用三阴三阳来归纳划分。以厥阴代表风,少阴代表热,太阴代表湿,少阳代表火,阳明代表燥,太阳代表寒。三阴三阳其数为六,故曰"天以六为节"。地,指木火土金水五运。前文已述及:"木火土金水,地之阴阳也,生长化收藏下应之。"这就是说地之生长化收藏等物化现象,可以用木火土金水五行来归纳、计算。以木代表生,以火代表长,以土代表化,以金代表收,以寒代表藏。木火土金水其数为五,故曰地以五为制。

⑬王洪图等《黄帝内经素问白话解》鬼臾区说:司天之气循环,以六为常数,地之五运以五为常数。

⑭郭霭春《黄帝内经素问白话解》鬼臾区说:天以六气为节,地以五行为制。

(3)周天气者,六暮为一备;终地纪者,五岁为一周。

①王冰《黄帝内经素问》位应一岁,气统一年,故五岁为一周,六年为一备。备,谓备历天气。周,谓周行地位。所以地位六而言五者,天气不临君火故也。

②马莳《黄帝内经素问注证发微》盖天之六气,各治一岁,故六期一备;地之六位,其君火以明,相火以位,故五岁一周。

③张介宾《类经》天之六气,各治一岁,故六暮为一备。地之五行,亦各治一岁,故五岁为一周。一曰:当以周天气者六为句,终地纪者五为句,亦通。谓一岁六气,各主一步,步各六十日,六六三百六十日,是周天气者六也,故暮为一备。一岁五行,各主一运,运七十二日,五七三百五十,二五一十,亦三百六十日,是终地纪者

五也,故岁为一周。此以一岁之五六为言,以合下文一纪一周之数,尤见亲切。

④张志聪《黄帝内经集注》周天气者,子属少阴君火司天,丑属太阴湿土司天,寅属少阳相火司天,卯属阳明燥金司天,辰属太阳寒水司天,巳属厥阴风木司天,六期为三阴三阳之一备。终地纪者,甲主土运,乙主金运,丙主水运,丁主木运,戊主火运,五岁为五运之一周。

⑤高士宗《黄帝素问直解》"周天气者",子属少阴君火司天,丑属太阴湿土司天,寅属少阳相火司天,卯属阳明燥金司天,辰属太阳寒水司天,巳属厥阴风木司天,是六期为六气之一备。"终地纪者",甲主土运,乙主金运,丙主水运,丁主木运,戊主火运,是五岁为五运之一周。五运者,五行也。六气者,亦五行也。

⑥黄元御《黄元御医书全集》周天气者,六期为一备,从地节也,终地纪者,五岁为一周,从天制也。上下周流之纪,其数如此。天数五,故有十干,地数六,故有十二支。五运随干转,六气随支旋,故天气六期一备,地纪五岁一周也。

⑦张琦《素问释义》此句未具体注释。

⑧高亿《黄帝内经素问详注直讲全集》〔注〕六年,天气循环一转谓之一备。五岁,五行迁移皆尽谓之一周。

〔讲〕故周天气者,必须六年,而气之循环始周,而为一备。终地纪者,必待五年,而五年之迁转始终,而为一周。

⑨孟景春等《黄帝内经素问译释》所以六气司天,需要六年方能循环一周;地之五运,需要五年才能循环一周。

⑩任廷革《任应秋讲〈黄帝内经〉素问》此句未具体注释,总体概括此段为:(提要)先言五六相合、上下周纪之理,最后阐明十干化运、十二支化气的规律。

⑪张灿玾等《黄帝内经素问校释》司天之气,六年循环一周,谓之一备;司地之气,五年循环一周,谓之一周。

⑫方药中等《黄帝内经素问运气七篇讲解》[周天气者,六朞为一备]天气,即风、火、湿、燥、寒;朞,即时限;周,此处有巡回运转,循环不已之意;备,有全或尽之义,此处指一周。从一年的循环运转来说,一年分为六步,即六个时段,每个时段为六十天又八十七刻半。六气按风、君火、相火、湿、燥、寒次序,各占一个时段,依次运转,始于初之气,终于终之气,循环一周就是一年。通过这六步的运转,这一年中的气候变化情况,就可以基本反映出来。因此,原文谓:"周天气者,六朞为一备。"从各个年度之间气候的特殊变化来说,也同样有个六气巡回运转的问题,亦即各个年度间气候的特殊变化常以六年为一个周期一年一转。但是这个运转次序和一年中六步的运转次序不同,而是按风—君火—湿—相火—燥—寒的次序,亦即以一阴—二阴—三阴—一阳—二阳—三阳为序,依次运转。每气主管一年,这也叫作"周天气者,六朞为一备"。前者属于"主气"运转情况,年年如此;后者属于"客气"运转情况,每六年为一运转周期。

[终地纪者,五岁为一周]地,即木、火、土、金、水五行,此处是指木、火、土、金、

水五运。"地纪",即五运运行规律。"周",有循环运转之意。五运的运动形式,如同六气一样,也是巡回运转,循环不已。从一年中的循环运转来说,一年之中按木、火、土、金、水分为五个运季:木为初运,火为二运,土为三运,金为四运,水为终运。每年初运代表春,主生;二运代表夏,主长;三运代表长夏,主化;四运代表秋,主收;终运代表冬,主藏。每个运季时间为七十三天零五刻。五运按此顺序,始于初运,止于终运,依次运转,循环一周,就是一年。通过五运轮转,这一年中物质的生长变化情况就可以基本反映出来。从各个年度的特殊变化来说,各个年度也同样有一个按上述顺序循环运转规律,以年为单位,一年一转,以五年为一个周期。这里所说的情况,正属于后者,所以谓:"终地纪者,五岁为一周。"前者属于"主运"运转,年年如此;后者属于"中运"(又称"大运")运转,以五年为一运转周期。每年的"中运"不同,各个年度也因此而产生相应的特殊变化,这叫作"客运"。客运的运转,如同主运运转形式一样,以木、火、土、金、水为序循环运转。关于中运、主运、客运的具体运算,均见总论中运气运算部分。

⑬王洪图等《黄帝内经素问白话解》所以六气司天,需要六年方能循环一周;地之五运,需要五年才能循环一周。

⑭郭霭春《黄帝内经素问白话解》一备;一周

六气司天,需要六年方能循环一周,五运制地,需要五年才能循环一周。

(4)君火以明,相火以位。

①王冰《黄帝内经素问》君火在相火之右,但立名于君位,不立岁气,故天之六气,不偶其气以行,君火之政,守位而奉天之命,以宣行火令尔。以名奉天,故曰君火以名。守位禀命,故云相火以位。

②马莳《黄帝内经素问注证发微》此句未具体注释。

③张介宾《类经》此明天之六气惟火有二之义也。君者上也,相者下也。阳在上者,即君火也;阳在下者,即相火也。上者应离,阳在外也,故君火以明。下者应坎,阳在内也,故相火以位。火一也,而上下幽显,其象不同,此其所以有辨也。愚按王氏(王冰)注此曰:君火在相火之右,但立名于君位不立岁气。又曰:以名奉天,故曰君火以名。守位禀命,故曰相火以位。详此说,是将明字改为名字,则殊为不然。此盖因《至真要大论》言少阴不司气化,故引其意而云君火不立岁气。殊不知彼言不司气化者,言君火不主五运之化,非言六气也。如子午之岁,上见少阴,则六气分主天地,各有所司,何谓不立岁气?且君为大主,又岂寄空名于上者乎?以致后学宗之,皆谓君火以名,竟将明字灭去,大失先圣至要之旨。夫天人之用,神明而已,惟神则明,惟明乃神。天得之而明照万方,人得之而明见万里,皆此明字之用,诚天地万物不可须臾离者。故《气交变大论》曰:天地之动静,神明为之纪。《生气通天论》曰:阳气者若天与日,失其所则折寿而不彰,故天运当以日光明。此皆君火以明之义也。又如《周易·说卦传》曰:离也者,明也,万物皆相见,南方之卦也。圣人南面而听天下,向明而治,盖取诸此也。由此言之,则天时人事,无不赖此明字为

之主宰,而后人泯去之,其失为何如哉?不得不正。〔又按〕君火以明,相火以位,虽注义如前;然以凡火观之,则其气质上下,亦自有君相明位之辨。盖明者光也,火之气也。位者形也,火之质也。如一寸之灯,光被满室,此气之为然也。盈炉之炭,有热无焰,此质之为然也。夫焰之与炭皆火也,然焰明而质暗,焰虚而质实,焰动而质静,焰上而质下,以此证之,则其气之与质,固自有上下之分,亦岂非君相之辨乎?是以君火居上,为日之明,以昭天道,故于人也属心,而神明出焉。相火居下,为原泉之温,以生养万物,故于人也属肾,而元阳蓄焉。所以六气之序,君火在前,相火在后,前者肇物之生,后者成物之实。而三百六十日中,前后二火所主者,止四五六七月,共一百二十日,以成一岁化育之功,此君相二火之为用也。或曰:六气中五行各一,惟火言二何也?曰:天地之道,阴阳而已。阳主生,阴主杀,使阳气不充,则生意终于不广,故阳道实,阴道虚,阳气刚,阴气柔,此天地阴阳当然之道。且六气之分,属阴者三,湿燥寒是也;属阳者二,风热而已。使火无君相之化,则阴胜于阳而杀甚于生矣,此二火之所以必不可无也。若因惟火有二,便谓阳常有余而专意抑之,则伐天之和,伐生之本,莫此为甚。此等大义,学者最宜详察。《至真要大论》云:少阴不司气化。《生气通天论》云:天运当以日光明。

④张志聪《黄帝内经集注》是以君火以明而在天,相火以位而在下。盖言地以一火而成五行,天以二火而成六气也。玉师曰:地之十二支上应司天之气,天之十干下合地之五行。

⑤高士宗《黄帝素问直解》六气之中,有二火,则君火以明,相火以位,君主神明,故曰以明;相主辅佐,故曰以位。

⑥黄元御《黄元御医书全集》此句未具体注释。

⑦张琦《素问释义》此句未具体注释。

⑧高亿《黄帝内经素问详注直讲全集》〔注〕金木水土各一,火独有二者谓君火相火,以应三阴三阳之气,各有部位也。

〔讲〕由是君火得以明,相火有其位。

⑨孟景春等《黄帝内经素问译释》明,王冰注文改作"名"。张志聪:"是以君火以明而在天,相火以位而在下。盖言地以一火而成五行,天以二火而成六气也。"地之阴阳虽亦有二火,然而因为君火主神明,只有相火主运,所以运仅有五,而气有六。

⑩任廷革《任应秋讲〈黄帝内经〉素问》此句未具体注释,总体概括此段为:(提要)先言五六相合、上下周纪之理,最后阐明十干化运、十二支化气的规律。

⑪张灿玾等《黄帝内经素问校释》君火以名,相火以位:火有君火和相火之分,但君火不主岁气,凡火主岁之年,由相火代宣火令,所以说,"君火以名,相火以位。"王冰注:"君火在相火之右,但立名于君位,不立岁气,故天之六气,不偶其气以行,君火之政,守位而奉天之命,以宣行火令尔。以名奉天,故曰君火以名。守位禀命,故云相火以位。"

主运之气的火运,君火是有名而不主令,相火代君宣化火令。

⑫方药中等《黄帝内经素问运气七篇讲解》要理解"君火以明,相火以位"这句话,首先必须讨论两个问题:一个问题什么是君火?什么是相火?什么是明?什么是位?另一个问题是为什么五行中木、土、金、水都只有一,而火独分为二?这两个问题解决了,"君火以明,相火以位"这句话也就自然理解了。

什么是君火?"君",指最高主持者;火,指事物生长和变化的动力。因此,所谓君火,质言之,亦即使事物生长和变化的最高主持者和动力。以自然变化来说,有了它,生物的生长化收藏才能够进行。以人体变化来说,它是人体生理活动的中枢,有了它,生理活动才能进行。这个火叫作"君火"。什么是相火?相火是在君火指挥下具体完成、促使自然界多种生物成长变化或人体生长发育的火。它是在君火主持指挥下发挥其作用的,处于臣使地位。有了它,君火的作用才能具体落实。这个火就是"相火"。明,光明之意,指君火的正常表现。位,指位置,亦即安于本位充分发挥其本身应尽的职能。因此,所谓"君火以明,相火以位"者,质言之,亦即君火的主持指挥作用正常,相火的作用才能正常;君火相火的作用正常,自然界物化现象及人体的生理活动也才能够正常进行。这就叫"君火以明,相火以位"。张介宾《类经》注云:"六气之序,君火在前,相火在后,前者肇物之生,后者成物之实,而三百六十日中,前后二火所主者,止四五六七月,共一百二十日,以成一岁化育之功,此君相二火之为用也。"又云:"夫天人之用,神明而已,惟神则明,惟明乃神,天得之而明照万方,人得之而明见万里,皆此明字之用,诚天地万物不可须臾离者,故气交变大论曰,天地之动静,神明为之纪;生气通天论曰,阳气者,若天与日,失其所则折寿而不彰,故天运当以日光明。此皆君火以明之义也。"明确地说明了君火和相火的作用和关系。

为什么五行中木、土、金、水都各为一,而火独分为二?要回答这个问题,必须首先了解火的作用。前已述及,火是使物质变化的动力,没有火的作用物质就不能发生变化,自然界生长化收藏现象就不能进行。因此,火在六气六步中,从时限看来,君火、相火各主一步,好像只占了两步,而实际上君火这一步统率着全年的变化。从生长化收藏的物化作用来说,只有相火主长,因此实际上仍只占一步,并无特殊,《五运行大论》云:"风寒在下,燥热在上,湿气在中,火游行其间,寒暑六入,故令虚而生化。"这里所说的"火游行其间"的火,就是指的君火。它是气化和物化的统帅和动力,没有它,气化和物化现象都不能正常地进行。这就是木、土、金、水都各有一,而火独分为二的原因。

⑬王洪图等《黄帝内经素问白话解》因为君火主宰神明,只有相火主运,所以运仅有五,而气有六。

⑭郭霭春《黄帝内经素问白话解》君火有名而不主令,相火代君以宣火令。

(5)五六相合,而七百二十气为一纪,凡三十岁;千四百四十气,凡六十岁而为一周。

①王冰《黄帝内经素问》历法一气十五日,因而乘之,积七百二十气,即三十年,积千四百四十气,即六十年也。经云:"有余而往,不足随之,不足而往,有余从之。"(〔新校正云〕按《六节藏象论》云:"五日谓之候,三候谓之气,六气谓之时,四时谓之岁,而各从其主治焉。五运相袭,而皆治之,终碁之日,周而复始,时立气布,如环无端,候亦同法。"故曰不知年之所加,气之盛衰、虚实之所起,不可以为工矣。)

②马莳《黄帝内经素问注证发微》五六相合,凡三十岁为一纪,六十岁为一周。

③张介宾《类经》天以六碁为备,地以五岁为周,周余一气,终而复会。如五个六,三十岁也;六个五,亦三十岁也。故五六相合,而七百二十气为一纪,凡三十岁也。然此以大数言之耳,若详求之,则三十年之数,正与一岁之度相合。盖一岁之数,凡三百六十日,六分分之为六气,各得六十日也;五分分之为五运,各得七十二日也;七十二分分之为七十二候,各得五日也。三十年之数,凡三百六十月,六分分之,各得六十月;五分分之,各得七十二月;七百二十分分之,各得十五日,是为一气,又曰一节。此五六之大会,而元会运世之数皆自此起,故谓之一纪,又谓之一世。以三十年而倍之,则得此数,是为六十年花甲一周也。其间运五气六,上下相临之数,尽具于此。

④张志聪《黄帝内经集注》十五日为一气,五运六气相合而主岁,一岁凡二十四气,计七百二十气为一纪。纪,小会也。盖以五六为三十,六五亦为三十,故以三十岁为一会,自甲子而终于癸亥,凡六十岁为一周。

⑤高士宗《黄帝素问直解》五六相合者,五运之十干,六气之十二支,相合成岁,始于甲子,终于癸亥。一岁凡二十四气,而七百二十气,为三十岁之一纪。又七百二十气,则一千四百四十气,为六十岁之一周。

⑥黄元御《黄元御医书全集》五六相合,其数三十,凡三十岁,七百二十气,为一纪。三十重之,则为六十,凡六十岁,千四百四十气,为一周。

⑦张琦《素问释义》五日为候,三候为一气,以五加六,干支相错,甲子尽于六十。

⑧高亿《黄帝内经素问详注直讲全集》〔讲〕五行六气两两相合,积而至于七百二十气始为一纪。一纪者何?凡三十岁也。又积而至于一千四百四十气,始为一周。一周者何?凡六十岁也。

⑨孟景春等《黄帝内经素问译释》七百二十气为一纪:气指节气,一年共有二十四个节气,五与六结合,$5 \times 6 = 30$ 年,称为一纪,24 气 $\times$ 30 = 720 气。一周:指甲子相合的一周。甲子相合共得六十个不同的年份,所以六十年为一周。

五与六相合,计三十年中共有七百二十个节气,称为一纪;经过一千四百四十个节气,计六十年就成为甲子的一周。

⑩任廷革《任应秋讲〈黄帝内经〉素问》此句未具体注释,总体概括此段为:(提要)先言五六相合、上下周纪之理,最后阐明十干化运、十二支化气的规律。

⑪张灿玾等《黄帝内经素问校释》七百二十气:每五日为候,三候为气。如立

春、雨水、惊蛰、春分等,一年共二十四气。七百二十气是三十年的气数。

六气和五运互相结合,七百二十气,谓之一纪,共三十年;一千四百四十气,共六十年而成为一周。

⑫方药中等《黄帝内经素问运气七篇讲解》此段文字,系解释前述"上下相召"之理。五,指木火土金水五运;六,指风火热湿燥寒六气。前已述及,六气是指自然界多种气候变化;五运是指自然界各种物质的生长化收藏各种物化现象。物质的物化现象与气候的气化现象是密切相关的,没有气化也就没有物化,只有气与物相互作用才能产生物的变化,这就叫作"形气相感而化生万物"。由于如此,所以我们分析气化物化现象时,便必须把气候变化与物质变化结合起来加以分析。这种气化现象与物化现象的相互作用,运气学说叫作"运气同化"。这种把气化现象与物化现象结合起来分析研究的方法则叫作"五六相合",也就是五运六气相合。

五六相合的具体运算方法,运气学说以干支为符号来进行具体运算。干支结合六十年为一个甲子,这就是原文所谓的"凡六十岁而为一周"。气,就是节气。十五天为一个节气,一年二十四个节气,六十年共一千四百四十个节气。每个节气在气候变化上都有它的特点。由于各年的气候变化有常有变,有盛有衰,每年均不尽相同,因此要研究总结这些气候变化规律,就必须了解六十年一个周期的全部变化后,才能总结出其规律。这就是原文所谓的:"千四百四十气,凡六十岁而为一周,不及太过,斯皆见矣。"于此说明了运气学说中的各种运算结论,并不是主观臆断,而是从长时期的实际观察中总结得来。

⑬王洪图等《黄帝内经素问白话解》五与六相合,计三十年当中共有七百二十个节气,称为一纪。两纪一千四百四十个节气,计六十年就成为甲子一周。

⑭郭霭春《黄帝内经素问白话解》七百二十气:为一纪气指节气,一年共二十四个节气,三十年为一纪,共七百二十个节气。凡六十岁而为一周:天干与地支相配纪年,从甲子开始,经过六十年甲子相会,称之"一周",又叫"一甲子"。

五运和六气相合计三十年中共有七百二十个节气,是为一纪。

(6)不及太过,斯皆见矣。

①王冰《黄帝内经素问》故六十年中,不及太过,斯皆见矣。

②马莳《黄帝内经素问注证发微》其间相错之阴阳,或气类同多而益,为太过之盛者,或气类异少而损,为不及之虚者,斯皆可见其变也。

③张介宾《类经》故凡太过不及、逆顺胜复之气,皆于此而可见矣。

④张志聪《黄帝内经集注》其太过不及之气,于此皆可见矣。

⑤高士宗《黄帝素问直解》其中五运六气之不及太过,斯皆见矣。此申明上下周纪之数者如此。

⑥黄元御《黄元御医书全集》合一纪一周而观之,其不及太过之数,皆见之矣。

⑦张琦《素问释义》则过不及之数备矣。

⑧高亿《黄帝内经素问详注直讲全集》〔讲〕其间相错之阴阳,或有气类过多而

益,为太过之盛者,或气类不合而损,为不及之虚者。于斯皆可见矣。

⑨孟景春等《黄帝内经素问译释》于是不及与太过,都可以知道了。

⑩任廷革《任应秋讲〈黄帝内经〉素问》此句未具体注释,总体概括此段为:(提要)先言五六相合、上下周纪之理,最后阐明十干化运、十二支化气的规律。

⑪张灿玾等《黄帝内经素问校释》在这六十年中,气和运的太过和不及,都可以出现了。

⑫方药中等《黄帝内经素问运气七篇讲解》此句未具体注释。

⑬王洪图等《黄帝内经素问白话解》于是各年运气的太过和不及,就都可以清楚了。

⑭郭霭春《黄帝内经素问白话解》经过一千四百四十个节气,是为六十年甲子一周,而不及与太过就都可以显现出来了。

## 第八解

(一)内经原文

帝曰:夫子之言,上终天气,下毕地纪,可谓悉矣。余愿闻而藏之,上以治民,下以治身,使百姓昭著,上下和亲,德泽下流,子孙无忧,传之后世,无有终时,可得闻乎? 鬼臾区曰:**至数**之机,**迫迮**以微,其来可见,其往可追。敬之者昌,慢之者亡,无道行私,必得天殃,谨奉天道,请言真要。

(二)字词注释

(1)至数

①王冰《黄帝内经素问》此词未具体注释。

②马莳《黄帝内经素问注证发微》此词未具体注释。

③张介宾《类经》至数之机,即五六相合之类也。

④张志聪《黄帝内经集注》至数者,太过不及之定数也。

⑤高士宗《黄帝素问直解》此词未具体注释。

⑥黄元御《黄元御医书全集》此词未具体注释。

⑦张琦《素问释义》此词未具体注释。

⑧高亿《黄帝内经素问详注直讲全集》〔注〕至数,天地至极之数也;〔讲〕天地至极之数。

⑨孟景春等《黄帝内经素问译释》至数,指五运六气相合的定数。五运六气之交错轮转,六十年中有一定的规律,所以叫做"至数之机"。

⑩任廷革《任应秋讲〈黄帝内经〉素问》此词未具体注释。

⑪张灿玾等《黄帝内经素问校释》至数之机:指气运相合之机理。机,理也。《类经》二十三卷第三注:"至数之机,即五六相合之类也。"

⑫方药中等《黄帝内经素问运气七篇讲解》至,指高深或复杂;数,指变化规律。

⑬王洪图等《黄帝内经素问白话解》至数之机:至数,指五运六气相合的常数。

五运六气之交错轮转,六十年中有一定的规律,所以叫做"至数之机"。

⑭郭霭春《黄帝内经素问白话解》至数之机,五运六气相合的常数是有一定规律。

(2)迫迮

①王冰《黄帝内经素问》此词未具体注释。

②马莳《黄帝内经素问注证发微》迮,音窄。此词未具体注释。

③张介宾《类经》迫迮以微,谓天地之气数,其精微切近,无物不然也。迮音窄,近也。

④张志聪《黄帝内经集注》迫,近。迮,起也。

⑤高士宗《黄帝素问直解》迮,窄同。迫迮以微,细而深也。

⑥黄元御《黄元御医书全集》迫迮以微,切近而幽微也。

⑦张琦《素问释义》此词未具体注释。

⑧高亿《黄帝内经素问详注直讲全集》〔批〕迮,音啧。〔注〕迫,逼也。迮,起也。

⑨孟景春等《黄帝内经素问译释》有切近而深细的意思。张介宾:"谓天地之气数,其精微切近,无物不然也。"

⑩任廷革《任应秋讲〈黄帝内经〉素问》此词未具体注释。

⑪张灿玾等《黄帝内经素问校释》《类经》二十三卷第三注:"谓天地之气数,其精微切近,无物不然也。"迫,此作近解。如《周礼·地官·大司徒》注:"同宗者生相近,死相迫。"迮,《玉篇》:"迫,迮也。"是"迮""迫"义通。

⑫方药中等《黄帝内经素问运气七篇讲解》迫迮,有逼迫之义。

⑬王洪图等《黄帝内经素问白话解》迮,zhǎi,音窄。迫迮,有切近而深细的意思。

⑭郭霭春《黄帝内经素问白话解》近的意思。

(三)语句阐述

(1)帝曰:夫子之言,上终天气,下毕地纪,可谓悉矣。余愿闻而藏之,上以治民,下以治身,使百姓昭著,上下和亲,德泽下流,子孙无忧,传之后世,无有终时,可得闻乎?

①王冰《黄帝内经素问》安不忘危,存不忘亡,大圣之至教也。求民之瘼,恤民之隐,大圣之深仁也。

②马莳《黄帝内经素问注证发微》此句未具体注释。

③张介宾《类经》此以下皆明五六之义也。观帝言上以治民,则圣帝重民之意为可知矣。

④张志聪《黄帝内经集注》此以下复申明五运六气之主岁,周而复始,循环无端,使天下万世,子孙黎民,知天地阴阳之数,不罹灾眚之患,此皆圣人忧民之心,德泽下流之不穷也。

⑤高士宗《黄帝素问直解》上天下地,其理难悉。鬼臾区言之:"上终天气,下毕地纪,可谓悉矣。"而帝欲藏之金匮,使百姓子孙,知天地阴阳之数,更欲传之后世,无有终时,谓阴阳之理,至重至贵,不可不知之意。

⑥黄元御《黄元御医书全集》帝欲明运气之理,传之天下后世。

⑦张琦《素问释义》此句未具体注释。

⑧高亿《黄帝内经素问详注直讲全集》〔批〕五运六气虽有定数,而一往一来,其机甚微,非深明天道,不足以语此。

〔注〕终、毕,皆尽也。藏,珍藏。昭,昭明。著,显著。

〔讲〕黄帝曰:夫子之言,上尽乎天之元气,下尽乎地之纲纪,可谓无所不备矣。然余愿闻其道,而珍藏之,使此道推而广之,可以统治天下之人,引而近之,可以治理一己之身,且使百姓为之彰明而较著,上下为之和睦而亲爱,其德泽旁流,遗之子孙而无忧,传之后世而无弊,任天下万世气运纷更,此道无有终极之时焉。可使余得闻乎?

⑨孟景春等《黄帝内经素问译释》黄帝道:先生所讲的,上知天气,下达地理,可以说极为详细了!我要把听到的知识牢记在心里,上以治百姓的疾苦,下以保障自己的健康,使百姓明白这个道理,上下和睦亲近,使恩德像雨露一样遍及广大群众,使子孙无所忧虑,并把它一代代传下去,没有终了的时候,这能不能告诉我呢?

⑩任廷革《任应秋讲〈黄帝内经〉素问》此句未具体注释,总体概括此段为:(提要)先言五六相合、上下周纪之理,最后阐明十干化运、十二支化气的规律。

⑪张灿玾等《黄帝内经素问校释》黄帝说:先生所谈论的,上则终尽天气,下则穷究地理,可以说是很详尽了。我想在听后把它保存下来,上以调治百姓的疾苦,下以保养自己的身体,并使百姓也都明白这些道理,上下和睦亲爱,德泽广泛流行,并能传之于子孙后世,使他们不必发生忧虑,并且没有终了的时候,可以再听你谈谈吗?

⑫方药中等《黄帝内经素问运气七篇讲解》此段文字主要说明了研究运气的目的是为了更好地保障人民和自身的健康,这就是原文所谓的"上以治民,下以治身",并且要把这些有关知识加以普及,作到人人懂得,这就是原文所谓的:"使百姓昭著,上下和亲。"从而使之永远为人类造福,并且世世代代地传下去,这就是原文所谓的:"德泽下流,子孙无忧,传之后世,无有终时。"此段文字,阐发了"医乃仁术"的思想,也明确地指出了研究运气学说的目的和任务。

⑬王洪图等《黄帝内经素问白话解》黄帝说:先生所讲的,上通天气,下达地理,可以说极为详尽了。我愿意把听到的知识珍藏起来,上以治疗百姓的疾苦,下以保护自身的健康,并使百姓也都明白这个道理,上下和睦相处,德泽广泛流行,让他们无忧无虑,并能传给子孙后世,代代相传,永远没有终止的时候。你能不能再把如何应用这个道理来防治疾病讲给我听听呢?

⑭郭霭春《黄帝内经素问白话解》闻而藏之:听到并藏在心里(记住五运六气的道理)。上以治民,下以治身:大的方面,可以解除老百姓的疾苦,小的方面,可以

指导自己养生防病。

黄帝道：你以上所讲的，上说完了天气，下说完了地纪，可以说是极为详细了。我要把听到的藏在心里，上以治人民的疾苦，下以维护自己的健康，使百姓也明白这些道理，上下和睦，德泽下施，子孙没有病苦之忧，并把它传于后世，使其没有终止的时候，能不能再跟我讲一讲呢。

（2）鬼臾区曰：至数之机，迫迮以微，其来可见，其往可追。

①王冰《黄帝内经素问》谓传非其人，授于情狎（守），及寄求名利者也。

②马莳《黄帝内经素问注证发微》此句未具体注释。

③张介宾《类经》至数之机，即五六相合之类也。迫迮以微，谓天地之气数，其精微切近，无物不然也。其来可见，其往可追，谓因气可以察至，因至可以求数也。

④张志聪《黄帝内经集注》至数者，太过不及之定数也。机者，先期而动也。迫，近。迮，起也。言气机之动甚微，能追思已往之气，则其来者可知。

⑤高士宗《黄帝素问直解》"迫迮以微"，细而深也。"可见可追"，复彰著矣。

⑥黄元御《黄元御医书全集》迫迮以微，切近而幽微也。真要，至真之要也。

⑦张琦《素问释义》此句未具体注释。

⑧高亿《黄帝内经素问详注直讲全集》〔批〕五运六气虽有定数，而一往一来，其机甚微，非深明天道，不足以语此。

〔注〕至数，天地至极之数也。迫，逼也。迮，起也。

〔讲〕鬼臾区曰：天地至极之数，机当其迫迮之初，至细微也。然虽细微，而其机之来也可见，其机之往也又可追。

⑨孟景春等《黄帝内经素问译释》至数之机：至数，指五运六气相合的定数。五运六气之交错轮转，六十年中有一定的规律，所以叫做"至数之机"。迫迮（zé责）：有切近而深细的意思。张介宾："谓天地之气数，其精微切近，无物不然也。"

鬼臾区说：五运六气相合的定数，有一定的规律，它的道理很切近很深细，它的变化，可以由自然现象而察见，观察自然现象可以求知运气的变化。重视这种学说的人，就能保持健康，忽视了它，就会身受灾害，甚致死亡，违逆了自然规律，必然会受到自然的灾害，所以必须要谨慎地适应它。

⑩任廷革《任应秋讲〈黄帝内经〉素问》此句未具体注释，总体概括此段为：（提要）先言五六相合、上下周纪之理，最后阐明十干化运、十二支化气的规律。

⑪张灿玾等《黄帝内经素问校释》［至数之机］指气运相合之机理。机，理也。《类经》二十三卷第三注："至数之机，即五六相合之类也。"［迫迮（zuò坐）以微］《类经》二十三卷第三注："谓天地之气数，其精微切近，无物不然也。"迫，此作近解。如《周礼·地官·大司徒》注："同宗者生相近，死相迫。"迮，《玉篇》："迫，迮也。"是"迮""迫"义通。

鬼臾区说：气运结合的机理，很是切近而深切，它来的时候，可以看得见，它去的时候，是可以追溯的。

⑫方药中等《黄帝内经素问运气七篇讲解》至,指高深或复杂;数,指变化规律;机,指机制或机转。迫迮,有逼迫之义;微,指细微或细致;"迫迮以微",系承"至数之机"而言,意即为了更好地保障人民的健康,十分迫切地要求我们要认真而细致地来研究和探索自然界气候变化的规律。"其来可见,其往可追"句中之"其",是指自然气候的变化;来可见,往可追,意即对将要到来的气候变化可以预知,对已过去的现象,可以探求和解释,亦即可以掌握其变化规律。此一小段意译之,即由于人民健康的需要,十分迫切地要求我们要认真细致地来探索自然界气候变化规律,从而使我们能够预知并解释自然界气候的各种变化。

⑬王洪图等《黄帝内经素问白话解》至数之机:至数,指五运六气相合的常数。五运六气之交错轮转,六十年中有一定的规律,所以叫做"至数之机"。

鬼臾区说:五运六气演化的常数,有一定的规律,可以说它是近乎微妙的,应用这个规律,可以追溯以往之气的变化,也可以推测将要发生之气的情况。

⑭郭霭春《黄帝内经素问白话解》至数之机,五运六气相合的常数是有一定规律。迫迮(zuò 作),近的意思。

鬼臾区说:五运六气相合的规律,可以说是近于微妙的,它的变化,其未来是可察见的,其以往是可寻求的。

(3)敬之者昌,慢之者亡,无道行私,必得天殃,谨奉天道,请言真要。

①王冰《黄帝内经素问》谓传非其人,授于情狎(守),及寄求名利者也。申誓戒于君王,乃明言天道,至真之要旨也。

②马莳《黄帝内经素问注证发微》此句未具体注释。

③张介宾《类经》然至数之微,为安危所系,故敬之者昌,慢之者亡。敬者,如《摄生类》诸章所载,凡合同于道者皆是也。设或无道行私,而逆天妄为,天殃必及之矣,可不慎哉! 迮音窄,近也。至真之要道也。

④张志聪《黄帝内经集注》如敬畏者,则灾眚可避。忽慢者,必罹天殃。无道,谓不修养生之道。行私,谓放纵嗜欲也。真要,至真之要道也。

⑤高士宗《黄帝素问直解》敬畏而研求之,则灾眚可避,故昌;慢忽而舍置之,则灾害及身,故亡。若无天地阴阳之道,而行家技方术之私,必得天殃。天殃而曰必得,谓不得之于身,必得之于后世也。天道至真,各有其要,故必谨奉天道,而请言真要耳。

⑥黄元御《黄元御医书全集》此句未具体注释。

⑦张琦《素问释义》此句未具体注释。

⑧高亿《黄帝内经素问详注直讲全集》〔注〕敬之,谓顺运气也。慢之,谓逆运气也。

〔讲〕故顺其气运,而敬其机者,无有灾患而昌,逆其气运而慢其机者,必多变动而亡。至若不得其道,而私意妄行,则气运为之乖,而其机已早失矣,如是者,必得天殃。臣今者谨奉天元之道,请与帝言至数真要之机。

⑨孟景春等《黄帝内经素问译释》此句未具体注释。

⑩任廷革《任应秋讲〈黄帝内经〉素问》此句未具体注释,总体概括此段为:(提要)先言五六相合、上下周纪之理,最后阐明十干化运、十二支化气的规律。

⑪张灿玾等《黄帝内经素问校释》遵从这些规律,就能繁荣昌盛,违背这些规律,就要损折夭亡;不遵守这些规律,而只按个人的意志去行事,必然要遇到天然的灾殃。现在请让我根据自然规律讲讲其中的至理要道。

⑫方药中等《黄帝内经素问运气七篇讲解》谨,指谨慎小心或认真;奉,有遵循或接受之义;天道,指自然界变化规律。"谨奉天道",即认真地按自然规律办事。由于自然规律是客观存在的,是不随主观而改变的,因此必须遵循而不能违反;如果主观违反,那就必然招致严重后果。所以,原文在此着重指出:"敬之者昌,慢之者亡,无道行私,必得夭殃。"句中的"无道"一词,意即不遵循客观规律。"行私",意即按主观意图办事。"夭殃",指必然发生灾害。"无道行私,必得夭殃"一句,明确指出了遵循客观规律办事的当然性和必然性,以及不按客观规律办事的严重性和危害性。

⑬王洪图等《黄帝内经素问白话解》因此,重视它就可以知道预防和治疗疾病,使生命昌盛;忽视它,人体就会受到自然变化的伤害,发生疾病,甚至死亡。如果违背了这个道理而行为放肆,必然会遭受灾祸,所以,必须谨慎地遵照和适应运气的规律。现在就让我讲讲其中主要的道理吧。

⑭郭霭春《黄帝内经素问白话解》敬之者昌,慢之者亡:"敬",遵从、重视,"之",指运气运动的规律。"昌",昌盛(减少疾病)。"慢",不顺从、忽视。全句意思是:重视这些变化规律,就可以昌盛(避免疾病),忽视些变化规律,就要得病,甚至于死亡。

重视这些变化规律,就可以避免疾病,忽视了它,就要得病,甚至于死亡。违背了自然规律,放纵私意,必然会遭到灾祸。所以必须要谨慎地适应运气的自然规律,请允许我讲讲它的真正要旨吧!

## 第九解

(一)内经原文

帝曰:善言始者,必会于终;善言近者,必知其远,是则至数极而道不惑,所谓明矣! 愿夫子推而次之,令有条理,简而不匮,久而不绝,易用难忘,为之纲纪,至数之要,愿尽闻之。鬼臾区曰:昭乎哉问! 明乎哉道! 如鼓之应桴,响之应声也。臣闻之,甲已之岁,土运统之;乙庚之岁,金运统之;丙辛之岁,水运统之;丁壬之岁,木运统之;戊癸之岁,火运统之。

(二)字词注释

(1)匮

①王冰《黄帝内经素问》匮,乏也。

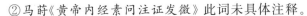

②马莳《黄帝内经素问注证发微》此词未具体注释。

③张介宾《类经》匮,乏也。

④张志聪《黄帝内经集注》此词未具体注释。

⑤高士宗《黄帝素问直解》此词未具体注释。

⑥黄元御《黄元御医书全集》此词未具体注释。

⑦张琦《素问释义》此词未具体注释。

⑧高亿《黄帝内经素问详注直讲全集》〔注〕匮,尽也。

⑨孟景春等《黄帝内经素问译释》此词未具体注释。

⑩任廷革《任应秋讲〈黄帝内经〉素问》此词未具体注释。

⑪张灿玾等《黄帝内经素问校释》此为贫乏的意思。

⑫方药中等《黄帝内经素问运气七篇讲解》"匮",此处读"愧"(kuì),作缺乏解。

⑬王洪图等《黄帝内经素问白话解》乏的意思。

⑭郭霭春《黄帝内经素问白话解》匮,贫乏。

(2)桴(fú)

①王冰《黄帝内经素问》桴,鼓椎也。

②马莳《黄帝内经素问注证发微》此词未具体注释。

③张介宾《类经》桴音孚。桴,鼓椎也。

④张志聪《黄帝内经集注》桴鼓。

⑤高士宗《黄帝素问直解》桴。

⑥黄元御《黄元御医书全集》此词未具体注释。

⑦张琦《素问释义》此词未具体注释。

⑧高亿《黄帝内经素问详注直讲全集》〔注〕桴,鼓椎也。

⑨孟景春等《黄帝内经素问译释》此词未具体注释。

⑩任廷革《任应秋讲〈黄帝内经〉素问》此词未具体注释。

⑪张灿玾等《黄帝内经素问校释》鼓槌。

⑫方药中等《黄帝内经素问运气七篇讲解》此词未具体注释。

⑬王洪图等《黄帝内经素问白话解》fú,音浮,指鼓槌。

⑭郭霭春《黄帝内经素问白话解》此词未具体注释。

(三)语句阐述

(1)帝曰:善言始者,必会于终;善言近者,必知其远,是则至数极而道不惑,所谓明矣! 愿夫子推而次之,令有条理,简而不匮,久而不绝,易用难忘,为之纲纪,至数之要,愿尽闻之。

①王冰《黄帝内经素问》数术明著,应用不差,故远近于言,始终无谬。简,省要也。匮,乏也。久,远也。要,枢纽也。

②马莳《黄帝内经素问注证发微》此句未具体注释。

③张介宾《类经》必精明于道者,庶能言始以会终,言近以知远。至数之义,本

经所见不一,详《会通奇恒类》。简,要也。匮,乏也。

④张志聪《黄帝内经集注》此言阴阳之道,自始至终,由近至远,简而明,易而难,有条有理,有纪有纲。

⑤高士宗《黄帝素问直解》阴阳之道,自始至终,由近及远,简而明,易而难,有条有理,有纲有纪,帝愿尽闻以传后世。

⑥黄元御《黄元御医书全集》帝欲运气之理昭明无惑,令鬼臾区推次其义,尽闻至数之要。

⑦张琦《素问释义》此句未具体注释。

⑧高亿《黄帝内经素问详注直讲全集》〔批〕此举五行之统运,而概论之也。

〔注〕简,该也。匮,尽也。久,远也。要,诀也。

〔讲〕黄帝曰:自来善言其始者,必先会于终;善言近者,必预知其远,夫子之论如是。是则至数之至极,而无以复加,至道之不惑,而无所而疑,诚所谓天下之至明者矣。犹愿夫子推本穷原,而次第指陈,令其有条有理,言简而不匮,历久而不绝,并令天下后世,易为之用,而难为之忘。将此纲纪至数之要诀,历历言之,使余得尽闻焉,则愿足矣。

⑨孟景春等《黄帝内经素问译释》黄帝道:要善于了解它的起源,必然也要知道它的结果;要善于了解近的,必定也要知道远的。只有这样,五运六气相合的道理,才能达到深细明白的境地而不至于迷惑了! 要求先生由近及远,由浅入深,有条理地简单扼要地讲下去,使听的人容易领会,容易记忆,不会忘记,我希望听到这样一个比较完整的道理。

⑩任廷革《任应秋讲〈黄帝内经〉素问》此句未具体注释,总体概括此段为:(提要)先言五六相合、上下周纪之理,最后阐明十干化运、十二支化气的规律。

⑪张灿玾等《黄帝内经素问校释》匮(kuì 愧):此为贫乏的意思。

黄帝说:凡是善于谈论事理的起始,也必能领会其终结,善于谈论近的,也必然就知道远的。这样,气运的至数虽很深远,而其中的道理并不至被迷惑,这就是所谓明了的意思。请先生把这些道理,进一步加以推演,使它更有条理,简明而又不贫乏,永远相传而不至于绝亡,容易掌握而不会忘记,使其能提纲挈领,至理扼要,我想听你详细地讲讲。

⑫方药中等《黄帝内经素问运气七篇讲解》〔善言始者,必会于终;善言近者,必知其远,是则至数极而道不惑,所谓明矣〕此段紧承上段而言。前段着重指出遵循客观规律办事的当然性和必然性,此段则着重指出对客观规律了解的全面性。所谓"始",即开始;"终",那终末;"近",即现在;"远",即将来。这就是说,对自然变化,不仅要了解它的开始,也要了解它的发展;不仅要知道它的现在,也要知道它的未来。只有彻底对它了解,才能做到心中有数,运用它为人类健康服务。这就叫"至数极而道不惑",这就是"明"。

〔愿夫子推而次之,令有条理,简而不匮,久而不绝,易用难忘,为之纲纪,至数之要,愿尽闻之〕推,即推敲,推测;次,即次序。"推而次之",指研究整理,亦即对自然变化规律加以条理化。"简而不匮",即简要而不空洞和遗漏。"易用难忘",即容易掌握。这一段文字,意即为了能使自然变化规律,容易为人所掌握,有必要加以整理并使之条理化,简明扼要,并且要求做到十分准确,能够在实践中加以验证,即所谓:"如鼓之应桴,响之应声。"

⑬王洪图等《黄帝内经素问白话解》

黄帝说:善于讲解事物起源的人,也必然知道事物的结局;善于讲解事物现状的人,也必然通晓其将来的发展。只有这样,对五运六气的道理才能深刻理解而不致于迷惑,这样的人才算是真正明白事理的人。请你依次推理,有条不紊,简明扼要地进行讲解,以使其永久流传而不会断绝,容易推广应用而不被忘记。对于这些五运六气的纲要,我愿意详尽地听听。

⑭郭霭春《黄帝内经素问白话解》简而不匮:简明扼要而不遗漏。"匮",贫乏。

黄帝道:善讲事物起始的,必然会领悟到事物发展的结果;善讲浅近的,必然也了解那深远的地方。只有这样,五运六气相合的道理,才能算达到深刻而不至于迷惑了。希望你推进一步,使其有条理,内容简要而不贫乏,并能久传不绝,容易理解运用,不会忘记,而且要有纲目。关于这运气的要道,我希望听到它的全部道理。

(2)鬼臾区曰:昭乎哉问! 明乎哉道! 如鼓之应桴,响之应声也。

①王冰《黄帝内经素问》桴,鼓椎也。响,应声也。

②马莳《黄帝内经素问注证发微》此句未具体注释。

③张介宾《类经》桴,鼓椎也。发者为声,应者为响。桴音孚。

④张志聪《黄帝内经集注》言阴阳之道昭也明也,能明乎斯道,如桴鼓声响,未有不相应者矣。

⑤高士宗《黄帝素问直解》"道",言也。帝问既昭,臣言必明,君臣问对,一德一心,如鼓之应桴,响之应声,相合而无间也。

⑥黄元御《黄元御医书全集》此句未具体注释。

⑦张琦《素问释义》此句未具体注释。

⑧高亿《黄帝内经素问详注直讲全集》〔注〕桴,鼓椎也。

〔讲〕鬼臾区曰:昭乎哉! 帝之问也。明乎哉! 帝之言也。真如鼓之应桴而起,响之应声而出也。

⑨孟景春等《黄帝内经素问译释》鬼臾区说:问得具体而有意义! 道理一定会很快明白的,好像鼓槌敲在鼓上一样,也好像发出声音来马上得到回声一样。

⑩任廷革《任应秋讲〈黄帝内经〉素问》此句未具体注释,总体概括此段为:(提要)先言五六相合、上下周纪之理,最后阐明十干化运、十二支化气的规律。

⑪张灿玾等《黄帝内经素问校释》桴(fú 孚):鼓槌。

鬼臾区说:你说的道理很明白,提的问题也很高明啊! 好像鼓槌击在鼓上的应声,又像发出声音立即得到回响一样。

⑫方药中等《黄帝内经素问运气七篇讲解》此句未具体注释。

⑬王洪图等《黄帝内经素问白话解》桴:fú,音浮,指鼓槌。

鬼臾区说:你问得真高明。而运气的道理又是多么明确啊! 这个问题对你来说,就像鼓槌敲在鼓上发出的声音立即得到回响一样,会很快就明白的。

⑭郭霭春《黄帝内经素问白话解》鬼臾区说:你问得是多么高明啊,而运气的道理又是多么清楚啊! 就像鼓槌敲在鼓上,又像发出的声音得到了回响。

(3)臣闻之,甲己之岁,土运统之;乙庚之岁,金运统之;丙辛之岁,水运统之;丁壬之岁,木运统之;戊癸之岁,火运统之。

①王冰《黄帝内经素问》太始天地初分之时,阴阳析位之际,天分五气,地列五行。五行定位,布政于四方,五气分流,散支于十干。当时(守)黄气横于甲己,白气横与乙庚,黑气横于丙辛,青气横于丁壬,赤气横于戊癸。故甲己应土运,乙庚应金运,丙辛应水运,丁壬应木运,戊癸应火运。太古圣人,望气以书天册,贤者谨奉以纪天元,下论文义备矣。(〔新校正云〕详运有太过、不及、平气,甲庚丙壬戊主太过,乙辛丁癸己主不及。大法如此。取平气之法,其说不一,具如诸篇。)

②马莳《黄帝内经素问注证发微》《五运行大论》云:"土主甲己,金主乙庚,水主丙辛,木主丁壬,火主戊癸。"言天地初分之时,黄气横于甲己,故甲己应土运,而甲己之岁,土运统之;白气横于乙庚,故乙庚应金运,而乙庚之岁,金运统之;黑气横于丙辛,故丙辛应水运,而丙辛之岁,水运统之;青气横于丁壬,故丁壬应木运,而丁壬之岁,木运统之;赤气横于戊癸,故戊癸应火运,而戊癸之岁,火运统之。

③张介宾《类经》此即五行之应天干也,是为五运。

④张志聪《黄帝内经集注》运,化运也。甲己合化土,乙庚合化金,丙辛合化水,丁壬合化木,戊癸合化火。统者,五运相袭而皆治之也。

⑤高士宗《黄帝素问直解》闻之者,闻之上古也。甲己化土,故甲己之岁,土运统之;乙庚化金,故乙庚之岁,金运统之;丙辛化水,故丙辛之岁,水运统之;丁壬化木,故丁壬之岁,木运统之;戊癸化火,故戊癸之岁,火运统之。

或问"甲己何以化土"云云。愚曰:《太始天元玉册》云,"十二流精,五气横天,五运之德,气建于寅"者是也,谓十二地支,配合天干,流行一周,复得地支之首,而精气化生,即以正月建寅之义推之,尤本于五气之横天,而得其真也。支干配合,始于甲子,流行一周,则为丙子,丙属火而生土,故甲己化土。又行一周,则当戊子,戊属土而生金,故乙庚化金。此即正月建寅,而甲己之岁,月建丙寅,乙庚之岁,月建戊寅之义。以次推之,是十二流精,而气建于寅也。"五气横天"者,黅天之气,经于心尾己分,心尾甲度也,己分己度也,黅土气也,故甲己化土;素天之气,经于亢氐昴毕,亢氐乙度也,昴毕庚度也,素,金气也,故乙庚化金;玄天之气,经于张翼娄胃,张翼丙度也,娄胃辛度也,玄,水气也,故丙辛化水;苍天之气,经于危室柳鬼,危室壬度也,柳鬼丁度也,苍,木气也,故丁壬化木;丹天之气,经于女牛戊分,女牛癸度也,戊分戊度也,丹,火气也,故戊癸化火。此五气横天,候之所始,道之所生也。

⑥黄元御《黄元御医书全集》帝问五运主时,鬼臾区言五运终期之义,究竟未明,此方明言之。

⑦张琦《素问释义》王(冰)注:太始,天地初分之时,阴阳析位之际。天分五气,地列五行,五行定位,布政于四方,五气分流,散之于十干。当是黄气横于甲己,白气横于乙庚,黑气横于丙辛,青气横于丁壬,赤气横于戊癸。故甲己应土运,乙庚应金运,丙辛应水运,丁壬应木运,戊癸应火运。按此为五运,地以五为制也。

⑧高亿《黄帝内经素问详注直讲全集》〔讲〕臣也昔时会闻之先师曰:甲己之岁,戊己黅天之气,经于角轸,角属辰,轸属巳,其岁得戊辰己巳,干皆土,故为土运。乙庚之岁,庚辛素天之气,经于角轸,其岁得庚辰辛巳,干皆金,故为金运。丙辛之岁,壬癸玄天之气,经于角轸,其岁得壬辰癸巳,干皆水,故为水运。丁壬之岁,甲乙苍天之气经于角轸,其岁得甲辰乙巳,干皆木,故为木运。戊癸之岁,丙丁丹天之气,经于角轸,其岁得丙辰丁巳,干皆火,故为火运。

⑨孟景春等《黄帝内经素问译释》我知道的是这样:甲年和己年都属土运,乙年和庚年都属金运,丙年和辛年都属水运,丁年和壬年都属木运,戊年和癸年都属火运。

⑩任廷革《任应秋讲〈黄帝内经〉素问》此句未具体注释,总体概括此段为:(提要)先言五六相合、上下周纪之理,最后阐明十干化运、十二支化气的规律。

⑪张灿玾等《黄帝内经素问校释》甲己之岁,土运统之;……戊癸之岁,火运统之:凡甲年与己年为土运,故甲己年土运主治;乙年与庚年为金运,故乙庚年金运主治。余者义同。统,治理的意思。《书经·周官》:"统百官。"传:"统理百官。"天干主运如表1-4所示。

表 1-4　天干主运

| 天干 | 甲己 | 乙庚 | 丙辛 | 丁壬 | 戊癸 |
|---|---|---|---|---|---|
| 五运 | 土 | 金 | 水 | 木 | 火 |
| 气 | 湿 | 燥 | 寒 | 风 | 热 |

臣听说过,凡是甲己年都是土运治理,乙庚年都是金运治理,丙辛年都是水运治理,丁壬年都是木运治理,戊癸年都是火运治理。

⑫方药中等《黄帝内经素问运气七篇讲解》本节中所说的甲己、乙庚、丙辛、丁壬、戊癸等,统称"天干"。其次序是甲、乙、丙、丁、戊、己、庚、辛、壬、癸,共十个,所以天干又称"十干"或"十天干"。运气学说以天干作为符号并把它与五行、五方、年度联系起来,以甲乙代表东方木,以丙丁代表南方火,以戊己代表中央土,以庚辛代表西方金,以壬癸代表北方水,以之作为代号来观察分析总结和具体计算各个年度的气候变化。这就是王冰注中所谓的:"太始天地初分之时,阴阳析位之际,天分五气,地列五行,五行定位,布政于四方,五气分流,散支于十干。"天干的五行属性及其具体运用,有如下几个方面的内容:其一,由于五行有其固定的方位,而天干又分

别代表五方,因此十天干也有其固定的五行属性,即甲乙属木,丙丁属火,戊己属土,庚辛属金,壬癸属水。其二,由于自然界变化常常是错综复杂的,在五方之中的若干自然现象,又可以根据五行特性再加归类,例如天空中出现青色气体的属于木,出现红色气体的属于火,出现黄色气体的属于土,出现白色气体的属于金,出现黑色气体的属于水。这就是说,五行之中还可以再分五行。其三,由天干代表着一般的五行属性,同时也代表着特殊五行属性,而天干又可用以代表各个年度作为纪年的符号,因此各个年度的气候变化,自然就可以根据其干支来对各个年度的气候变化进行测算。其四,各个年度的气候特殊变化,一般说不外偏盛和偏衰或太过与不及两个方面,因此在天干的运用中,又可以根据天干的阴阳,即十天干中的单数为阳干,双数为阴干,以阳干代表太过,阴干代表不及,来表示各个年度气候变化的盛和衰或太过和不及。这就是天干在实际运用方面的一些具体内容。于此可见,这些内容并不是随意规定的,而是根据实际情况定出来的。东南西北中就是五方,青红黄白黑就是五色。东方属木,作为代表符号的甲乙自然就属于木。青色属木,只要有青色出现,与它有关的天干自然也就属木。前者运气学说叫作"天干配五行",后者叫作"天干化五运"。不论是"天干配五行",或者是"天干化五运",总之都是根据客观存在的物候现象而非其他。

"甲己之岁,土运统之……"一节,是自然界气候变化中的一个特殊情况。"甲己之岁",即在年干上逢甲逢己之年。六十年甲子中,年干上逢甲逢己之年共十二年,即:甲子年,甲戌年,甲申年,甲午年,甲辰年,甲寅年,己巳年,己卯年,己丑年,己亥年,己酉年,己未年。"土运统之",即这十二年在五运中属土运主事;在气候变化上,湿的特点比较明显。"乙庚之岁",即在年干上逢乙逢庚之年,六十年甲子中,年干上逢乙逢庚之年共十二年,即:乙丑年,乙亥年,乙酉年,乙未年,乙巳年,乙卯年,庚午年,庚辰年,庚寅年,庚子年,庚戌年,庚申年。"金运统之",即这十二年在五运中属金运主事;在气候变化上以燥的特点比较明显。"丙辛之岁",即在年干上逢丙逢辛之岁。六十年甲子中,年干逢丙逢辛之年共十二年,即:丙寅年,丙子年,丙戌年,丙申年,丙午年,丙辰年,辛未年,辛巳年,辛卯年,辛丑年,辛亥年,辛酉年。"水运统之",即这十二年在五运中属水运主事;在气候变化上,寒的特点比较明显。"丁壬之岁",即在年干上逢丁逢壬之年。六十年甲子中年干逢丁逢壬之年共十二年,即:丁卯年,丁丑年,丁亥年,丁酉年,丁未年,丁巳年,壬申年,壬午年,壬辰年,壬寅年,壬子年,壬戌年。"木运统之",即这十二年在五运中属木运主事;在气候变化上,风的特点比较明显。"戊癸之岁",即在年干上逢戊逢癸之岁。六十年甲子中,年干上逢戊逢癸之年共十二年,即戊辰年,戊寅年,戊子年,戊戌年,戊申年,戊午年,癸酉年,癸未年,癸巳年,癸卯年,癸丑年,癸亥年。"火运统之",即这十二年在五运中属火运主事;在气候变化上,火的特点比较明显。前面已述天干的五行属性为:甲属于木,己属于土,乙属于木,庚属于金,丙属于火,辛属于金,丁属于火,壬属于水,戊属于土,癸属于水。为什么在这里甲己成了土,乙庚成了金,丙辛成了水,丁壬成了木,戊癸成了火呢? 这是因为古代望气家在甲和己的位置上看到了黄色的气体,在乙和庚的位置上看到了白色的气体,在丙和辛的位置上看到了黑色的气体,在丁和壬的位置上看到了青色的气体,在戊和癸的位置上看到了红色的气体,而黄、白、黑、青、红五色又各有它的五行属性:黄属土,白属金,黑属水,青属木,红属火。因此,就成了"甲己化土","乙庚化金","丙辛化水","丁壬化木","戊癸化火"。这也就是我们前面所说过的"天干化五运"。所谓"化",也就是各个不同方位之间所出现的一种特殊的变化。王冰注本指出:"黄气横于甲己,白气横于乙庚,黑气横于丙辛,青气横于丁壬,赤气横于戊癸,故甲己应土运,乙庚应金运,丙辛应水运,丁壬应木运,戊癸应火运。大抵圣人望气以书天册,贤者谨奉以纪天元。"这里所说的"黄气横于甲己……"就是说在各个不同方位之间所见到的各种不同颜色的气。所说的"圣人望气以书天册","天册"就是记录自然气候变化现象的本册,亦即上述这些现象和规定都是古人在"观天"过程中,根据客观现象的实际情况加以记录。所说的"圣者谨奉以纪天元",即我们根据这些客观存在的现象就可以总结出自然气候变化的规律,明确地说明了上述这些规律的提出,完全是来自实际的观察和认真的总结。为了便于使读者容易了解,兹将六十年甲子天干化五运情况示意如图 1-5。

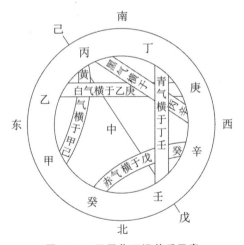

**图 1-5 天干化五运关系示意**

⑬王洪图等《黄帝内经素问白话解》我听说是这样的:甲年和己年都是土运、乙年和庚年都是金运、丙年和辛年都是水运、丁年和壬年都是木运、戊年和癸年都是火运,因为这五运是统主一年的,所以又叫做统运,也叫中运。

⑭郭霭春《黄帝内经素问白话解》甲己之岁,土运统之:甲年和己年,是土运通纪它的全年。

我曾听说:甲年和己年是土运通纪它的全年,乙年和庚年是金运通纪它的全年,丙年和辛年是水运通纪它的全年,丁年和壬年是木运通纪它的全年,戊年和癸年是火运通纪它的全年。

## 第十解

### (一)内经原文

帝曰:其于三阴三阳,合之奈何? 鬼臾区曰:子午之岁,上见少阴;丑未之岁,上见太阴;寅申之岁,上见少阳;卯酉之岁,上见阳明;辰戌之岁,上见太阳;巳亥之岁,上见厥阴。少阴所谓**标**也,厥阴所谓**终**也。厥阴之上,风气主之;少阴之上,热气主之;太阴之上,湿气主之;少阳之上,相火主之;阳明之上,燥气主之;太阳之上,寒气主之。所谓本也,是谓**六元**。

帝曰:光乎哉道! 明乎哉论! 请著之玉版,藏之金匮,署曰"天元纪"。

### (二)字词注释

(1)标

①王冰《黄帝内经素问》标,谓上首也。

②马蒔《黄帝内经素问注证发微》标者,犹所谓上首也。

③张介宾《类经》标,首也。

④张志聪《黄帝内经集注》标,高也。

⑤高士宗《黄帝素问直解》标,犹始也。

⑥黄元御《黄元御医书全集》标即首也。

⑦张琦《素问释义》标始也。

⑧高亿《黄帝内经素问详注直讲全集》〔注〕〔讲〕标,犹首也。

⑨孟景春等《黄帝内经素问译释》首。

⑩任廷革《任应秋讲〈黄帝内经〉素问》此词未具体注释。

⑪张灿玾等《黄帝内经素问校释》标,首也。

⑫方药中等《黄帝内经素问运气七篇讲解》标,首也。

⑬王洪图等《黄帝内经素问白话解》首。

⑭郭霭春《黄帝内经素问白话解》始。

(2)终

①王冰《黄帝内经素问》终,谓当三甲六甲之终。

②马蒔《黄帝内经素问注证发微》终。

③张介宾《类经》终,尽也。

④张志聪《黄帝内经集注》终。

⑤高士宗《黄帝素问直解》终。

⑥黄元御《黄元御医书全集》终。

⑦张琦《素问释义》终。

⑧高亿《黄帝内经素问详注直讲全集》〔注〕〔讲〕终,犹尽也。

⑨孟景春等《黄帝内经素问译释》终。

⑩任廷革《任应秋讲〈黄帝内经〉素问》此词未具体注释。

⑪张灿玾等《黄帝内经素问校释》终,尽也。

⑫方药中等《黄帝内经素问运气七篇讲解》终,尽也。

⑬王洪图等《黄帝内经素问白话解》终。

⑭郭霭春《黄帝内经素问白话解》终。

（3）六元

①王冰《黄帝内经素问》三阴三阳为标,寒暑燥湿风火为本,故云所谓本也。天真元气,分为六化,以统坤元生成之用,征其应用,则六化不同,本其所生,则正是真元之一气,故曰六元也。（〔新校正云〕按别本"六元"作"天元"也。）

②马莳《黄帝内经素问注证发微》天真元气,分为六化,以统坤元生成之用,征其应用,止是真元之一气,故曰六元也。

③张介宾《类经》三阴三阳者,由六气之化为之主,而风化厥阴,热化少阴,湿化太阴,火化少阳,燥化阳明,寒化太阳,故六气谓本,三阴三阳谓标也。然此六者,皆天元一气之所化,一分为六,故曰六元。

④张志聪《黄帝内经集注》六元者,谓天有此三阴三阳之六气,地亦有此三阴三阳之六气,天地浑元,上下相召,是以六气司天而六气在泉也。

⑤高士宗《黄帝素问直解》在上为本,为六气之元,故曰是谓六元。

⑥黄元御《黄元御医书全集》六气为三阴三阳之本,是谓六元,元即本也。

⑦张琦《素问释义》六化本一气之化,故曰六元。

⑧高亿《黄帝内经素问详注直讲全集》〔注〕六元者,三阴三阳也。〔讲〕此即所谓本也,是即所谓六元也。彼天真元气,分为三阴三阳。

⑨孟景春等《黄帝内经素问译释》张介宾:"三阴三阳者,由六气之化为之主,而风化厥阴,热化少阴,湿化太阴,火化少阳,燥化阳明,寒化太阳,故六气谓本,三阴三阳谓标也。然此六者,皆天元一气之所化,一分为六,故曰六元。"因为风热湿火燥寒是三阴三阳的本气,它是天元一气化之为六,所以称为六元。

⑩任廷革《任应秋讲〈黄帝内经〉素问》此词未具体注释。

⑪张灿玾等《黄帝内经素问校释》六元即六气,因六气为气象变化的本元,故称六元,六气与三阴三阳相结合,分值每年司天之气。

⑫方药中等《黄帝内经素问运气七篇讲解》六气。

⑬王洪图等《黄帝内经素问白话解》因为风、热、湿、火、燥、寒是三阴三阳的本气,又都是由天元一气所化,所以叫做六元。

⑭郭霭春《黄帝内经素问白话解》因为风热湿火燥寒是三阴三阳的本气,所以称为"六元"。

（三）语句阐述

（1）帝曰:其于三阴三阳,合之奈何?

①王冰《黄帝内经素问》此句未具体注释。

②马莳《黄帝内经素问注证发微》此承上文而明五运所统,三阴三阳所合,合者为标,而主之者为本也。

③张介宾《类经》此句未具体注释。

④张志聪《黄帝内经集注》合者,以五运而合六气,以天干而合地支也。

⑤高士宗《黄帝素问直解》三阴三阳,合十二地支,故问其于三阴三阳合之奈何?

⑥黄元御《黄元御医书全集》此句未具体注释。

⑦张琦《素问释义》是为六气,天以六为节也。

⑧高亿《黄帝内经素问详注直讲全集》〔讲〕黄帝曰:五运之所统如是,其于天地三阴三阳之气,奈何合之?

⑨孟景春等《黄帝内经素问译释》黄帝道:五运与三阴三阳怎样配合?

⑩任廷革《任应秋讲〈黄帝内经〉素问》此句未具体注释,总体概括此段为:(提要)先言五六相合、上下周纪之理,最后阐明十干化运、十二支化气的规律。

⑪张灿玾等《黄帝内经素问校释》黄帝说:三阴三阳与六气是怎样相合的呢?

⑫方药中等《黄帝内经素问运气七篇讲解》此句未具体注释。

⑬王洪图等《黄帝内经素问白话解》黄帝说:五运和三阴三阳是如何配合的呢?

⑭郭霭春《黄帝内经素问白话解》黄帝道:五运六气与三阴三阳怎样相合的呢?

(2)鬼臾区曰:子午之岁,上见少阴;丑未之岁,上见太阴;寅申之岁,上见少阳;卯酉之岁,上见阳明;辰戌之岁,上见太阳;巳亥之岁,上见厥阴。

①王冰《黄帝内经素问》此句未具体注释。

②马莳《黄帝内经素问注证发微》后《五运行大论》云:子午之上,少阴主之;丑未之上,太阴主之;寅申之上,少阳主之;卯酉之上,阳明主之;辰戌之上,太阳主之;巳亥之上,厥阴主之。然子午之岁,上见少阴热气;丑未之岁,上见太阴湿气;寅申之岁,上见少阳相火;卯酉之岁,上见阳明燥气;辰戌之岁,上见太阳寒气;巳亥之岁,上见厥阴木气。

③张介宾《类经》此即三阴三阳之应地支也,是为六气。上者言司天,如子午之岁,上见少阴司天是也。十二年皆然。

④张志聪《黄帝内经集注》此句未具体注释。

⑤高士宗《黄帝素问直解》此引《天元册》文之言,以明三阴三阳,合十二地支,复承六气于上也。子午之岁,少阴司天,故上见少阴;丑未之岁,太阴司天,故上见太阴;寅申之岁,少阳司天,故上见少阳;卯酉之岁,阳明司天,故上见阳明;辰戌之岁,太阳司天,故上见太阳;巳亥之岁,厥阴司天,故上见厥阴。

⑥黄元御《黄元御医书全集》甲丙戊庚壬为阳干,乙丁己辛癸为阴干。阳干遇子午则上见少阴,遇寅申则上见少阳,遇辰戌则上见太阳。阴干遇丑未则上见太

阴,遇卯酉则上见阳明,遇巳亥则上见厥阴。此五运之合于三阴三阳者也。帝首问此义,鬼臾区究未明言,此方明言之。

⑦张琦《素问释义》阴阳之序始于子午,终于巳亥。

⑧高亿《黄帝内经素问详注直讲全集》〔注〕上,谓司天。

〔讲〕鬼臾区曰:彼子午之岁,少阴君火也,则上必见少阴。丑未之岁,太阴湿土也,则上必见太阴。寅申之岁,少阳相火也,则上必见少阳。卯酉之岁,阳明燥金也,则上必见阳明。辰戌之岁,太阳寒水也,则上必见太阳。巳亥之岁,厥阴风木也,则上必见厥阴。

⑨孟景春等《黄帝内经素问译释》子午之岁,上见少阴:逢子年午年,则少阴司天,因三阴三阳为六气之上奉于天,所以称"上见"。

鬼臾区说:子年午年都是少阴司天;丑年未年都是太阴司天;寅年申年都是少阳司天;卯年酉年都是阳明司天;辰年戌年都是太阳司天;巳年亥年都是厥阴司天。

⑩任廷革《任应秋讲〈黄帝内经〉素问》此句未具体注释,总体概括此段为:(提要)先言五六相合、上下周纪之理,最后阐明十干化运、十二支化气的规律。

⑪张灿玾等《黄帝内经素问校释》子午之岁,上见少阴:子午年为少阴司天。上,指司天而言。下丑未之岁,寅申之岁等同此义。

鬼臾区说:子午年是少阴司天,丑未年是太阴司天,寅申年是少阳司天,卯酉年是阳明司天,辰戌年是太阳司天,巳亥年是厥阴司天。

⑫方药中等《黄帝内经素问运气七篇讲解》本节主要讲地支配三阴三阳六气。这里所说的子午、丑未、寅申、卯酉、辰戌、巳亥等,统称"地支"。其次序是子、丑、寅、卯、辰、巳、午、未、申、酉、戌、亥,共十二个,所以又称十二支或十二地支。运气学说以地支作为符号并把它与三阴三阳、年度直接联系起来,以子午代表少阴,以丑未代表太阴,以寅申代表少阳,以卯酉代表阳明,以辰戌代表太阳,以巳亥代表厥阴。这里所说的"上",就是指当年的司天之气。这里所说的"标",有两个含义:其一,指标志或符号,即运气学说以三阴三阳为符号来标志地支所属年份气候变化的特点。这也就是前面原文中所说的:"寒暑燥湿风火,天之阴阳也,三阴三阳上奉之。"后面《六微旨大论》中所说的:"气之标也。"其二,指标首,亦即气候变化的起首或开始。这里所说的"终"字,有终末之义,亦即气候变化的末尾。"标"字在这里应作标首解。张介宾注"少阴所谓标也,厥阴所谓终也"一句云:"标,首也;终,尽也。六十年阴阳之序,始于子午,故少阴为标,尽于巳亥,故厥阴为终。"

⑬王洪图等《黄帝内经素问白话解》鬼臾区说:子年、午年均为少阴司天,丑年、未年均为太阴司天,寅年、申年均为少阳司天,卯年、酉年均为阳明司天,辰年、戌年均为太阳司天,巳年、亥年均为厥阴司天。

⑭郭霭春《黄帝内经素问白话解》鬼臾区说:子年午年都是少阴司天,丑年未年都是太阴司天,寅年申年都是少阳司天,卯年酉年都是阳明司天,辰年戌年都是太阳司天,巳年亥年都是厥阴司天。

（3）少阴所谓标也，厥阴所谓终也。

①王冰《黄帝内经素问》标，谓上首也；终，谓当三甲六甲之终。（〔新校正云〕详午未寅酉戌亥之岁为正化，正司化令之实。子丑申卯辰巳之岁为对化，对司化令之虚。此其大法也。）

②马莳《黄帝内经素问注证发微》则上见少阴、太阴、少阳、阳明、太阳、厥阴者，不过谓之标耳。标者，犹所谓上首也。自少阴子午而数至厥阴巳亥，故曰厥阴为三甲、六甲之终也。

③张介宾《类经》标，首也。终，尽也。六十年阴阳之序，始于子午，故少阴谓标，尽于巳亥，故厥阴谓终。

④张志聪《黄帝内经集注》标，高也。子午为少阴君火，君为尊，故以少阴为始，而标见于上。厥阴为阴之尽，故以厥阴为终，阴极而一阳之子又复矣。

⑤高士宗《黄帝素问直解》"标"，犹始也。"少阴"，子午也，厥阴，巳亥也。立岁始于甲子，终于癸巳，此三十岁为一纪，其次始于甲午，终于癸亥，此六十岁为一周。故少阴子午，所谓始也；厥阴巳亥，所谓终也。

⑥黄元御《黄元御医书全集》六气以少阴为首，厥阴为终。标即首也。六十花甲，起于子午，终于巳亥，故少阴为标，厥阴为终。

⑦张琦《素问释义》阴阳之序始于子午，终于巳亥，故少阴为标，厥阴为终。标始也。

⑧高亿《黄帝内经素问详注直讲全集》〔讲〕夫所谓少阴者，即标之谓也。标，犹首也。所谓厥阴者，即终之谓也。终，犹尽也。盖以六甲论之，甲子为首，癸亥为终。所以子午之岁，上见少阴。巳亥之岁，上见厥阴也。

⑨孟景春等《黄帝内经素问译释》〔少阴所谓标也，厥阴所谓终也〕张介宾"标，首也。终，尽也。六十年阴阳之序，始于子午，故少阴谓标；尽于巳亥，故厥阴为终"。

年支阴阳的次序以子年为始，亥年为终，所以少阴为首，厥阴为终。

⑩任廷革《任应秋讲〈黄帝内经〉素问》此句未具体注释，总体概括此段为：（提要）先言五六相合、上下周纪之理，最后阐明十干化运、十二支化气的规律。

⑪张灿玾等《黄帝内经素问校释》少阴所谓标也，厥阴所谓终也：地支十二的顺序是始于子，终于亥，而子年少阴司天，亥年厥阴司天，所以少阴为标，厥阴为终。《类经》二十三卷第三注："标，首也。终，尽也。六十年阴阳之序，始于子午，故少阴谓标，尽于巳亥，故厥阴谓终。"

地支十二，始于子，终于亥，子是少阴司天，亥是厥阴司天，所以按这个顺序排列，少阴是起首，厥阴是终结。

⑫方药中等《黄帝内经素问运气七篇讲解》指标首，亦即气候变化的起首或开始。这里所说的"终"字，有终末之义，亦即气候变化的末尾。"标"字在这里应作标首解。张介宾注"少阴所谓标也，厥阴所谓终也"一句云："标，首也；终，尽也。六十年阴阳之序，始于子午，故少阴为标，尽于巳亥，故厥阴为终。"

⑬王洪图等《黄帝内经素问白话解》年支阴阳的次序,是以子年为始,亥年为终,所以少阴为首,厥阴为终。

⑭郭霭春《黄帝内经素问白话解》年支阴阳的次序以子年为始,亥年为终。

(4)厥阴之上,风气主之;少阴之上,热气主之,太阴之上,湿气主之;少阳之上,相火主之;阳明之上,燥气主之;太阳之上,寒气主之。所谓本也,是谓六元。

①王冰《黄帝内经素问》三阴三阳为标,寒暑燥湿风火为本,故云所谓本也。天真元气,分为六化,以统坤元生成之用,征其应用则六化不同,本其所生则正是真元之一气,故曰六元也。(〔新校正云〕按别本"六元"作"天元"也。)

②马莳《黄帝内经素问注证发微》实由天有风气,以为厥阴之主;天有热气,以为少阴之主;天有湿气,以为太阴之主;天有相火,以为少阳之主;天有燥气,以为阳明之主;天有寒气,以为太阳之主。则有此天之六元以为之本也。何也?天真元气,分为六化,以统坤元生成之用,征其应用,止是真元之一气,故曰六元也。须知天地之数五,而火热居三,可见天地间热多于寒,火倍于水,而人之病化又可推也。惟运分为五,则上文地五岁一周之数,从兹始也。惟标分为六,则上文天六期一备之数,从兹始也。见图1-6。

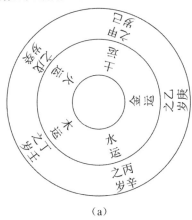

(a)

如图1-6(a)所示,本篇云:

甲己之岁,土运统之;

乙庚之岁,金运统之;

丙辛之岁,水运统之;

丁壬之岁,木运统之;

戊癸之岁,火运统之。

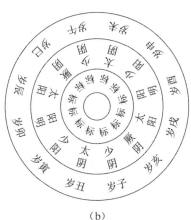

(b)

如图1-6(b)所示,本篇云:

子午之岁,上见少阴;

丑未之岁,上见太阴;

寅申之岁,上见少阳;

卯酉之岁,上见阳明;

辰戌之岁,上见太阳;

巳亥之岁,上见厥阴。

少阴所谓标也,厥阴所谓终也。

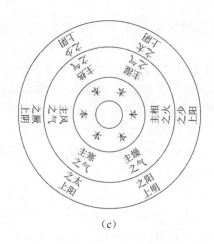

如图 1-6(c)所示,本篇云:

> 厥阴之上,风气主之;
> 少阴之上,热气主之;
> 太阴之上,湿气主之;
> 少阳之上,相火主之;
> 阳明之上,燥气主之;
> 太阳之上,寒气主之。
> 所谓本也,是谓六元。

(c)

**图 1-6　标本中气**

③张介宾《类经》三阴三阳者,由六气之化为之主,而风化厥阴,热化少阴,湿化太阴,火化少阳,燥化阳明,寒化太阳,故六气谓本,三阴三阳谓标也。然此六者,皆天元一气之所化,一分为六,故曰六元。本篇曰天元纪者,义本诸此。

④张志聪《黄帝内经集注》风寒暑湿燥火,在天之六气也。三阴三阳合于地之十二支,而上奉天之六气,是以天气为本,而三阴三阳为标,故下文曰:本之下,中之见也;见之下,气之标也。六元者,谓天有此三阴三阳之六气,地亦有此三阴三阳之六气,天地浑元,上下相召,是以六气司天而六气在泉也。〔眉批〕故先以少阴标于上,而后以三阴三阳标于下。

⑤高士宗《黄帝素问直解》厥阴合风,故厥阴之上,风气主之,风气在上,而厥阴在下也;少阴合热,故少阴之上,热气主之,热气在上,而少阴在下也;太阴合湿,故太阴之上,湿气主之,湿气在上,而太阴在下也;少阳合火,故少阳之上,相火主之,相火在上,而少阳在下也;阳明合燥,故阳明之上,燥气主之,燥气在上,而阳明在下也;太阳合寒,故太阳之上,寒气主之,寒气在上,而太阳在下也。风、热、湿、火、燥、寒在上,所谓本也。在上为本,为六气之元,故曰是谓六元。此引天元册文之言,以明三阴三阳上合六气之义。

⑥黄元御《黄元御医书全集》六气为三阴三阳之本,是谓六元,元即本也。

⑦张琦《素问释义》六化本一气之化,故曰六元。

⑧高亿《黄帝内经素问详注直讲全集》〔注〕六元者,三阴三阳也。本,纲领也。天真元气,虽分为三阴三阳,征其用,止是真元一气,析而为六,故曰六元也。

〔讲〕至若厥阴之上,则有风气,以厥阴为之主。少阴之上,则有热气,以少阳为之主。太阴之上,则有湿气,以太阴为之主。少阳之上,则有相火,以少阳为之主。阳明之上,则有燥气,以阳明为之主。太阳之上。则有寒气,以太阳为之主。此即所谓本也,是即所谓六元也。

⑨孟景春等《黄帝内经素问译释》风是厥阴的本气,热是少阴的本气,湿是太

阴的本气,相火是少阳的本气,燥是阳明的本气,寒是太阳的本气。因为风热湿火燥寒是三阴三阳的本气,它是天元一气化之为六,所以称为六元。

⑩任廷革《任应秋讲〈黄帝内经〉素问》此句未具体注释,总体概括此段为:(提要)先言五六相合、上下周纪之理,最后阐明十干化运、十二支化气的规律。

⑪张灿玾等《黄帝内经素问校释》厥阴之上,风气主之:厥阴、少阴、太阴等三阴三阳,是根据阴阳气多少所决定,三阴三阳又与六气相应。所以三阴三阳司天时,则由六气为之主。此即其中的一例,余类推。所谓本也,是谓六元:六元即六气,因六气为气象变化的本元,故称六元,六气与三阴三阳相结合,分值每年司天之气(见图1-7)。王冰注:"三阴三阳为标,寒暑燥湿风火为本,故云所谓本也。天真元气,分为六化,以统坤元生成之用。征其应用,则六化不同,本其所生,则正是真元之一气,故曰六元也。"如图1-7所示。

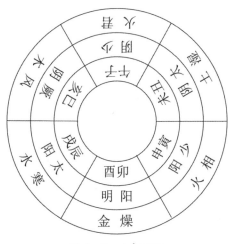

图1-7 六气司天

厥阴司天,风气主令;少阴司天,热气主令;太阴司天,湿气主令;少阳司天,相火主令;阳明司天,燥气主令;太阳司天,寒气主令。这就是三阴三阳的本元,所以叫做六元。

⑫方药中等《黄帝内经素问运气七篇讲解》此节文字紧承上节,"上",此处作"司天"解。"厥阴之上,风气主之"一语,联系上节三阴三阳所配年支的规律,即凡属年支上逢巳逢亥之年,即属于厥阴风气司天,亦即凡属年支上逢巳逢亥之年,这一年的气候变化以风为特点,与风的变化密切相关。根据这个测算方法,六十年中各个年份的气候变化特点大致情况是:逢巳逢亥之年共十年,即:己巳、乙亥、辛巳、丁亥、癸巳、己亥、乙巳、辛亥、丁巳、癸亥。这十年中气候变化已如上述与风的变化密切相关。逢子逢午之年共十年,即:甲子、庚午、丙子、壬午、戊子、甲午、庚子、丙午、壬子、戊午。这十年中气候变化与热的变化密切相关。逢丑逢未之年共十年,

即：乙丑、辛未、丁丑、癸未、己丑、乙未、辛丑、丁未、癸丑、己未。这十年中气候变化与湿密切相关。逢寅逢申之年共十年，即：丙寅、壬申、戊寅、甲申、庚寅、丙申、壬寅、戊申、甲寅、庚申。这十年的气候变化与火密切相关。逢卯逢酉之年共十年，即：丁卯、癸酉、己卯、乙酉、辛卯、丁酉、癸卯、己酉、乙卯、辛酉。这十年中气候变化与燥密切相关。逢辰逢戌之年共十年，即：戊辰、甲戌、庚辰、丙戌、壬辰、戊戌、甲辰、庚戌、丙辰、壬戌。这十年中气候变化与寒密切相关。加以归纳即：子午少阴君火，丑未太阴湿土，寅申少阳相火，卯酉阳明燥金，辰戌太阳寒水，巳亥厥阴风木。这也就是地支配三阴三阳六气。在这种配合中，年支是代表各个年份的符号，三阴三阳是代表气候变化的符号。它们的物质基础是气候本身。因此，原文在介绍了三阴三阳配六气后明确提出："所谓本也。"本，就是湿燥火六气。自然界的一切生命现象是在自然界正常的气候变化的基础之上产生的。没有自然界的正常气候变化，便没有生命。因此，自然气候也就成为自然界中生命的源泉，因此，六气也叫"六元"。这也就是原文中所说的："所谓本也，是谓六元。"这里所说的"本"，指本质，也可以解释为生命之本。"元"，同源。此处指生命现象的根源。原文明确地指出了风寒暑湿燥火六气在自然生命现象中的本源地位。

关于地支配三阴三阳六气，通过本节所述，明确了下面两个问题。其一，六十年一个周期中，各个年度的气候变化情况是按一阴（厥阴）、二阴（少阴）、三阴（太阴）、一阳（少阳）、二阳（阳明）、三阳（太阳）的顺序进行，今年是一阴司天，明年一定是二阴司天，后年一定是三阴司天，依次轮转，如环无端。这也就是本节原文中所说的："子午之岁，上见少阴；丑未之岁，上见太阴；寅申之岁，上见少阳；卯酉之岁，上见阳明；辰戌之岁，上见太阳；巳亥之岁，上见厥阴。少阴所谓标也，厥阴谓终也。"其二，六气之中，风、湿、燥、寒均各居其一，惟火热分为二，少阴少阳均主火热，但明确指出了"少阴为标"，即少阴为首，亦即其余的五气均系在少阴主持下进行，这是前述"君火以明，相火以位"的提法在运气测算中的具体运用。

还需要解释一个问题，这就是地支配五行的问题。地支配五行，一般情况是：寅卯属木，巳午属火，申酉属金，亥子属水，辰戌丑未属土。但是，为什么在地支配三阴三阳六气中却变成了子午少阴君火，丑未太阴湿土，寅申少阳相火，卯酉阳明燥金，辰戌太阳寒水，巳亥厥阴风木，与地支的一般五行属性完全不同呢？要回答这个问题，必须弄清有关六气的正对化问题。十二地支，如同十天干一样，古人也把它作为一个符号代表自然界中的方位，即以寅卯代表东方，巳午代表南方，申酉代表西方，亥子代表北方，辰戌丑未代表中央。以五行归类之，则寅卯属木，巳午属火，申酉属金，亥子属水，辰戌丑未属土。但是古人认为气候变化的规律，其运行方向总是向它相对的方向运行。《六元正纪大论》说："帝曰：愿闻其行，何谓也？岐伯曰：春气西行，夏气北行，秋气东行，冬气南行，故春气始于下，秋气始于上，夏气始于中，冬气始于标。春气始于左，秋气始于右，冬气始于后，夏气始于前，此四时正化之常。"明确指出了气候变化的运行规律，总是向它的相反方向运行，巡回运转，动而不已。由于如此,所以寅位虽然在东方属木,但是它必然要向西方属金的申位转化,午位虽然在南方属火,但是它必然要向北方属水的子位转化。这种现象后世就叫它"正对化"。张介宾在所著《类经图翼·正化对化图说》中说:"六气分上下左右而行天令,十二支分节令时日而司地化,然以六气而加于十二支则有正化对化之不同,如厥阴之所以司于巳亥者,以厥阴属木,木生于亥,故正化于亥,对化于巳也;少阴所以司于子午者,以少阴为君火,当正南离位,故正化于午,对化于子也;太阴所以司于丑未者,以太阴属土居中,王于西南未宫,故正化于未,对化于丑也;少阳属相火,位卑于君,火生于寅,故正化于寅,对化于申也;阳明所以司于卯酉也,以阳明属金,酉为西方金位,故正化于酉,对化于卯也;太阳所以司于辰戌者,太阳属水,辰戌属土,然水行土中而戌居西北,为水渐王乡,是以洪范五行,以戌属水,故正化于戌,对化于辰也。一曰正司化令之实,对司化令之虚,一曰正化从本生数,对化从标成数,皆以言阴阳之衰盛,合于十二辰以为动静消息者也。"张氏介绍的资料,说明了十二地支的五行属性为什么有两种不同的认识,解释了十二地支在配三阴三阳六气方面,其五行属性不同于一般的理由。为了便于读者了解,兹将《类经图翼》中所附六气正对化图加字转录示意于下(见图 1-8)。

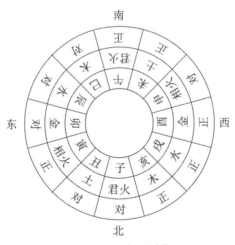

**图 1-8　六气正对化**

⑬王洪图等《黄帝内经素问白话解》风是厥阴的本气,热是少阴的本气,湿是太阴的本气,相火是少阳的本气,燥是阳明的本气,寒是太阳的本气。因为风、热、湿、火、燥、寒是三阴三阳的本气,又都是由天元一气所化,所以叫做六元。

⑭郭霭春《黄帝内经素问白话解》厥阴是以风气为主,少阴是以热气为主,太阴是以湿气为主,少阳是以相火为主,阳明是以燥气为主,太阳是以寒气为主,因为风热湿火燥寒是三阴三阳的本气,所以称为"六元"。

(5)帝曰:光乎哉道!明乎哉论!请著之玉版,藏之金匮,署曰"天元纪"。

①王冰《黄帝内经素问》此句未具体注释。

②马莳《黄帝内经素问注证发微》此句未具体注释。

③张介宾《类经》著之玉版，垂永久也。藏之金匮，示珍贵也。署，表识也。

④张志聪《黄帝内经集注》著之玉版，藏之金匮，垂永久，示贵重也。

⑤高士宗《黄帝素问直解》"道"，言也。"论"，亦言也。鬼臾区之言，至光至明，"著之玉版"，示贵重也；"藏之金匮"，垂不朽也。"署曰《天元纪》"，因《天元册》文之言，而命名也。

⑥黄元御《黄元御医书全集》此句未具体注释。

⑦张琦《素问释义》此句未具体注释。

⑧高亿《黄帝内经素问详注直讲全集》〔注〕署者，篆也，谓篆其《天元纪》之书名也。

〔讲〕黄帝曰：光乎哉！一元之妙道也。明乎哉！天元之大论也。请以此论，著之玉版，藏之金匮，署之天元册，以纪其论曰《天元纪》。使后世之遵其道而崇其论者，得所宗焉，无敢轻焉。

⑨孟景春等《黄帝内经素问译释》黄帝又道：这是多么光明伟大的道理！你谈得很详细！我要把它刻在玉版上，藏在金匮里，题上篇名，叫做"天元纪"。

⑩任廷革《任应秋讲〈黄帝内经〉素问》此句未具体注释，总体概括此段为：（提要）先言五六相合、上下周纪之理，最后阐明十干化运、十二支化气的规律。

⑪张灿玾等《黄帝内经素问校释》黄帝说：你的论述很伟大，也很高明啊！我将把它刻在玉版上，藏在金匮里，题上名字，叫做天元纪。

⑫方药中等《黄帝内经素问运气七篇讲解》此几句是总结全文，也是承前节文字而言。全文对自然气候变化的规律作了详细的阐述之后，提出要求对自然变化规律加以总结，并且要求在总结中做到简单化、条理化，以便掌握和运用。这也就是上节原文中所谓的"推而次之，令有条理，简而不匮，久而不绝，易用难忘，为之纲纪"。因此，本节及上节也就根据此一要求将测算自然气候变化的方法加以简明化。这就是上两部分所归纳出来的：甲己化土，乙庚化金，丙辛化水，丁壬化木，戊癸化火。子午少阴君火，丑未太阴湿土，寅申少阳相火，卯酉阳明燥金，辰戌太阳寒水，巳亥厥阴风木。上述天干配五运，地支配三阴三阳六气两套公式，是运气推算的要诀，也确实做到了简单明了，易用难忘。所以原文赞誉说："光乎哉道！明乎哉论！"并且要"著之玉版，藏之金匮，署曰《天元纪》"。说明了本篇在运气七篇中的重要地位以及首先学习本篇的意义。

⑬王洪图等《黄帝内经素问白话解》黄帝说：这是多么明白的道理啊！你讲得又是多么清楚啊！我要把它刻在玉版上，藏在金匮里，题上一个名字，叫做"天元纪"。

⑭郭霭春《黄帝内经素问白话解》黄帝又道：你讲得太明白了，请记载在玉版上，藏在金匮里，题上一个名称，叫做《天元纪》。

# 第二章　五运行大论篇

## 第一节　五运行大论篇原文

### 五运行大论篇第六十七

黄帝坐明堂,始正天纲,临观八极,考建五常,请天师而问之曰:论言天地之动静,神明为之纪,阴阳之升降,寒暑彰其兆。余闻五运之数于夫子,夫子之所言,正五气之各主岁尔,首甲定运,余因论之。鬼臾区曰:土主甲己,金主乙庚,水主丙辛,木主丁壬,火主戊癸。子午之上,少阴主之;丑未之上,太阴主之;寅申之上,少阳主之;卯酉之上,阳明主之;辰戌之上,太阳主之;巳亥之上,厥阴主之。不合阴阳,其故何也? 岐伯曰:是明道也,此天地之阴阳也。夫数之可数者,人中之阴阳也,然所合,数之可得者也。夫阴阳者,数之可十,推之可百,数之可千,推之可万。天地阴阳者,不以数推,以象之谓也。

帝曰:愿闻其所始也。岐伯曰:昭乎哉问也! 臣览《太始天元册》文,丹天之气,经于牛、女戊分;黅天之气,经于心、尾己分;苍天之气,经于危、室、柳、鬼;素天之气,经于亢、氐、昴、毕;玄天之气,经于张、翼、娄、胃。所谓戊己分者,奎、壁、角、轸,则天地之门户也。夫候之所始,道之所生,不可不通也。帝曰:善。论言天地者,万物之上下;左右者,阴阳之道路,未知其所谓也。岐伯曰:所谓上下者,岁上下见阴阳之所在也。左右者,诸上见厥阴,左少阴,右太阳;见少阴,左太阴,右厥阴;见太阴,左少阳,右少阴;见少阳,左阳明,右太阴;见阳明,左太阳,右少阳;见太阳,左厥阴,右阳明。所谓面北而命其位,言其见也。

帝曰:何谓下? 岐伯曰:厥阴在上,则少阳在下,左阳明,右太阴;少阴在上,则阳明在下,左太阳,右少阳;太阴在上,则太阳在下,左厥阴,右阳明;少阳在上,则厥阴在下,左少阴,右太阳;阳明在上,则少阴在下,左太阴,右厥阴;太阳在上,则太阴在下,左少阳,右少阴。所谓面南而命其位,言其见也。上下相遘,寒暑相临,气相得则和,不相得则病。帝曰:气相得而病者何也? 岐伯曰:以下临上,不当位也。

帝曰:动静何如? 岐伯曰:上者右行,下者左行,左右周天,余而复会也。

帝曰:余闻鬼臾区曰:应地者静。今夫子乃言下者左行,不知其所谓也,愿闻何以生之乎？岐伯曰：天地动静，五行迁复，虽鬼臾区其上候而已，犹不能遍明。夫变化之用，天垂象，地成形，七曜纬虚，五行丽地。地者，所以载生成之形类也；虚者，所以列应天之精气也。形精之动，犹根本与枝叶也，仰观其象，虽远可知也。

帝曰：地之为下否乎？岐伯曰：地为人之下，太虚之中者也。

帝曰：冯乎？岐伯曰：大气举之也。燥以干之，暑以蒸之，风以动之，湿以润之，寒以坚之，火以温之。故风寒在下，燥热在上，湿气在中，火游行其间，寒暑六入，故令虚而生化也。故燥胜则地干，暑胜则地热，风胜则地动，湿胜则地泥，寒胜则地裂，火胜则地固矣。

帝曰：天地之气，何以候之？岐伯曰：天地之气，胜复之作，不形于诊也。《脉法》曰，天地之变，无以脉诊。此之谓也。

帝曰：间气何如？岐伯曰：随气所在，期于左右。帝曰：期之奈何？岐伯曰：从其气则和，违其气则病，不当其位者病，迭移其位者病，失守其位者危，尺寸反者死，阴阳交者死。先立其年，以知其气，左右应见，然后乃可以言死生之逆顺。

帝曰：寒暑燥湿风火，在人合之奈何？其于万物，何以生化？岐伯曰：东方生风，风生木，木生酸，酸生肝，肝生筋，筋生心。其在天为玄，在人为道，在地为化。化生五味，道生智，玄生神，化生气。神在天为风，在地为木，在体为筋，在气为柔，在藏为肝。其性为暄，其德为和，其用为动，其色为苍，其化为荣，其虫毛，其政为散，其令宣发，其变摧拉，其眚陨，其味为酸，其志为怒。怒伤肝，悲胜怒；风伤肝，燥胜风；酸伤筋，辛胜酸。

南方生热，热生火，火生苦，苦生心，心生血，血生脾。其在天为热，在地为火，在体为脉，在气为息，在藏为心。其性为暑，其德为显，其用为躁，其色为赤，其化为茂，其虫羽，其政为明，其令郁蒸，其变炎烁，其眚燔焫，其味为苦，其志为喜。喜伤心，恐胜喜；热伤气，寒胜热；苦伤气，咸胜苦。

中央生湿，湿生土，土生甘，甘生脾，脾生肉，肉生肺。其在天为湿，在地为土，在体为肉，在气为充，在藏为脾。其性静兼，其德为濡，其用为化，其色为黄，其化为盈，其虫倮，其政为谧，其令云雨，其变动注，其眚淫溃，其味为甘，其志为思。思伤脾，怒胜思；湿伤肉，风胜湿；甘伤脾，酸胜甘。

西方生燥，燥生金，金生辛，辛生肺，肺生皮毛，皮毛生肾。其在天为燥，在地为金，在体为皮毛，在气为成，在藏为肺。其性为凉，其德为清，其用为固，其色为白，其化为敛，其虫介，其政为劲，其令雾露，其变肃杀，其眚苍落，其味为辛，其志为忧。忧伤肺，喜胜忧；热伤皮毛，寒胜热；辛伤皮毛，苦胜辛。

北方生寒，寒生水，水生咸，咸生肾，肾生骨髓，髓生肝。其在天为寒，在地为水，在体为骨，在气为坚，在藏为肾。其性为凛，其德为寒，其用为藏，其色为黑，其化为肃，其虫鳞，其政为静，其令霰雪，其变凝冽，其眚冰雹，其味为咸，其志为恐。恐伤肾，思胜恐；寒伤血，燥胜寒；咸伤血，甘胜咸。

五气更立，各有所先，非其位则邪，当其位则正。帝曰：病生之变何如？岐伯曰：气相得则微，不相得则甚。

帝曰：主岁何如？岐伯曰：气有余，则制己所胜，而侮所不胜；其不及，则己所不胜侮而乘之，己所胜轻而侮之。侮反受邪，侮而受邪，寡于畏也。帝曰：善！

## 第二节　五运行大论篇分解

### 第一解

#### （一）内经原文

黄帝坐明堂，始正**天纲**，临观**八极**，**考建五常**，请天师而问之曰：**论**言天地之动静，神明为之纪，阴阳之升降，寒暑彰其兆。余闻五运之数于夫子，夫子之所言，**正五气**之各主岁尔，**首甲**定运，余因论之。鬼臾区曰：土主甲己，金主乙庚，水主丙辛，木主丁壬，火主戊癸。子午之上，少阴主之；丑未之上，太阴主之；寅申之上，少阳主之；卯酉之上，阳明主之；辰戌之上，太阳主之；巳亥之上，厥阴主之。**不合阴阳**，其故何也？岐伯曰：是明道也，此天地之阴阳也。夫数之可数者，人中之阴阳也，然所合，数之可得者也。夫阴阳者，数之可十，推之可百，数之可千，推之可万。天地阴阳者，不以数推，以象之谓也。

#### （二）字词注释

（1）天纲

①王冰《黄帝内经素问》此词未具体注释。

②马莳《黄帝内经素问注证发微》此词未具体注释。

③张介宾《类经》正天纲者，天之大纲在于斗，正斗纲之建，以占天也。

④张志聪《黄帝内经集注》天纲，天之度数也。

⑤高士宗《黄帝素问直解》天文之大纲也。始正天纲，天道立矣。

⑥黄元御《黄元御医书全集》天纲，北斗，正斗纲所建，以占天时也。

⑦张琦《素问释义》此词未具体注释。

⑧高亿《黄帝内经素问详注直讲全集》〔注〕天纲，天道也。

⑨孟景春等《黄帝内经素问译释》指天文学之大纲，如黄道、二十八宿、地平方位等等。

⑩任廷革《任应秋讲〈黄帝内经〉素问》此词未具体注释。

⑪张灿玾等《黄帝内经素问校释》指天之纲纪。如日月轨道，斗纲月建，二十八宿，四时方位等均是。

⑫方药中等《黄帝内经素问运气七篇讲解》高世栻解释为"天文之大纲"，意即天体方面的大的规律性的现象，例如日月五星的运行情况，二十八宿的方位等。

⑬王洪图等《黄帝内经素问白话解》指天之大纲，如日月轨道，斗纲月建，二十八宿，四时方位等。

⑭郭霭春《黄帝内经素问白话解》指天之纲纪。如日月轨道,二十八宿,四时方位等。

(2)八极

①王冰《黄帝内经素问》八方目极之所也。

②马莳《黄帝内经素问注证发微》此词未具体注释。

③张介宾《类经》八方之舆极也。观八极之理,以志地也。

④张志聪《黄帝内经集注》八极,地之八方也。

⑤高士宗《黄帝素问直解》皇极之八方也。临观八极,地道立矣。

⑥黄元御《黄元御医书全集》八极即八方,观八方分野,以察地理也。

⑦张琦《素问释义》此词未具体注释。

⑧高亿《黄帝内经素问详注直讲全集》〔注〕八极,八荒也。〔讲〕八荒之极。

⑨孟景春等《黄帝内经素问译释》张志聪:"地之八方也。"

⑩任廷革《任应秋讲〈黄帝内经〉素问》此词未具体注释。

⑪张灿玾等《黄帝内经素问校释》八方极远之处。《后汉书·明帝纪》:"恢弘大道,被之八极。"注引《淮南子》云:"九州之外有八寅,八寅外有八纮,八纮之外有八极。"

⑫方药中等《黄帝内经素问运气七篇讲解》即八方之远。地之八方为东、西、南、北、东南、西南、东北、西北。

⑬王洪图等《黄帝内经素问白话解》八方的地理形势。

⑭郭霭春《黄帝内经素问白话解》八方,即东、南、西、北、东南、东北、西南、西北八方。

(3)考建五常

①王冰《黄帝内经素问》考,谓考校。建,谓建立也。五常,谓五气,行天地之中者也。端居正气,以候天和。

②马莳《黄帝内经素问注证发微》此词未具体注释。

③张介宾《类经》考,察也。建,立也。五常,五行气运之常也。考建五常,以测阴阳之变化也。

④张志聪《黄帝内经集注》五常,五行政令之常也。

⑤高士宗《黄帝素问直解》五常,五伦之常理也。考建五常,人道立矣。

⑥黄元御《黄元御医书全集》五常,五行之常,考五行常道,以测气运也。

⑦张琦《素问释义》此词未具体注释。

⑧高亿《黄帝内经素问详注直讲全集》〔注〕五常,五行常政也。〔讲〕考定建立,发明五常之道。

⑨孟景春等《黄帝内经素问译释》张介宾:"考,察也。建,立也。五常,五行气运之常也。"即观察推求五行运气之大法。

⑩任廷革《任应秋讲〈黄帝内经〉素问》此词未具体注释。

⑪张灿玾等《黄帝内经素问校释》《类经》二十三卷第四注:"考,察也。建,立也。五常,五行气运之常也。考建五常,以测阴阳之变化也。"

⑫方药中等《黄帝内经素问运气七篇讲解》考,指考察;建,即建立;"五常",此指木、火、土、金、水五行运气的法规。"考建五常"一句,说明五行概念的运用,并不是任何主观臆测,而是在"考"的前提下"建"立起来的,明确地指出了运气学说的物质基础是客观的、变化着的自然现象本身而非其他。

⑬王洪图等《黄帝内经素问白话解》指观察推求五运六气之大法。

⑭郭霭春《黄帝内经素问白话解》研究五行运气阴阳变化的道理。

(4)论

①王冰《黄帝内经素问》〔新校正云〕详论,谓《阴阳应象大论》及《气交变大论》文。彼云阴阳之往复,寒暑彰其兆。

②马莳《黄帝内经素问注证发微》又见《阴阳应象大论》《气交变大论》。

③张介宾《类经》论,《气交变大论》也。

④张志聪《黄帝内经集注》此词未具体注释。

⑤高士宗《黄帝素问直解》帝引《气交变大论》之言,并《六节藏象大论》之言,及上篇鬼臾区之言。

⑥黄元御《黄元御医书全集》论言,《气交变论》之言。

⑦张琦《素问释义》此词未具体注释。

⑧高亿《黄帝内经素问详注直讲全集》〔讲〕古论之中。

⑨孟景春等《黄帝内经素问译释》指《太始天元册》文。

⑩任廷革《任应秋讲〈黄帝内经〉素问》此词未具体注释。

⑪张灿玾等《黄帝内经素问校释》新校正云:"详论谓《阴阳应象大论》及《气交变大论》文。"

⑫方药中等《黄帝内经素问运气七篇讲解》此词未具体注释。

⑬王洪图等《黄帝内经素问白话解》有的著作。

⑭郭霭春《黄帝内经素问白话解》指《阴阳应象大论》及《气交变大论》。

(5)正五气

①王冰《黄帝内经素问》此词未具体注释。

②马莳《黄帝内经素问注证发微》此词未具体注释。

③张介宾《类经》此五运也。

④张志聪《黄帝内经集注》五运六气相合。

⑤高士宗《黄帝素问直解》五气。

⑥黄元御《黄元御医书全集》此词未具体注释。

⑦张琦《素问释义》此词未具体注释。

⑧高亿《黄帝内经素问详注直讲全集》〔讲〕五运之气。

⑨孟景春等《黄帝内经素问译释》五运。

⑩任廷革《任应秋讲〈黄帝内经〉素问》此词未具体注释。

⑪张灿玾等《黄帝内经素问校释》五运之气。

⑫方药中等《黄帝内经素问运气七篇讲解》此词未具体注释。

⑬王洪图等《黄帝内经素问白话解》五运之气。

⑭郭霭春《黄帝内经素问白话解》主持全年的五气。

（6）首甲

①王冰《黄帝内经素问》首甲，谓六甲之初，则甲子年也。

②马莳《黄帝内经素问注证发微》此词未具体注释。

③张介宾《类经》首甲定运，谓六十年以甲子始，而定其运也。

④张志聪《黄帝内经集注》此词未具体注释。

⑤高士宗《黄帝素问直解》天有十日，日六竟而周甲，甲六复而终岁也。

⑥黄元御《黄元御医书全集》此词未具体注释。

⑦张琦《素问释义》此词未具体注释。

⑧高亿《黄帝内经素问详注直讲全集》〔讲〕其用以六甲定其大运焉。

⑨孟景春等《黄帝内经素问译释》五运在最初与甲子配合。

⑩任廷革《任应秋讲〈黄帝内经〉素问》此词未具体注释。

⑪张灿玾等《黄帝内经素问校释》干支相配之六十花甲，以纪运气，甲子居其首位，故曰"首甲定运"。王冰注："首甲谓六甲之初，则甲子年也。"

⑫方药中等《黄帝内经素问运气七篇讲解》运用干支甲子来配合五行。

⑬王洪图等《黄帝内经素问白话解》确定六十年的运气，而从甲子开始，即天干与地支相配合的内容。

⑭郭霭春《黄帝内经素问白话解》五运之中以甲子为第一运，称"首甲"。

（7）不合阴阳

①王冰《黄帝内经素问》此词未具体注释。

②马莳《黄帝内经素问注证发微》此词未具体注释。

③张介宾《类经》不合阴阳，如五行之甲乙，东方木也；而甲化土运，乙化金运。六气之亥子，北方水也；而亥年之上，风水主之，子年之上，君火主之。又如君火司气，火本阳也，而反属少阴；寒水司气，水本阴也，而反属太阳之类，似皆不合于阴阳者也。

④张志聪《黄帝内经集注》不合阴阳者，五运六气之阴阳不相合也。

⑤高士宗《黄帝素问直解》谓五六之不相合。

⑥黄元御《黄元御医书全集》五运不合三阴三阳。

⑦张琦《素问释义》岁运土、金、水、木、火相生为次，以甲乙右迁，五岁而周，故甲己为土，乙庚为金，丙辛为水，丁壬为木，戊癸为火。司天以少阴、太阴、少阳、阳明、太阳、厥阴为次，随子丑递降，六期而复。故子午主少阴，丑未主太阴，寅申主少阳，卯酉主阳明，辰戌主太阳，巳亥主厥阴。阴阳法甲己为合，子午为冲，故帝疑其

不合阴阳,实则天地自然之化也。

⑧高亿《黄帝内经素问详注直讲全集》〔注〕阴阳不符。〔讲〕鬼臾区所言之阴阳,竟不合于夫子所言之阴阳。

⑨孟景春等《黄帝内经素问译释》指三阴三阳之六气与五运,和一般说法有不相符合之处。例如子午在三阴属少阴,在五运属火;卯酉在三阳属阳明,在五运属金等。

⑩任廷革《任应秋讲〈黄帝内经〉素问》此词未具体注释。

⑪张灿玾等《黄帝内经素问校释》《类经》二十三卷第四注:"不合阴阳,如五行之甲乙,东方木也,而甲化土运,乙化金运。六气之亥子,北方水也,而亥年之上,风木主之,子年之上,君火主之。又如君火司气,火本阳也,而反属少阴。寒水司气,水本阴也,而反属太阳之类,似皆不合于阴阳者也。"义指五运六气干支之阴阳属性与方位干支之阴阳属性不相符合。

⑫方药中等《黄帝内经素问运气七篇讲解》《天元纪大论》中所提出的甲己化土,乙庚化金,丙辛化水,丁壬化木,戊癸化火,以及子午少阴君火,丑未太阴湿土,寅申少阳相火,卯酉阳明燥金,辰戌太阳寒水,巳亥厥阴风木等十一个公式的。在这十一个公式中,不论是在天干化五运中,还是在地支配三阴三阳六气中,其阴阳五行属性都与一般配法有所不同。一般情况下,甲乙寅卯合木,丙丁巳午合火,均属阳;戊己辰戌丑未合土,庚辛申酉合金,壬癸亥子合水,均属阴。但在天干化五运及地支化三阴三阳六气的公式中,却有了变化,例如属阳的甲木变成了阴土,属阳的丙火变成了阴水,属阴的子水变成了阳火,属阴的申金变成了阳火……这也就是原文所谓的:"不合阴阳。"

⑬王洪图等《黄帝内经素问白话解》他说五运与天干配合的规律是:土运统主甲己年,金运统主乙庚年,水运统主丙辛年,木运统主丁壬年,火运统主戊癸年。六气与地支相配合的规律是:逢子午两年,是少阴君火司天;逢丑未两年,是太阴湿土司天;逢寅申两年,是少阳相火司天;逢卯酉两年,是阳明燥金司天;逢辰戌两年,是太阳寒水司天;逢巳亥两年,是厥阴风木司天。这与先生所讲的阴阳归类不相符合。

⑭郭霭春《黄帝内经素问白话解》指三阴三阳六气与五运的阴阳属性,与一般所说阴阳概念有不相符合之处。

(三)语句阐述

(1)黄帝坐明堂,始正天纲,临观八极,考建五常,请天师而问之曰:论言天地之动静,神明为之纪,阴阳之升降,寒暑彰其兆。余闻五运之数于夫子,夫子之所言,正五气之各主岁尔,首甲定运,余因论之。

①王冰《黄帝内经素问》明堂,布政宫也。八极,八方目极之所也。考,谓考校。建,谓建立也。五常,谓五气,行天地之中者也。端居正气,以候天和。(〔新校正云〕详论,谓《阴阳应象大论》及《气交变大论》文。彼云阴阳之往复,寒暑彰其

兆。)首甲,谓六甲之初,则甲子年也。

②马莳《黄帝内经素问注证发微》此句未具体注释。

③张介宾《类经》明堂,王者朝会之堂也。正天纲者,天之大纲在于斗,正斗纲之建,以占天也。八极,八方之舆极也。观八极之理,以志地也。考,察也。建,立也。五常,五行气运之常也。考建五常,以测阴阳之变化也。论,《气交变大论》也。但彼以升降二字作往复。此五运也。首甲定运,谓六十年以甲子始,而定其运也。

④张志聪《黄帝内经集注》天纲,天之度数也。八极,地之八方也。五常,五行政令之常也。神明者,日月星斗也。纪者,以日月纪度星斗定位也。寒暑者,阴阳之征兆也。余闻五运之数于夫子者,言五运之气,以论于《六节藏象论》中矣。

⑤高士宗《黄帝素问直解》明堂,君臣一堂向明而治也。天纲,天文之大纲也。始正天纲,天道立矣。八极,皇极之八方也。临观八极,地道立矣。五常,五伦之常理也。考建五常,人道立矣。史臣将述黄帝岐伯论天地阴阳气运之理,而先记叙之。帝引《气交变大论》之言,并《六节藏象大论》之言,及上篇鬼臾区之言,而探明阴阳相合之原也。《气交变大论》云:天地之动静,神明为之纪,阴阳之往复,寒暑彰其兆。帝引以问,盖欲详明天地动静之神明,阴阳升降之寒暑也。闻五运之数于夫子,五气各主岁也。六节藏象岐伯云:五运相袭,而皆治之,终期之日,周而复始也。首甲定运者,天有十日,日六竟而周甲,甲六复而终岁也。余因论之者,《天元纪大论》,帝举五运相袭之言。

⑥黄元御《黄元御医书全集》明堂,王者布政之堂。天纲,北斗,正斗纲所建,以占天时也。八极即八方,观八方分野,以察地理也。五常,五行之常,考五行常道,以测气运也。论言,《气交变论》之言。天地之动静,以神明为之纪纲。阴阳之升降,以寒暑彰其征兆。神明者,天地之妙用,如九星悬朗,七曜周旋是也。寒暑者,阴阳之气候,所以生长收藏,全在乎此。

⑦张琦《素问释义》此句未具体注释。

⑧高亿《黄帝内经素问详注直讲全集》〔批〕此言天地之阴阳,与人身之阴阳,有无不同者,有不可拘泥者,须当活看。

〔注〕明堂,布政之所也。天纲,天道也。八极,八荒也。五常,五行常政也。前岐伯与帝所言,皆五脏五风之说,至此问鬼臾区,乃对以五运六气,与前阴阳不符,是明天地气运之道也。

〔讲〕黄帝一日,垂绅端拱坐于明堂之上,始以天元之纪,正定天纲,下临上观,遍及八荒之极,考定建立,发明五常之道。虽得其理,未明其义,因请天师岐伯,而问之曰:古论之中,会言天地之一动一静,皆有不测之神,不蔽之明,以为纲纪。阴阳之一升一降,必因冬月之寒,夏月之暑,以彰其征兆。论之所言,有如是矣。然余自承教以来,又尝闻五运之数于夫子。如夫子所言五运之气,各主于一岁之义耳,其用以六甲定其大运焉。余得夫子之言,执是理以论于鬼臾区。

⑨孟景春等《黄帝内经素问译释》天纲:指天文学之大纲,如黄道、二十八宿、

地平方位等。八极:张志聪"地之八方也"。考建五常:张介宾"考,察也。建,立也。五常,五行气运之常也"。即观察推求五行运气之大法。论:指《太始天元册》文。夫子之所言:指《六节藏象论》中岐伯所说的话。

黄帝坐在明堂里,开始校正天文学的大纲,观看八方地理的形势,研究五行运气阴阳变化的道理,请岐伯来,向他问道:我们曾经讨论过天地动静的道理,是由于自然力量的控制,使它具有一定的规律,阴阳的升降,可以由天气的寒暑,显现出它变化的兆端。我也听先生讲过五运的规律,先生所讲的仅仅是五运主岁,没有讲到五运在最初是怎样与甲子配合的问题,因此我与鬼臾区讨论。

⑩任廷革《任应秋讲〈黄帝内经〉素问》(讲解)这里的"明堂"就广义来讲,是最高领导者理政事的地方,就是现在的办公室、办公厅,里面分设有很多部门,与经络学说中的"明堂"不是一个意思,但经络学说中的"明堂"是从这里引申出来命名的,中医学在人体上的很多部位的名称都是从自然、社会现象中引申过来的,"明堂"就是其中之一。

⑪张灿玾等《黄帝内经素问校释》天纲:指天之纲纪。如日月轨道,斗纲月建,二十八宿,四时方位等均是。八极:八方极远之处。《后汉书·明帝纪》"恢弘大道,被之八极"。注引《淮南子》云:"九州之外有八寅,八寅外有八纮,八纮之外有八极。"考建五常:《类经》二十三卷第四注:"考,察也。建,立也。五常,五行气运之常也。考建五常,以测阴阳之变化也。"论言:新校正云"详论谓《阴阳应象大论》及《气交变大论》文"。夫子之所言:似指《六节藏象论》中岐伯所言有关五运之事。首甲定运:干支相配之六十花甲,以纪运气,甲子居其首位,故曰"首甲定运"。王冰注:"首甲谓六甲之初,则甲子年也。"

黄帝坐在明堂里,开始厘正天之纲纪,考建五气运行的常理,乃向天师岐伯请问道:在以前的医论中曾经言道,天地的动静,是以自然界中变化莫测的物象为纲纪,阴阳升降,是以寒暑的更换,显示它的征兆。我也听先生讲过五运的规律,先生所讲的仅是五运之气各主一岁。关于六十甲子,从甲年开始定运的问题,我又与鬼臾区进一步加以讨论。

⑫方药中等《黄帝内经素问运气七篇讲解》[始正天纲,临观八极,考建五常]"天纲",高世栻解释为"天文之大纲",意即天体方面的大的规律性的现象,例如日月五星的运行情况,二十八宿的方位等。"八极",即八方之远。地之八方为东、西、南、北、东南、西南、东北、西北。考,指考察;建,即建立;"五常",此指木、火、土、金、水五行运气的法规。全句意即古人在认真观察天体日月星辰的运动变化以及大地上生物的生长变化的基础上,以五行概念来归类自己的经验和阐述自己对自然气候变化的认识,并建立起一套对自然气候变化的运算公式。"考建五常"一句,说明五行概念的运用,并不是任何主观臆测,而是在"考"的前提下"建"立起来的,明确地指出了运气学说的物质基础是客观的、变化着的自然现象本身而非其他。

[天地之动静,神明为之纪,阴阳之升降,寒暑彰其兆]"动静",指运动;"神明",

第二章　五运行大论篇

指正常的变化规律；"升降"和"动静"一样，也是指运动；"寒暑"，指一年中的季节气候特点。全句意即：自然界的气候变化是一种正常现象，虽然这些现象为什么产生，我们一时还认识不清楚，好像"冥冥之中，自有主者"，即所谓的"神明为之纪"。但是它的规律，可以通过一年中的季节气候变化特点表现出来，即所谓"阴阳之升降，寒暑彰其兆"。因此我们也就可以根据一年中的季节气候变化特点来总结其规律。再一次指出运气学说中所提出的一些气候变化规律及其运算公式是来源于实际观察，是根据自然气候变化的客观表现总结而来。

[首甲定运，余因论之] 自"余闻五运之数于夫子……首甲定运，余因论之"一段，是指《六节藏象论》中黄帝与岐伯的一段问答。原文云："余已闻天度矣，愿闻气数何以合之？岐伯曰：天以六六为节，地以九九制会，天有十日，日六竟而周甲，甲六复而终岁，三百六十日法也。""五运相袭，而皆治之，终朞之日，周而复始，时立气布，如环无端。"这一段内容只谈到了运用干支甲子来配合五行的问题，没有具体地谈如何运用干支来具体推算岁运，因此在上篇及本篇进一步加以讨论，即原文所谓的："余因论之。"从这一段文字中可以看出一个问题，即本篇所论内容与《素问》其他各篇是前后呼应的，是互相补充的，这是运气七篇应属《内经》原著而非后人伪托的例证之一。

⑬王洪图等《黄帝内经素问白话解》明堂：黄帝处理事务和宣布政令的地方。天纲：指天文学之大纲，如日月轨道，斗纲月建，二十八宿，四时方位等。考建五常：指观察推求五行运气之大法。

黄帝坐在明堂之中，开始验算校正天体运行的规律，观看八方的地理形势，研究如何创立五运六气的理论，并请来岐伯向他问道：有的著作中说，天地的运行变化，可以通过观察日月星辰作为标志和纪度，阴阳的升降运动，可以通过四时寒暑的变迁，来看到它的征兆。我曾听你讲过五运的规律，但先生所讲的仅仅是五运之气分别主岁的问题。至于确定六十年的运气，而从甲子开始，即天干与地支相配合的内容，我曾和鬼臾区讨论过。

⑭郭霭春《黄帝内经素问白话解》明堂：黄帝处理事务和宣布政令的地方。天纲：指天之纲纪。如日月轨道，二十八宿，四时方位等。八极：八方，即东、南、西、北、东南、东北、西南、西北八方。五常：五行运行的变化规律。论：指《阴阳应象大论》及《气交变大论》。

黄帝坐在明堂里，开始校正天文，观看八方地形，研究五行运气阴阳变化的道理，请岐伯来，向他问道：有的书上说天地的动静，是由日月为之纪度。阴阳的升降，是由寒暑显出其征兆。我曾听你讲过五运的规律，你所讲的仅仅是五运主岁，应以甲为首。我曾与鬼臾区商讨这个说法。

（2）鬼臾区曰：土主甲己，金主乙庚，水主丙辛，木主丁壬，火主戊癸。

①王冰《黄帝内经素问》此句未具体注释。

②马莳《黄帝内经素问注证发微》前《天元纪大论》曰：甲己之岁，土运统之；乙

庚之岁,金运统之;丙辛之岁,水运统之;丁壬之岁,木运统之;戊癸之岁,火运统之。

③张介宾《类经》此句未具体注释。

④张志聪《黄帝内经集注》鬼臾区复以五运六气相合主岁而论者,即上篇《天元纪论》也。

⑤高士宗《黄帝素问直解》鬼臾区论五六相合之道,鬼臾区有甲己之岁,土运主之云云。

⑥黄元御《黄元御医书全集》此述《天元纪》甲己之岁,土运统之一段。

⑦张琦《素问释义》岁运土、金、水、木、火相生为次,以甲乙右迁,五岁而周,故甲己为土,乙庚为金,丙辛为水,丁壬为木,戊癸为火。

⑧高亿《黄帝内经素问详注直讲全集》〔讲〕而鬼臾区乃曰:甲巳(编者按:此处应为"己")之岁,土主其运;乙庚之岁,金主其运;丙辛之岁,水主其运;丁壬之岁,木主其运;戊癸之岁,火主其运。

⑨孟景春等《黄帝内经素问译释》鬼臾区认为:土运统率甲、己,金运统率乙、庚,水运统率丙、辛,木运统率丁、壬,火运统率戊、癸。

⑩任廷革《任应秋讲〈黄帝内经〉素问》此句未具体注释,总体概括此段为:(提要)统言五运六气各分阴阳。

⑪张灿玾等《黄帝内经素问校释》土主甲己……火主戊癸:此同上篇《天元纪大论》中"甲己之岁,土运统之……戊癸之岁,火运统之"一段,以论述天干主运的规律。义同前。

鬼臾区说,土运主甲己年,金运主乙庚年,水运主丙辛年,木运主丁壬年,火运主戊癸年。

⑫方药中等《黄帝内经素问运气七篇讲解》这段文字是解释《天元纪大论》中所提出的甲己化土,乙庚化金,丙辛化水,丁壬化木,戊癸化火。

⑬王洪图等《黄帝内经素问白话解》他说五运与天干配合的规律是:土运统主甲己年,金运统主乙庚年,水运统主丙辛年,木运统主丁壬年,火运统主戊癸年。

⑭郭霭春《黄帝内经素问白话解》鬼臾区认为:土运统率甲己,金运统率乙庚,水运统率丙辛,木运统率丁壬,火运统率戊癸。

(3)子午之上,少阴主之;丑未之上,太阴主之;寅申之上,少阳主之;卯酉之上,阳明主之;辰戌之上,太阳主之;巳亥之上,厥阴主之。

①王冰《黄帝内经素问》此句未具体注释。

②马莳《黄帝素问注证发微》前《天元纪大论》曰:子午之岁,上见少阴;丑未之岁,上见太阴;寅申之岁,上见少阳;卯酉之岁,上见阳明;辰戌之岁,上见太阳;巳亥之岁,上见厥阴。

③张介宾《类经》此三阴三阳之所主也,主者司天也。

④张志聪《黄帝内经集注》鬼臾区复以五运六气相合主岁而论者,即上篇《天元纪论》也。

⑤高士宗《黄帝素问直解》有子午之岁上见少阴云云。

⑥黄元御《黄元御医书全集》此述《天元纪》子午之岁,上见少阴一段。帝问五运之合于三阴三阳如何,而鬼臾区答以子午之岁、上见少阴等语,究竟五运不合三阴三阳,故复问之。

⑦张琦《素问释义》司天以少阴、太阴、少阳、阳明、太阳、厥阴为次,随子丑递降,六期而复。故子午主少阴,丑未主太阴,寅申主少阳,卯酉主阳明,辰戌主太阳,巳亥主厥阴。

⑧高亿《黄帝内经素问详注直讲全集》〔讲〕子午之上,少阴君火主之;丑未之上,太阴湿土主之;寅申之上,少阳相火主之;卯酉之上,阳明燥金主之;辰戌之上,太阳寒水主之;巳亥之上,厥阴风木主之。

⑨孟景春等《黄帝内经素问译释》子、午两年是少阴司天;丑、未两年是太阴司天;寅、申两年是少阳司天;卯、酉两年是阳明司天;辰、戌两年是太阳司天;巳、亥两年是厥阴司天。

⑩任廷革《任应秋讲〈黄帝内经〉素问》此句未具体注释,总体概括此段为:(提要)统言五运六气各分阴阳。

⑪张灿玾等《黄帝内经素问校释》子午之上,少阴主之:即上篇《天元纪大论》所谓"子午之岁,上见少阴"之义。即地支子年与午年,为少阴司天。上指司天而言。下丑未、寅申等义同。

子午年是少阴司天,丑未年是太阴司天,寅申年是少阳司天,卯酉年是阳明司天,辰戌年是太阳司天,巳亥年是厥阴司天。

⑫方药中等《黄帝内经素问运气七篇讲解》子午少阴君火,丑未太阴湿土,寅申少阳相火,卯酉阳明燥金,辰戌太阳寒水,巳亥厥阴风木。

⑬王洪图等《黄帝内经素问白话解》六气与地支相配合的规律是:逢子午两年,是少阴君火司天;逢丑未两年,是太阴湿土司天;逢寅申两年,是少阳相火司天;逢卯酉两年,是阳明燥金司天;逢辰戌两年,是太阳寒水司天;逢巳亥两年,是厥阴风木司天。

⑭郭霭春《黄帝内经素问白话解》子午两年是少阴司天,丑未两年是太阴司天,寅申两年是少阳司天,卯酉两年是阳明司天,辰戌两年是太阳司天,巳亥两年是厥阴司天。

(4)不合阴阳,其故何也?

①王冰《黄帝内经素问》此句未具体注释。

②马莳《黄帝内经素问注证发微》此句未具体注释。

③张介宾《类经》不合阴阳,如五行之甲乙,东方木也;而甲化土运,乙化金运。六气之亥子,北方水也;而亥年之上,风水主之,子年之上,君火主之。又如君火司气,火本阳也,而反属少阴;寒水司气,水本阴也,而反属太阳之类,似皆不合于阴阳者也。

④张志聪《黄帝内经集注》不合阴阳者,五运六气之阴阳不相合也。〔眉批〕《藏象论》中止论五运而不言六气。

⑤高士宗《黄帝素问直解》此帝复举鬼臾区之言,而言不合阴阳,谓五六之不相合,其故何也? 盖欲探其相合之原也。

⑥黄元御《黄元御医书全集》帝问五运之合于三阴三阳如何,而鬼臾区答以子午之岁,上见少阴等语,究竟五运不合三阴三阳,故复问之。

⑦张琦《素问释义》阴阳法甲己为合,子午为冲,故帝疑其不合阴阳,实则天地自然之化也。

⑧高亿《黄帝内经素问详注直讲全集》〔注〕前岐伯与帝所言,皆五脏五风之说,至此问鬼臾区,乃对以五运六气,与前阴阳不符,是明天地气运之道也。

〔讲〕鬼臾区所言之阴阳,竟不合于夫子所言之阴阳,其故何也?

⑨孟景春等《黄帝内经素问译释》不合阴阳:指三阴三阳之六气与五运,和一般说法有不相符合之处。例如子午在三阴属少阴,在五运属火,卯酉在三阳属阳明,在五运属金等。

与先生所讲的阴阳之例不符,是什么缘故?

⑩任廷革《任应秋讲〈黄帝内经〉素问》此句未具体注释,总体概括此段为:(提要)统言五运六气各分阴阳。

⑪张灿玾等《黄帝内经素问校释》[不合阴阳]《类经》二十三卷第四注:"不合阴阳,如五行之甲乙,东方木也,而甲化土运,乙化金运。六气之亥子,北方水也,而亥年之上,风木主之,子年之上,君火主之。又如君火司气,火本阳也,而反属少阴。寒水司气,水本阴也,而反属太阳之类,似皆不合于阴阳者也。"义指五运六气干支之阴阳属性与方位干支之阴阳属性不相符合。

这些,与以前所论的阴阳不怎么符合,是什么道理呢?

⑫方药中等《黄帝内经素问运气七篇讲解》但在天干化五运及地支化三阴三阳六气的公式中,却有了变化,例如属阳的甲木变成了阴土,属阳的丙火变成了阴水,属阴的子水变成了阳火,属阴的申金变成了阳火……这也就是原文所谓的:"不合阴阳。"为什么会有这样的变化呢?

⑬王洪图等《黄帝内经素问白话解》这与先生所讲的阴阳归类不相符合,是什么缘故呢?

⑭郭霭春《黄帝内经素问白话解》不合阴阳:指三阴三阳六气与五运的阴阳属性,与一般所说阴阳概念有不相符合之处。

与你所讲的阴阳之例不相符合,这是什么缘故?

(5)岐伯曰:是明道也,此天地之阴阳也。夫数之可数者,人中之阴阳也,然所合,数之可得者也。夫阴阳者,数之可十,推之可百,数之可千,推之可万。

①王冰《黄帝内经素问》上古圣人,仰观天象,以正阴阳。夫阴阳之道,非不昭然,而人昧宗源,述其本始,则百端疑议,从是而生。黄帝恐至理真宗,便因诬废,悯

念黎庶,故启问之。天师知道出从真,必非谬述,故对上曰:是明道也,此天地之阴阳也。《阴阳法》曰:甲己合,乙庚合,丙辛合,丁壬合,戊癸合。盖取圣人仰观天象之义。不然,则十干之位,各在一方,征其离合,事亦寥阔。呜乎远哉!百姓日用而不知尔。故《太上立言》曰:吾言甚易知,甚易行;天下莫能知,莫能行。此其类也。(〔新校正云〕详金主乙庚者,乙者庚之柔,庚者乙之刚,大而言之阴与阳,小而言之夫与妇,是刚柔之事也。余并如此。)

②马莳《黄帝内经素问注证发微》此句未具体注释。

③张介宾《类经》言鬼臾区之言,是明显之道也。其所云运五气六不合阴阳者,正所以明天地之阴阳也。人中之阴阳,言其浅近可数,而人所易知者也。然阴阳之道,或本阳而标阴,或内阳而外阴,或此阳而彼阴,或先阳而后阴,故小之而十百,大之而千万,无非阴阳之变化。

④张志聪《黄帝内经集注》三数字叶素,三数字上声。伯言鬼臾区所论五运六气相合而主治者,是明天地阴阳之道也。夫数之可数者,人中之阴阳也。所谓人中之阴阳者,其生五,其气三,三而成天,三而成地,三而成人,三而三之,合则为九。九分为九野,九野为九藏,以应天六六之节,此人中之阴阳与天地相合,其所合之数,可得而数者也。天地之阴阳者,数之可十百,推之可万可千。

⑤高士宗《黄帝素问直解》可数及数之可十数之可千,俱上声,余皆如字。天地之阴阳,不同于人中之阴阳。天地之阴阳,道也。人中之阴阳,数也。五气主岁,首甲定运,阴阳相合者也。是明道也,此天地之阴阳也。若夫五行之数可数者,此人中之阴阳也。然以人中阴阳之数,而合于天,则天人一理,所合数之可得者也。夫人中之阴阳者,数之可十,推之可百,数之可千,推之可万,其数无穷。

⑥黄元御《黄元御医书全集》此句未具体注释。

⑦张琦《素问释义》此句未具体注释。

⑧高亿《黄帝内经素问详注直讲全集》〔注〕若人之阴阳,以五方五风应五脏,可以数推。

〔讲〕岐伯对曰:鬼臾区之言,是明五运六气之道也。此乃天地气运之阴阳,而非人身之阴阳也。若夫一动一静,有数之可得而数者,乃为人身中之阴阳。然人身阴阳,虽变化亦为天地,而其莫测之妙,究未有如天地之神者,故其阴阳之与天合也,以数数之,皆可得而尽者也。惟其数之可得而尽,是以所谓阴阳者,数之可十,推之可百,数之可千,推之可万。

⑨孟景春等《黄帝内经素问译释》岐伯说:道理是很明显的,因为五运六气是天地的阴阳。大凡能够数得清的是人身中的阴阳,所以它能合乎阴阳的规律,而可以用类推的方法求得的。阴阳的基本法则是可以由十推演到百,由千推演到万的。

⑩任廷革《任应秋讲〈黄帝内经〉素问》此句未具体注释,总体概括此段为:(提要)统言五运六气各分阴阳。

⑪张灿玾等《黄帝内经素问校释》夫阴阳者……以象之谓也;《类经》二十三卷

第四注："然阴阳之道,或本阳而标阴,或内阳而外阴,或此阳而彼阴,或先阳而后阴,故小之而十百,大之而千万,无非阴阳之变化,此天地之阴阳无穷,诚有不可以限数推言者。故当因象求之,则无不有理存焉。"

岐伯说:它是阐明其中的道理的,这里指的是天地运气的阴阳变化。关于阴阳之数,可以数的,是人身中的阴阳,因而合乎可以数得出的阴阳之数。至于阴阳的变化,若进一步推演之,可以从十而至百,由千而及万。

⑫方药中等《黄帝内经素问运气七篇讲解》阴阳的概念是相对的,因此在实际运用中,绝对不能机械地套用,特别是自然气候变化只能根据它的表现于外的客观现象来决定它的阴阳五行属性,这就是原文所说的:"夫阴阳者,数之可十,推之可百,数之可千,推之可万。天地阴阳者,不以数推,以象之谓也。"

⑬王洪图等《黄帝内经素问白话解》岐伯说:这个道理是显而易见的,因为这里所讲的,是五运六气天地的阴阳变化,以前所讲可以数得清的阴阳,那是人体中的阴阳。人体中的脏与腑、气与血、阴精与阳气有相合的关系,是容易计算出来的。由于事物的阴阳属性是相对的,又是可分的,所以推演下去,可以从十而至百,从百而至千,从千而至万。

⑭郭霭春《黄帝内经素问白话解》岐伯说:这个道理是很明显的,因为五运六气是天地的阴阳啊! 那能够数得清的是人体内的阴阳,但它与天地的阴阳相合并可用类推的方法求得。如由十可以推到百,由千可以推到万。

(6)天地阴阳者,不以数推,以象之谓也。

①王冰《黄帝内经素问》言智识偏浅,不见原由,虽所指弥远,其知弥近,得其元始,桴鼓非遥。

②马莳《黄帝内经素问注证发微》此句未具体注释。

③张介宾《类经》此天地之阴阳无穷,诚有不可以限数推言者,故当因象求之,则无不有理存焉。

④张志聪《黄帝内经集注》若夫天地之阴阳者,数之可十可百,推之可万可千,难以数推,止可以象推之。象者,即下文之丹黅苍素玄之天象,南面北面之图象是也。

⑤高士宗《黄帝素问直解》若天地之阴阳者,不以数推,而澹漠之初,仰观其象,但以象之谓也。

⑥黄元御《黄元御医书全集》天地阴阳,变化无穷,可以象取,不可以数推,非如人中之阴阳,可以数尽,何讵不合于五运耶!

⑦张琦《素问释义》此句未具体注释。

⑧高亿《黄帝内经素问详注直讲全集》〔注〕至天地之阴阳,以温热应三阳,以凉寒应三阴,以气之形色应大运,推之无定,止可以应运之象论之也。

〔讲〕至于天地,无形可指,无声可闻,升降运旋,惟一气耳。则其为阴阳,只可以象求,而不以数推。正先师所谓天地之阴阳,不以有常之数推,而只以应运之象论之谓也。

⑨孟景春等《黄帝内经素问译释》之谓也;《吴注素问》作"求之也",义胜。

但是天空寥阔,它就不适用类推的方法,而应该用观察自然现象的方法来推求它。

⑩任廷革《任应秋讲〈黄帝内经〉素问》此句未具体注释,总体概括此段为:(提要)统言五运六气各分阴阳。

⑪张灿玾等《黄帝内经素问校释》所以天地阴阳的变化,不能用数字去类推,只能从自然物象的变化中去推求。

⑫方药中等《黄帝内经素问运气七篇讲解》这里所说的"天地之阴阳",就是指自然界气候变化的阴阳五行属性。"不以数推,以象之谓也",就是说不能以一般的干支属性来加以计算,而要根据它的实际变化重新赋予它们新的阴阳五行属性。关于天干化五运,地支配三阴三阳六气的阴阳五行属性问题,在《天元纪大论》中已作讨论,此处从略。

⑬王洪图等《黄帝内经素问白话解》天空无限的广大,大地无比的辽阔,它们的阴阳变化,是不可能用数字去推算的,而只能从观察自然现象的变化中来进行估算。

⑭郭霭春《黄帝内经素问白话解》但是天地间阴阳,是不能够以数来推算,而只能够进行估计的。

## 第二解

### (一)内经原文

帝曰:愿闻其所始也。岐伯曰:昭乎哉问也!臣览《太始天元册》文,**丹天**之气,经于牛、女戊分;**黔天**之气,经于心、尾己分;**苍天**之气,经于危、室、柳、鬼;**素天**之气,经于亢、氐、昴、毕;**玄天**之气,经于张、翼、娄、胃。所谓**戊己分**者,奎、壁、角、轸,则天地之门户也。夫候之所始,道之所生,不可不通也。帝曰:善。

### (二)字词注释

(1)丹天、黔(jīn)天、苍天、素天、玄天

①王冰《黄帝内经素问》此词未具体注释。

②马莳《黄帝内经素问注证发微》黔居吟切黄色。

③张介宾《类经》丹,赤色,火气也。黔,黄色,土气也。苍,青色,木气也。素,白色,金气也。玄,黑色,水气也。

④张志聪《黄帝内经集注》丹,赤色,火之气也。黔,黄色,土之气也。苍,青色,木之气也。素,白色,金之气也。玄,黑色,水之气也。

⑤高士宗《黄帝素问直解》此词未具体注释。

⑥黄元御《黄元御医书全集》丹气;黔气;苍气;素气;玄气。

⑦张琦《素问释义》此词未具体注释。

⑧高亿《黄帝内经素问详注直讲全集》〔讲〕南方丹天之赤气;中央黅天之黄气;东方苍天之青气;西方素天之白气;北方玄天之黑气。

⑨孟景春等《黄帝内经素问译释》丹是赤色,黅是黄色,苍是青色,素是白色,玄是黑色。据传说,上古观天象时,见有五色之云气,横亘于天空,所以有丹、黅、苍、素、玄五天之气的说法。

⑩任廷革《任应秋讲〈黄帝内经〉素问》此词未具体注释。

⑪张灿玾等《黄帝内经素问校释》丹、黅、苍、素、玄,即赤、黄、青、白、黑五色。传说古人占天时,发现五色云气,横于太空,故称之为丹天、黅天、苍天、素天、玄天。丹天象火气,黅天象土气,苍天象木气,素天象金气,玄天象水气,由五气化五运,所以五天之气为五运之本。《玄珠密语·卷一·五运元通纪》云:"太极始判,横五运于中,轮流至今,终而复始,圣人望而详之。自开辟乾坤,望见青气横于丁壬,故丁壬为木运也;赤气横于戊癸,故戊癸为火运也;黄气横于甲己,故甲己为土运也;白气横于乙庚,故乙庚为金运也;黑气横于丙辛,故丙辛为水运也。"

⑫方药中等《黄帝内经素问运气七篇讲解》丹气;黄气;青气;白气;黑气。

⑬王洪图等《黄帝内经素问白话解》赤色的火气;黄色的土气;青色的木气;白色的金气;黑色的水气。

⑭郭霭春《黄帝内经素问白话解》丹是赤,黅是黄,苍是青,素是白,玄是黑。传说上古观天时,见五色天气,横于太空,所以有丹、黅、苍、素、玄五天之气的说法。

(2)戊己分

①王冰《黄帝内经素问》戊土属乾,己土属巽。

②马莳《黄帝内经素问注证发微》戊己位木火金水中间,在天地为门户,在四时为长夏,南连午,西连申,而戊己午申连位,故戊己无方位,而经独表戊分己分也。

③张介宾《类经》奎壁临乾,戊分也。角轸临巽,己分也。

④张志聪《黄帝内经集注》戊己居中宫,为天地之门户。《遁甲经》曰:六戊为天门,六己为地户,在奎壁角轸之分。奎壁在乾方,角轸在巽方。此五气化五行之始,乃天地阴阳道之所生,不可不通也。

⑤高士宗《黄帝素问直解》所谓丹天戊分,黅天己分者,戊为天门,犹乾之奎壁,己为地户,犹翼之角轸。故奎壁角轸,则天地之门户也。

⑥黄元御《黄元御医书全集》天不足西北,西北戊分,正当奎壁之宿,是谓天门。地不满东南,东南己分,正当角轸之宿,是谓地户。天地有门户,则气候有终始。

⑦张琦《素问释义》此词未具体注释。

⑧高亿《黄帝内经素问详注直讲全集》〔讲〕至所谓戊己分者,则以六戊为天门,六己为地户。天门在戊亥之间,奎壁之分。地户在辰巳之间,角轸之分。运临角轸,则气在奎壁。

⑨孟景春等《黄帝内经素问译释》戊分,即奎、壁二宿之位,己位是角、轸二宿

的所在。

⑩任廷革《任应秋讲〈黄帝内经〉素问》此词未具体注释。

⑪张灿玾等《黄帝内经素问校释》至于戊己为什么在奎壁角轸之分，沈括也曾解释说："《素问》以奎壁为戊分，轸角为己分，奎壁在戌亥之间，谓之戊分，则戊当在戌也。角轸在辰巳之间，谓之己分，则己当在辰也。《遁甲》以六戊（戊辰、戊寅、戊子、戊戌、戊申、戊午）为天门，天门在戌亥之间，则戊亦当在戌。六己（己巳、己卯、己丑、己亥、己酉、己未）为地户，地户在辰巳之间，则己亦当在辰。辰戌皆土位，故戊己寄焉。二说正相合。"（见图2-1）又清人俞正燮以为"天门"之说，原为"盖天之说也"，其谓："乾位在西北，以天门所在，盖天之说也，浑天则不然，故说经宜通盖天。《素问·五常政大论》云：天不足西北，左寒而右凉；地不足东南，右热而左温。《列子·汤问》篇、《淮南·天文训》，俱云：天倾西北，日月星辰移焉……《周礼·大司徒》疏引《河图括地象》云：天不足西北，地不足东南，西北为天门，东南为地户，天门无上，地户无下。"此说亦可参。

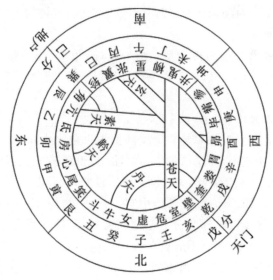

图2-1　五气经天

⑫方药中等《黄帝内经素问运气七篇讲解》至于原文中所谓的"所谓戊己者，奎、壁、角、轸，则天地之门户也"一段，张介宾注解得比较清楚，他说："余尝考周天七政躔度，列春分二月中，日缠壁初，以次而南，三月入奎娄，四月入胃昂毕，五月入觜参，六月入井鬼，七月入柳星张，秋分八月中，日缠翼末，以交于轸，循次而北，九月入角亢，十月入氐房心，十一月入尾箕，十二月入斗牛，正月入女虚危，至二月复交于春分而入奎壁矣，是日之长也，时之暖也，万物之发生也，皆从奎壁始，日之短也，时之寒也，万物之收藏也，皆从角轸始，故曰春分司启，秋分司闭，夫既司启闭，

要分门户而何？然自奎壁而南,日就阳道,故曰天门,角轸而北,日就阴道,故曰地户。"(《类经图翼·奎壁角轸天地之门户说》)这就是说每年春分以后白天逐渐增长,气候逐渐变暖,万物生长欣欣向荣,而春分时太阳的运行正在奎宿、壁宿之位,天干定位正在午位。这就是所谓"自奎壁而南,日就阳道,故曰天门"。每年秋分以后,白天逐渐变短,气候逐渐变凉,万物逐渐转向收藏状态,而秋分时太阳的运行正在角轸之位,天干定位正在己位。

⑬王洪图等《黄帝内经素问白话解》而戊位与己位,分别处于奎、壁二宿及角、轸二宿的方位。奎、壁正当秋分时,日渐短,气渐寒,角、轸正当春分时,日渐长,气渐暖。

⑭郭霭春《黄帝内经素问白话解》所谓戊位,就是奎壁二宿的所在,己位是角轸二宿的所在。

(3)门户

①王冰《黄帝内经素问》《遁甲经》曰:"六戊为天门,六己为地户,晨暮占雨,以西北、东南。义取此。雨为土用,湿气生之,故此占焉。"

②马莳《黄帝内经素问注证发微》戊己位木火金水中间,在天地为门户。

③张介宾《类经》戊在西北,己在东南,《遁甲经》曰:六戊为天门,六己为地户。故曰天地之门户。

④张志聪《黄帝内经集注》门户。

⑤高士宗《黄帝素问直解》故奎壁角轸,则天地之门户也。

⑥黄元御《黄元御医书全集》天不足西北,西北戊分,正当奎壁之宿,是谓天门。地不满东南,东南己分,正当角轸之宿,是谓地户。

⑦张琦《素问释义》此词未具体注释。

⑧高亿《黄帝内经素问详注直讲全集》〔注〕所谓天地之门户者,以天门在戊(编者按:此处应为"戌")亥之间,地户在辰巳之分。《蠡海集》谓:亥为天门,巳为地户。纯阳之位,为开辟之枢,所以关键五行者,亦与此同也。〔讲〕天门在戌亥之间,奎壁之分。地户在辰巳之间,角轸之分。运临角轸,则气在奎壁。气与运,常司天地之门户者也。

⑨孟景春等《黄帝内经素问译释》太阳之视运动,位于奎、壁二宿时,正当由春入夏之时;位于角、轸二宿时,正当由秋入冬之时。夏为阳中之阳,冬为阴中之阴,所以古人称奎、壁、角、轸为天地之门户。

⑩任廷革《任应秋讲〈黄帝内经〉素问》此词未具体注释。

⑪张灿玾等《黄帝内经素问校释》《图翼·一卷·奎壁角轸天地之门户》说:"予常考周天七政躔度,则春分二月中,日缠壁初,以次而南,三月入奎娄,四月入胃昴毕,五月入觜参,六月入井鬼,七月入柳星张,秋分八月中,日缠翼末,以交于轸,循次而北,九月入角亢,十月入氐房心,十一月入尾箕,十二月入斗牛,正月入女虚危。至二月复交于春分而入奎壁矣。是日之长也,时之暖也,万物之发生也,皆从

奎壁始;日之短也,时之寒也,万物之收藏也,皆从角轸始。故曰春分司启,秋分司闭。夫既司启闭,要非门户而何。然自奎壁而南,日就阳道,故曰天门;角轸而北,日就阴道,故曰地户。"

⑫方药中等《黄帝内经素问运气七篇讲解》至于原文中所谓的"所谓戊己者,奎、壁、角、轸,则天地之门户也"一段,张介宾注解得比较清楚,他说:"余尝考周天七政躔度,列春分二月中,日缠壁初,以次而南,三月入奎娄,四月入胃昴毕,五月入觜参,六月入井鬼,七月入柳星张,秋分八月中,日缠翼末,以交于轸,循次而北,九月入角亢,十月入氐房心,十一月入尾箕,十二月入斗牛,正月入女虚危,至二月复交于春分而入奎壁矣,是日之长也,时之暖也,万物之发生也,皆从奎壁始,日之短也,时之寒也,万物之收藏也,皆从角轸始,故曰春分司启,秋分司闭,夫既司启闭,要分门户而何? 然自奎壁而南,日就阳道,故曰天门,角轸而北,日就阴道,故曰地户。"(《类经图翼·奎壁角轸天地之门户说》)这就是说每年春分以后白天逐渐增长,气候逐渐变暖,万物生长欣欣向荣,而春分时太阳的运行正在奎宿、壁宿之位,天干定位正在午位。这就是所谓"自奎壁而南,日就阳道,故曰天门"。每年秋分以后,白天逐渐变短,气候逐渐变凉,万物逐渐转向收藏状态,而秋分时太阳的运行正在角轸之位,天干定位正在己位。这就是所谓"角轸而北,日就阴道,故曰地户"。这也就是说,每年的春分秋分为气候变化的转折点,由阴转阳的节气就是天门,由阳转阴的节气就是地户。

⑬王洪图等《黄帝内经素问白话解》天地阴阳的门户。

⑭郭霭春《黄帝内经素问白话解》太阳之视运动,位于奎壁二宿时正当由春入夏之时,位于角轸二宿时正当由秋入冬之时,夏为阳中之阳,冬为阴中阴,所以古人称奎壁角轸为天地之门户。

(三)语句阐述

(1)帝曰:愿闻其所始也。

①王冰《黄帝内经素问》此句未具体注释。

②马莳《黄帝内经素问注证发微》此句未具体注释。

③张介宾《类经》此所以辨五运也。始,谓天运初分之始。

④张志聪《黄帝内经集注》此言五行之化运始于五方之天象也。

⑤高士宗《黄帝素问直解》天地阴阳,不以数而以象,故愿闻其所始。

⑥黄元御《黄元御医书全集》此缘上古乾坤初辟,五气经此,故《太史天元册》文据之以立十干化气之论,此五运之所始也。

⑦张琦《素问释义》此句未具体注释。

⑧高亿《黄帝内经素问详注直讲全集》〔注〕始,初也,言五运之气,为化之始初也。

〔讲〕天地运气之阴阳既与五风应五脏之阴阳不同,则天地阴阳必有其所始初者,窃愿闻之。

⑨孟景春等《黄帝内经素问译释》黄帝道:希望你讲明白它最初是怎样创始的。

⑩任廷革《任应秋讲〈黄帝内经〉素问》此句未具体注释,总体概括此段为:(提要)言五气经天,化生五运。

⑪张灿玾等《黄帝内经素问校释》黄帝说:我想听听运气学说是怎样创始的。

⑫方药中等《黄帝内经素问运气七篇讲解》此句未具体注释。

⑬王洪图等《黄帝内经素问白话解》黄帝说:希望听你讲讲运气的理论是如何创立的?

⑭郭霭春《黄帝内经素问白话解》黄帝说:我希望听到它是怎样开始的。

(2)岐伯曰:昭乎哉问也! 臣览《太始天元册》文。

①王冰《黄帝内经素问》此句未具体注释。

②马莳《黄帝内经素问注证发微》此句未具体注释。

③张介宾《类经》太始天元册文,太古占天文也。

④张志聪《黄帝内经集注》此句未具体注释。

⑤高士宗《黄帝素问直解》阴阳之始,本于太虚,故举《太始天元册》文而言其始也。

⑥黄元御《黄元御医书全集》故《太始天元册文》据之以立十干化气之论,此五运之所始也。

⑦张琦《素问释义》此句未具体注释。

⑧高亿《黄帝内经素问详注直讲全集》〔讲〕岐伯对曰:昭明乎哉! 帝之所问也。臣尝览伏羲所著之《太始天元册》。

⑨孟景春等《黄帝内经素问译释》岐伯说:这是一个很有意思的问题! 我曾在《太始天元册》文里看到。

⑩任廷革《任应秋讲〈黄帝内经〉素问》此句未具体注释,总体概括此段为:(提要)言五气经天,化生五运。

⑪张灿玾等《黄帝内经素问校释》岐伯说:你提这个问题是很高明的啊! 我曾看到《太始天元册》文记载。

⑫方药中等《黄帝内经素问运气七篇讲解》此句未具体注释。

⑬王洪图等《黄帝内经素问白话解》岐伯说:你问得很高明。我曾经阅览过《太始天元册》一书。

⑭郭霭春《黄帝内经素问白话解》岐伯说:您问得高明啊! 我曾在《太始天元册》文里看到。

(3)丹天之气,经于牛、女戊分。

①王冰《黄帝内经素问》此句未具体注释。

②马莳《黄帝内经素问注证发微》火主戊癸,及子午之上,少阴主之,寅申之上,少阳主之者,正由丹天之气经于牛女戊分之象,而牛女者癸地,戊分者中宫,故

癸与子同属，戊与午连位，而齐化火热也。

③张介宾《类经》赤气经于牛女戊分，牛女癸之次，戊当干之次，故火主戊癸也。

④张志聪《黄帝内经集注》丹，赤色，火之气也。牛女在癸度，经于牛女戊分，戊癸合而化火也。

⑤高士宗《黄帝素问直解》丹天之气，经于牛女戊分，牛女，癸度也，戊分，奎壁之乾度也。丹天之气，始经于此，此戊癸所以化火，而少阳相火，应丹天之左右也。

⑥黄元御《黄元御医书全集》牛女在癸分，戊在乾分，丹气经此，故戊癸化火。

⑦张琦《素问释义》此原上古圣人，仰观天象而定甲己为土、乙庚为金之属之义。

⑧高亿《黄帝内经素问详注直讲全集》〔讲〕南方丹天之赤气，常经于牛女分野，而在癸丑之界，与赤气所生之戊土寄见于戊，戊为天门，而在天门之戊分焉。此赤气属火，而为戊癸化火之始也。

⑨孟景春等《黄帝内经素问译释》丹天、黅天、苍天、素天、玄天：丹是赤色，黅是黄色，苍是青色，素是白色，玄是黑色。据传说，上古观天象时，见有五色之云气，横亘于天空，所以有丹、黅、苍、素、玄五天之气的说法。经于牛、女戊分：经，就是横亘。牛、女，以及下文的心、尾、危、室，柳、鬼、亢、氐、昴、毕、张、翼、娄、胃、奎、壁、角、轸等，是二十八宿的名称。二十八宿是古代天文学上的星座位次。戊分，即奎、壁二宿之位，详见图2-2。

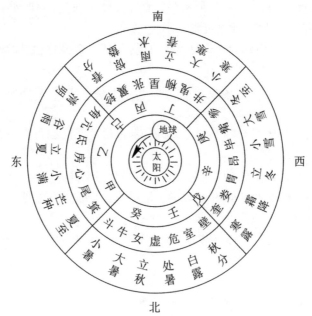

图2-2 二十八宿方位与二十四节气关系

古人测天象时，看见天空当中有赤色的气，横亘在牛、女二宿与西北方戌位之间。

⑩任廷革《任应秋讲〈黄帝内经〉素问》(提要)言五气经天,化生五运。

(讲解)古代的天文学,把天体分作四个星系,每个星系有七个宿,一共二十八宿,参见图2-3。天体分为东南西北四方:东方是苍龙星座,包含角、亢、氐、房、心、尾、箕等七个星宿;北方是玄武星座,有斗、牛、女、虚、危、室、壁等七个星宿;西方是白虎星座,有奎、娄、胃、昴、毕、觜、参等七个星宿;南方是朱雀星座,有井、鬼、柳、星、张、翼、轸等七个星宿。二十八宿和四方星座的概念明白了,这段文献就好理解了。大家可以参看图2-3五气经天化五运,这张图几乎就是在解释"甲己"为什么化土(即图中"黔天"所指之范围),"乙庚"为什么化金(即图中"素天"所指之范围),"丙辛"为什么化水(即图中"玄天"所指之范围),"丁壬"为什么化木(即图中"苍天"所指之范围),"戊癸"为什么化火(即图中"丹天"所指之范围),这是据天之四方星座二十八星宿的方位来确定的。《内经》是这样的意思,至于后世运气学家的解释,则有很多不尽相同的观点。

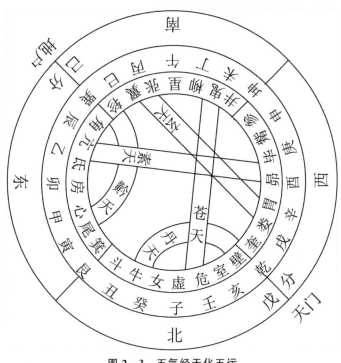

图2-3 五气经天化五运

⑪张灿玾等《黄帝内经素问校释》丹天、黔天、苍天、素天、玄天;丹、黔、苍、素、玄,即赤、黄、青、白、黑五色。传说古人占天时,发现五色云气,横于太空,故称之为丹天、黔天、苍天、素天、玄天。丹天象火气,黔天象土气,苍天象木气,素天象金气,

玄天象水气,由五气化五运,所以五天之气为五运之本。《玄珠密语·卷一·五运元通纪》云:"太极始判,横五运于中,轮流至今,终而复始,圣人望而详之。自开辟乾坤,望见青气横于丁壬,故丁壬为木运也;赤气横于戊癸,故戊癸为火运也;黄气横于甲己,故甲己为土运也;白气横于乙庚,故乙庚为金运也;黑气横于丙辛,故丙辛为水运也。"牛、女、心、尾、危、室、柳、鬼、亢、氐、昴、毕、张、翼、娄、胃、奎、壁、角、轸:为二十八宿名称。二十八宿,《史记》名二十八舍。古人为了观察太阳在天空的视运动规律,测定天体与地面部位,选定了周天在赤道附近的恒星,以为标志,从而确定天体的位置。计分四宫,即东方苍龙七宿包括角、亢、氐、房、心、尾、箕;北方玄武七宿包括斗、牛、女、虚、危、室、壁;西方白虎七宿包括奎、娄、胃,昴、毕、觜、参;南方朱雀七宿包括井、鬼、柳、星、张、翼、轸。当立春时,地球正当位于柳星诸宿,此时的夜半,可以看到柳星二宿,位于天空的正中,而角亢诸宿位于东方,觜参诸宿,位于西方,牛女诸宿背向地球在下,为北方。于是,就有了二十八宿的四个方位(见图2-4)。

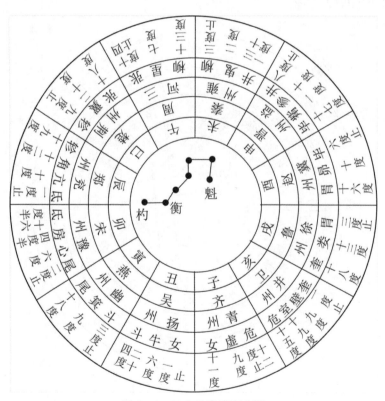

图2-4　二十八宿过宫分野

赤色的天气,经过牛、女二宿及西北方的戊分。

⑫方药中等《黄帝内经素问运气七篇讲解》此段承上文而言。上文指出:"天

地阴阳者,不以数推,以象之谓也。"亦即根据客观自然现象来重新赋予干支以阴阳五行属性。根据什么客观自然现象?这里明确指出,天干化五运中的阴阳五行属性和一般不同的原因,是根据天象变化而来。这里所说的牛、女、心、尾、危、室、柳、鬼、亢、氐、昂、毕、张、翼、娄、胃、奎、壁、角、轸等是天上的星名。上述二十个星,加上房、箕、斗、虚、觜、参、井、星等八个星,合称"二十八宿"。二十八宿是天体上的恒星。它们分布的位置,正当日月五星循行的黄道上。它们的次序名目,自东南方起,向北向西,而南而东,再复会于东南方原位。二十八宿中的角、亢、氐、房、心、尾、箕,是东方七宿,又称苍龙星座。斗、牛、女、虚、危、室、壁,是北方七宿,又称玄武星座。奎、娄、胃、昂、毕、觜、参,是西方七宿,又称白虎星座。井、鬼、柳、星、张、翼、轸,是南方七宿,又称朱雀星座。二十八宿的宿名起源很早。最初古人是把它作为标志方位及日月五星的运动位置来运用的。自唐开元(公元713—741年)前后,王希明著《丹元子步天歌》,在文中把"三垣""二十八宿"作为划分天区的主体,以后二十八宿便被用来作为划分星空区域的基础。二十八宿划分星空的方法,即通过二十八宿星距的二十八条赤经线,把天空分划作二十八个区域,并以之观察星空的各种变化。在干支定位方面,前已述及,甲乙属东方,丙丁属南方,戊己属中央,庚辛属西方,壬癸属北方。在二十八宿的位置方面:牛宿、女宿在北方偏东之癸位。奎宿、壁宿当西北方戊位。因此,这里所谓的"丹天之气经于牛女戊分",即古代望气家可以在西北方牛、女、奎、壁诸宿之间看到丹气,亦即红气。红色在五行属性上属火,所以"戊癸化火"主火运。

⑬王洪图等《黄帝内经素问白话解》丹天、黅天、苍天、素天、玄天:丹是赤,黅是黄,苍是青,素是白,玄是黑。据传说,上古观天时,见有五色之云气,横亘于天空,所以有丹、黅、苍、素、玄五天之气的说法。经于牛女戊分:经,横亘的意思;牛女,以及下文的心、尾、危、室、柳、鬼、亢、氐、昂、毕、张、翼、娄、胃、奎、壁、角、轸等,都是二十八宿的名称。二十八宿是古代测天的基础。戊分,即奎壁二宿之位。

古人观测天象时,看见有五色云气横布在天空,那赤色的火气,横布在牛、女二宿与西北方的戊位之间。

⑭郭霭春《黄帝内经素问白话解》丹天、黅天、苍天、素天、玄天:丹是赤,黅是黄,苍是青,素是白,玄是黑。传说上古观天时,见五色天气,横于太空,所以有丹、黅、苍、素、玄五天之气的说法。经于:横直,布列于天体。牛、女、心、尾、室、柳、鬼;亢、氐、昂、毕、张、翼、娄;胃、奎、壁、角、轸、参:皆为天体上二十八宿名称。

古人测天时看见天空当中有赤色的气,横亘在牛女二宿与西北方戊位之间。

(4)黅天之气,经于心、尾己分。

①王冰《黄帝内经素问》此句未具体注释。

②马莳《黄帝内经素问注证发微》彼土主甲己,及丑未之上,太阴主之者,正由黅天之气经于心尾己分之象,而心尾者甲地,己分者中宫,故甲与丑连位,己与未同属,而齐化湿土也。

③张介宾《类经》黄气经于心尾己分,心尾甲之次,己当巽之次,故土主甲己也。

④张志聪《黄帝内经集注》黅,黄色,土之气也。心尾在甲度,经于心尾己分,甲己合而化土也。

⑤高士宗《黄帝素问直解》黅天之气,经于心尾己分,心尾,甲度也,己分,角轸之巽度也。黅天之气,始经于此,此甲己所以化土,而太阴湿土,应黅天之左右也。

⑥黄元御《黄元御医书全集》心尾在甲分,己在巽分,黅气经此,故甲己化土。

⑦张琦《素问释义》此原上古圣人,仰观天象而定甲己为土、乙庚为金之属之义。

⑧高亿《黄帝内经素问详注直讲全集》〔讲〕中央黅天之黄气,常经心尾分野,而在甲卯之交,与黄气所成之己土寄见于辰,辰为地户,而在地户之己分焉。此黄气属土,而为甲己化土之始也。

⑨孟景春等《黄帝内经素问译释》己分:即角、轸二宿之位。

黄色的气横亘在心、尾二宿与东南方己位之间。

⑩任廷革《任应秋讲〈黄帝内经〉素问》此句未具体注释,总体概括此段为:(提要)言五气经天,化生五运。

⑪张灿玾等《黄帝内经素问校释》黄色的天气,经过心、尾二宿及东南方的己分。

⑫方药中等《黄帝内经素问运气七篇讲解》心宿、尾宿当东方偏北之甲位。角宿、轸宿,当东南方己位。因此这里所谓的"黅天之气经于心尾己分",即古代望气家可以在东南方心、尾、角、轸诸宿之间看到黄气。黄色在五行属性上属土,所以"甲己化土"主土运。

⑬王洪图等《黄帝内经素问白话解》己分:即角轸二宿之位。

黄色的土气,横布在心、尾二宿与东南方的己位之间。

⑭郭霭春《黄帝内经素问白话解》黄色的气横亘在心尾二宿与东南方己位之间。

(5)苍天之气,经于危、室、柳、鬼。

①王冰《黄帝内经素问》此句未具体注释。

②马莳《黄帝内经素问注证发微》木主丁壬,及巳亥之上,厥阴主之者,正由苍天之气经于危室柳鬼之象,而危室者壬地,柳鬼者丁地,故壬与亥同属,丁与巳连位,而齐化风木也。

③张介宾《类经》青气经于危室柳鬼,危室壬之次,柳鬼丁之次,故木主丁壬也。

④张志聪《黄帝内经集注》苍,青色,木之气也。危室在壬度,柳鬼在丁度,丁壬合而化木也。

⑤高士宗《黄帝素问直解》苍天之气,经于危室柳鬼,危室,壬度也,柳鬼,丁度

也。苍天之气,始经于此,此丁壬所以化木,而厥阴风木应苍天君之左右也。

⑥黄元御《黄元御医书全集》危室在壬分,柳鬼在丁分,苍气经此,故丁壬化木。

⑦张琦《素问释义》此原上古圣人,仰观天象而定甲己为土、乙庚为金之属之义。

⑧高亿《黄帝内经素问详注直讲全集》〔讲〕东方苍天之青气,常经于危室之分野,而在壬子与柳鬼之分野,而在丁未。此青气属木,而为丁壬化木之始也。

⑨孟景春等《黄帝内经素问译释》青色的气横亘在危、室二宿与柳、鬼二宿之间。

⑩任廷革《任应秋讲〈黄帝内经〉素问》此句未具体注释,总体概括此段为:(提要)言五气经天,化生五运。

⑪张灿玾等《黄帝内经素问校释》青色的天气,经过危、室二宿与柳、鬼二宿之间。

⑫方药中等《黄帝内经素问运气七篇讲解》危宿、室宿当北方偏西之壬位。柳宿、鬼宿当南方偏西之丁位。因此这里所谓的"苍天之气经于危室柳鬼",即古代望气家可以在西南及西北方危、室、柳、鬼诸宿之间看到青气。青色在五行属性上属木,所以"丁壬化木"主木运。

⑬王洪图等《黄帝内经素问白话解》青色的木气,横布在危、室二宿与柳、鬼二宿之间。

⑭郭霭春《黄帝内经素问白话解》青色的气横亘在危室二宿与柳鬼二宿之间。

(6)素天之气,经于亢、氐、昴、毕。

①王冰《黄帝内经素问》此句未具体注释。

②马莳《黄帝内经素问注证发微》金主乙庚,及卯酉之上,阳明主之者,正由素天之气经于亢氐昴毕之象,而氐亢者乙地,昴毕者庚地,故乙与卯同属,庚与酉连位,而齐化燥金也。

③张介宾《类经》白色经于亢氐昴毕,亢氐乙之次,昴毕庚之次,故金主乙庚也。

④张志聪《黄帝内经集注》素,白色,金之气也。亢氐在乙度,昴毕在庚度,乙庚合而化金也。

⑤高士宗《黄帝素问直解》素天之气经于亢氐昴毕,亢氐乙度也,昴毕,庚度也。素天之气始经于此,此乙庚所以化金,而阳明燥金应素天之左右也。

⑥黄元御《黄元御医书全集》亢氐在乙分,昴毕在庚分,素气经此,故乙庚化金。

⑦张琦《素问释义》此原上古圣人,仰观天象而定甲己为土、乙庚为金之属之义。

⑧高亿《黄帝内经素问详注直讲全集》〔讲〕西方素天之白气,常经于亢氐之分

野,而在乙辰与卯毕之分野,而在庚西。此白气属金,而为乙庚化金之始也。

⑨孟景春等《黄帝内经素问译释》白色的气横亘在亢、氐二宿与昴、毕二宿之间。

⑩任廷革《任应秋讲〈黄帝内经〉素问》此句未具体注释,总体概括此段为:(提要)言五气经天,化生五运。

⑪张灿玾等《黄帝内经素问校释》白色的天气,经过亢、氐二宿与昴、毕二宿之间。

⑫方药中等《黄帝内经素问运气七篇讲解》亢宿、氐宿当东方偏南之乙位。昴宿、毕宿当西方偏南之庚位。因此,这里所谓的"素天之气经于亢氐昴毕",即古代望气家可以在西南及东南方亢、氐、昴、毕诸宿之间看到白气。白色在五行属性上属金,所以"乙庚化金"主金运。

⑬王洪图等《黄帝内经素问白话解》白色的金气,横布在亢、氐二宿与昴、毕二宿之间。

⑭郭霭春《黄帝内经素问白话解》白色的气横亘在亢氐二宿与昴毕二宿之间。

(7)玄天之气,经于张、翼、娄、胃。

①王冰《黄帝内经素问》此句未具体注释。

②马莳《黄帝内经素问注证发微》水主丙辛,及辰戌之上,太阳主之者,正由玄天之气经于张翼娄胃之象,而张翼者丙地,娄胃者辛地,故丙与辰连位,辛与戌同属,而齐化寒水也。

③张介宾《类经》黑气经于张翼娄胃,张翼丙之次,娄胃辛之次,故水主丙辛也。

④张志聪《黄帝内经集注》玄,黑色,水之气也。张翼在丙度,娄胃在辛度,丙辛合而化水也。

⑤高士宗《黄帝素问直解》玄天之气经于张翼娄胃,张翼丙度也,娄胃辛度也。玄天之气始经于此,此丙辛所以化水,而太阳寒水应玄天之左右也。

⑥黄元御《黄元御医书全集》张翼在丙分,娄胃在辛分,玄气经此,故丙辛化水。

⑦张琦《素问释义》此原上古圣人,仰观天象而定甲己为土、乙庚为金之属之义。

⑧高亿《黄帝内经素问详注直讲全集》〔讲〕北方玄天之黑气,常经于张翼之分野,而在丙午与娄胃之分野,而在辛戌。此黑气属水,而为丙辛化水之始也。

⑨孟景春等《黄帝内经素问译释》黑色的气横亘在张、翼二宿与娄、胃二宿之间。

⑩任廷革《任应秋讲〈黄帝内经〉素问》此句未具体注释,总体概括此段为:言五气经天,化生五运。

⑪张灿玾等《黄帝内经素问校释》黑色的天气,经过张、翼二宿与娄、胃二宿

之间。

⑫方药中等《黄帝内经素问运气七篇讲解》张宿、翼宿位于南方偏东之丙位。娄宿、胃宿位于西方偏北之辛位。因此，这里所谓的"玄天之气经于张翼娄胃"，即古代望气家可以在东南及西北方张、翼、娄、胃诸宿之间看到黑气。黑色在五行属性上属水，所以"丙辛化水"主水运。

⑬王洪图等《黄帝内经素问白话解》黑色的水气，横布在张、翼二宿与娄、胃二宿之间。

⑭郭霭春《黄帝内经素问白话解》黑色的气横亘在张翼二宿与娄胃二宿之间。

(8)所谓戊己分者，奎、壁、角、轸，则天地之门户也。

①王冰《黄帝内经素问》戊土属乾，己土属巽。《遁甲经》曰：六戊为天门，六己为地户，晨暮占雨，以西北、东南。义取此。雨为土用，湿气生之，故此占焉。

②马莳《黄帝内经素问注证发微》戊己位木火金水中间，在天地为门户，在四时为长夏，南连午，西连申，而戊己午申连位，故戊己无方位，而经独表戊分己分也。

③张介宾《类经》奎壁临乾，戊分也。角轸临巽，己分也。戊在西北，己在东南，《遁甲经》曰：六戊为天门，六己为地户。故曰天地之门户。

④张志聪《黄帝内经集注》戊己居中宫，为天地之门户。《遁甲经》曰：六戊为天门，六己为地户，在奎壁角轸之分。奎壁在乾方，角轸在巽方。

⑤高士宗《黄帝素问直解》所谓丹天戊分，黅天己分者，戊为天门，犹乾之奎壁，己为地户，犹翼之角轸。故奎壁角轸，则天地之门户也。

⑥黄元御《黄元御医书全集》天不足西北，西北戊分，正当奎壁之宿，是谓天门。地不满东南，东南己分，正当角轸之宿，是谓地户。天地有门户，则气候有终始。

⑦张琦《素问释义》此原上古圣人，仰观天象而定甲己为土、乙庚为金之属之义。

⑧高亿《黄帝内经素问详注直讲全集》〔批〕此明天地阴阳之所由始，显示人以静悟俯观之法也。

〔注〕所谓天地之门户者，以天门在戊（编者按：此处应为"戌"）亥之间，地户在辰巳之分。《蠡海集》谓：亥为天门，巳为地户。纯阳之位，为开辟之枢，所以关键五行者，亦与此同也。

〔讲〕至所谓戊己分者，则以六戊为天门，六己为地户。天门在戌亥之间，奎壁之分。地户在辰巳之间，角轸之分。运临角轸，则气在奎壁。气与运，常司天地之门户者也。

⑨孟景春等《黄帝内经素问译释》所谓戊位，就是奎、壁二宿的所在，己位是角、轸二宿的所在，奎、壁是在立秋到立冬的节气之间，角、轸是在立春到立夏的节气之间，所以是天地的门户。

⑩任廷革《任应秋讲〈黄帝内经〉素问》此句未具体注释，总体概括此段为：（提

要）言五气经天，化生五运。

⑪张灿玾等《黄帝内经素问校释》［天地之门户也］《图翼·一卷·奎壁角轸天地之门户》说："予常考周天七政躔度，则春分二月中，日缠壁初，以次而南，三月入奎娄，四月入胃昴毕，五月入觜参，六月入井鬼，七月入柳星张，秋分八月中，日缠翼未，以交于轸，循次而北，九月入角亢，十月入氐房心，十一月入尾箕，十二月入斗牛，正月入女虚危。至二月复交于春分而入奎壁矣。是日之长也，时之暖也，万物之发生也，皆从奎壁始；日之短也，时之寒也，万物之收藏也，皆从角轸始。故曰春分司启，秋分司闭。夫既司启闭，要非门户而何。然自奎壁而南，日就阳道，故曰天门；角轸而北，日就阴道，故曰地户"。至于戊己为什么在奎壁角轸之分，沈括也曾解释说："《素问》以奎壁为戊分，轸角为己分，奎壁在戊亥之间，谓之戊分，则戊当在戊也。角轸在辰巳之间，谓之己分，则己当在辰也。《遁甲》以六戊（戊辰、戊寅、戊子、戊戌、戊申、戊午）为天门，天门在戊亥之间，则戊亦当在戊。六己（己巳、己卯、己丑、己亥、己酉、己未）为地户，地户在辰巳之间，则己亦当在辰。辰戊皆土位，故戊己寄焉。二说正相合。"（见图2-1）。又清人俞正燮以为"天门"之说，原为"盖天之说也"，其谓："乾位在西北，以天门所在，盖天之说也，浑天则不然，故说经宜通盖天。《素问·五常政大论》云：天不足西北，左寒而右凉；地不足东南，右热而左温。《列子·天文训》，俱云：天倾西北，日月星辰移焉……《周礼·大司徒》疏引《河图括地象》云：天不足西北，地不足东南，西北为天门，东南为地户，天门无上，地户无下。"此说亦可参。

所谓戊分，即奎、壁二宿所在处，己分，即角、轸二宿所在处，奎、壁正当秋分时，日渐短，气渐寒，角、轸正当春分时，日渐长，气渐暖，所以是天地阴阳的门户。

⑫方药中等《黄帝内经素问运气七篇讲解》至于原文中所谓的"所谓戊己者，奎壁角轸，则天地之门户也"一段，张介宾注解得比较清楚，他说："余尝考周天七政躔度，列春分二月中，日缠壁初，以次而南，三月入奎娄，四月入胃昴毕，五月入觜参，六月入井鬼，七月入柳星张，秋分八月中，日缠翼末，以交于轸，循次而北，九月入角亢，十月入氐房心，十一月入尾箕，十二月入斗牛，正月入女虚危，至二月复交于春分而入奎壁矣，是日之长也，时之暖也，万物之发生也，皆从奎壁始，日之短也，时之寒也，万物之收藏也，皆从角轸始，故曰春分司启，秋分司闭，夫既司启闭，要分门户而何？然自奎壁而南，日就阳道，故曰天门，角轸而北，日就阴道，故曰地户。"（《类经图翼·奎壁角轸天地之门户说》）这就是说每年春分以后白天逐渐增长，气候逐渐变暖，万物生长欣欣向荣，而春分时太阳的运行正在奎宿、壁宿之位，天干定位正在午位。这就是所谓"自奎壁而南，日就阳道，故曰天门"。每年秋分以后，白天逐渐变短，气候逐渐变凉，万物逐渐转向收藏状态，而秋分时太阳的运行正在角轸之位，天干定位正在己位。这就是所谓"角轸而北，日就阴道，故曰地户"。这也就是说，每年的春分秋分为气候变化的转折点，由阴转阳的节气就是天门，由阳转阴的节气就是地户。为了便于了解，将《类经图翼》中的五天五运图，加字转录如

图 2-5 所示。

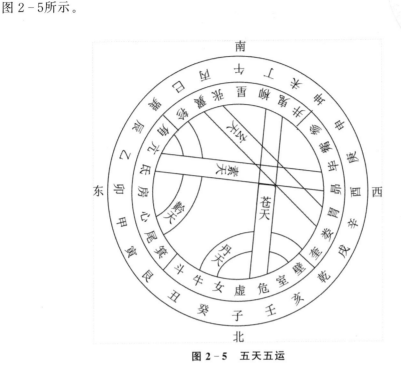

**图 2-5 五天五运**

⑬王洪图等《黄帝内经素问白话解》而戊位与己位,分别处于奎、壁二宿及角、轸二宿的方位。奎、壁正当秋分时,日渐短,气渐寒,角、轸正当春分时,日渐长,气渐暖,所以被称作天地阴阳的门户。

⑭郭霭春《黄帝内经素问白话解》天地之门户:太阳之视运动,位于奎壁二宿时正当由春入夏之时,位于角轸二宿时正当由秋入冬之时,夏为阳中之阳,冬为阴中阴,所以古人称奎壁角轸为天地之门户。

所谓戊位,就是奎壁二宿的所在,己位是角轸二宿的所在,奎壁是在立秋到立冬的节气之间,角轸是在立春到立夏的节气之间,所以是天地的门户。

(9)夫候之所始,道之所生,不可不通也。帝曰:善。

①王冰《黄帝内经素问》此句未具体注释。

②马莳《黄帝内经素问注证发微》夫五气之至,各有五色经于分野,气太过则先天而至,气不及则后天而至,尝以寅卯前候之,自然可见。故曰:候之所始,道之所生,不可不通也(见图 2-6)。

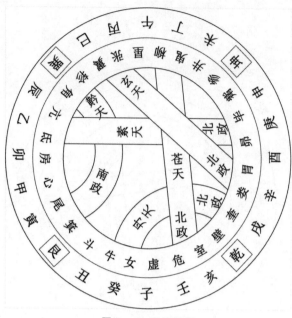

图 2-6　五天五运

③张介宾《类经》此五天五运，即气候之所始，天道之所生也。

④张志聪《黄帝内经集注》此五气化五行之始，乃天地阴阳道之所生，不可不通也。张玉师曰：在天纲缊之气色，故见丹黅素苍玄；在地成五行之形，则为青黄赤白黑矣。〔眉批〕丹黅苍素玄，在天之气色也。青黄赤白黑，在地五行之色也。

⑤高士宗《黄帝素问直解》夫此气候之所始，而为道之所生，本于澹漠，生化无穷，不可不通也。阴阳之始既明，帝故善之。

⑥黄元御《黄元御医书全集》夫候之所始，即道之所生，于此而测运气之原，不可不通也。

⑦张琦《素问释义》此句未具体注释。

⑧高亿《黄帝内经素问详注直讲全集》〔讲〕总之，五气经于分野，各有五色，欲占天道者，此候之所由始，道之所由生，不可不通而晓之也。

⑨孟景春等《黄帝内经素问译释》这是推算气候时令的第一步，是自然规律所产生的，不可不通晓它。黄帝道：对。

⑩任廷革《任应秋讲〈黄帝内经〉素问》此句未具体注释，总体概括此段为：（提要）言五气经天，化生五运。

⑪张灿玾等《黄帝内经素问校释》这是推演气候的开始，自然规律的所在，不可以不通。黄帝说：好。

⑫方药中等《黄帝内经素问运气七篇讲解》候，就是外候，也就是自然界客观存在表现于外的现象。道，就是规律。"候之所始，道之所生"一语，就是说自然变

化的规律完全是从自然界中的各种物候现象总结出来的。这句话在这里一方面是解释甲己化土,乙庚化金,丙辛化水,丁壬化木,戊癸化火的来源,完全是根据天象的变化;另一方面也指出了"道"是在"候"的基础上产生的,亦即规律是在物化现象的基础之上总结出来的,理论是在实践的基础之上总结出来的。由此可以看出,实践是运气学说的基础和来源,也是中医理论产生的基础和源泉。

⑬王洪图等《黄帝内经素问白话解》以上所说五色云气横布天空的理论,是研究气候变化的第一步,对于这个自然规律的基本知识,是不能不通晓的。黄帝说:讲得好。

⑭郭霭春《黄帝内经素问白话解》时节的开始,也就是天地阴阳之道的发端,这是不可不通晓的。黄帝道:讲得好!

### 第三解

(一)内经原文

论言天地者,万物之**上下**;**左右**者,阴阳之道路,未知其所谓也。岐伯曰:所谓上下者,**岁**上下见阴阳之所在也。左右者,诸上见厥阴,左少阴,右太阳;见少阴,左太阴,右厥阴;见太阴,左少阳,右少阴;见少阳,左阳明,右太阴;见阳明,左太阳,右少阳;见太阳,左厥阴,右阳明。所谓面北而命其位,言其见也。

(二)字词注释

(1)上下

①王冰《黄帝内经素问》此词未具体注释。

②马莳《黄帝内经素问注证发微》谓在上者司天之位,在下者在泉之位。

③张介宾《类经》上,司天也。下,在泉也。

④张志聪《黄帝内经集注》司天在上,在泉在下。

⑤高士宗《黄帝素问直解》所谓上下者,司天在上,在泉在下。

⑥黄元御《黄元御医书全集》上谓司天,下谓在泉。

⑦张琦《素问释义》此词未具体注释。

⑧高亿《黄帝内经素问详注直讲全集》〔注〕岁上下,岁中之上下也。〔讲〕上而司天,下而在泉。

⑨孟景春等《黄帝内经素问译释》上,指司天。下,指在泉。

⑩任廷革《任应秋讲〈黄帝内经〉素问》此词未具体注释。

⑪张灿玾等《黄帝内经素问校释》上指司天,下指在泉。

⑫方药中等《黄帝内经素问运气七篇讲解》从广义来说,万物之上是天,下是地,故曰:"天地者,万物之上下"。天和地是一个整体,互相作用,互相影响。从狭义来说,这里所说的上下,是指每年的司天在泉四间气。上是指司天之气,下是指在泉之气。

⑬王洪图等《黄帝内经素问白话解》上,指司天;下,指在泉。

⑭郭霭春《黄帝内经素问白话解》"上",指司天,"下",指在泉。

（2）左右

①王冰《黄帝内经素问》面向北而言之也。上,南也。下,北也。左,西也。右,东也。

②马莳《黄帝内经素问注证发微》谓在上之左右,即司天左间右间之位,在下之左右,即在泉左间右间之位也。

③张介宾《类经》司天在泉,俱有左右。诸上见者,即言司天。故厥阴司天,则左见少阴,右见太阳,是为司天之左右间也。余义仿此。司天在上,故位南面北而命其左右之见。左,西也。右,东也。

④张志聪《黄帝内经集注》左右者,间气也。

⑤高士宗《黄帝素问直解》此词未具体注释。

⑥黄元御《黄元御医书全集》左右谓司天左右,面北而命其位,则左在西,右在东。

⑦张琦《素问释义》左西右东,此司天之间气。

⑧高亿《黄帝内经素问详注直讲全集》〔注〕左右者,间左、间右也。

⑨孟景春等《黄帝内经素问译释》指司天之左右间气。司天之左侧为左间,司天之右侧为右间。

⑩任廷革《任应秋讲〈黄帝内经〉素问》此词未具体注释。

⑪张灿玾等《黄帝内经素问校释》指司天之左右间气。以位南面北的方向来定。如上文所说,厥阴司天时,左间是少阴,右间是太阳。《玄珠密语·卷三·天元定化纪》篇:"夫司天者,司之言直也,司直而待于天之直也,左右者,从直也,次于司天也,即从司而待直于天,其名间气,即本气随天虚而时间令化也。是司天之间化之令,故名间气。"

⑫方药中等《黄帝内经素问运气七篇讲解》从阴阳属性来说,天属阳,地属阴。这就是说,阳总是由右往下,阴总是由左往上,阴升阳降,动而不已,周而复始,如环无端,故曰:"左右者,阴阳之道路。"从狭义来说,这里所说的左右,是指每年的四间气。左右是指司天之气或在泉之气的左间气、右间气。

⑬王洪图等《黄帝内经素问白话解》指司天、在泉之左右,即左右间气。

⑭郭霭春《黄帝内经素问白话解》指司天之左右。

（3）岁

①王冰《黄帝内经素问》此词未具体注释。

②马莳《黄帝内经素问注证发微》此词未具体注释。

③张介宾《类经》岁之上下,即三阴三阳迭见之所在也。

④张志聪《黄帝内经集注》徐振公曰:五六相合而后成岁。

⑤高士宗《黄帝素问直解》一岁之中。

⑥黄元御《黄元御医书全集》此词未具体注释。

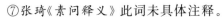

⑦张琦《素问释义》此词未具体注释。

⑧高亿《黄帝内经素问详注直讲全集》〔讲〕谓一岁之中。

⑨孟景春等《黄帝内经素问译释》该年。

⑩任廷革《任应秋讲〈黄帝内经〉素问》此词未具体注释。

⑪张灿玾等《黄帝内经素问校释》该年。

⑫方药中等《黄帝内经素问运气七篇讲解》此词未具体注释。

⑬王洪图等《黄帝内经素问白话解》一年。

⑭郭霭春《黄帝内经素问白话解》该年。

(三)语句阐述

(1)论言天地者,万物之上下;左右者,阴阳之道路,未知其所谓也。

①王冰《黄帝内经素问》此句未具体注释。

②马蒔《黄帝内经素问注证发微》此言天右旋于外,而寒暑六入以举其地,地受天六入以为五行,左转化生人物于天之中也。天地万物之上下,左右阴阳之道路者,天右旋六节之位也。

③张介宾《类经》此所以辨六气也。论,即《天元纪大论》。

④张志聪《黄帝内经集注》此复论六气之上下左右也。司天在上,在泉在下,万物化生于其间,故天地为万物之上下。左右者,间气也。间气者纪步,故为阴阳之道路。徐振公曰:五六相合而后成岁,故论五运篇中而兼论六气。

⑤高士宗《黄帝素问直解》复举《天元纪大论》鬼臾区之言,而复问也。

⑥黄元御《黄元御医书全集》论言,《天元纪论》之言。

⑦张琦《素问释义》此句未具体注释。

⑧高亿《黄帝内经素问详注直讲全集》〔批〕此节合上一节,详辨其上而司天,下而在泉,间左间右之义,以明阴阳之所在也。

〔讲〕前论有云:天位乎上,地位乎下,而万物处乎其中。故天地者,即万物之上下。阳主左往,阴主右来,而道路举不能外,故左右者,即阴阳之道路。然未知果何所谓而云然也,敢以质之夫子。

⑨孟景春等《黄帝内经素问译释》论言:指鬼臾区所说,见《天元纪大论》。上下、左右:上,指司天。下,指在泉。左右指司天之左右间气。司天之左侧为左间,司天之右侧为右间。

我曾与鬼臾区讨论过,他说天地是万物的上下,左右是阴阳运行的道路。但是我还没有明白它的意义。

⑩任廷革《任应秋讲〈黄帝内经〉素问》此句未具体注释,总体概括此段为:(提要)述司天在泉六气六步,左右上下运行的规律。司天在上,在泉在下,司天有左右的间气,在泉也有左右的间气。

⑪张灿玾等《黄帝内经素问校释》论:当指《天元纪大论》而言。上下:上指司天,下指在泉。左右者:指司天之左右间气。以位南面北的方向来定。如上文所

说,厥阴司天时,左间是少阴,右间是太阳。《玄珠密语·卷三·天元定化纪》篇:"夫司天者,司之言直也,司直而待于天之直也,左右者,从直也,次于司天也,即从司而待直于天,其名间气,即本气随天虚而时间令化也。是司天之间化之令,故名间气。"阴阳之道路:此指一年六气主时的六步,除司天所居的三气与在泉所居的终气外,其余四间气之时位,乃是阴阳之气升为司天或降为在泉的道路。

　　在《天元纪大论》中曾说:天地是万物的上下,左右是阴阳的道路,不知道是什么意思。

　　⑫方药中等《黄帝内经素问运气七篇讲解》〔天地者,万物之上下,左右者,阴阳之道路〕从广义来说,万物之上是天,下是地,故曰:"天地者,万物之上下"。天和地是一个整体,互相作用,互相影响。天气总是由右向下,地气总是由左向上。从阴阳属性来说,天属阳,地属阴。这就是说,阳总是由右往下,阴总是由左往上,阴升阳降,动而不已,周而复始,如环无端,故曰:"左右者,阴阳之道路。"从狭义来说,这里所说的上下左右,是指每年的司天在泉四间气。上是指司天之气,下是指在泉之气,左右是指司天之气或在泉之气的左间气、右间气。司天在泉四间气其运行情况,如同前述一样,总是上者右行,下者左行,阳降阴升,周而复始。本节原文所谓的"所谓上下者,岁上下见阴阳之所在也",就是指此而言。为了便于了解,示意如图2-7。

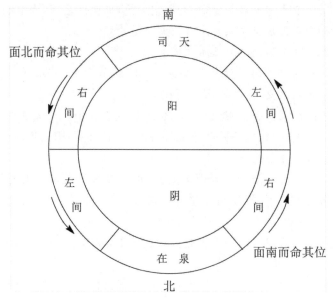

图2-7　司天在泉四间气运转

　　⑬王洪图等《黄帝内经素问白话解》上下、左右:上,指司天;下,指在泉;左右指司天、在泉之左右,即左右间气。

我还曾听鬼臾区说过,天地是万物的上下,左右是阴阳运行的道路,不知道这是什么意思?

⑭郭霭春《黄帝内经素问白话解》上下,左右:"上",指司天,"下",指在泉,"左右",指司天之左右。

《天元纪大论》上说过,天地是万物的上下,左右是阴阳运行的道路,我不明白它的意义。

(2)岐伯曰:所谓上下者,岁上下见阴阳之所在也。左右者,诸上见厥阴,左少阴,右太阳。

①王冰《黄帝内经素问》此句未具体注释。

②马蒔《黄帝内经素问注证发微》上下,谓在上者司天之位,在下者在泉之位。左右,谓在上之左右,即司天左间右间之位,在下之左右,即在泉左间右间之位也。故天之三阴三阳,于其六位右旋,如巳亥岁,上见厥阴,而左间少阴,右间太阳。

③张介宾《类经》上,司天也。下,在泉也。岁之上下,即三阴三阳迭见之所在也。司天在泉,俱有左右。诸上见者,即言司天。故厥阴司天,则左见少阴,右见太阳,是为司天之左右间也。

④张志聪《黄帝内经集注》此言司天在泉之上下也。如子午岁少阴在上,则阳明在下矣;丑未岁太阴在上,则太阳在下矣;寅申岁少阳在上,则厥阴在下矣;卯酉岁阳明在上,则少阴在下矣;辰戌岁太阳在上,则太阴在下矣;巳亥岁厥阴在上,则少阳在下矣。此三阴三阳上下之所在也。在上之左右也。在东为左,在西为右。诸,凡也。谓凡见厥阴在上,则少阴在左,太阳在右。

⑤高士宗《黄帝素问直解》所谓上下者,司天在上,在泉在下。如少阴在上,则阳明在下;太阴在上,则太阳在下;太阳在上,则太阴在下;少阳在上,则厥阴在下;厥阴在上,则少阳在下。一岁之中,上下可见,即阴阳之所在也。天地者,万物之上下,此之谓也。在上之左右也。诸,犹凡也。所谓左右者,凡见厥阴在上,则少阴在左,太阳在右。

⑥黄元御《黄元御医书全集》岁上下见阴阳所在,谓子午之岁,上见少阴,六气随地支迭迁,挨年上见。上谓司天,下谓在泉。下见之法详下文。左右谓司天左右,面北而命其位,则左在西,右在东。六气之序,厥阴、少阴、太阴、少阳、阳明、太阳。厥阴司天,则左少阴,右太阳。

⑦张琦《素问释义》上见,谓司天。司天在上,位南面北。左西右东,此司天之间气。

⑧高亿《黄帝内经素问详注直讲全集》〔注〕岁上下,岁中之上下也,谓一岁之中,上而司天,下而在泉,三阴三阳之升而在上,降而在下也。左右者,间左、间右也。诸上见者,谓凡诸三阴三阳之上,见而司天也。

〔讲〕岐伯对曰:一岁之中,阳升阴降,上下判焉。所谓上而司天,下而在泉者,以主岁之上下,不外阴阳循环,不过即上下之说,以见阴阳之有所在也。试以司天之在上者言之,夫上主南政,必面北以命其左右之位。故左右者,凡诸上,见厥阴司天则间于左者,即为少阴君火,间于右者,即为太阳寒水。

⑨孟景春等《黄帝内经素问译释》岐伯说:所谓上下,是该年的司天在泉位置上的阴阳。所谓左右,是司天的左右,凡是司天的位置见到厥阴时,左面便是少阴,右面是太阳。

⑩任廷革《任应秋讲〈黄帝内经〉素问》此句未具体注释,总体概括此段为:(提要)述司天在泉六气六步,左右上下运行的规律。司天在上,在泉在下,司天有左右的间气,在泉也有左右的间气。

⑪张灿玾等《黄帝内经素问校释》岐伯说:这里所说的"上下",指的是从该年的司天在泉,以见阴阳所在的位置。所说的"左右",指的是司天的左右间气,凡是厥阴司天,左间是少阴,右间是太阳。

⑫方药中等《黄帝内经素问运气七篇讲解》厥阴司天之年,其左间为少阴,右间为太阳。这就是原文所谓的"上见厥阴,左少阴,右太阳"。

⑬王洪图等《黄帝内经素问白话解》岐伯说:所谓上,是指一年的司天之气;所谓下,是指与司天相对的在泉之气;所谓左右,是指司天、在泉左右两侧的四个间气。司天、在泉以及间气,都属于客气,也就是三阴三阳之气,它们分为六个阶段,称为六步。每一步约为六十日又八十七刻半。客气六步的次序,是先三阴、后三阳,即:厥阴为一阴、少阴为二阴、太阴为三阴;少阳为一阳、阳明为二阳、太阳为三阳。由于客气是随各年纪年的地支而演变的,所以上述三阴三阳之气,互为司天、互为在泉、互为左右间气。无论何气司天,都在六步中的第三步;而在泉之气,则是在第六步。而司天、在泉左右两侧,便是间气。客气六步的具体情况是:厥阴司天,则左间是少阴,右间是太阳;

⑭郭霭春《黄帝内经素问白话解》阴阳之所在也:指三阴三阳之所在。诸上:指司天。

岐伯说:所谓上下,是该年的司天、在泉位置上的阴阳。而左右,是司天的左右。凡是司天的位置上出现厥阴时,左面便是少阴,右面是太阳。

(3)见少阴,左太阴,右厥阴。

①王冰《黄帝内经素问》此句未具体注释。

②马莳《黄帝内经素问注证发微》至子午岁,厥阴右旋下降,则上见少阴,而左间太阴,右间厥阴。

③张介宾《类经》此句未具体注释。

④张志聪《黄帝内经集注》见少阴在上,则太阴在左,厥阴在右。

⑤高士宗《黄帝素问直解》见少阴在上,则太阴在左,厥阴在右。

⑥黄元御《黄元御医书全集》少阴司天,则太阴升于左,厥阴降于右。

⑦张琦《素问释义》此句未具体注释。

⑧高亿《黄帝内经素问详注直讲全集》〔讲〕上见少阴司天,则间于左者,即为

太阴湿土,间于右者,即为厥阴风木。

⑨孟景春等《黄帝内经素问译释》见到少阴时,左面是太阴,右面是厥阴。

⑩任廷革《任应秋讲〈黄帝内经〉素问》此句未具体注释,总体概括此段为:(提要)述司天在泉六气六步,左右上下运行的规律。司天在上,在泉在下,司天有左右的间气,在泉也有左右的间气。

⑪张灿玾等《黄帝内经素问校释》少阴司天,左间是太阴,右间是厥阴。

⑫方药中等《黄帝内经素问运气七篇讲解》少阴司天之年,其左间为太阴,右间为厥阴。这就是原文所谓的:"见少阴,左太阴,右厥阴。"

⑬王洪图等《黄帝内经素问白话解》少阴司天,则左间是太阴,右间是厥阴。

⑭郭霭春《黄帝内经素问白话解》出现少阴时,左面是太阴,右面是厥阴。

(4)见太阴,左少阳,右少阴。

①王冰《黄帝内经素问》此句未具体注释。

②马莳《黄帝内经素问注证发微》此句未具体注释。

③张介宾《类经》此句未具体注释。

④张志聪《黄帝内经集注》见太阴在上,则少阳在左,少阴在右。

⑤高士宗《黄帝素问直解》见太阴在上,则少阳在左,少阴在右。

⑥黄元御《黄元御医书全集》此句未具体注释,总体概括此段为:六气之序,厥阴、少阴、太阴、少阳、阳明、太阳。厥阴司天,则左少阴,右太阳,少阴司天,则太阴升于左,厥阴降于右,以次转轮,递为左右也。

⑦张琦《素问释义》此句未具体注释。

⑧高亿《黄帝内经素问详注直讲全集》〔讲〕上见太阴司天,则间于左者,即为少阳相火,间于右者,即为少阴君火。

⑨孟景春等《黄帝内经素问译释》见到太阴时,左面是少阳,右面是少阴。

⑩任廷革《任应秋讲〈黄帝内经〉素问》此句未具体注释,总体概括此段为:(提要)述司天在泉六气六步,左右上下运行的规律。司天在上,在泉在下,司天有左右的间气,在泉也有左右的间气。

⑪张灿玾等《黄帝内经素问校释》太阴司天,左间是少阳,右间是少阴。

⑫方药中等《黄帝内经素问运气七篇讲解》太阴司天之年,其左间为少阳,右间为少阴。这就是原文所谓的:"见太阴,左少阳,右少阴。"

⑬王洪图等《黄帝内经素问白话解》太阴司天,则左间是少阳,右间是少阴。

⑭郭霭春《黄帝内经素问白话解》出现太阴时,左面是少阳,右面是少阴。

(5)少阳,左阳明,右太阴。

①王冰《黄帝内经素问》此句未具体注释。

②马莳《黄帝内经素问注证发微》此句未具体注释。

③张介宾《类经》此句未具体注释。

④张志聪《黄帝内经集注》见少阳在上,则阳明在左,太阴在右。

⑤高士宗《黄帝素问直解》见少阳在上,则阳明在左,太阴在右。

⑥黄元御《黄元御医书全集》此句未具体注释,总体概括此段为:六气之序,厥阴、少阴、太阴、少阳、阳明、太阳。厥阴司天,则左少阴,右太阳,少阴司天,则太阴升于左,厥阴降于右,以次转轮,递为左右也。

⑦张琦《素问释义》此句未具体注释。

⑧高亿《黄帝内经素问详注直讲全集》〔讲〕上见少阳司天,则间于左者,即为阳明燥金,间于右者,即为太阴湿土。

⑨孟景春等《黄帝内经素问译释》见到少阳时,左面是阳明,右面是太阴。

⑩任廷革《任应秋讲〈黄帝内经〉素问》此句未具体注释,总体概括此段为:(提要)述司天在泉六气六步,左右上下运行的规律。司天在上,在泉在下,司天有左右的间气,在泉也有左右的间气。

⑪张灿玾等《黄帝内经素问校释》少阳司天,左间是阳明,右间是太阴。

⑫方药中等《黄帝内经素问运气七篇讲解》少阳司天之年,其左间为阳明,右间为太阴。这就是原文所谓的:"见少阳,左阳明,右太阴。"

⑬王洪图等《黄帝内经素问白话解》少阳司天,则左间是阳明,右间是太阴。

⑭郭霭春《黄帝内经素问白话解》出现少阳时,左面是阳明,右面是太阴。

(6)见阳明,左太阳,右少阳。

①王冰《黄帝内经素问》此句未具体注释。

②马莳《黄帝内经素问注证发微》此句未具体注释。

③张介宾《类经》此句未具体注释。

④张志聪《黄帝内经集注》见阳明在上,则太阳在左,少阳在右。

⑤高士宗《黄帝素问直解》见阳明在上,则太阳在左,少阳在右。

⑥黄元御《黄元御医书全集》此句未具体注释,总体概括此段为:六气之序,厥阴、少阴、太阴、少阳、阳明、太阳。厥阴司天,则左少阴,右太阳,少阴司天,则太阴升于左,厥阴降于右,以次转轮,递为左右也。

⑦张琦《素问释义》此句未具体注释。

⑧高亿《黄帝内经素问详注直讲全集》〔讲〕上见阳明司天,则间于左者,即为太阳寒水,间于右者,即为少阳相火。

⑨孟景春等《黄帝内经素问译释》见到阳明时,左面是太阳,右面是少阳。

⑩任廷革《任应秋讲〈黄帝内经〉素问》此句未具体注释,总体概括此段为:(提要)述司天在泉六气六步,左右上下运行的规律。司天在上,在泉在下,司天有左右的间气,在泉也有左右的间气。

⑪张灿玾等《黄帝内经素问校释》阳明司天,左间是太阳,间是少阳。

⑫方药中等《黄帝内经素问运气七篇讲解》阳明司天之年,其左间为太阳,右间为少阳。这就是原文所谓的:"见阳明,左太阳,右少阳。"

⑬王洪图等《黄帝内经素问白话解》阳明司天,则左间是太阳,右间是少阳。

⑭郭霭春《黄帝内经素问白话解》出现阳明时,左面是太阳,右面是少阳。

（7）见太阳,左厥阴,右阳明。

①王冰《黄帝内经素问》此句未具体注释。

②马莳《黄帝内经素问注证发微》此句未具体注释。

③张介宾《类经》此句未具体注释。

④张志聪《黄帝内经集注》见太阳在上,则厥阴在左,阳明在右。

⑤高士宗《黄帝素问直解》见太阳在上,则厥阴在左,阳明在右。

⑥黄元御《黄元御医书全集》此句未具体注释,总体概括此段为:六气之序,厥阴、少阴、太阴、少阳、阳明、太阳。厥阴司天,则左少阴,右太阳,少阴司天,则太阴升于左,厥阴降于右,以次转轮,递为左右也。

⑦张琦《素问释义》此句未具体注释。

⑧高亿《黄帝内经素问详注直讲全集》〔讲〕上见太阳司天,则间于左者,即为厥阴风木,间于右者,即为阳明燥金。

⑨孟景春等《黄帝内经素问译释》见到太阳时,左面是厥阴,右面是阳明。

⑩任廷革《任应秋讲〈黄帝内经〉素问》此句未具体注释,总体概括此段为:(提要)述司天在泉六气六步,左右上下运行的规律。司天在上,在泉在下,司天有左右的间气,在泉也有左右的间气。

⑪张灿玾等《黄帝内经素问校释》太阳司天,左间是厥阴,右间是阳明。

⑫方药中等《黄帝内经素问运气七篇讲解》太阳司天之年,其左间为厥阴,右间为阳明。这就是原文所谓的:"见太阳,左厥阴,右阳明。"

⑬王洪图等《黄帝内经素问白话解》太阳司天,则左间是厥阴,右间是阳明。

⑭郭霭春《黄帝内经素问白话解》出现太阳时,左面是厥阴,右面是阳明。

（8）所谓面北而命其位,言其见也。

①王冰《黄帝内经素问》面向北而言之也。上,南也。下,北也。左,西也。右,东也。

②马莳《黄帝内经素问注证发微》谓司天之位在南,而面北命其左右,则西南为左间之位,东南为右间之位,而言其所见之阴阳也。

③张介宾《类经》司天在上,故位南面北而命其左右之见。左,西也。右,东也。

④张志聪《黄帝内经集注》盖以图象向南,人面北以观之,言其所见之图象,而命其上下左右之定位也。

⑤高士宗《黄帝素问直解》天体面南,人见而定其位,所谓面北而命其左右之位,面北而言其在上之见也。

⑥黄元御《黄元御医书全集》面北而命其位,则左在西,右在东。

⑦张琦《素问释义》此句未具体注释。

⑧高亿《黄帝内经素问详注直讲全集》〔注〕面北命位者,言司天之位,以面北

命其左右,为间气也。见者,言间左、间右之各安其位,而相见不爽也。

〔讲〕三阴三阳之上而司天,与夫间左、间右之各安其位而相间不差如此。所谓面北而命其位者,正以言其所见之有定也。

⑨孟景春等《黄帝内经素问译释》面北而命其位:上为南,下为北。面向南方时的左右和面向北方时的左右恰恰相反,故经文说明司天的左右是面向北方时所定的。

这里所说的左右是指面向北方时所见的位置。

⑩任廷革《任应秋讲〈黄帝内经〉素问》此句未具体注释,总体概括此段为:(提要)述司天在泉六气六步,左右上下运行的规律。司天在上,在泉在下,司天有左右的间气,在泉也有左右的间气。

⑪张灿玾等《黄帝内经素问校释》这里说的左右,是面向北方所见的位置。

⑫方药中等《黄帝内经素问运气七篇讲解》司天和在泉的左右,不是从同一方位来确定左右的。确定司天之气的左右是从司天之位面北。这就是原文所谓的"面北而命其位"。

⑬王洪图等《黄帝内经素问白话解》面北而命其位:上为南,下为北。面向南方时的左右和面向北方时的左右恰恰相反,故经文说明司天的左右是面向北方时所定的左右。

这里所说的方位,是上为南,下为北,司天在正南方。所谓左右,是指面向北方所见的位置。

⑭郭霭春《黄帝内经素问白话解》面北而命其位:"面北",与下"面南"相对,面向不同,其左右亦相反。此是说司天左右,为面向北方所定的左右。

所谓面向北方来确定阴阳的位置,说的就是阴阳在司天位置上的各种显现。

## 第四解

(一)内经原文

帝曰:何谓下?岐伯曰:厥阴在上,则少阳在下,左阳明,右太阴;少阴在上,则阳明在下,左太阳,右少阳;太阴在上,则太阳在下,左厥阴,右阳明;少阳在上,则厥阴在下,左少阴,右太阳;阳明在上,则少阴在下,左太阴,右厥阴;太阳在上,则太阴在下,左少阳,右少阴。所谓面南而命其位,言其见也。**上下相遘**,寒暑相临,气**相得**则和,**不相得**则病。帝曰:气相得而病者何也?岐伯曰:以下临上,不当位也。

(二)字词注释

(1)上下相遘(gòu)

①王冰《黄帝内经素问》此词未具体注释。

②马莳《黄帝内经素问注证发微》天之右旋,绕地方位,而其气与地方位气相遘相临。

③张介宾《类经》遘,交也。临,遇也。司天在上,五运在中,在泉在下,三气之

交,是上下相遘而寒暑相临也。

④张志聪《黄帝内经集注》司天在泉之气则上下相遇。

⑤高士宗《黄帝素问直解》天地之气相交也。

⑥黄元御《黄元御医书全集》司天在上,在泉在下,上下相遇。

⑦张琦《素问释义》相生。

⑧高亿《黄帝内经素问详注直讲全集》〔批〕上为南政,下为北政,一主司天,一主在泉。

〔讲〕司天在泉,上与下之相通者,必为之交遘。

⑨孟景春等《黄帝内经素问译释》上指客气。下指主气。上下相遘,就是司天在泉之客气与主时六步之气相交。

⑩任廷革《任应秋讲〈黄帝内经〉素问》此词未具体注释。

⑪张灿玾等《黄帝内经素问校释》即上下的气相遇而交感的意思。遘,《说文》"遇也"。这里所说的"上、下",上指客气,下指主气,即客主加临的意思。客主加临,反映每年六步中客气与主气的错杂关系(见图2-8)。主客气相得则和,不相得则病。

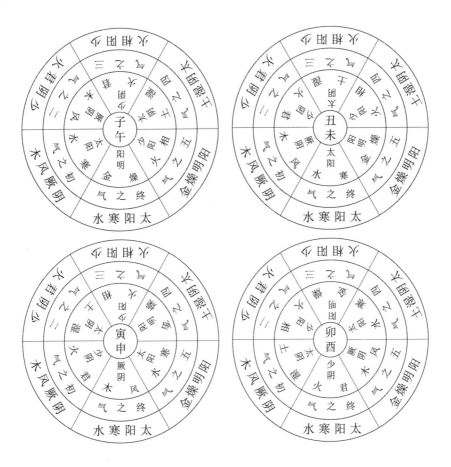

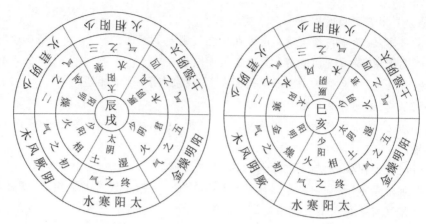

图 2-8 客主加临

⑫方药中等《黄帝内经素问运气七篇讲解》上，指司天之气。下，指在泉之气。司天之气反映当年全年的气候特殊变化情况，但着重在当年的上半年。在泉之气一方面受当年司天之气的影响，但同时又反映当年下半年的气候特殊变化。四间气也是一样，一方面受司天在泉之气的影响，但同时又反映各个季节的特殊变化。"上下相遘，寒暑相临"，即当年司天在泉四间气中所表现出来的特殊变化与每年各个季节所应有的一般气候变化相加，两相比较。

⑬王洪图等《黄帝内经素问白话解》遘，gòu，音购，遇之意。上指客气，下指主气。上下相遘，就是客主加临。

⑭郭霭春《黄帝内经素问白话解》上下气相遇而交合的意思。

（2）相得

①王冰《黄帝内经素问》木火相临、金水相临、水木相临、火土相临、土金相临，为相得也。

②马莳《黄帝内经素问注证发微》其遘同类相生之气。

③张介宾《类经》所遇之气彼此相生者，为相得而安。

④张志聪《黄帝内经集注》与时相得。

⑤高士宗《黄帝素问直解》加临之气，与主时之气，相为生旺则和。

⑥黄元御《黄元御医书全集》生则相得。

⑦张琦《素问释义》司天在泉之气，与运气客气相生，比和为善。

⑧高亿《黄帝内经素问详注直讲全集》〔讲〕上下寒暑之气，必相得相生，乃能调和而无灾害之患。

⑨孟景春等《黄帝内经素问译释》客主之气相生。

⑩任廷革《任应秋讲〈黄帝内经〉素问》此词未具体注释。

⑪张灿玾等《黄帝内经素问校释》客气主气相生或客主之气相同者为相得。

⑫方药中等《黄帝内经素问运气七篇讲解》当年司天在泉四间气中所表现出

来的特殊变化与每年各个季节所应有的一般气候变化相加，两相比较，如果出入不大或者基本一致。例如：太阴湿土司天之年，按照上述计算公式，太阴司天，则太阳在泉。司天之左间为少阳，右间为少阴。在泉之左间为厥阴，右间为阳明。加以排列则太阴湿土司天之年的顺序为：初之气厥阴风木，二之气为少阴君火，三之气为太阴湿土，四之气为少阳相火，五之气为阳明燥金，终之气为太阳寒水。与每年各个季节的一般气候变化，基本一致。

⑬王洪图等《黄帝内经素问白话解》相互生旺的为相得。

⑭郭霭春《黄帝内经素问白话解》客主之气彼此相生，或客主之气相同便为相得。

（3）不相得

①王冰《黄帝内经素问》土木相临，土水相临，水火相邻，火金相临，金木相临，为不相得也。

②马莳《黄帝内经素问注证发微》不同类相制之气。

③张介宾《类经》所遇之气彼此相克者，为不相得而病矣。

④张志聪《黄帝内经集注》与时相逆。

⑤高士宗《黄帝素问直解》加临之气，与主时之气，相为尅（kè，音克）贼则病。

⑥黄元御《黄元御医书全集》克则不相得。

⑦张琦《素问释义》司天在泉之气，与运气客气相生，比和为善，否则病。

⑧高亿《黄帝内经素问详注直讲全集》〔讲〕不相得相生，而反相胜。

⑨孟景春等《黄帝内经素问译释》客主之气相克。

⑩任廷革《任应秋讲〈黄帝内经〉素问》此词未具体注释。

⑪张灿玾等《黄帝内经素问校释》客气主气相克者。

⑫方药中等《黄帝内经素问运气七篇讲解》当年司天在泉四间气中所表现出来的特殊变化与每年各个季节所应有的一般气候变化相加，两相比较，如果出入太大或完全相反，例如：厥阴风木司天之年，按上述公式计算，厥阴司天，则少阳在泉。司天左间为少阴君火，右间为太阳寒水。在泉左间为阳明燥金，右间为太阴湿土。加以排列则厥阴风木司天之年的顺序为：初之气为阳明燥金，二之气为太阳寒水，三之气为厥阴风木，四之气为少阴君火，五之气为太阴湿土，终之气为少阳相火。这一年就变成了春应温而反凉，冬应寒而反热。

⑬王洪图等《黄帝内经素问白话解》相互克贼的为不相得。

⑭郭霭春《黄帝内经素问白话解》彼此相克。

（三）语句阐述

（1）帝曰：何谓下？

①王冰《黄帝内经素问》此句未具体注释。

②马莳《黄帝内经素问注证发微》此句未具体注释。

③张介宾《类经》下者，即言在泉。

④张志聪《黄帝内经集注》此言在下之左右也。

⑤高士宗《黄帝素问直解》因上而探其下。

⑥黄元御《黄元御医书全集》岐伯已答左右上见之义,帝复问左右下见之法。

⑦张琦《素问释义》此言在泉之间气。

⑧高亿《黄帝内经素问详注直讲全集》〔批〕上为南政,下为北政,一主司天,一主在泉,此节须与上节合看。

〔讲〕黄帝曰:上而司天,既闻之矣。敢问何谓下而在泉乎?

⑨孟景春等《黄帝内经素问译释》黄帝道:怎样是在泉(下)呢?

⑩任廷革《任应秋讲〈黄帝内经〉素问》此句未具体注释,总体概括此段为:(提要)述司天在泉六气六步,左右上下运行的规律。司天在上,在泉在下,司天有左右的间气,在泉也有左右的间气。

⑪张灿玾等《黄帝内经素问校释》黄帝说:什么叫做下(在泉)?

⑫方药中等《黄帝内经素问运气七篇讲解》此句未具体注释。

⑬王洪图等《黄帝内经素问白话解》黄帝说:那么在泉是怎么回事呢?

⑭郭霭春《黄帝内经素问白话解》黄帝道:怎样叫做下(在泉)呢?

(2)岐伯曰:厥阴在上,则少阳在下,左阳明,右太阴。

①王冰《黄帝内经问》此句未具体注释。

②马莳《黄帝内经素问注证发微》厥阴在上,则少阳在下,而左间阳明,右间太阴。

③张介宾《类经》此句未具体注释。

④张志聪《黄帝内经集注》如已亥岁,厥阴在上,则少阳在下矣,而阳明在少阳之左,太阴在少阳之右。

⑤高士宗《黄帝素问直解》此言在下之左右也。如厥阴司天在上,则少阳在下,少阳之左,阳明也,少阳之右,太阴也。

⑥黄元御《黄元御医书全集》厥阴司天,则少阳在泉,左阳明,右太阴。

⑦张琦《素问释义》此句未具体注释。

⑧高亿《黄帝内经素问详注直讲全集》〔讲〕岐伯对曰:下主北政,必面南以命其左右之位。如厥阴在上,则必少阳在泉,间于左者即为阳明燥金,间于右者即为太阴湿土。

⑨孟景春等《黄帝内经素问译释》左阳明,右太阴:指在泉之左右间气。可参见图2-9。

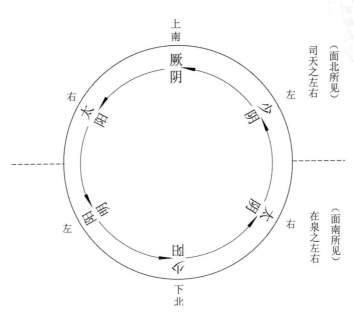

**图 2-9 厥阴司天少阳在泉的左右间气**

岐伯说：厥阴司天，是少阳在泉，在泉的左是阳明，右是太阴。

⑩任廷革《任应秋讲〈黄帝内经〉素问》此句未具体注释，总体概括此段为：（提要）述司天在泉六气六步，左右上下运行的规律。司天在上，在泉在下，司天有左右的间气，在泉也有左右的间气。

⑪张灿玾等《黄帝内经素问校释》左、右：在此指在泉的左右间气而言。以位北面南的方向来定。

岐伯说：厥阴司天，则少阳在泉，在泉的左间是阳明，右间是太阴。

⑫方药中等《黄帝内经素问运气七篇讲解》凡属厥阴司天之年，其在泉之气一定是少阳。这就是原文所谓的："厥阴在上，则少阳在下。"凡属少阳在泉之年，其左间为阳明，右间为太阴。这就是原文所谓的："则少阳在下，左阳明右太阴。"

⑬王洪图等《黄帝内经素问白话解》岐伯说：与司天相对的便是在泉，司天在上为正南方，在泉在下为正北方，具体情况是，厥阴司天，则少阳在泉，以在泉定位，则左间是阳明，右间是太阴。

⑭郭霭春《黄帝内经素问白话解》左阳明，右太阴："左右"，指在泉的左右。

岐伯说：厥阴在司天的位置，那么少阳就在在泉的位置，左是阳明，右是太阴。

（3）少阴在上，则阳明在下，左太阳，右少阳。

①王冰《黄帝内经素问》此句未具体注释。

②马蒔《黄帝内经素问注证发微》至厥阴右旋下降，而少阴在上，则阳明在下，而左间太阳，右间少阳。

③张介宾《类经》此句未具体注释。

④张志聪《黄帝内经集注》如子午岁少阴在上,则阳明在下矣,而太阳在阳明之左,少阳在阳明之右。

⑤高士宗《黄帝素问直解》少阴司天在上,则阳明在下,阳明之左,太阳也,阳明之右,少阳也。

⑥黄元御《黄元御医书全集》少阴司天,则阳明在泉,太阳降于左,少阳升于右。

⑦张琦《素问释义》此句未具体注释。

⑧高亿《黄帝内经素问详注直讲全集》〔注〕少阴五气,始间一阴凉气,终间三阴寒气。

〔讲〕如少阴在上,则必阳明在泉,间于左者即为太阳寒水,间于右者即为少阳相火。

⑨孟景春等《黄帝内经素问译释》少阴司天,是阳明在泉,左是太阳,右是少阳。

⑩任廷革《任应秋讲〈黄帝内经〉素问》此句未具体注释,总体概括此段为:(提要)述司天在泉六气六步,左右上下运行的规律。司天在上,在泉在下,司天有左右的间气,在泉也有左右的间气。

⑪张灿玾等《黄帝内经素问校释》少阴司天则阳明在泉,在泉的左间是太阳,右间是少阳。

⑫方药中等《黄帝内经素问运气七篇讲解》凡属少阴司天,其在泉之气一定是阳明。这就是原文所谓的:"少阴在上,则阳明在下。"凡属阳明在泉之年,其左间为太阳,右间为少阳。这就是原文所谓的:"则阳明在下,左太阳,右少阳。"

⑬王洪图等《黄帝内经素问白话解》少阴司天,则阳明在泉,那么在泉的左间是太阳,右间是少阳。

⑭郭霭春《黄帝内经素问白话解》少阴在司天的位置,那么阳明就在在泉的位置,左是太阳,右是少阳。

(4)太阴在上,则太阳在下,左厥阴,右阳明。

①王冰《黄帝内经素问》此句未具体注释。

②马莳《黄帝内经素问注证发微》此句未具体注释。

③张介宾《类经》此句未具体注释。

④张志聪《黄帝内经集注》如丑未岁太阴在上,则太阳在下矣,而厥阴在太阳之左,阳明在太阳之右。

⑤高士宗《黄帝素问直解》太阴司天在上,则太阳在下,太阳之左,厥阴也,太阳之右,阳明也。

⑥黄元御《黄元御医书全集》此句未具体注释。

⑦张琦《素问释义》此句未具体注释。

⑧高亿《黄帝内经素问详注直讲全集》〔注〕太阴终气,始间二阴寒气,终间一

阳温气。皆前间前气,后间后气,故为间气。

〔讲〕如太阴在上,则必太阳在泉,间于左者即为厥阴风木,间于右者即为阳明燥金。

⑨孟景春等《黄帝内经素问译释》太阴司天,是太阳在泉,左是厥阴,右是阳明。

⑩任廷革《任应秋讲〈黄帝内经〉素问》此句未具体注释,总体概括此段为:(提要)述司天在泉六气六步,左右上下运行的规律。司天在上,在泉在下,司天有左右的间气,在泉也有左右的间气。

⑪张灿玾等《黄帝内经素问校释》太阴司天则太阳在泉,在泉的左间是厥阴,右间是阳明。

⑫方药中等《黄帝内经素问运气七篇讲解》凡属太阴司天,其在泉之气一定是太阳。这就是原文所谓的:"太阴在上,则太阳在下。"凡属太阳在泉之年,其左间为厥阴,右间为阳明。这就是原文所谓的:"则太阳在下,左厥阴,右阳明。"

⑬王洪图等《黄帝内经素问白话解》太阴司天,则太阳在泉,那么在泉的左间是厥阴,右间是阳明。

⑭郭霭春《黄帝内经素问白话解》太阴在司天的位置,那么太阳就在在泉的位置,左是厥阴,右是阳明。

(5)少阳在上,则厥阴在下,左少阴,右太阳。

①王冰《黄帝内经素问》此句未具体注释。

②马莳《黄帝内经素问注证发微》此句未具体注释。

③张介宾《类经》此句未具体注释。

④张志聪《黄帝内经集注》如寅申岁少阳在上,则厥阴在下矣,而少阴在厥阴之左,太阳在厥阴之右。

⑤高士宗《黄帝素问直解》少阳司天在上,则厥阴在下,厥阴之左,少阴也,厥阴之右,太阳也。

⑥黄元御《黄元御医书全集》此句未具体注释。

⑦张琦《素问释义》此句未具体注释。

⑧高亿《黄帝内经素问详注直讲全集》〔注〕如少阳初气,始寒终温,是始间前三阴寒气,终间二阳热气。

〔讲〕如少阳在上,则必厥阴在泉,间于左者即为少阴君火,间于右者即为太阳寒水。

⑨孟景春等《黄帝内经素问译释》少阳司天,是厥阴在泉,左是少阴,右是太阳。

⑩任廷革《任应秋讲〈黄帝内经〉素问》此句未具体注释,总体概括此段为:(提要)述司天在泉六气六步,左右上下运行的规律。司天在上,在泉在下,司天有左右的间气,在泉也有左右的间气。

⑪张灿玾等《黄帝内经素问校释》少阳司天则厥阴在泉,在泉的左间是少阴,右间是太阳。

⑫方药中等《黄帝内经素问运气七篇讲解》凡属少阳司天,其在泉之气一定是厥阴。这就是原文所谓的:"少阳在上,则厥阴在下。"凡属厥阴在泉之年,其左间为少阴,右间为太阳。这就是原文所谓的:"则厥阴在下,左少阴,右太阳。"

⑬王洪图等《黄帝内经素问白话解》少阳司天,则厥阴在泉,那么在泉的左间是少阴,右间是太阳。

⑭郭霭春《黄帝内经素问白话解》少阳在司天的位置,那么厥阴就在在泉的位置,左是少阴,右是太阳。

(6)阳明在上,则少阴在下,左太阴,右厥阴。

①王冰《黄帝内经素问》此句未具体注释。

②马莳《黄帝内经素问注证发微》此句未具体注释。

③张介宾《类经》此句未具体注释。

④张志聪《黄帝内经集注》如卯酉岁阳明在上,则少阴在下矣,而太阴在少阴之左,厥阴在少阴之右。

⑤高士宗《黄帝素问直解》阳明司天在上,则少阴在下,少阴之左,太阴也,少阴之右,厥阴也。

⑥黄元御《黄元御医书全集》此句未具体注释。

⑦张琦《素问释义》此句未具体注释。

⑧高亿《黄帝内经素问详注直讲全集》〔讲〕如阳明在上,则必少阴在泉,间于左者即为太阴湿土,间于右者即为厥阴风木。

⑨孟景春等《黄帝内经素问译释》阳明司天,是少阴在泉,左是太阴,右是厥阴。

⑩任廷革《任应秋讲〈黄帝内经〉素问》此句未具体注释,总体概括此段为:(提要)述司天在泉六气六步,左右上下运行的规律。司天在上,在泉在下,司天有左右的间气,在泉也有左右的间气。

⑪张灿玾等《黄帝内经素问校释》阳明司天则少阴在泉,在泉的左间是太阴,右间是厥阴。

⑫方药中等《黄帝内经素问运气七篇讲解》凡属阳明司天,其在泉之气一定是少阴。这就是原文所谓的:"阳明在上,则少阴在下。"凡属少阴在泉之年,其左间为太阴,右间为厥阴。这就是原文所谓的:"则少阴在下,左太阴,右厥阴。"

⑬王洪图等《黄帝内经素问白话解》阳明司天,则少阴在泉,那么在泉的左间是太阴,右间是厥阴。

⑭郭霭春《黄帝内经素问白话解》阳明在司天的位置,那么少阴就在在泉的位置,左是太阴,右是厥阴。

(7)太阳在上,则太阴在下,左少阳,右少阴。

①王冰《黄帝内经素问》此句未具体注释。

②马莳《黄帝内经素问注证发微》此句未具体注释。

③张介宾《类经》此句未具体注释。

④张志聪《黄帝内经集注》如辰戌岁太阳在上,则太阴在下矣,而少阳在太阴之左,少阴在太阴之右。

⑤高士宗《黄帝素问直解》太阳司天在上,则太阴在下,太阴之左,少阳也,太阴之右,少阴也。

⑥黄元御《黄元御医书全集》此句未具体注释。

⑦张琦《素问释义》此句未具体注释。

⑧高亿《黄帝内经素问详注直讲全集》〔注〕太阳三气乃大热,始间二阳热气,终间一阴凉气。

〔讲〕如太阳在上,则必太阴在泉,间于左者即为少阳相火,间于右者即为少阴君火。

⑨孟景春等《黄帝内经素问译释》太阳司天,是太阴在泉,左是少阳,右是少阴。

⑩任廷革《任应秋讲〈黄帝内经〉素问》此句未具体注释,总体概括此段为:(提要)述司天在泉六气六步,左右上下运行的规律。司天在上,在泉在下,司天有左右的间气,在泉也有左右的间气。

⑪张灿玾等《黄帝内经素问校释》太阳司天则太阴在泉,在泉的左间是少阳,右间是少阴。

⑫方药中等《黄帝内经素问运气七篇讲解》凡属太阳司天,其在泉之气一定是太阴。这就是原文所谓的:"太阳在上,则太阴在下。"凡属太阴在泉之年,其左间为少阳,右间为少阴。这就是原文所谓的:"太阴在下,左少阳右少阴。"

⑬王洪图等《黄帝内经素问白话解》太阳司天,则太阴在泉,那么在泉的左间是少阳,右间是少阴。

⑭郭霭春《黄帝内经素问白话解》太阳在司天的位置,那么太阴就在在泉的位置,左是少阳,右是少阴。

(8)所谓面南而命其位,言其见也。

①王冰《黄帝内经素问》主岁者位在南,故面北而言其左右。在下者位在北,故面南而言其左右也。上,天位也。下,地位也。面南,左东也,右西也,上下异而左右殊也。

②马莳《黄帝内经素问注证发微》面南命其位,言其见者,谓地之位在北,而面南命其左右,则东北为左间之位,西北为右间之位,而言其所见之阴阳也。自天地万物之上下至此,独论天右旋之气也。

③张介宾《类经》故位北面南而命其左右之见,是为在泉之左右间也。左,东也。右,西也。司天在泉,上下异而左右殊也。

④张志聪《黄帝内经集注》盖以图象向北,人面南以观之,以所见之上下左右

而命其位,故曰言其见也。金西铭曰:上下之左右,皆以东为左,西为右,故面南面北以观之。若止南面而观,如在下之气左行,则在上之气右转矣。故下文曰:上者右行,下者左行。

⑤高士宗《黄帝素问直解》地体面北,人定其位,所谓面南而命其左右之位,面南而言其在下之见也。左右者,阴阳之道路,此之谓也。

⑥黄元御《黄元御医书全集》面南而命其位,则左在东,右在西。

⑦张琦《素问释义》此言在泉之间气,在泉位北面南,左东右西,南北面左右不同,其实一也。

⑧高亿《黄帝内经素问详注直讲全集》〔注〕面南命位者,言在泉之位,以面南命其左右,为间气也,去者为左,来者为右。如少阳初气,始寒终温,是始间前三阴寒气,终间二阳热气。阳明二气,始间一阳温气,终间三阳热气。太阳三气乃大热,始间二阳热气,终间一阴凉气。厥阴四气,始间三阳热气,终间二阴寒气。少阴五气,始间一阴凉气,终间三阴寒气。太阴终气,始间二阴寒气,终间一阳温气。皆前间前气,后间后气,故为间气。

〔讲〕三阴三阳之下,而在泉与夫间左、间右之各有其位,而相见之不乱如此。所谓面南而命其位者,亦正以言其所见之有常也。

⑨孟景春等《黄帝内经素问译释》这里的左右是指面向南方时所见的位置说的。

⑩任廷革《任应秋讲〈黄帝内经〉素问》此句未具体注释,总体概括此段为:(提要)述司天在泉六气六步,左右上下运行的规律。司天在上,在泉在下,司天有左右的间气,在泉也有左右的间气。

⑪张灿玾等《黄帝内经素问校释》这里说的左右是面向南方所见的位置。

⑫方药中等《黄帝内经素问运气七篇讲解》确定在泉之气的左右是从在泉之位面南。这就是原文所谓的"面南而命其位"。由于方向相反,所以司天的右间方向对在泉来说,则是左间;司天的左间方向对在泉来说,则是右间。根据以上所述可以总结出两条公式,其一:一阴(厥阴)司天,一定是一阳(少阳)在泉;二阴(少阴)司天,一定是二阳(阳明)在泉;三阴(太阴)司天,一定是三阳(太阳)在泉。反之,一阳(少阳)司天,一定是一阴(厥阴)在泉;二阳(阳明)司天,一定是二阴(少阴)在泉;三阳(太阳)司天,一定是三阴(太阴)在泉。总的来说,就是阳司天,阴在泉;阴司天,阳在泉。阴阳之气多少方面完全相应,无一例外。其二:阴阳之间的升降运转,总是按一阴(厥阴)→二阴(少阴)→三阴(太阴)→一阳(少阳)→二阳(阳明)→三阳(太阳)的顺序,按上者右行,下者左行的方向运行,并在此基础上构成司天在泉四间气以六年为一个周期,循环运转,如环无端,周而复始。为了便于理解,兹将十二年司天在泉四间气配合三阴三阳的运转情况示意如图2-10。

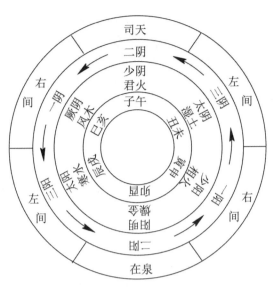

图 2-10  三阴三阳司天在泉四间气运转

⑬王洪图等《黄帝内经素问白话解》面北而命其位：上为南，下为北。面向南方时的左右和面向北方时的左右恰恰相反，故经文说明司天的左右是面向北方时所定的左右。

这里所说的左右，是指面向南方而确定的位置。

⑭郭霭春《黄帝内经素问白话解》这里所说面向南方而确定阴阳的位置，说的是阴阳在在泉位置上的不同显现。

（9）上下相遘，寒暑相临，气相得则和，不相得则病。

①王冰《黄帝内经素问》木火相临，金水相临，水木相临，火土相临，土金相临，为相得也。土木相临，土水相临，水火相临，火金相临，金木相临，为不相得也。上临下为顺，下临上为逆，逆亦郁抑而病生，土临相火君火之类者也。

②马莳《黄帝内经素问注证发微》天之右旋，绕地方位，而其气与地方位气相遘相临，其遘同类相生之气则和，不同类相制之气则病也。

③张介宾《类经》此明上下之相遘也。遘，交也。临，遇也。司天在上，五运在中，在泉在下，三气之交，是上下相遘而寒暑相临也。所遇之气彼此相生者，为相得而安。彼此相克者，为不相得而病矣。

④张志聪《黄帝内经集注》此总结上文而言，司天在泉之气则上下相遇，左右间气之气则四时加临。如太阳寒水之气加临于上半岁，则少阴少阳暑热之气加临于下半岁矣。如暑热之气加临于上半岁，则寒水之气加临于下半岁矣。举寒暑而六气自序，盖以上下主岁，上下左右六气纪时，如与时相得则和，与时相逆则病矣。

⑤高士宗《黄帝素问直解》上下相遘，天地之气相交也。寒暑相临，阴阳之气相加也。气相得则和，加临之气，与主时之气，相为生旺则和。不相得则病，加临之

第二章　五运行大论篇

气,与主时之气,相为尅贼则病。如子午少阴司天,阳明在泉,此主岁之气也。初之气厥阴风木,二之气少阴君火,三之气太阴湿土,四之气少阳相火,五之气阳明燥金,终之气太阳寒水,此主时之气也。如阳明在泉,则阳明之左太阳也。凡加临之客气起于在泉之左气,则太阳寒水加于初之气,厥阴风木加于二之气,少阴君火加于三之气,以次相加,其中与主时之气生旺而相得,尅贼而不相得,可意会矣。

⑥黄元御《黄元御医书全集》司天在上,在泉在下,上下相遇,寒暑相临,生则相得而气和,克则不相得而人病。气虽相得,而以下临上,不当其位,亦不免于病。

⑦张琦《素问释义》司天在泉之气,与运气客气相生,比和为善,否则病。如土木、水火相克贼是也。

⑧高亿《黄帝内经素问详注直讲全集》〔注〕更有六气,于三阴三阳之上气,至则温热凉寒应之。若至而不至,未至而至,皆有移迭失守之患。

〔讲〕由此观之,则司天在泉,上与下之相通者,必为之交遘,寒往暑来,左与右之相间者,必为之加临。何言之? 盖以上下寒暑之气,必相得相生,乃能调和而无灾害之患。苟不相得相生,而反相胜,则疾病顿起,而有沉疴之虞矣。

⑨孟景春等《黄帝内经素问译释》上下相遘:上指客气。下指主气。上下相遘,就是司天在泉之客气与主时六步之气相交。寒暑相临:指流行之客气,加临于主时之六气。详见表2-1。

**表 2-1 客气主气加临**

| 十二支 | 子午 | 丑未 | 寅申 | 卯酉 | 辰戌 | 巳亥 | 子午 |
|---|---|---|---|---|---|---|---|
| 客气 | 少阴 | 太阴 | 少阳 | 阳明 | 太阳 | 厥阴 | 少阴 |

| | 初气 | 二气 | 三气 | 四气 | 五气 | 六气 |
|---|---|---|---|---|---|---|
| 主气 | 厥阴风木 | 少阴君火 | 少阳相火 | 太阴湿土 | 阳明燥金 | 太阳寒水 |
| 节气 | 雨水 | 春分 | 谷雨 | 小满 | 夏至 | 大暑 | 处暑 | 秋分 | 霜降 | 小雪 | 冬至 | 大寒 |
| 月份 | 正月 | 二月 | 三月 | 四月 | 五月 | 六月 | 七月 | 八月 | 九月 | 十月 | 十一月 | 十二月 |

上下相互交合,寒暑相互加临,其气相互生旺的就是和平,相互克贼的就会使人生病。

⑩任廷革《任应秋讲〈黄帝内经〉素问》此句未具体注释,总体概括此段为:(提要)述司天在泉六气六步,左右上下运行的规律。司天在上,在泉在下,司天有左右的间气,在泉也有左右的间气。

⑪张灿玾等《黄帝内经素问校释》上下相遘:即上下的气相遇而交感的意思。遘,《说文》"遇也"。这里所说的"上、下",上指客气,下指主气,即客主加临的意思。客主加临,反映每年六步中客气与主气的错杂关系(见前图2-8)。主客气相得则和,不相得则病。寒暑相临:客气与主气交感,则客气与主气之气,便相加临,这里只提寒暑,乃是举例而言。《素问经注节解》注:"寒暑者,六气之二也。不言六气而只言寒暑者,盖特举其显而易见者也。"气相得则和,不相得则病:意指客气主气相生或客主之气相同者为相得,相克者为不相得。王冰注:"木火相临,金水相临,水木相临,火土相临,为相得也。土木相临,土水相临,水火相临,火金相临,为不相得也。"

客气和主气互相交感,客主之六气互相 加临,若客主之气相得的就属平和,不相得的就要生病。

⑫方药中等《黄帝内经素问运气七篇讲解》上,指司天之气。下,指在泉之气。司天之气反映当年全年的气候特殊变化情况,但着重在当年的上半年。在泉之气一方面受当年司天之气的影响,但同时又反映当年下半年的气候特殊变化。四间气也是一样,一方面受司天在泉之气的影响,但同时又反映各个季节的特殊变化。"上下相遘,寒暑相临",即当年司天在泉四间气中所表现出来的特殊变化与每年各个季节所应有的一般气候变化相加,两相比较,如果出入不大或者基本一致,那么问题不大,例如,太阴湿土司天之年,按照上述计算公式,太阴司天,则太阳在泉。司天之左间为少阳,右间为少阴。在泉之左间为厥阴,右间为阳明。加以排列则太阴湿土司天之年的顺序为:初之气厥阴风木,二之气为少阴君火,三之气为太阴湿土,四之气为少阳相火,五之气为阳明燥金,终之气为太阳寒水。与每年各个季节的一般气候变化,基本一致,所以问题不大。这就是原文所说的"气相得则和"。反之,如果出入太大或完全相反,那么就会有影响,例如,厥阴风木司天之年,按上述公式计算,厥阴司天,则少阳在泉。司天左间为少阴君火,右间为太阳寒水。在泉左间为阳明燥金,右间为太阴湿土。加以排列则厥阴风木司天之年的顺序为:初之气为阳明燥金,二之气为太阳寒水,三之气为厥阴风木,四之气为少阴君火,五之气为太阴湿土,终之气为少阳相火。这一年就变成了春应温而反凉,冬应寒而反热。这就会对生物的生长有不利的影响。这就是原文所谓的"不相得则病"。

⑬王洪图等《黄帝内经素问白话解》上下相遘:遘,gòu,音购,遇之意。上指客气。下指主气。上下相遘,就是客主加临。寒暑相临:客气与主气交感,则客气与主气相加临,六气之中,此处只提寒暑,乃是举例而言。相得:相互生旺的为相得。

第二章 五运行大论篇

不相得：相互克贼的为不相得。

在客气与主气相加临的关系中，则反映出气候寒暑变化是否正常。如果主客之间，属于五行相生关系的，则气候和平，不引起疾病；若主气克制客气的，便是气候失常，会使人们生病。

⑭郭霭春《黄帝内经素问白话解》上下相遭：上下气相遇而交合的意思。寒暑相临：指客气加临于主时之六气。相得：客主之气彼此相生，或客主之气相同便为相得。不相得：彼此相克。

上下相互交合，寒暑相互加临，其气相生的就是和平，其气彼此相克的就会使人生病。

(10)帝曰：气相得而病者何也？岐伯曰：以下临上，不当位也。

①王冰《黄帝内经素问》六位相临，假令土临火，火临木，木临水，水临金，金临土，皆为以下临上，不当位也。父子之义，子为下，父为上，以子临父，不亦逆乎！

②马莳《黄帝内经素问注证发微》或气虽同类相得亦病者，惟相火临于君火，为不当位故也。后《六微旨大论》篇云：君位臣则顺，臣位君则逆，逆则病近害速者是也。

③张介宾《类经》气同类者，本为相得，而亦不免于病者，以下临上也。如《六微旨大论》曰：君位臣则顺，臣位君则逆。此指君相二火而言也。

④张志聪《黄帝内经集注》上言加临之六气与主时之六气，有相得而不相得也。气相得者，如少阴君火之气与少阳相火之气相合，君臣之相得也。君位在上，臣位在下，如君火加临于相火之上，为顺。相火加临于君火之上，是为下临上，不当其位也。《六微旨论》曰："君位臣则顺，臣位君则逆。逆则其病近，其害速；顺则其病远，其害微。所谓二火也。"盖举此君臣之上下加临而言，则六气之顺逆可类推矣。

⑤高士宗《黄帝素问直解》六气加临，亦有相得而病者，故举以问。六气之中有二火，君火以明而在上，相火以位而在下。如卯酉阳明司天，则少阴在泉，少阴之左太阴也。太阴湿土加于初之气厥阴风木，则少阳相火加于二气之少阴君火，以火加火，其气相得。虽曰相得，以在下之火，加临于上，不当位也。《六微旨大论》曰："君位臣则顺，臣位君则逆，此之谓也。"

⑥黄元御《黄元御医书全集》气虽相得，而以下临上，不当其位，亦不免于病。所谓君位臣则顺，臣位君则逆（《六微旨论》语），以下临上者，臣位君也（火有君火、相火）。

⑦张琦《素问释义》如火临土气虽相得，而子居母上，相火加君火，为臣位君，皆为逆也。

⑧高亿《黄帝内经素问详注直讲全集》〔批〕此言气之相得为病者，以下临上，不当其位，而有太过不及之异也。

〔注〕下临上，谓司天在泉之气逢大运加临，与六气之阴阳会合，气之太过不及，

不与四时温热凉寒之正气相合,虽相得,亦不当位而为病矣。

〔讲〕黄帝曰:人之生病与不生病,固因乎气之相得与不相得矣。然亦有气本相得而反生病者,其故何也?岐伯对曰:阴阳之气虽一,而气之当位与不当位,则各有殊焉。如以下而在泉,上而司天之气,又逢一岁之大运加临,虽与六气之阴阳相会,而气之太过不及要难合乎四时之温热凉寒焉,此气虽相得,亦因不当位,而生重病矣。

⑨孟景春等《黄帝内经素问译释》相得:客主之气相生。以下临上:君火为上,相火为下,二火相加,若下加于上为"逆",上加于下为"顺"。一说:下为子,上为母,如土临火、火临木、木临水、水临金、金临土,以子临母,故为"不相得"。

黄帝又道:有气相互生旺而使人生病的,这是什么缘故?岐伯说:以下位加临于上位,虽似相得,但也属于克贼之类。

⑩任廷革《任应秋讲〈黄帝内经〉素问》此句未具体注释,总体概括此段为:(提要)述司天在泉六气六步,左右上下运行的规律。司天在上,在泉在下,司天有左右的间气,在泉也有左右的间气。

⑪张灿玾等《黄帝内经素问校释》以下临上,不当位也:意指客主加临,虽然客主相生,都可以叫相得,但若主气生客气的,属于以下临上,仍是不当位。王冰注:"六位相临,假令土临火,火临木,木临水,水临金,金临土,皆为以下临上,不当位也。"

黄帝说:客主之气相得而生病的是什么原因呢?岐伯说:气相得指的是客气生主气,若主气生客气,是上下颠倒,叫做下临上,仍属不当其位,所以也要生病。

⑫方药中等《黄帝内经素问运气七篇讲解》君火相火的关系而言。"以下临上",指相火加于君火之上。这可从两方面来理解它,一般解释是客主加临中,如客气中的少阳相火加于主气中的少阴君火之上,这就叫作"以下临上"。如高世栻注云:"六气之中有二火,君火以明而在上,相火以位而在下,如卯酉阳明司天,则少阴在泉,少阴之左太阴也,太阴湿土加于初之气厥阴风木,则少阳相火加于二之气少阴君火,以火加火,其气相得,虽曰相得,以在下之火加临于上,不当位也。"《六微旨大论》曰:"君位臣则顺,臣位君则逆,此之谓也。"(《黄帝素问直解》)另一方面则可以从"君火以明,相火以位"的精神来理解。关于"君火以明,相火以位",即指君火的主持指挥作用正常,相火的作用才能正常,自然界物化现象及人体生理活动也才能正常。君火是肇物之生,相火是成物之实,因此这里所谓的"以下临上",不能只看成一年之中某一个时期的客主加临反常,而应看成这一年中主持全年气候变化的君火失去了正常的主持指挥作用以致全年的气候反常。由于全年气候反常,所以尽管从计算公式中看虽然主客相得,似乎问题不大,但是实际上却不行,不能按照一般公式来计算。"气相得则和,不相得则病",这是指其常;"气相得而病",这是指其变。至于为什么出现这个变,这就是因为"君火"不"明","相火"不"位","以下临上"的结果。

⑬王洪图等《黄帝内经素问白话解》以下临上:君火为上,相火为下,二火相加,本为相得,然须分别,若下加临于上为逆,上加临于下为顺。

黄帝说:有时主气并不克制客气,也会使人生病,这是为什么呢?岐伯说:这是上下关系颠倒造成的,也就是君火与相火虽属同类,并不相克制,但若地位低下的相火,加临于至高无上的君火,就是这种情况,所以气候也会异常,并能引起人们生病。

⑭郭霭春《黄帝内经素问白话解》以下临上:土临火,火临木,木临水,水临金,金临土,都是以下临上。

黄帝又道:有气彼此相生而使人生病的,这又是什么缘故呢?岐伯说:这是由于以下加临于上,位置不当啊!

## 第五解

### (一)内经原文

帝曰:动静何如?岐伯曰:上者右行,下者左行,左右**周天**,余而**复会**也。

帝曰:余闻鬼臾区曰:应地者静。今夫子乃言下者左行,不知其所谓也,愿闻何以生之乎?岐伯曰:天地动静,五行迁复,虽鬼臾区其**上候**而已,犹不能遍[注1]明。夫变化之用,天垂象,地成形,**七曜纬虚**,五行**丽**地。地者,所以载生成之形类也;虚者,所以列应天之精气也。形精之动,犹根本[注2]与枝叶也,仰观其象,虽远可知也。

[注1]遍:郭霭春《黄帝内经素问校注》、方药中等《黄帝内经素问运气七篇讲解》、孟景春等《黄帝内经素问译释》、人民卫生出版社影印顾从德本《黄帝内经素问》此处为"遍";张灿玾等《黄帝内经素问校释》此处为"偏"。

[注2]根本:郭霭春《黄帝内经素问校注》、张灿玾等《黄帝内经素问校释》、方药中等《黄帝内经素问运气七篇讲解》、人民卫生出版社影印顾从德本《黄帝内经素问》"根本"后有"之"字;孟景春等《黄帝内经素问译释》"根本"后无"之"字。

### (二)字词注释

(1)周天

①王冰《黄帝内经素问》谓天周地五行之位也。谓天周地位,非周天之六气也。

②马莳《黄帝内经素问注证发微》此词未具体注释。

③张介宾《类经》此词未具体注释。

④张志聪《黄帝内经集注》周天之三百六十五日,则在上者右行于太阴,在下者左行于太阳也。

⑤高士宗《黄帝素问直解》六期环会,则左右周天。

⑥黄元御《黄元御医书全集》此词未具体注释。

⑦张琦《素问释义》六期则左右一周。

⑧高亿《黄帝内经素问详注直讲全集》〔讲〕周天之气。

⑨孟景春等《黄帝内经素问译释》旋转一周为一年。

⑩任廷革《任应秋讲〈黄帝内经〉素问》此词未具体注释。

⑪张灿玾等《黄帝内经素问校释》年之时周于天。周天度数为三百六十五又四分之一度,而日月运行则是"三百六十五日而成岁"。

⑫方药中等《黄帝内经素问运气七篇讲解》对于"周天"二字,古人有两种解释:其一,以太阳行经星空的位置环绕一周之后为周天,这样一个周天,需要三百六十五天多一点,因此把周天分为365.25°,认为太阳每天移行一度,一个周天就是一年。这也就是《素问·六节藏象论》中所谓的:"日行一度,月行十三度而有奇焉,故大小月三百六十五日而成岁。"其二,以日出于东,没于西,次日再出于东为一个周天。这也就是《礼记·月令》孔颖达所疏的:"凡二十八宿及诸星皆循天左行,一日一夜一周天。"运气学说中所指的"周天",一般均按前者解释,即指一年之中各个季节气候变化的巡回运转而言。

⑬王洪图等《黄帝内经素问白话解》旋转一周为一年。

⑭郭霭春《黄帝内经素问白话解》一周年。

(2)复会

①王冰《黄帝内经素问》复与五行座位再相会合。

②马莳《黄帝内经素问注证发微》此词未具体注释。

③张介宾《类经》此词未具体注释。

④张志聪《黄帝内经集注》上下左右,周司天之六岁,尚余午未申酉戌亥之六岁,又环转而复会也。

⑤高士宗《黄帝素问直解》其后复始于午而终于亥,则余而复会也。

⑥黄元御《黄元御医书全集》此词未具体注释。

⑦张琦《素问释义》终而复始。

⑧高亿《黄帝内经素问详注直讲全集》〔批〕周而复始之义。〔讲〕复与始初之气相会合也。

⑨孟景春等《黄帝内经素问译释》回归到原来的位置。

⑩任廷革《任应秋讲〈黄帝内经〉素问》此词未具体注释。

⑪张灿玾等《黄帝内经素问校释》复会于原来的位置。

⑫方药中等《黄帝内经素问运气七篇讲解》即重复回到原位。

⑬王洪图等《黄帝内经素问白话解》回到原来的位置。

⑭郭霭春《黄帝内经素问白话解》回归到原来的位置。

(3)上候

①王冰《黄帝内经素问》此词未具体注释。

②马莳《黄帝内经素问注证发微》此词未具体注释。

③张介宾《类经》天运之候也。

④张志聪《黄帝内经集注》其上,谓史区其上至于十世,止能占候其天之动象,地之静形。

⑤高士宗《黄帝素问直解》十世以上,止占候其气。

⑥黄元御《黄元御医书全集》古者官人以德,德大者其官尊,上候非极位,故不能尽知也。

⑦张琦《素问释义》此词未具体注释。

⑧高亿《黄帝内经素问详注直讲全集》〔讲〕上候其气于天。

⑨孟景春等《黄帝内经素问译释》上等的意思。

⑩任廷革《任应秋讲〈黄帝内经〉素问》此词未具体注释。

⑪张灿玾等《黄帝内经素问校释》天的运行情况。

⑫方药中等《黄帝内经素问运气七篇讲解》此词未具体注释。

⑬王洪图等《黄帝内经素问白话解》祖孙十代研究这个学问,但也仅能观测和推算天之运动而有象,地之相对静止而有形。

⑭郭霭春《黄帝内经素问白话解》天运之候(情况)。

(4)七曜(yào)

①王冰《黄帝内经素问》此词未具体注释。

②马莳《黄帝内经素问注证发微》此词未具体注释。

③张介宾《类经》此词未具体注释。

④张志聪《黄帝内经集注》日月五星也。

⑤高士宗《黄帝素问直解》日月五星。

⑥黄元御《黄元御医书全集》言天之七曜,乃五行之精,地之五形,乃七曜之形。

⑦张琦《素问释义》此词未具体注释。

⑧高亿《黄帝内经素问详注直讲全集》〔讲〕日月五星之七曜。

⑨孟景春等《黄帝内经素问译释》日月五星。

⑩任廷革《任应秋讲〈黄帝内经〉素问》此词未具体注释。

⑪张灿玾等《黄帝内经素问校释》日月五星。

⑫方药中等《黄帝内经素问运气七篇讲解》日月五星。

⑬王洪图等《黄帝内经素问白话解》日月七星。

⑭郭霭春《黄帝内经素问白话解》日月五星。

(5)纬虚

①王冰《黄帝内经素问》此词未具体注释。

②马莳《黄帝内经素问注证发微》此词未具体注释。

③张介宾《类经》此词未具体注释。

④张志聪《黄帝内经集注》经纬于太虚之间,亦绕地而环转也。

⑤高士宗《黄帝素问直解》经纬于太虚也。

⑥黄元御《黄元御医书全集》虚者,所以列地下应天之精气也。

⑦张琦《素问释义》此词未具体注释。

⑧高亿《黄帝内经素问详注直讲全集》〔讲〕经纬于虚。其纬于虚者,以太虚之虚,轻清上浮。

⑨孟景春等《黄帝内经素问译释》虚,指太虚——宇宙。纬,就是日月五星循环于太空的意思。

⑩任廷革《任应秋讲〈黄帝内经〉素问》此词未具体注释。

⑪张灿玾等《黄帝内经素问校释》围绕在太空之中。

⑫方药中等《黄帝内经素问运气七篇讲解》运行规律。

⑬王洪图等《黄帝内经素问白话解》围绕在太空之中。

⑭郭霭春《黄帝内经素问白话解》(日月五星)循行在太虚。

(6)丽

①王冰《黄帝内经素问》著也。

②马莳《黄帝内经素问注证发微》此词未具体注释。

③张介宾《类经》此词未具体注释。

④张志聪《黄帝内经集注》章著也。

⑤高士宗《黄帝素问直解》丽。

⑥黄元御《黄元御医书全集》此词未具体注释。

⑦张琦《素问释义》此词未具体注释。

⑧高亿《黄帝内经素问详注直讲全集》〔讲〕其丽于地者,以地之为地,重浊下凝,所以承载形类之生长收成也。

⑨孟景春等《黄帝内经素问译释》附着。因五行是有形物质,未有不附着在地上而得全其形体的。

⑩任廷革《任应秋讲〈黄帝内经〉素问》此词未具体注释。

⑪张灿玾等《黄帝内经素问校释》丽,附著的意思。如《礼记·王制》"邮罚丽于事"注:"丽,附也。"

⑫方药中等《黄帝内经素问运气七篇讲解》此词未具体注释。

⑬王洪图等《黄帝内经素问白话解》附着的意思。

⑭郭霭春《黄帝内经素问白话解》附着的意思。

(三)语句阐述

(1)帝曰:动静何如?

①王冰《黄帝内经素问》言天地之行左右也。

②马莳《黄帝内经素问注证发微》动静何如者,帝谓天动能临于地,地静不能临天,而难上下相遘,寒暑相临之语。

③张介宾《类经》此言迁转之动静也。

④张志聪《黄帝内经集注》此复申明司天在泉之气六期而环会也。动静者,天地之道也。

⑤高士宗《黄帝素问直解》承上文以下临上之意,而问动静何如,谓天动地静,

其加临何如也。

⑥黄元御《黄元御医书全集》此句未具体注释。

⑦张琦《素问释义》此句未具体注释。

⑧高亿《黄帝内经素问详注直讲全集》〔批〕此言阴阳升降之动静,不外天道左旋,地道右旋。周而复始之义。

〔注〕动静何如,谓上者右行,右行为动,左者静矣,下者左行,左行为动,右者静矣,此动静之说也。

〔讲〕黄帝曰:阳动阴静,气运攸关,但不知司天在泉,阴阳升降之动静何如?

⑨孟景春等《黄帝内经素问译释》黄帝道:天地运转的动静怎样?

⑩任廷革《任应秋讲〈黄帝内经〉素问》此句未具体注释,总体概括此段为:(提要)述司天在泉六气六步,左右上下运行的规律。司天在上,在泉在下,司天有左右的间气,在泉也有左右的间气。

⑪张灿玾等《黄帝内经素问校释》黄帝说:天地的动静是怎样的呢?

⑫方药中等《黄帝内经素问运气七篇讲解》此句未具体注释。

⑬王洪图等《黄帝内经素问白话解》黄帝说:司天、在泉之气的动静如何?

⑭郭霭春《黄帝内经素问白话解》黄帝道:司天、在泉运转的动静怎样?

(2)岐伯曰:上者右行,下者左行,左右周天,余而复会也。

①王冰《黄帝内经素问》上,天也。下,地也。周天,谓天周地五行之位也。天垂六气,地布五行,天顺地而左迥,地承天而东转,木运之后,天气常余,余气不加于君火,却退一步加临相火之上,是以每五岁已,退一位而右迁,故曰:左右周天,余而复会。会,遇也,合也。言天地之道常五岁毕,则以余气迁加,复与五行座位再相会合,而为岁法也。周天,谓天周地位,非周天之六气也。

②马莳《黄帝内经素问注证发微》伯言上者右行,下者左行,则知天常于上自右降东南,而旋回以临地。地常于下自左升东北,而循显明木君相土金水之位,循环临天而皆动也。故左右临动,各皆周天,过则复相会也。

③张介宾《类经》上者右行,言天气右旋,自东而西以降于地。下者左行,言地气左转,自西而东以升于天。故司天在上,必历巳午未申而西降;在泉在下,必历亥子丑寅而东升也。余而复会。

④张志聪《黄帝内经集注》在上者司天,在下者纪地。如子年少阴在上,则阳明在下矣。周天之三百六十五日,则在上者右行于太阴,在下者左行于太阳也。上下左右,周司天之六岁,尚余午未申西戌亥之六岁,又环转而复会也。上节之所谓面南面北者,盖以左皆在东,右皆在西,此以图象无分南北,平以观之,是在下者左行,则在上者右行矣。总以六气之图推看。

⑤高士宗《黄帝素问直解》地体常静,承天气而运行。子午少阴司天者,从右行而交于丑未之太阴,则卯西阳明在下者,从左行而交于辰戌之太阳,是上者右行,下者左行,始于子而终于巳。六期环会,则左右周天,其后复始于午而终于亥,则余

而复会也。

　　⑥黄元御《黄元御医书全集》司天者右行,在泉者左行,左右周天,余而复会,所谓六期而环会也(《天元纪论》语)。

　　⑦张琦《素问释义》天地气皆左旋,但以司天面北,故曰左行,右为东也。六期则左右一周,终而复始。

　　⑧高亿《黄帝内经素问详注直讲全集》〔批〕此言阴阳升降之动静,不外天道左旋,地道右旋,周而复始之义。

　　〔注〕动静何如,谓上者右行,右行为动,左者静矣,下者左行,左行为动,右者静矣,此动静之说也。

　　〔讲〕岐伯对曰:六气上升,由阳以至于阴,故上而司天者,主乎春夏,为之旋右而行焉。六气下降,由阴以至于阳,故下而在泉者,主乎秋冬,为之转左而行焉。由此以观,一左一右,前后循环,运行周天,流而不息。且周天之气,每岁有余,必积而至于五岁,乃复与始初之气相会合也。

　　⑨孟景春等《黄帝内经素问译释》上者右行,下者左行:张介宾"上者右行,言天气右旋,自东而西以降于地。下者左行,言地气左转,自西而东以升于天"。此以面向南方之位置而言。

　　岐伯说:在上的司天顺着地球向右行,在下的在泉顺着地球向左行,左右旋转一周为一年,才回归到原来的位置。

　　⑩任廷革《任应秋讲〈黄帝内经〉素问》此句未具体注释,总体概括此段为:(提要)述司天在泉六气六步,左右上下运行的规律。司天在上,在泉在下,司天有左右的间气,在泉也有左右的间气。

　　⑪张灿玾等《黄帝内经素问校释》[上者右行,下者左行]《类经》二十三卷第四注:"上者右行,言天气右旋,自东而西以降于地。下者左行,言地气左转,自西向东以升于天。"这里所说的右行左行,乃是古代天文学家有关天体视运动的理论,虽然不是日月星宿的真正运行情况,但对于观测天体运动状况及制订历法等,有较大的实用价值。左右周天,余而复会也:上者右行,下者左行,一年之时周于天。周天度数为三百六十五又四分之一度,而日月运行则是"三百六十五日而成岁"。这个岁差度数即气余。一年加岁差气余之数。则天地又得复会于始。

　　岐伯说:天在上,自东而西是向右运行,地在下自西而东是向左运行,左行和右行,当一年的时间,经周天三百六十五度及其余数四分之一,而复会于原来的位置。

　　⑫方药中等《黄帝内经素问运气七篇讲解》前段已经指出:"天地者,万物之上下,左右者,阴阳之道路。"这是指天地之间的运动。这里所说的"上者右行,下者左行,左右周天,余而复会",是指它的具体运动形式。"上"是指天,天在地之上,在人之上,故曰"上";"下"是指地,地在天之下,在人之下,故曰"下"。"周",指圆周,有环绕之义。"周天",即环绕天体做圆周式运动;"余"指循环一周之后,"复会",即重

复回到原位。全句意即在上的天,其运动形式是由右向下;在下的地,其运动形式是由左向上。一上一下,一左一右,呈旋转圆周式的运动。对于"周天"二字,古人有两种解释:其一,以太阳行经星空的位置环绕一周之后为周天,这样一个周天,需要三百六十五天多一点,因此把周天分为365.25°,认为太阳每天移行一度,一个周天就是一年。这也就是《素问·六节藏象论》中所谓的:"日行一度,月行十三度而有奇焉,故大小月三百六十五日而成岁。"其二,以日出于东,没于西,次日再出于东为一个周天。这也就是《礼记·月令》孔颖达所疏的:"凡二十八宿及诸星皆循天左行,一日一夜一周天。"运气学说中所指的"周天",一般均按前者解释,即指一年之中各个季节气候变化的巡回运转而言。

⑬王洪图等《黄帝内经素问白话解》岐伯说:在上的司天之气右行,自东而西,在下的在泉之气左行,自西而东,左右旋转一周为一年,然后又回到原来的位置。

⑭郭霭春《黄帝内经素问白话解》上者右行,下者左行:在上的司天之气由东向西右行(古人认为左为东,右为西),在下的在泉之气向东左行。

岐伯说:司天之气向右转,在泉之气向左转,左右旋转一周年,又回归到原来的位置。

(3)帝曰:余闻鬼臾区曰:应地者静。今夫子乃言下者左行,不知其所谓也,愿闻何以生之乎?

①王冰《黄帝内经素问》诘异也。(〔新校正云〕按鬼臾区言应地者静,见《天元纪大论》中。)

②马莳《黄帝内经素问注证发微》应地者静,帝复难下者,左行之言也。

③张介宾《类经》应地者静。

④张志聪《黄帝内经集注》静者,地之体也。生,谓动之所生。玉师曰:动生于静,故曰生。

⑤高士宗《黄帝素问直解》生,犹动也。《天元纪大论》鬼臾区曰,应地之气,静而守位。帝引之以证岐伯下者左行之语,而愿闻地之所以动也。

⑥黄元御《黄元御医书全集》《天元纪论》:应地之气,静而守位,是应地者静也,岐伯言应下者左行,是言地者亦不静,故帝问之。然鬼臾区谓应天者动,应地者静,言干动而支静,非谓在泉者不行也,此不过借以生论耳。

⑦张琦《素问释义》此句未具体注释。

⑧高亿《黄帝内经素问详注直讲全集》〔批〕地体虽静,而其用则有不静者,故特即地与天应之理,备细言之。

〔讲〕黄帝曰:余闻鬼臾区云:地主坤厚,其道静专。凡气之应于地者,无有不静。今夫子乃言下而在泉之气输转五行,夫行则动,动则不与地之静应矣。不知所谓,愿闻动之何以生乎。

⑨孟景春等《黄帝内经素问译释》

黄帝又道:我听到鬼臾区说,应地之气是静止不动的。现在先生说在下面的向左行,不知道是怎样一回事,请问怎样会动的?

⑩任廷革《任应秋讲〈黄帝内经〉素问》此句未具体注释,总体概括此段为:(提要)述司天在泉六气六步,左右上下运行的规律。司天在上,在泉在下,司天有左右的间气,在泉也有左右的间气。

⑪张灿玾等《黄帝内经素问校释》黄帝说:我听到鬼臾区说,应地之气是静止而不动的,现在先生乃说"下者左行",不明白你的意思,我想听听是什么道理。

⑫方药中等《黄帝内经素问运气七篇讲解》此句未具体注释。

⑬王洪图等《黄帝内经素问白话解》黄帝问:我听鬼臾区说,地之气是静而不动的,现在先生却说在下的在泉之气左行,不知道这是怎么回事,希望听听是怎样运动的。

⑭郭霭春《黄帝内经素问白话解》黄帝又道:我听得鬼臾区说:与地相应的气多主静,现在你说在下者向左转,不知道是什么道理,希望听你讲一讲怎么会动呢。

(4)岐伯曰:天地动静,五行迁复,虽鬼臾区其上候而已,犹不能遍明。

①王冰《黄帝内经素问》不能遍明,无求备也。

②马莳《黄帝内经素问注证发微》伯言天地之体,动静虽殊。

③张介宾《类经》不能遍明,犹未详言左右也。

④张志聪《黄帝内经集注》天地动静,谓司天在泉之气,绕地而环转也。五行迁复,谓五运相袭,周而复始也。其上,谓臾区其上至于十世,止能占候其天之动象,地之静形,犹不能遍明天地阴阳之运行也。

⑤高士宗《黄帝素问直解》天地动静,犹言天动地静也。地虽静,而地之五行亦迁移环转,余而复会,故曰五行迁复。前篇鬼臾区曰,臣斯十世,虽鬼臾区其十世以上,止占候其气而已,犹不能遍明其变化流行之理。

⑥黄元御《黄元御医书全集》天地之动静,五行之迁复,其理微妙,虽鬼臾区,其位止上候而已,犹不能遍明。古者官人以德,德大者其官尊,上候非极位,故不能尽知也。

⑦张琦《素问释义》此句未具体注释。

⑧高亿《黄帝内经素问详注直讲全集》〔批〕地体虽静,而其用则有不静者,故特即地与天应之理,备细言之。

〔讲〕岐伯对曰:天地阴阳,一动一静互为其根。然究其动之所以静,静之所以动,以及五气之运行,变迁之往复,虽鬼臾区,亦止上候其气于天耳。至若变化之妙用应于地者,则犹不能尽知。

⑨孟景春等《黄帝内经素问译释》上候:上等的意思。

岐伯说:天地的运动和静止,五行的循环流转,鬼臾区虽是比较上等的医生,但也没有了解全面。

⑩任廷革《任应秋讲〈黄帝内经〉素问》此句未具体注释,总体概括此段为:(提要)述司天在泉六气六步,左右上下运行的规律。司天在上,在泉在下,司天有左右

的间气,在泉也有左右的间气。

⑪张灿玾等《黄帝内经素问校释》岐伯说:天地的运动和静止,五行的递迁和往复,鬼臾区虽然知道了天的运行情况,但是没有全面地了解。

⑫方药中等《黄帝内经素问运气七篇讲解》[应地者静……天地动静,五行迁复]此段文字主要讨论天地动静问题。一般来说,"天为阳,地为阴",阳动阴静,亦即天动地静。但是中医学认为,任何变化都是在运动中产生,没有运动就没有变化。自然界中一切变化,都是天地互相作用的结果。天属阳主动,但动中有静;地属阴主静,但静中有动。这就是《天元纪大论》中所讲的:"天有阴阳,地亦有阴阳。""应天之气,动而不息,故五岁而右迁,应地之气,静而守位,故六朞而环会。动静相召,上下相临,阴阳相错而变由生。"由于如此,所以天地动静不是绝对的而是相对的。实际上天在那里不断地动,地也在那里不断地动。这就是原文中所说的"天地动静,五行迁复"。迁复本身就是运动,没有运动就根本不会产生迁复,于此进一步解释了天地之间的关系以及"下者左行"的原因。

⑬王洪图等《黄帝内经素问白话解》岐伯回答说:天地阴阳的运动与静止,五行之气的周而复始,是十分复杂的,虽然鬼臾区祖孙十代研究这个学问,但也仅能观测和推算天之运动而有象,地之相对静止而有形,却不能全部明白天地阴阳运行的规律。

⑭郭霭春《黄帝内经素问白话解》上候:指天运之候(情况)。遍明:是说对左右尚未彻底了解。

岐伯说:天地是运动而又静止的,五行是循环流转的。鬼臾区虽然知道天运之候,却不了解左右的道理。

(5)夫变化之用,天垂象,地成形,七曜纬虚,五行丽地。地者,所以载生成之形类也;虚者,所以列应天之精气也。形精之动,犹根本与枝叶也,仰观其象,虽远可知也。

①王冰《黄帝内经素问》观五星之东转,则地体左行之理,昭然可知也。丽著也。有形之物,未有不依据物而得全者也。

②马莳《黄帝内经素问注证发微》而其用之变化,在地则五行丽地,而载生成之形类运于内;在天则七曜纬虚,而列应天之精气运于外。其形类与精气之相随运动,犹根本之与枝叶,同乎一气而不殊,故但仰观七曜之象,周旋虽远,可知其动也。

③张介宾《类经》天地之体虽殊,变化之用则一,所以在天则垂象,在地则成形。故七曜纬于虚,即五行应天之精气也。五行丽于地,即七曜生成之形类也。是以形精之动,亦犹根本之与枝叶耳。故凡物之在地者,必悬象于天,第仰观其象,则无有不应。故上之右行、下之左行者,周流不息,而变化乃无穷也。

④张志聪《黄帝内经集注》此言地居天之中,天包乎地之外,是以在上之天气右旋,在地下之气左转也。变化之用者,谓天地阴阳之运动也。在天无形而垂象,在地有形而成形。七曜,日月五星也。纬虚者,经纬于太虚之间,亦绕地而环转也。

五行,五方五气之所生而成形者。丽,章著也。地者,所以载生成之物类也。精者,天乙所生之精水也。应天之精气者,在天为气,在下为水,水应天而天连水也。形,谓地之体静而不动者也。形精之动者,谓地下在泉之气旋转,犹根本不动而枝叶动摇,然根气又与枝叶之相通也。仰观其天象,见日月五星之绕地右旋,道虽深远,可得而知矣。玉师曰:用者动之体。

⑤高士宗《黄帝素问直解》《易》曰:乾道变化,变者化之渐,化者变之成。《易系》曰:在天成象,在地成形。象者,日月星辰之属;形者,山川动植之属。故夫变化之用,天垂象,地成形。天垂象,此七曜所以纬虚,言日月五星,经纬于太虚也。地成行,此五行所以丽地,言天布五行,下丽于地,而生长化收藏也。五行丽地,故地者所以载生成之形类也。七曜纬虚,故虚者所以列应天之精气也。形类精气之动,而形本乎精,是精为根,而形为叶,犹根本之与枝叶也。但仰观其天象,天虽高远,理可知也,知天则知地矣。

⑥黄元御《黄元御医书全集》天垂象,故七曜纬虚,虚者,所以列地下应天之精气也。地成形,故五行丽地,地者,所以载天上生成之形类也。形为根之枝叶,精为形之根本,一气相连,动则俱动。仰观其象,虽远可知,言天之七曜,乃五行之精,地之五形,乃七曜之形,七曜固动于上,五行亦动于下,无有不动者也。

⑦张琦《素问释义》此句未具体注释。

⑧高亿《黄帝内经素问详注直讲全集》〔批〕地体虽静,而其用则有不静者,故特即地与天应之理,备细言之。

〔注〕鬼臾区言应地者静,就其体而言之耳。岐伯谓天地动静,乃五行迁复之气,此变化之妙用也。天垂象,列精气也。地成形,载形类也。形精之动,本属一气,仰观其象,虽远可知也。

〔讲〕彼夫天也者,垂其象于上者也。地也者,成其形于下者也。惟天垂象,故日月五星之七曜,经纬于虚。惟地成形,故木金水火土之五行,附丽于地。其丽于地者,以地之为地,重浊下凝,所以承载形类之生长收成。其纬于虚者,以太虚之虚,轻清上浮,所以布列应天之真精元气也。由此观之,不可见形类与精气之相随运动,犹根本之与枝叶,同乎一气而不殊哉。故但仰观七曜之象,周旋虽远可知其动之相应而生矣。彼丽地之形,俯察可悟,又何必以应静为疑也。

⑨孟景春等《黄帝内经素问译释》纬虚:虚,指太虚——宇宙。纬,就是日月五星循环于太空的意思。丽:附着。因五行是有形物质,未有不附着在地上而得全其形体的。形类:有形的物类。应天之精气:指日月五星。古人认为日月五星之根本来源是天——宇宙,所以称为"应天之精气"。

大凡宇宙界的变化作用,在天使天显出星象,在地使地生成万物之形态,日月五星循行天空,五行之气附着大地。所以大地是盛载由五行之气所生成的有形物类的;天空是分布日月五星——应天之精气的。大地上万物与天上的精气之间的关系,好像根本与枝叶一样的密切,地面上万物的起源虽然很古远,但是抬起头来看到天象，也就可以了解了。

⑩任廷革《任应秋讲〈黄帝内经〉素问》此句未具体注释，总体概括此段为：（提要）述司天在泉六气六步，左右上下运行的规律。司天在上，在泉在下，司天有左右的间气，在泉也有左右的间气。

⑪张灿玾等《黄帝内经素问校释》天垂象，地成形：古人认为天在至上，人不可测，但有象可见，日月五星，二十八宿即天之象。垂，自上而及于下。故曰"天垂象"。在地则形成各种有形的物质，故曰"地成形"。七曜纬虚：日月五星围绕在太空之中。"纬"，围的意思。虚，太虚，即天空。五行丽地：金、木、水、火、土五行，是有形的物质，都是附著在大地之上。丽，附著的意思。应天之精气：日月五星等，是感受天体之精气而形成。"应"，受的意思。

关于天地变化的作用，天显示的是日月二十八宿等星象，地形成了有形的物质。日月五星围绕在太空之中，五行附著在大地之上。所以地载运各类有形的物质。太空布列受天之精气的星象。地之形质与天之精气的运动，就像根本和枝叶的关系。虽然距离很远，但通过对形象的观察，仍然可以晓得它们的情况。

⑫方药中等《黄帝内经素问运气七篇讲解》前节谈到变化来源于运动，此节谈这一规律提出的物质基础，即变化来源于运动这一规律的提出是在古人认真观察自然现象的基础之上总结而来。这里所说的"天垂象"中的"天"是指天体，指星空；垂，指从上到下；象，指天象，亦即日月五星的运行规律；这也就是原文中所谓的"七曜纬虚"。"地成形"中的"地"是指土地；成，指成长或发生；形，指有形的物质，亦即土地上各种物质的生长变化现象；这也就是原文中所谓的"五行丽地"。这里所说的"形精之动"的"形"，是指地上的物质，"精"是指精气，亦即正常的气候变化；"形精之动"，是指正常气候变化与物质生长之间的关系。这个关系古人从经验中看出来是密切相关的，是互相作用的。这就是原文中所谓的"犹根本之与枝叶"。这个关系虽然很微妙，但是完全可以从自然现象的客观表现来加以认识和总结。这也就是原文中所谓的："仰观其象，虽远可知。"于此说明变化来源于运动这一规律的提出，绝不是哪一个圣贤的灵机一动或主观臆测，而是古人在长期的实践中认真观测并总结天文、气象和物候变化所得出来的结论。这也就是运气学说的客观物质基础。

⑬王洪图等《黄帝内经素问白话解》七曜纬虚：纬，围绕之意；虚，太虚，即天空。七曜纬虚即日月七星围绕在太空之中。五行丽地：丽，附着的意思。即木、火、土、金、水等附着在大地之上。形精：形指大地的万物，精指天之精气，即日月星辰。

那天地阴阳的运动变化，作用十分强大而且微妙，在天上表现为高悬的星象，在地上表现为万物的形态。日月五星，往来穿梭在太空中运行，各有各的轨道，五星之气附着在大地上，而形成各种事物的形体。所以说，大地盛载着有形体的物质，天空悬列着日月五星。大地上有形的万物，与天空中精气的关系，好像树木的根干与枝叶一样，是紧密联系着的。因此，仰观天象，它虽然幽深玄远，但仍是可以了解的。

⑭郭霭春《黄帝内经素问白话解》天垂象,地成形:天创造了星象,地生成万物形体。纬虚:"纬",循行。"虚",太虚。(日月五星)循行在太虚。丽:附着的意思。形类:有形物类(如动植物、矿物)。虚者:指天空。应天之精:指日月五星等。"应",有受的意思。

在自然的变化作用中,天创造了星象,地生成了万物的形体,日月五星循行于天空,五行之气附着于大地,大地是负载它所生成的有形物类的,天空是分布日月五星的。大地上的物类与天空上日月五星的运动,好像根本与枝叶一样地密切,我们抬头观看天象,哪怕很远的天体也是可以了解的。

### 第六解

(一)内经原文

帝曰:地之为下否乎?岐伯曰:地为人之下,太虚之中者也。

帝曰:冯乎?岐伯曰:大气举之也。燥以干之,暑以蒸之,风以动之,湿以润之,寒以坚之,火以温之。故风寒在下,燥热在上,湿气在中,火游行其间,**寒暑六入**,故令虚而生化也。故燥胜则地干,暑胜则地热,风胜则地动,湿胜则地泥,寒胜则地裂,火胜则地固矣。

(二)字词注释

(1)冯(píng)

①王冰《黄帝内经素问》言太虚无碍,地体何冯而止住?

②马莳《黄帝内经素问注证发微》附也。

③张介宾《类经》凭同。

④张志聪《黄帝内经集注》叶凭。

⑤高士宗《黄帝素问直解》作凭。凭,依也。

⑥黄元御《黄元御医书全集》凭倚。

⑦张琦《素问释义》此词未具体注释。

⑧高亿《黄帝内经素问详注直讲全集》〔注〕附也。〔讲〕冯,附也。

⑨孟景春等《黄帝内经素问译释》通"凭"。张介宾:"言地在太虚之中而不坠者,果亦有所依凭否?"

⑩任廷革《任应秋讲〈黄帝内经〉素问》此词未具体注释。

⑪张灿玾等《黄帝内经素问校释》依靠。

⑫方药中等《黄帝内经素问运气七篇讲解》通"凭",有凭借、依靠之义。

⑬王洪图等《黄帝内经素问白话解》通凭。

⑭郭霭春《黄帝内经素问白话解》凭,依托的意思。

(2)寒暑六入

①王冰《黄帝内经素问》一曰燥,二曰暑,三曰风,四曰湿,五曰寒,六曰火。

②马莳《黄帝内经素问注证发微》此词未具体注释。

③张介宾《类经》凡寒暑再更而气入者六。

④张志聪《黄帝内经集注》《易》曰：日月运行，一寒一暑。寒暑往来而六者之气皆入于地中，故令有形之地受无形之虚气而生化万物也。〔眉批〕司天在泉，论大气环转于地之外。六入者，言六气复通贯乎地中。

⑤高士宗《黄帝素问直解》一岁之中，日月运行，一寒一暑。今风湿类乎寒，燥火类乎暑，是寒暑六气入于地中，故令地在太虚之中，而化生万物也。

⑥黄元御《黄元御医书全集》寒来暑往，四时更代，则六气迭入，地道周备。

⑦张琦《素问释义》此词未具体注释。

⑧高亿《黄帝内经素问详注直讲全集》〔讲〕六气虽各不同，而寒统燥湿，暑统风火，将见此寒暑六入之气，弥纶天地。

⑨孟景春等《黄帝内经素问译释》寒暑，指一年。六，指六气。六气下临大地如自外而入，故称"六入"。

⑩任廷革《任应秋讲〈黄帝内经〉素问》此词未具体注释。

⑪张灿玾等《黄帝内经素问校释》"寒暑"，在此指一年。"六入"，指六气下临于地。

⑫方药中等《黄帝内经素问运气七篇讲解》"寒暑"，是指一年而言。"六入"之六，是指六气；自外而来曰"入"。六入，即指六气自天而入。

⑬王洪图等《黄帝内经素问白话解》寒暑指一年，六指六气。一年之内，六气下临大地如自外而入，故称六入。

⑭郭霭春《黄帝内经素问白话解》"寒暑"，指一年。"六"，指六气。一年之中，六气下临大地。

(三)语句阐述

(1)帝曰：地之为下否乎？岐伯曰：地为人之下，太虚之中者也。

①王冰《黄帝内经素问》言人之所居，可谓下矣，征其至理，则是太虚之一物尔。《易》曰：坤厚载物，德合无彊，此之谓也。

②马莳《黄帝内经素问注证发微》帝谓天象周旋，皆转于地下，而地居其上，今曰下者左行，则地之左行为下，得非否乎？伯言地为人之下，太虚之中者，则上下之义始明矣。盖以其所属言之，则司天在泉之气属天者为上，五行之属地者为下；以其所在言之，则司天者为上，在泉者为下，而地之五行居中。伯以所属言之，故曰下者左行；帝以所在言之，故难地之左行非下也。

③张介宾《类经》此欲详明上下之义也。人在地之上，天在人之上。以人之所见言，则上为天，下为地。以天地之全体言，则天包地之外，地居天之中，故曰太虚之中者也。由此观之，则地非天之下矣。然则司天者，主地之上。在泉者，主地之下。五行之丽地者，是为五运，而运行于上下之中者也。此特举地为辨者，盖以明上中下之大象耳。

④张志聪《黄帝内经集注》地之为下者,谓天居上而地居下也。太虚者,虚玄之气也。

⑤高士宗《黄帝素问直解》否,批,上声。否,闭塞也。地气不升,天气不降,则闭塞不通,故问地之为下否乎? 人戴天履地,故地为人之下,天覆于上,环绕地下,地在太虚之中者也。

⑥黄元御《黄元御医书全集》下者左行,以地为下也。上动下静,此为常理,地既为下,则理应静矣,不知地为人之下耳,其实乃在太虚之中者也。盖地为天之中气,天包其外,地上地下皆天也。

⑦张琦《素问释义》此句未具体注释。

⑧高亿《黄帝内经素问详注直讲全集》〔注〕太虚,天也。

〔讲〕黄帝曰:天象周旋,转于地下,而地居其上。夫子乃言下者左行,则地之左行为下,得毋否乎? 岐伯对曰:地在人之下,太虚之中,故前有地下之论也。

⑨孟景春等《黄帝内经素问译释》黄帝问:大地是不是在宇宙的下面? 岐伯说:大地位于人的下面,宇宙之中间。

⑩任廷革《任应秋讲〈黄帝内经〉素问》此句未具体注释,总体概括此段为:(提要)论地之六气的变化与特性。

⑪张灿玾等《黄帝内经素问校释》"地为人之下大气举之也"本文所说的位置,是以天地人三者的位置而论,天当在人之上,地在人之下。并说明地在太虚之中,是以大气为凭依。冯,同"凭"。《类经》二十三卷第四注:"人在地之上,天在人之上。以人之所见言,则上为天,下为地。以天地之全体言,则天包地之外,地居天之中,故曰太虚之中者也。由此观之,则地非天之下矣,然则司天者,主地之上,在泉者,主地之下。五行之丽地者,是为五运,而运行于上下之中者也。此特举地为辨者,盖以明上中下之大象耳……大气者,太虚之元气也。乾坤万物,无不赖之以立,故地在太虚之中,亦惟元气任持之耳。"

黄帝说:大地是不是在下面呢? 岐伯说:应该说大地是在人的下面,在太空的中间。

⑫方药中等《黄帝内经素问运气七篇讲解》这里进一步讨论天地上下的问题,指出了地在下只是相对的在下,亦即在人之下。

⑬王洪图等《黄帝内经素问白话解》黄帝说:地是否处在天空的下边呢? 岐伯说:大地是在人的下面,而处在太空的中间。

⑭郭霭春《黄帝内经素问白话解》黄帝问道:大地是不是在下面? 岐伯说:大地是在人的下面,太虚之中的。

(2)帝曰:冯乎? 岐伯曰:大气举之也。

①王冰《黄帝内经素问》言太虚无碍,地体何冯而止住? 大气,谓造化之气,任持太虚者也。所以太虚不屈,地久天长者,盖由造化之气任持之也。气化而变,不任持之,则太虚之器亦败坏矣。夫落叶飞空,不疾而下,为其乘气,故势而不得速

焉。凡之有形，处地之上者，皆有生化之气任持之也。然器有大小不同，坏有迟速之异，及至气不任持，则大小之坏一也。

②马莳《黄帝内经素问注证发微》冯者，附也。地居太虚之中，何所凭附而不坠也？大气举之，谓风寒暑湿澡火六节大气旋转于外，任持其地，而干蒸动润坚温以入其体也。

③张介宾《类经》冯，凭同。言地在太虚之中而不坠者，果亦有所依凭否也？乾坤万物，无不赖之以立。故地在太虚之中，亦惟元气任持之耳。

④张志聪《黄帝内经集注》言地居太虚之中，大气举之，无所冯依者也。按《天文志》云：言天体者三家，一曰浑天，二曰周髀，三曰宣夜。宣夜绝无师说，不知其状如何。周髀之术，以为天似覆盆，盖以斗极为中，中高而四边下，日月傍行绕之，日近而见之为昼，日远而不见为夜。蔡邕以为考验天象，多所违失。浑天说曰：天之形状似鸟卵，地居其中，天包地外，犹卵之裹黄，圆如弹丸，故曰浑天，言其形体浑浑然也。其术以为天半覆地上，半在地下，其天居地上见者一百八十二度半强，地亦然。北极出地上三十六度，南极入地下亦三十六度，而嵩高正当天之中极。是浑天之说，本之《素问》者也。余自戊申冬疏及岁运，本年六月十七夜地动后，闻天下大地皆动，而青兖独甚，当知地在太虚之中，大气举之，无所冯依者也。下文云：风胜则动，盖风从东方而生，是以山东独甚。夫《素问》乃三坟之一，三坟者，伏羲神农黄帝之书也。故自《易》而下，莫大乎《素问》。今质诸千古以上之书，而征验于千古之下，是天地阴阳之道，幽远难明，非天生之至圣孰能知之。故学者能 于此中用心参究，则六十年之中，万物之变化，民病之死生，未有不如桴鼓声响之相应也。（眉批）玉师曰：日虽不见，不应夜黑。风者，亦天地之大气也。

⑤高士宗《黄帝素问直解》冯，作凭。凭，依也。地为太虚之中，其有依乎？天清于上，地宣于下，大气举之，则所凭者气也。

⑥黄元御《黄元御医书全集》此非有所凭倚，乃天以大气包举其间，是以不至沦坠也。

⑦张琦《素问释义》此句未具体注释。

⑧高亿《黄帝内经素问详注直讲全集》〔注〕冯，附也。大气，造化之气。举，扛也，掣也。言地虽在人下，太虚之中，为大气扛举之，实有所冯附也。

〔讲〕黄帝曰：地居太虚之中，何以冯附而不坠乎？岐伯对曰：充天塞地，造化之大气扛举之也。

⑨孟景春等《黄帝内经素问译释》冯（píng）：通"凭"。张介宾："言地在太虚之中而不坠者，果亦有所依凭否？"黄帝又问：它依凭着什么呢？岐伯说：它依靠了大气的力量，高举在宇宙之中的。

⑩任廷革《任应秋讲〈黄帝内经〉素问》此句未具体注释，总体概括此段为：（提要）论地之六气的变化与特性。

⑪张灿玾等《黄帝内经素问校释》黄帝说：它在太空中间依靠的是什么呢？岐

伯说：是空间的大气把它举起来的。

⑫方药中等《黄帝内经素问运气七篇讲解》明确指出了人所在的地，是依靠大气的举托而悬存于宇宙之中。

⑬王洪图等《黄帝内经素问白话解》黄帝说：那么它有依靠吗？岐伯说：是大气托举着它，才使它动而不坠。

⑭郭霭春《黄帝内经素问白话解》冯：凭，依托的意思。

黄帝又问：那么大地有作为凭依的地方吗？岐伯说：是太虚的大气托浮着它（大气中包含着有风、寒、暑、湿、燥、火六气）。

（3）燥以干之，暑以蒸之，风以动之，湿以润之，寒以坚之，火以温之。

①王冰《黄帝内经素问》地体之中，几有六入：一曰燥，二曰暑，三曰风，四曰湿，五曰寒，六曰火。受燥故干性生焉，受暑故蒸性生焉，受风故动性生焉，受湿故润性生焉，受寒故坚性生焉，受火故温性生焉，此谓天之六气也。

②马莳《黄帝内经素问注证发微》风寒暑湿燥火六节大气旋转于外，任持其地，而干蒸动润坚温以入其体也。

③张介宾《类经》此即大气之所化，是为六气而运用于天地之间者也。曰燥，曰暑，曰风，曰湿，曰寒，曰火，六者各一其性，而功用亦异。

④张志聪《黄帝内经集注》六气之游行于天地上下之间也。风寒暑湿燥火，在天无形之气也。干蒸动润坚温，在地有形之征也。

⑤高士宗《黄帝素问直解》统言之，则曰大气。析言之，则有燥暑风湿寒火六气，遊行出入于地中，而化生万物也。燥暑风湿寒火，在天无形之气也。干蒸动润坚温，在地有形之征也。

⑥黄元御《黄元御医书全集》此句未具体注释。

⑦张琦《素问释义》此句未具体注释。

⑧高亿《黄帝内经素问详注直讲全集》〔讲〕夫此造化之大气，不外风寒暑湿燥火之六节，磅礴冯附于其间。试即六气之冯附征之：如燥气至，万物必成而干枯；暑气至，万物必长而茂盛；风气至，万物必动而发生；湿气至，万物必润而华泽；寒气至，万物必坚而收藏；火气至，万物必温而畅达。

⑨孟景春等《黄帝内经素问译释》燥气使它干燥，暑气使它蒸发，风气使它运动，湿气使它润泽，寒气使它坚实，火气使它温暖。

⑩任廷革《任应秋讲〈黄帝内经〉素问》此句未具体注释，总体概括此段为：（提要）论地之六气的变化与特性。

⑪张灿玾等《黄帝内经素问校释》燥气使它干燥，暑气使它蒸发，风气使它动荡，湿气使它滋润，寒气使它坚实，火气使它温暖。

⑫方药中等《黄帝内经素问运气七篇讲解》燥气的作用是使自然气候保持正常的干燥，不至于过分潮湿。这就是所谓的"燥以干之"。暑气是指夏气，夏季炎热而潮湿，因此暑气就是热与湿相结合的气。"蒸"，从字义上讲有液体化为气体上升

之意。这在正常情况下有利于生物的生长变化,就像我们用火烧水化气熟物一样。这就是说每年夏季主长,万物繁茂华实,与暑气密切相关。这就是所谓的"暑以蒸之"。风的作用是动,空气流动就产生风,它在六气之间产生着调节作用。风从东南来它就给人带来了温热,风从西北来它就给人带来了寒凉。一年之中的季节气候变化以及生长收藏与风向密切相关。东风、南风主生主长,西风、北风主收主藏。所以《素问·风论》说:"风者,善行数变。""风者,百病之长也。"这也就是所谓的"风以动之"。湿气的作用是使自然气候保持着正常的滋润而不至于过分干燥。这就是所谓的"湿以润之"。寒的作用是使自然气候处于正常的静止状态,从而使自然界的生长状态暂时处于静止以备第二年的再生。"坚"字,从字义上来说,有守之意。所谓"守",从中医学来说,即阳气内藏而不外泄。这就是所谓"寒以坚之"。火的作用是使自然气候保持正常的温热状态,使不至于过分寒凉。这就是所谓"火以温之"。

⑬王洪图等《黄帝内经素问白话解》其中,燥气使它干燥,暑气使它蒸发,风气使它运动,湿气使它滋润,寒气使它坚实,火气使它温暖。

⑭郭霭春《黄帝内经素问白话解》燥气使它干燥,暑气使它蒸发,风气使它运动、湿气使它润泽,寒气使它坚实,火气使它温和。

(4)故风寒在下,燥热在上,湿气在中,火游行其间,寒暑六入,故令虚而生化也。

①王冰《黄帝内经素问》一曰燥,二曰暑,三曰风,四曰湿,五曰寒,六曰火。受燥故干性生焉,受暑故蒸性生焉,受风故动性生焉,受湿故润性生焉,受寒故坚性生焉,受火故温性生焉,此谓天之六气也。

②马莳《黄帝内经素问注证发微》故其入也,风寒在下,而风居东,寒居北;燥热在上,而燥居西,热居南;湿气在中,而居中央;火于未入之前在湿上,已入之后在湿下,而游行上下之间也。

③张介宾《类经》寒居北,风居东,自北而东,故曰风寒在下,下者左行也。热居南,燥居西,自南而西,故曰燥热在上,上者右行也。地者土也,土之化湿,故曰湿气在中也。惟火有二,君火居湿之上,相火居湿之下,故曰火游行其间也。凡寒暑再更而气入者六,非虚无以寓气,非气无以化生,故曰令虚而化生也。

④张志聪《黄帝内经集注》天包乎地,是以在天之上,在泉之下,在地之中,八极之外,六合之内,无所不至。盖言太虚之气,不唯包乎地之外,而通贯乎地之中也。寒水在下,而风从地水中生,故风寒在下。燥乃乾金之气,热乃太阳之火,故燥热在上。土位中央,故湿气在中。火乃太极中之元阳,即天之阳气,故游行于上下之间。《易》曰:日月运行,一寒一暑。寒暑往来而六者之气皆入于地中,故令有形之地受无形之虚气而生化万物也。〔眉批〕司天在泉,论大气环转于地之外。六入者,言六气复通贯乎地中。

⑤高士宗《黄帝素问直解》故风寒之气,在于地下;燥热之气,在于地上;湿土

之气,在于地中;火热之气,游行其间。一岁之中,日月运行,一寒一暑。今风湿类乎寒,燥火类乎暑,是寒暑六气入于地中,故令地在太虚之中,而化生万物也。由此而推之于人,肝肾在下,即风寒在下也。肺心在上,即燥热在上也。脾位中央,即湿气在中也。三焦之气游行于上中下,即火游行其间也。人居天地之中,而与天地相参也。

⑥黄元御《黄元御医书全集》寒水在北,风木在东,自下而上,故曰风寒在下,是即下者左行也。热火在南,燥金在西,自上而下,故曰燥热在上,是即上者右行也。上热下寒,两气逼蒸,则生湿气,故土之化湿,其位在中。五行各一,惟火有君相之分,天上之热,君火也,地下之温,相火也。君火为相火之标,相火为君火之本,相火升则君火显明于天上,君火降则相火封藏于地下。君相二火,游行于上下之间,寒来暑往,四时更代,则六气迭入,地道周备,故万物化生。地体虽实,而六气内化,则冲虚而通畅也。

⑦张琦《素问释义》以人身言之,肝肾居下,心肺居上,脾胃居中。相火统于心,藏于肾,寄于肝胆,包络三焦游行,无所不在。虚、而二字衍。

⑧高亿《黄帝内经素问详注直讲全集》〔批〕天地皆六气扛举,则人物可知。但天在人物之上,地在人物之下。六气升降,不无太过不及,胜复兼间,交相为患。故不知避者,易为病耳。

〔讲〕更即身以验之:人身一小天地,肝肾居下,风寒故在下;心肺居上,燥热故在上;脾土居中,故湿亦在中;独火游行三焦,遍乎上下之间,而无专位可指者也。然六气虽各不同,而寒统燥湿,暑统风火,将见此寒暑六入之气,弥纶天地。觉太虚虽虚而不虚,而化化生生之机,充周靡间焉。但六气之化生,不无偏胜。

⑨孟景春等《黄帝内经素问译释》寒暑六入:寒暑,指一年。六,指六气。六气下临大地如自外而入,故称"六入"。令虚而生化:古人认为实则不能接受外来的东西,不接受外来的东西就不能生化,因为六气的影响能使大地生化万物,所以说"令虚而生化"了。又《素问释义》以"虚而"两字为衍文。《吴注素问》《类经》等"生化"作"化生"。

所以风寒在下,燥热在上,湿气位于中央,火气游行于左右,寒暑往来,一年之中,六气侵入地面,地面受其影响而生化万物。

⑩任廷革《任应秋讲〈黄帝内经〉素问》此句未具体注释,总体概括此段为:(提要)论地之六气的变化与特性。

⑪张灿玾等《黄帝内经素问校释》[风寒在下……火游行其间]马莳注"风寒在下,而风居东寒居北。燥热在上,而燥居西热居南。湿气居中央。火于未入之前在湿上,已入之后在湿下,而游行上下之间也,自'地之为下'至此,原地气一皆本于天也"。"火游行其间",注家说法不一。马莳从"入前"与"入后"作解,《类经》二十三卷第四注,则从君、相二火作解曰:"惟火有二,君火居湿之上,相火居湿之下,故曰火游行其间也。"《素问经注节解》云:"相火者,龙雷之火也,升降不常,倏忽善变,其

静也,托根丹田,其动也,五脏六腑无处不到,盖常游行其间矣。"此乃根据人身相火之变化情况立论。上说皆难论定。按本文之火,当指六气之火,六气之火,乃相火也。在岁气中,相火一气的时位,主气客气不一,主气少阳相火,在太阴湿土之前;客气少阳相火,在太阴湿土之后,故所谓"火游行其间",亦或指此。[寒暑六入,故令虚而生化也]《类经》二十三卷第四注:"凡寒暑再更而气入者六,非虚无以寓气,非气无以化生,故曰令虚而化生也。""寒暑",在此指一年。"六入",指六气下临于地。

所以风寒在于下,燥热在于上,湿气在于中,火气游行于中间,一年之内,风寒暑湿燥火六气下临于大地,由于它感受了六气的影响才化生为万物。

⑫方药中等《黄帝内经素问运气七篇讲解》风、寒、暑、湿、燥、火六气各有其所属季节。这就是春风,夏火,长夏湿,秋燥,冬寒。一年之中,冬季春季在气候上偏寒偏冷,寒冷在阴阳属性上属阴,阴位居下,所以说"风寒在下"。夏季、秋季,偏热偏燥,燥热在阴阳属性上属阳,阳位居上,所以说"燥热在上"。长夏偏湿,长夏在春夏与秋冬之间,所以说"湿气在中"。六气之中,火很重要,因为火主化,万物的生长没有火的作用就不能正常进行。"君火"是自然界物化现象的最高主持者和动力。有了它,生物的生长化收藏才能够进行,因此它存在于一年各个季节之中。各个季节的寒热温凉都只是相对而言,实际上任何季节没有适当的气温都是不行的。这就是所谓的:"火游行其间。""寒暑六入"一句中的"寒暑",是指一年而言。"六入"之六,是指六气;自外而来曰"入"。六入,即指六气自天而入。这就是说,大地上由于在天之六气的正常作用下,所以才产生了万物的生长化收藏现象。所以原文说:"寒暑六入,故令虚而生化也。""虚"字,此处可以作"空虚"解,亦即指地上的物化现象是从无到有。也可以作"太虚"解,亦即指地上物化现象的产生是由于天之六气作用于地的结果。

⑬王洪图等《黄帝内经素问白话解》寒暑六入:寒暑,指一年。六指六气。一年之内六气下临大地如自外而人,故称"六入"。令虚而生化:古人认为实则不能接受外来的东西,不接受外来的东西就不能生化,因为六气的影响能使大地生化万物,所以说"令虚而生化"。

风寒之气在下,燥热之气在上,湿气位于中央,火气游行于诸气之间。一年之中,四时更移,寒暑往来,风、暑、湿、燥、寒、火六气,自天空而进入地面,地面受其影响而能生长万物。

⑭郭霭春《黄帝内经素问白话解》寒暑六入:"寒暑",指一年。"六",指六气。一年之中,六气下临大地。

风寒在下,燥热在上,湿气位于中央,火气游行于上下。一年之中,六气分别侵入地面,地面受其影响而化生万物。

(5)故燥胜则地干,暑胜则地热,风胜则地动,湿胜则地泥,寒胜则地裂,火胜则地固矣。

① 王冰《黄帝内经素问》六气之用。

② 马莳《黄帝内经素问注证发微》自地之为下至此,原地气一皆本于天也(见图 2-11)。

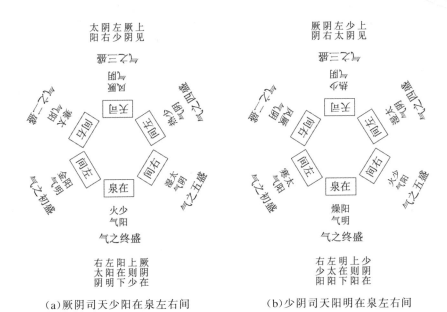

(a)厥阴司天少阳在泉左右间　　　　(b)少阴司天阳明在泉左右间

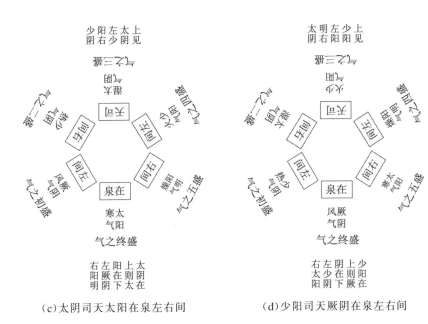

(c)太阴司天太阳在泉左右间　　　　(d)少阳司天厥阴在泉左右间

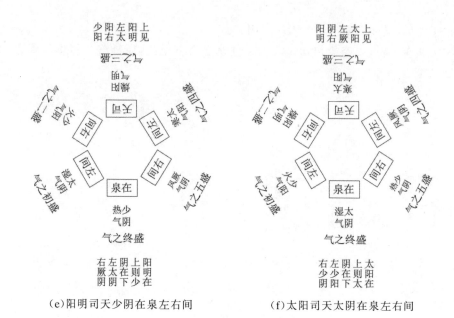

（e）阳明司天少阴在泉左右间　　　（f）太阳司天太阴在泉左右间

**图 2－11　司天在泉左右间**

③张介宾《类经》凡此天者，皆言地气本乎天也。自上文地之为下至此，正所以发明此义。《天元纪大论》曰：太虚廖廓，肇基化元，万物资始，五运终天，布气真灵，总统坤元。亦此之谓。

④张志聪《黄帝内经集注》此复结上文六入之义。

⑤高士宗《黄帝素问直解》此承上文之义而复言之。上文云，燥以干之，故燥胜则地干。暑以蒸之，故暑胜则地热，惟蒸也，故热。风以动之，故风胜则地动。湿以润之，故湿胜则地泥，惟润也，故泥。寒以坚之，故寒胜则地裂。裂，坚之极也。火以温之，故火胜则地固。固，牢实也。润则泥，温则固，理当然也。

⑥黄元御《黄元御医书全集》地在天中，六气迭入，其体不动，而气则无时不动矣。

⑦张琦《素问释义》六气之过者。地固，义未详，疑误也。

⑧高亿《黄帝内经素问详注直讲全集》〔讲〕故燥气胜，则地凝而干；暑气胜，则地亢而热；风气胜，则地震而动；湿气胜，则地泞而泥；寒气胜，则地冻而裂；火气胜，则地坚而固矣。

⑨孟景春等《黄帝内经素问译释》因此燥气太过地面就干燥，暑气太过地面热度就增高，风气太过地面上万物皆振动，湿气太过地面就会湿润，寒气太过地面就会开裂，火气太过地就坚实固密了。

⑩任廷革《任应秋讲〈黄帝内经〉素问》此句未具体注释，总体概括此段为：（提要）论地之六气的变化与特性。

⑪张灿玾等《黄帝内经素问校释》所以燥气太过地就干燥，暑气太过地就炽

热,风气太过地就动荡,湿气太过地就泥泞,寒气太过地就坼裂,火气太过地就坚固。

⑫方药中等《黄帝内经素问运气七篇讲解》前节是指六气的正常情况,六气正常,就能使万物正常生长变化,所谓"虚而生化"。这一节是言六气出规了偏胜的异常情况。所谓"燥胜则地干",就是说气候太干燥了,地面上就会出现过分干旱现象。"暑胜则地热",就是说暑热太盛了,地上也就会出现酷热现象。"风胜则地动",就是说风太大了,地面上就会出现飞沙走石,吹屋折树的风灾。"湿胜则地泥",就是说雨太多了,地面上就会出现泥泞。"寒胜则地裂",其"裂"字,不合实际,可能是与下句"火胜则地固"中之"固"字互误,因此拟改为"寒胜则地固"。这就是说太寒冷了,地面上就会出现地冻过甚的现象。"火胜则地裂",就是说太热了,地面上就会出现干裂的现象。风、寒、暑、湿、燥、火作用正常叫"六气",它是自然界万物生长所必需;如偏胜失常,那就叫"六淫"。所谓"淫",指过度或反常。如果六气作用反常,那就不但不能有利于万物的生长,反而会损害万物,形成灾害。

⑬王洪图等《黄帝内经素问白话解》所以燥气太过,大地就干燥;暑气太过,大地就发热;风气太过,大地上的万物就动摇;湿气太过,大地就湿润;寒气太过,大地就冻裂;火气太过,大地就坚实固密。

⑭郭霭春《黄帝内经素问白话解》所以燥气太过,大地就干燥;暑气太过,大地就发热;风气太过,大地就万物皆动;湿气太过,大地就湿润;寒气太过,大地就冻裂;火气太过,大地就坚实固密。

### 第七解

(一)内经原文

帝曰:天地之气,何以**候**之?岐伯曰:天地之气,**胜复**之作,不形于诊也。《脉法》曰,天地之变,无以脉诊。此之谓也。

帝曰:**间气**何如?岐伯曰:随气所在,期于**左右**。帝曰:期之奈何?岐伯曰:从其气则和,违其气则病,**不当其位者病**,迭移其位者病,失守其位者危,尺寸反者死,**阴阳交**者死。先立其年,以知其气,左右应见,然后乃可以言死生之逆顺。

(二)字词注释

(1)候

①王冰《黄帝内经素问》此词未具体注释。

②马莳《黄帝内经素问注证发微》诊候也。

③张介宾《类经》脉候。

④张志聪《黄帝内经集注》诊候。

⑤高士宗《黄帝素问直解》候。

⑥黄元御《黄元御医书全集》候。

⑦张琦《素问释义》此词未具体注释。

⑧高亿《黄帝内经素问详注直讲全集》〔注〕诊候也。

⑨孟景春等《黄帝内经素问译释》诊察。

⑩任廷革《任应秋讲〈黄帝内经〉素问》此词未具体注释。

⑪张灿玾等《黄帝内经素问校释》观察。

⑫方药中等《黄帝内经素问运气七篇讲解》指切脉。

⑬王洪图等《黄帝内经素问白话解》诊察。

⑭郭霭春《黄帝内经素问白话解》诊察。

（2）胜复

①王冰《黄帝内经素问》淫胜郁复也。

②马莳《黄帝内经素问注证发微》此词未具体注释。

③张介宾《类经》此词未具体注释。

④张志聪《黄帝内经集注》淫胜郁复也。

⑤高士宗《黄帝素问直解》淫胜郁复也。

⑥黄元御《黄元御医书全集》天地之变。

⑦张琦《素问释义》此词未具体注释。

⑧高亿《黄帝内经素问详注直讲全集》〔注〕胜复者,如春温气胜而克土,至四季则土旺得位,且生金而为土复仇矣。〔讲〕一胜一复。

⑨孟景春等《黄帝内经素问译释》克贼侵犯称为"胜"。复,就是"报复"的意思。张志聪:"胜复之作者,淫胜郁复也。"

⑩任廷革《任应秋讲〈黄帝内经〉素问》此词未具体注释。

⑪张灿玾等《黄帝内经素问校释》胜气和复气。凡本运不及者,胜我之气往往乘虚而至,便是胜气。胜极则衰,衰则本运之子气复至,便是复气。

⑫方药中等《黄帝内经素问运气七篇讲解》气候的特殊变化情况。

⑬王洪图等《黄帝内经素问白话解》凡本运不及者,胜我之气往往乘虚而至,便是胜气;胜极则衰,衰则子运之气复至,便是复气。

⑭郭霭春《黄帝内经素问白话解》"胜",指克贼侵犯。"复",就是报复的意思。

（3）间气

①王冰《黄帝内经素问》此词未具体注释。

②马莳《黄帝内经素问注证发微》此词未具体注释。

③张介宾《类经》司天在泉左右之间气,而脉亦当有应之也。夫此间气者,谓之为常则气有变迁,谓之为变则岁有定位。盖帝因上文云天地之变,无以脉诊,故复举此常中之变,以求夫脉之应也。

④张志聪《黄帝内经集注》间气者,加临之六气也。以上之左右,下之左右,兼于其间,共为六气,故曰间气。每一气加临于四时之中,各主六十日,故曰间气者纪步。步者,以六十日零八十七刻半为一步也。

⑤高士宗《黄帝素问直解》司天左右之气,在泉左右之气,谓之间气。

⑥黄元御《黄元御医书全集》谓司天在泉左右之间气。

⑦张琦《素问释义》此词未具体注释。

⑧高亿《黄帝内经素问详注直讲全集》〔注〕间,左右兼间也。三阴三阳之间气。

⑨孟景春等《黄帝内经素问译释》六气除一气司天,一气在泉之外,位于司天及在泉左右的,均称为间气。

⑩任廷革《任应秋讲〈黄帝内经〉素问》此词未具体注释。

⑪张灿玾等《黄帝内经素问校释》每年主令之气的六步,三之气为司天,终之气为在泉,二之气与四之气易位于司天之左右间,初之气,五之气易位于在泉之左右间,故为"间气"。

⑫方药中等《黄帝内经素问运气七篇讲解》是指一年中各个节气。

⑬王洪图等《黄帝内经素问白话解》每年主令的六气。三气为司天,终气为在泉,二气与四气加于司天之左右间,初气与五气加于在泉之左右间,故为间气。

⑭郭霭春《黄帝内经素问白话解》即间隔于司天在泉中的气。

(4)左右

①王冰《黄帝内经素问》于左右尺寸四部,分位承之,以知应与不应,过与不过。

②马莳《黄帝内经素问注证发微》尺寸左右。

③张介宾《类经》气在左则左应,气在右则右应。左右者左右寸尺也。

④张志聪《黄帝内经集注》左右之旋转。

⑤高士宗《黄帝素问直解》司天左右之气,在泉左右之气。

⑥黄元御《黄元御医书全集》人脉之左右。

⑦张琦《素问释义》王(冰)注:以左右尺寸四部分位承之。

⑧高亿《黄帝内经素问详注直讲全集》〔讲〕司天在泉之左右。

⑨孟景春等《黄帝内经素问译释》指左右手的脉搏。张介宾:"左右者,左右寸尺也。"

⑩任廷革《任应秋讲〈黄帝内经〉素问》此词未具体注释。

⑪张灿玾等《黄帝内经素问校释》指左手和右手之脉。王冰注:"于左右尺寸四部分位乘之,以知应与不应,过与不过。"

⑫方药中等《黄帝内经素问运气七篇讲解》是指司天或在泉之气的左间、右间。

⑬王洪图等《黄帝内经素问白话解》相应的左右脉搏。

⑭郭霭春《黄帝内经素问白话解》指左手和右手的寸尺脉。

(5)不当其位

①王冰《黄帝内经素问》见于他位也。

②马莳《黄帝内经素问注证发微》阴阳之见不当尺寸本位也。

③张介宾《类经》应左而右,应右而左,应上而下,应下而上也。

④张志聪《黄帝内经集注》即上文之所谓以下临上也。

⑤高士宗《黄帝素问直解》即上文云,以下临上,不当位也。如卯酉之岁,太阴湿土加于初气之厥阴风木,则少阳相火加于二气之少阴君火,以下临上,不当其位。

⑥黄元御《黄元御医书全集》谓位不相得,左右错乱。

⑦张琦《素问释义》王(冰)注:见于他位。

⑧高亿《黄帝内经素问详注直讲全集》〔讲〕如当温反凉,当热反寒之类。

⑨孟景春等《黄帝内经素问译释》高世栻:"不当其位,即上文云,以下临上不当位也。"张介宾:"应左而右,应右而左,应上而下,应下而上也。"此言脉象,当从张注。

⑩任廷革《任应秋讲〈黄帝内经〉素问》此词未具体注释。

⑪张灿玾等《黄帝内经素问校释》指当应的脉象,不应于本位,而应于他位。

⑫方药中等《黄帝内经素问运气七篇讲解》此词未具体注释。

⑬王洪图等《黄帝内经素问白话解》指当应的脉象,不应于本位,而应于它位。

⑭郭霭春《黄帝内经素问白话解》即间气与脉不相应,如气在左而见于右脉,气在右而见于左脉。

(6)阴阳交

①王冰《黄帝内经素问》寅申巳亥丑未辰戌八年有之。交谓岁当阴在右脉反见左,岁当阳在左脉反见右,左右交见是谓交。若左独然,或右独然,是不应气,非交也。

②马莳《黄帝内经素问注证发微》假如北政太阴司天,阳在左,阴在右,而阳反见右,阴反见左之类也。

③张介宾《类经》惟寅申巳亥辰戌丑未八年有之。若尺寸独然,或左右独然,是为气不应,非反非交也。

④张志聪《黄帝内经集注》南政北政之岁,有左右尺寸之不应,盖左为阳,右为阴,寸为阳,尺为阴,如阴阳交相应者死。

⑤高士宗《黄帝素问直解》《评热病论》云:"有病温者,汗出辄复热,而脉躁疾,不为汗衰,狂言不能食,病名阴阳交,交者死也。"

⑥黄元御《黄元御医书全集》谓左右贸迁。(子午之年,少阴司天,卯酉之年,少阴在泉。则有尺寸反脉。寅申巳亥辰戌丑未之年,少阴在上下之左右,则有阴阳交脉。)

⑦张琦《素问释义》王(冰)注:寅申、巳亥、丑未、辰戌八年有之。交,谓岁当阴在右脉反见左,岁当阳在左脉反见右,左右交见,是谓交。若左独然,或右独然,是不应气,非交也。

⑧高亿《黄帝内经素问详注直讲全集》〔讲〕与同太阴司天在泉,则阳宜在左,阴宜在右,而阳反见右,阴反见左;厥阴司天在泉,则阴宜在左,阳宜在右,阴而反见

右,阳反见左之类。

⑨孟景春等《黄帝内经素问译释》王冰:"交,谓岁当阴,在右脉反见左;岁当阳,在左脉反见右。左右交见,是谓交。若左独然,或右独然,是不应气,非交也。"

⑩任廷革《任应秋讲〈黄帝内经〉素问》此词未具体注释。

⑪张灿玾等《黄帝内经素问校释》指脉当应于左手者,反见于右手,当应于右手者,反见于左手。如巳亥年,少阴脉应见于左寸,而反见于右寸者,就是阴阳交。王冰注:"寅申巳亥丑未辰戌八年有之。交谓岁当阴在右脉,反见左;岁当阳在左脉,反见右。左右交见是谓交。若左独然,或右独然,是不应气,非交也。"

⑫方药中等《黄帝内经素问运气七篇讲解》指阴脉与阳脉易位。

⑬王洪图等《黄帝内经素问白话解》指脉当应左手者,反见于右手,当应于右手者,反见于左手。

⑭郭霭春《黄帝内经素问白话解》阴阳交错。

(三)语句阐述

(1)帝曰:天地之气,何以候之?岐伯曰:天地之气,胜复之作,不形于诊也。《脉法》曰,天地之变,无以脉诊。此之谓也。

①王冰《黄帝内经素问》言平气及胜复,皆以形证观察,不以诊知也。

②马蒔《黄帝内经素问注证发微》此句未具体注释,总体概括此段为:此言天地之气及胜复之作,统贯六位,难以诊候。

③张介宾《类经》此欲因脉候以察天地之气也。天地之气,有常有变。其常气之形于诊者,如春弦夏洪秋毛冬石,及厥阴之至其脉弦,少阴之至其脉钩,太阴之至其脉沉,少阳之至大而浮,阳明之至短而涩,太阳之至大而长者,皆是也。若其胜复之气,卒然初至,安得遽变其脉而形于诊乎?故天地之变,有不可以脉诊,而当先以形证求之者。如《气交变大论》曰应常不应卒,亦此之谓。

④张志聪《黄帝内经集注》言气运之变而为民病者,非诊候之可知也。盖每岁有司天之六气,有主岁之五运,有间气之加临,有四时之主气,人在天地气交之中,一气不和,即为民病,是天地四时之气而为民病者,不能以脉诊而别某气之不和也。再按《平脉篇》曰:伏气之病,以意候之,今月之内,欲有伏气,假令旧有伏气,当须脉之。盖天地之气淫胜,则所不胜之气郁伏矣。民感之而为病者,亦郁伏于内而不形于诊也。故欲知伏气之病,当以意候之,候今月之内有何气之不和,则知民有伏气之病矣。郁伏之气复发而民病始作,然后发见于脉,故曰假令旧有伏气,当须脉之,此与暴感风寒暑湿之邪,而卒病伤寒中风即见于脉诊者之不同,故曰天地之气无以脉诊,此之谓也。〔眉批〕朱永年曰:肝肾在下,心肺居上,土位中央,三焦之火游行于上下之间,人与天地参也。

⑤高士宗《黄帝素问直解》天地之气,何以候之于人。天地之气,五运六气也。胜复之作,淫胜郁复也。运气之变,发为民病,非诊候之可知也。故诊脉之法曰:天地之变,无以脉诊。即此天地之气,胜复之作,不形于诊之谓也。

⑥黄元御《黄元御医书全集》天人同气,脉本相应,但应常不应卒,胜复者,天地之变,故不形于脉。

⑦张琦《素问释义》此句未具体注释。

⑧高亿《黄帝内经素问详注直讲全集》〔批〕六气正邪中人,各有当旺之时,相应之经,故形证观察,可想而知,不待形于诊也。

〔注〕候,诊候也。胜复者,如春温气胜而克土,至四季则土旺得位,且生金而为土复仇矣。不行诊,不见于脉也。

〔讲〕黄帝曰:天地六气之运行,息息与人相通。不知人感之而生病者,又将何以候之?岐伯对曰:天地四时之正气,及四时一胜一复之邪气,皆以形证观察,可想而知,不待形于诊脉之法而后知之也。故古之《脉法》有曰:天地六气之变,人中之,则六脉俱变,不应脏腑,无以脉诊。此即不形于脉之谓也。

⑨孟景春等《黄帝内经素问译释》天地之气:指司天、在泉之气。胜复:克贼侵犯称为"胜"。复,就是"报复"的意思。张志聪:"胜复之作者,淫胜郁复也。"

黄帝说:司天在泉之气,在脉搏上怎样诊察呢?岐伯说:天气与地气胜复的变化,在脉搏上是诊察不到的。《脉法》上说:天地的变化,是不能在脉搏上诊察到的。就是这个意思。

⑩任廷革《任应秋讲〈黄帝内经〉素问》此句未具体注释,总体概括此段为:(提要)天地之气对人的影响。

⑪张灿玾等《黄帝内经素问校释》[天地之气]天气,指司天之气。地气,指在泉之气。[胜复之作]指胜气和复气的发作。凡本运不及者,胜我之气往往乘虚而至,便是胜气。胜极则衰,衰则本运之子气复至,便是复气。胜气和复气的发作,没有一定规律,要看当年的变化。所以说:"胜复之动时,虽有常位,而气无必也。"就是这个意思。《运气论奥谛解·胜复之图》云:"气运之不及,则胜者乘其不及而克之,此称为胜。胜后则待其子复仇,此称为复。例如金克木,木之子是火,火是克金的,所以木运不及,金乘木之不及而胜木,待木之子火来则为母复仇,即火克金。"《脉法》当为古医书名。

黄帝说:司天在泉之气,对人的影响,从脉上怎样观察呢?岐伯说:司天和在泉之气,胜气和复气的发作,不表现于脉搏上。《脉法》上说:司天在泉之气的变化,不能根据脉象进行诊察。就是这个意思。

⑫方药中等《黄帝内经素问运气七篇讲解》[天地之气,何以候之]"天地之气",指自然界气候变化。"何以候之"中的"候"字,指切脉。"天地之气,何以候之"是指出一个问题,即自然气候的变化能否反映在脉象上从而通过切脉察知自然气候的变化。

[天地之气,胜复之作……天地之变,无以脉诊]此几句是承上句问话而言。明确指出,自然界气候变化不能通过脉象来了解。这就是所谓的"天地之气,胜复之作,不形于诊。""天地之变,无以脉诊。"应该指出,《内经》一贯认为,"人与天地相

应",强调脉应四时阴阳,认为:"天地之变,阴阳之应,四变之动,脉与之上下,以春应中规,夏应中矩,秋应中衡,冬应中权。""春日浮,如鱼之游在波,夏日在肤,泛泛乎万物有余,秋日下肤,蛰虫将去,冬日在骨,蛰虫周密,君子居室。"(《素问·脉要精微论》)但在这里却又明确指出"天地之变,不以脉诊",何故?关于这个问题,应从两方面来理解:其一,《内经》所谓的"人与天地相应",是指自然气候变化可以影响人体生理变化,因而不同的季节变化可以出现不同的脉象,例如春弦、夏洪、秋毛、冬石等,但这绝不等于说人可以作为测量气候变化的仪器,凭切脉就可以了解天气的变化。因为原文问的是"天地之气,何以候之"而"天地之气,胜复之作,不形于诊"。这与"天地之变,阴阳之应,四变之动,脉与之上下",完全是从两个不同的角度来论述的。前者是问能否根据脉象来推测出天气的变化;而后者则是指已经出现的变化,脉与之相应。其二,脉象是人体生理活动及病理生理活动的一种外在表现,亦即体征。如果根据"人与天地相应"的道理来反推气候变化的话,那么至多也只能反映一般变化情况和当时的情况,而不能据此推测气候的特殊变化和转归。这里原文问的是"胜复之作",指气候的特殊变化情况,因而说"不形于诊"。加以气候变化只是影响脉象变化的原因之一,其他因素,如饮食、劳动、精神情志、疾病等多种因素,均无一不可以影响脉象发生变化,因此,当然不能从脉象来诊察气候的变化。王冰注此云:"平气及胜复,皆以形证观察,不以诊知。"马莳注此云:"天地之气及胜复之作,统贯六位,难以诊候。"高世栻注云:"天地之气,五运六气也。胜复之作,淫胜郁复也,运气之变,发为民病,非诊候之可知也。"这些说法都解释了"天地之变,无以脉诊"的道理。

⑬王洪图等《黄帝内经素问白话解》胜复之作:凡本运不及者,胜我之气往往乘虚而至,便是胜气;胜极则衰,衰则子运之气复至,便是复气。

黄帝说:司天、在泉之气的变化,在人体的脉象上能够诊察到吗?岐伯说:天地之气有相互克制的胜气发生,其后必然会有报复的复气到来,这种胜气与复气的变化,在人体的脉象上是诊察不出来的。《脉法》上所说:天地之气的变化,无法从脉象上来诊察,就是这个意思。

⑭郭霭春《黄帝内经素问白话解》天地之气即司天、在泉之气。胜复"胜",指克贼侵犯。"复",就是报复的意思。

黄帝道:司天、在泉之气在脉搏上怎样诊察呢?岐伯说:天地间的六气,胜复变化,并不表现在人的脉搏上。《脉法》上说:天地的变化,不能根据脉来诊察,就是这个意思。

(2)帝曰:间气何如?岐伯曰:随气所在,期于左右。

①王冰《黄帝内经素问》于左右尺寸四部,分位承之,以知应与不应,过与不过。

②马莳《黄帝内经素问注证发微》此句未具体注释,总体概括此段为:此言天地之气及胜复之作,统贯六位,难以诊候,惟间气偏治一位,故可随其所在,期于尺

寸左右也。

③张介宾《类经》间气,谓司天在泉左右之间气,而脉亦当有应之也。夫此间气者,谓之为常则气有变迁,谓之为变则岁有定位。盖帝因上文云天地之变,无以脉诊,故复举此常中之变,以求夫脉之应也。气在左则左应,气在右则右应。左右者左右寸尺也。

④张志聪《黄帝内经集注》间气者,加临之六气也。以上之左右,下之左右,兼于其间,共为六气,故曰间气。每一气加临于四时之中,各主六十日,故曰间气者纪步。步者,以六十日零八十七刻半为一步也。《六微旨论》曰:天枢之上,天气主之。天枢之下,地气主之。又曰:加者,地气也。中者,天气也。盖以在下之气左转,在上之气右旋,各主六十日,以终一岁,故曰:随气所在,期于左右。谓随在上在下之气之所在,而期于左右之旋转也。如子年少阴在上,则阳明在下矣。少阴在上,则厥阴在左,太阴在右;阳明在下,则太阳在左,少阳在右。盖以地之左转而主初气,故以太阳主正月朔日之寅初一刻为始,次厥阴,次少阴,以司天之气终三气而主岁半以上,次太阴,次少阳,次阳明,以在泉之气终六气而主岁半以下,各加临六十日,以终一岁也。六气环转相同。徐振公曰:司天之气始于地而终于天,在泉之气始于天而终于地,此地天升降之妙用也。

⑤高士宗《黄帝素问直解》间,去声。司天左右之气,在泉左右之气,谓之间气。如少阴司天,则左太阴右厥阴,谓之间气,而居乎上。阳明在泉,则左太阳右少阳,谓之间气,而居乎下。是随司天在泉之气,而期于左右也。

⑥黄元御《黄元御医书全集》间气,谓司天在泉左右之间气。随其气之左右所在,而期于人脉之左右,以天、地、人同气相应也。

⑦张琦《素问释义》王(冰)注:以左右尺寸四部分位承之,以知应与不应,过与不过。

⑧高亿《黄帝内经素问详注直讲全集》〔注〕间,左右兼间也。期,求也。

〔讲〕黄帝曰:三阴三阳之正气,余既得而闻之,敢问三阴三阳之间气,又复何如?岐伯对曰:随三阴三阳,当位之正气所在,以期于司天在泉之左右而已。

⑨孟景春等《黄帝内经素问译释》间气:六气除一气司天,一气在泉之外,位于司天及在泉左右的,均称为间气。左右:指左右手的脉搏。张介宾:"左右者,左右寸尺也。"

黄帝又道:左右间气怎样?岐伯说:根据间气的位置,可以诊察左右手的脉搏。

⑩任廷革《任应秋讲〈黄帝内经〉素问》此句未具体注释,总体概括此段为:(提要)天地之气对人的影响。

⑪张灿玾等《黄帝内经素问校释》间气:每年主令之气的六步,三之气为司天,终之气为在泉,二之气与四之气易位于司天之左右间,初之气,五之气易位于在泉之左右间,故为"间气"。左右:指左手和右手之脉。王冰注:"于左右尺寸四部分位乘之,以知应与不应,过与不过。"

黄帝说:间气的反应怎样呢?岐伯说:可以随着每年间气应于左右手的脉搏去测知。

⑫方药中等《黄帝内经素问运气七篇讲解》此句未具体注释。

⑬王洪图等《黄帝内经素问白话解》间气:六气除一气司天,一气在泉之外,位于司天及在泉左右的,均称为间气。左右:指左右手的脉搏。张介宾:"左右者,左右寸尺也。"

黄帝说:那么,左右间气在脉象上有什么反应呢?岐伯说:根据间气所在的位置,来诊察相应的左右脉搏。

⑭郭霭春《黄帝内经素问白话解》间气:即间隔于司天在泉中的气。左右:指左手和右手的寸尺脉。

黄帝道:间气怎样在脉搏上检查?岐伯说:随着间气的位置,可以诊察左右的脉搏。

(3)帝曰:期之奈何?岐伯曰:从其气则和,违其气则病,不当其位者病,迭移其位者病,失守其位者危,尺寸反者死,阴阳交者死。

①王冰《黄帝内经素问》谓当沉不沉,当浮不浮,当涩不涩,当钩不钩,当弦不弦,当大不大之类也。(〔新校正云〕按《至真要大论》云:厥阴之至其脉弦,少阴之至其脉钩,太阴之至其脉沉,少阳之至大而浮,阳明之至短而涩,太阳之至大而长。至而和则平,至而甚则病,至而反则病,至而不至者病,未至而至者病,阴阳易者危。)见于他位也。谓左见右脉,右见左脉,气差错故尔。已见于他乡,本宫贼杀之气,故病危。子午卯酉四岁有之。反,谓岁当阴在寸而脉反见于尺,岁当阳在尺而脉反兑于寸,尺寸俱乃谓反也。若尺独然,或寸独然,是不应气,非反也。寅申巳亥丑未辰戌八年有之。交谓岁当阴在右脉反见左,岁当阳在左脉反见右,左右交见是谓交。若左独然,或右独然,是不应气,非交也。

②马莳《黄帝内经素问注证发微》从其气则和者,阴阳各当尺寸本位也。违其气则病者,即下文阴阳或不当其位,或迭移其位,或失守其位,或尺寸反,或阴阳交也。所谓不当其位者,乃阴阳之见不当尺寸本位也。所谓迭移其位者,乃阴阳迭皆移转一位也。仍如南政少阴司天,阴皆在寸,阳皆在尺。迭相左转者,则阴皆移左,而左不应;阳皆移右,而右应。迭皆右转者,则阴皆移右,而右不应;阳皆移左,而左应之类也。所谓失守其位者,谓本位他位皆失守不见也。如阴失守则尺寸皆无阴,阳失守则尺寸皆无阳,非如迭移,而相反相交见于他位也。所谓尺寸反者,假如北政少阴司天,阳在寸,阴在尺,而阳反见尺、阴反见寸之类也。所谓阴阳交者,假如北政太阴司天,阳在左,阴在右,而阳反见右,阴反见左之类也。如图2-12所示。

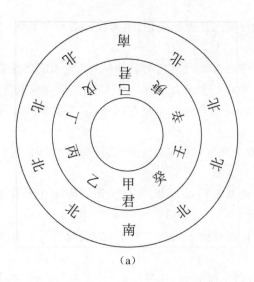

（a）

| 本篇云：上见少阴，左太阴，右厥阴。 | 本篇云：上见厥阴，左少阴，右太阳。 |
| --- | --- |
| 脉　司　少　南<br>　　天　阴　政 | 脉　司　厥　南<br>　　天　阴　政 |
| 右间　厥阴　少阴　太阴　左间<br><br>甲午　　甲子<br><br>俱不应　土运　两手寸 | 右间　太阳　厥阴　少阴　左间<br><br>己亥　　己巳<br><br>口不应　土运　右手寸 |
| 诀云：两手沉寸口，北政少阴在泉同。 | 诀云：右手脉潜形，北政厥阴在泉同。 |
| 少阴司天，则左间太阴，右间厥阴，而两寸俱不应。《至真要大论》曰：南政之岁，三阴在天，则寸不应。 | 厥阴司天，则左间少阴，右间太阳，而右寸不应。《至真要大论》曰：南政之岁，三阴在天，则寸不应。 |

（b）

**本篇云：上见太阴，左少阳，右少阴。**

| 南政太阴司天脉 |
| --- |

| 右间 | 少阴 | 太阴 | 少阳 | 左间 |
| --- | --- | --- | --- | --- |
| | 己未 | | 己丑 | |
| 口不应 | 土运 | | 左手寸 | |

诀云：左手寸不出，北政太阴在泉同。

太阴司天，则左间少阳，右间少阴，而左寸不应。《至真要大论》曰：三阴在天，则寸不应。

---

**本篇云：阳明在上，则少阴在下，左太阴，右厥阴。**

| 南政少阴在泉脉 |
| --- |

| 俱不应 | 土运 | | 两手尺 | |
| --- | --- | --- | --- | --- |
| | 己酉 | | 己卯 | |
| 左间 | 太阴 | 少阴 | 厥阴 | 右间 |

诀云：两手尺欠有，北政少阴司天同。

少阴在泉，则左间太阴，右间厥阴，而两尺俱不应。《至真要大论》曰：南政之岁，三阴在泉，则尺不应。

（c）

---

**本篇云：少阳在上，则厥阴在下，左少阴，右太阳。**

| 南政厥阴在泉脉 |
| --- |

| 部不应 | 土运 | | 左手尺 | |
| --- | --- | --- | --- | --- |
| | 甲申 | | 甲寅 | |
| 左间 | 少阴 | 厥阴 | 太阳 | 右间 |

诀云：左尺定无根，北政厥阴司天同。

厥阴在泉，则左间少阴，右间太阳，而左尺不应。《至真要大论》曰：南政之岁，三部在泉，则尺不应。

---

**太阳在上，则太阴在下，左少阳，右少阴。**

| 南政太阴在泉脉 |
| --- |

| 部不应 | 土运 | | 右手尺 | |
| --- | --- | --- | --- | --- |
| | 甲戌 | | 甲辰 | |
| 左间 | 少阳 | 太阴 | 少阴 | 右间 |

诀云：右尺脉无力，北政太阴司天同。

太阴在泉，则右间少阴，左间少阳，而右尺不应。《至真要大论》曰：南政之岁，三阴在泉，则尺不应。

（d）

本篇云：上见少阴，左太阴，右厥阴。　　　　本篇云：上见厥阴，左少阴，右太阳。

| 脉 | 司天 | 少阴 | 北政 |
|---|---|---|---|

| 右间 | 厥阴 | 少阴 | 太阴 | 左间 |
|---|---|---|---|---|
|  | 庚壬 | 子午 | 丙戊 |  |
|  | 俱不应 | 金运 | 两手尺 |  |

| 脉 | 司天 | 厥阴 | 北政 |
|---|---|---|---|

| 右间 | 太阳 | 厥阴 | 少阴 | 左间 |
|---|---|---|---|---|
|  | 辛癸 | 巳亥 | 乙丁 |  |
|  | 部不应 | 火运 | 左手尺 |  |

诀云：两手尺欠有，南政少阴在泉同。　　　　诀云：左尺定无根，南政厥阴在泉同。

少阴司天，则左间太阴，右间厥阴，而两尺俱不应。《至真要大论》曰：北政之岁，三阴在上，则尺不应。

厥阴司天，则左间少阴，右间太阳，而左尺不应。《至真要大论》曰：北政之岁，三阴在上，则尺不应。

（e）

本篇云：上见太阴，左少阳，右少阴。　　　　本篇云：阳明在上，则少阴在下，左太阴，右厥阴。

| 脉 | 司天 | 太阴 | 北政 |
|---|---|---|---|

| 右间 | 少阴 | 太阴 | 少阳 | 左间 |
|---|---|---|---|---|
|  | 辛癸 | 丑未 | 乙丁 |  |
|  | 部不应 | 水运 | 右手尺 |  |

| 脉 | 司天 | 少阴 | 北政 |
|---|---|---|---|

| 俱不应 | 火运 | 两手寸 |  |  |
|---|---|---|---|---|
|  | 辛癸 | 卯酉 | 乙丁 |  |
| 左间 | 太阴 | 少阴 | 厥阴 | 右间 |

诀云：右尺脉无力，南政太阴在泉同。　　　　诀云：两手沉寸口，南政少阴司天同。

太阴司天，则左间少阳，右间少阴，而右尺不应。

少阴在泉，则左间太阴，右间厥阴，而两寸俱不应。《至真要大论》曰：北政之岁，少阴在泉，则寸口不应。

（f）

| 本篇云：少阳在上，则厥阴在下，左少阴，右太阳。 | 本篇云：太阳在上，则太阴在下，左少阳，右少阴。 |
|---|---|
| **北政厥阴在泉脉**<br><br>口不应　木运　右手寸存<br>〔庚壬　寅申　丙戊〕<br>左间　少阴　厥阴　太阳　右间 | **北政太阴在泉脉**<br><br>口不应　金运　左手寸<br>〔庚壬　辰戌　丙戊〕<br>左间　少阳　太阴　少阴　右间 |
| 诀云：右寸脉潜形，南政厥阴司天同。 | 诀云：左手寸不出，南政太阴司天同。 |
| 厥阴在泉，则左间少阴，右间太阳，而右寸不应。《至真要大论》曰：厥阴在泉，则右不应。 | 太阴在泉，则右间少阴，左间少阳，而左寸不应。《至真要大论》曰：太阴在泉，则左不应。 |

(g)

**图 2-12　南北政图**

本篇云：不当其位者病，迭移其位者病，止南政少阴司天在泉，北政少阴司天在泉。本篇云：失守其位者危。论南北二政内行运法，甲己为南政，余四运为北政。南政司天在泉皆行土运，其余北政皆以在泉行运。如北政巳亥厥阴司天，则行在泉少阳火运。又如寅申少阳司天，则行在泉厥阴木运。余仿此。惟有北政辰戌年太阳司天，当行在泉太阴土运，缘北政以臣不敢行君之令，故行金运，是土之子，以足木火金水四运焉。

本篇云：尺寸反者死。止以南北二政少阴司天在泉论。盖少阴司天，则司天之左右皆阴；在泉，则在泉之左右皆阴。阴脉主沉，以君为主，故南政少阴司天在泉、北政少阴司天在泉诀云：子午南少北卯酉，两手沉寸口；子午北少南卯酉，两手尺欠有。今寸该沉而不沉，则反应；尺该应而不应，则反沉，是谓尺寸反者死。

本篇云：阴阳交者死，除少阴司天在泉，止以厥阴太阴司天在泉论。则厥阴司天，左少阴而右太阳；在泉，亦左少阴而右太阳。太阴司天，则左少阳而右少阴；在泉，则左太阳而右少阴。若其脉阳见阴而阴见阳，是谓阴阳交者死也。详按后世诸书之图，悉宗张仲景《伤寒论》为始，奈俱差讹，不合经旨，未知出自仲景的笔，抑亦后人续增。他书不根经典，俱未的确，有图无说，其义亦晦。愚今一以经旨为主，学者当以前图为正。如图 2-13 所示。

## 南政少阴司天尺寸反者死

今两寸反应，两尺反不应。

```
右    少    左
间    阴    间
厥    司    太
阴    天    阴
```

```
甲    甲
午    子
```

诀云：两手沉寸口。

(a)南政少阴司天脉图

## 南政少阴在泉尺寸反者死

```
己    己
酉    卯
```

今两尺反应，两寸反不应。

```
左    少    右
间    阴    间
太    在    厥
阴    泉    阴
```

诀云：两手尺欠有。

(b)南政少阴在泉脉图

## 北政少阴司天尺寸反者死

```
右    少    左
间    阴    间
厥    司    太
阴    天    阴
```

今尺脉反应，两寸反不应。

```
庚    子    丙
壬    午    戊
```

诀云：两手尺欠有。

(c)北政少阴司天脉图

## 北政少阴在泉尺寸反者死

```
辛    卯    乙
癸    酉    丁
```

今两寸反应，两尺反不应。

```
左    少    右
间    阴    间
太    在    厥
阴    泉    阴
```

诀云：两手沉寸口。

(d)北政少阴在泉脉图

## 南政厥阴司天阴阳交者死

```
右    厥    左
间    阴    间
太    司    少
阳    天    阴
```

今右寸反应，左寸反不应，是少阴太阳互交也。

```
己    己
亥    巳
```

诀云：右寸脉潜形。

(e)南政厥阴司天脉图

## 南政厥阴在泉阴阳交者死

| 甲 | 甲 |
|---|---|
| 申 | 寅 |

今右尺反不应，左尺反应，是少阴太阳互交也。

左间少阴　厥阴在泉　右间太阳

诀云：左尺定无根。

(f)南政厥阴在泉脉图

## 南政太阴司天阴阳交者死

右间少阴　太阴司天　左间少阳

今右寸反不应，左寸反应，是少阳少阴互交也。

诀云：左手寸不出。

| 己 | 己 |
|---|---|
| 未 | 丑 |

(g)南政太阴司天脉图

## 南政太阴在泉阴阳交者死

| 甲 | 甲 |
|---|---|
| 戌 | 辰 |

今右尺反应，左尺反不应，是少阳少阴互交也。

左间少阳　太阴在泉　右间少阴

诀云：右尺脉无力。

(h)南政太阴在泉脉图

## 北政厥阴司天阴阳交者死

右间太阳　厥阴司天　左间少阴

今左尺反应，右尺反不应，是少阴太阳互交也。

诀云：左尺定无根。

| 辛 | 巳 | 乙 |
|---|---|---|
| 癸 | 亥 | 丁 |

(i)北政厥阴司天脉图

## 北政厥阴在泉阴阳交者死

| 庚 | 寅 | 丙 |
|---|---|---|
| 壬 | 申 | 戊 |

今右寸反应，左寸反不应，是少阴太阳互交也。

左间少阴　厥阴在泉　右间太阳

诀云：右寸潜脉形。

(j)北政厥阴在泉脉图

# 北政太阴司天阴阳交者死

右间少阴　太阴司天　左间少阳

今右尺反应，左尺反不应，是少阳少阴互交也。　　诀云：右尺脉无力。

辛癸　丑未　乙丁

(k)北政太阴司天脉图

# 北政太阴在泉阴阳交者死

庚壬　辰戌　丙戊

今左寸反应，右寸反不应，是少阳少阴互交也。　左间少阳　太阴在泉　右间少阴　诀云：左手寸不出。

(1)北政太阴在泉脉图

**图 2－13　南北政三阴司天在泉脉图**

③张介宾《类经》气至脉亦至，从其气也，故曰和。气至脉不至，气未至而脉至，违其气也，故为病。《至真要大论》曰：至而和则平，至而甚则病，至而反则病，至而不至者病，未至而至者病，阴阳易者危。应左而右，应右而左，应上而下，应下而上也，应见不见而移易于他位也，克贼之脉见，而本位失守也，以尺寸言，一以左右言，皆以少阴为之主也。如阴当在尺，则阳当在寸，阴当在寸，则阳当在尺，左右亦然。若阴之所在，脉宜不应而反应，阳之所在，脉宜应而反不应，其在尺寸则谓之反，其在左右则谓之交，皆当死也。尺寸反者，惟子午卯酉四年有之。阴阳交者，惟寅申巳亥辰戌丑未八年有之。若尺寸独然，或左右独然，是为气不应，非反非交也。

④张志聪《黄帝内经集注》间气者，加临之客气也。而一岁之中，又有主时之六气。如主从其客则和，主违其客则病矣。如子午岁初之气，系太阳寒水加临，主气系厥阴风木，如寒胜其风为从，风胜其寒则逆，故下经曰：主胜逆，客胜从。六气皆然。不当其位者，即上文之所谓以下临上也。如初之气，太阳寒水加临而反热；三之气，少阴君火加临而反寒。本位之气互相更迭，气之反也，故为民病，六气皆然。失守其位，谓失守其所主之本位也。如丑未岁太阴司天，则初之客气主气并主厥阴风木，而清肃之气乘所不胜而侮之，是金气失守其位矣。至五之气阳明秋金主气，而本位气虚，风木之子气复仇，火热烁金，则为病甚危。所言侮反受邪，此之谓也。玉师曰：金不失守其位，则金气不虚矣。金气不虚，自有所生之水气制火，失守则母子皆虚，故曰危。南政北政之岁，有寸不应尺不应之分。如应不应者而反应之，是为尺寸相反。南政北政之岁，有左右尺寸之不应，盖左为阳，右为阴，寸为阳，尺为阴，如阴阳交相应者死。

⑤高士宗《黄帝素问直解》期于左右，何以验之？故问期之奈何。从其气者，岁中主时之气，与加临之间气相同，如初之气厥阴风木，而丑未之岁，厥阴风木加于初气，是从其气也。从则阴阳相合，故和。违其气者，主时之气，与加临之气相逆，如初之气，厥阴风木，而卯酉之岁，太阴湿土加于初气，木刑其土，是违其气也。违则加临受制，故病。不当其位，即上文云，以下临上，不当位也。如卯酉之岁，太阴湿土加于初气之厥阴风木，则少阳相火加于二气之少阴君火，以下临上，不当其位，故病。迭，代也。间气加临其主时正位之气，代为移易，间气乘主，非其时而有其气，故病。失守其位者，非其主气之时而乘侮之，虚其本位而失守也。如初气厥阴风木，燥金之气乘所不胜而侮之，则金失守其位，至阳明燥金主气之时，不能自旺故危。危，无以自立也。少阴君火不司气化，五运南北之政，则司天在泉，尺寸当不应，而反应者，失其常也，故死。《评热病论》云："有病温者，汗出辄复热，而脉躁疾，不为汗衰，狂言不能食，病名阴阳交，交者死也。"

⑥黄元御《黄元御医书全集》从其气者，脉与气应，不从其气者，则谓之违也。不当其位，谓位不相得，左右错乱。迭移其位，谓左右更换。失守其位，谓本部衰弱，反见克贼。尺寸反，谓上下倒置。阴阳交，谓左右贸迁。（子午之年，少阴司天，卯酉之年，少阴在泉。则有尺寸反脉。寅申巳亥辰戌丑未之年，少阴在上下之左右，则有阴阳交脉。）

⑦张琦《素问释义》王（冰）注：谓当沉不沉，当浮不浮，当涩不涩，当钩不钩，当弦不弦，当大不大也。见于他位。谓左见右脉、右见左脉。已见于他乡，本宫见贼杀之气。子午卯酉四岁有之。反，谓岁当阴在寸而反见于尺，岁当阳在尺而脉反见于寸，尺寸俱乃谓反。若尺独然，或寸独然，是不应气，非反也。寅申、巳亥、丑未、辰戌八年有之。交，谓岁当阴在右脉反见左，岁当阳在左脉反见右，左右交见，是谓交。若左独然，或右独然，是不应气，非交也。

⑧高亿《黄帝内经素问详注直讲全集》〔注〕从，顺从。违，违逆。迭，更迭。移，转移。失守其位者，言本脉不见于本位，则本位失守矣。

〔讲〕黄帝曰：上下左右，其位不同，期之亦异，将奈之何？岐伯对曰：四时阴阳之气，能顺从而不乖戾者，则调和而无疾。倘违悖而滋浸淫者，则变生为病。故温热凉寒，位次多愆。如当温反凉，当热反寒之类，而为不当其位者，则病必为之丛生也。如春夏秋冬，四时当令之气，颠倒前后，更迭移易，乘于他位者，则胜复为患，灾害立至，其病亦不免焉。更有司天在泉，间左、间右之气，要必谨守本位无失其常，而后百脉和平。若乃当时本气不足，他气必来乘侮，而失守其位者，乌能保其病之可逃乎？至若岁当少阴在尺，则尺脉宜不应指，而反应指，寸脉宜应指，而反不应指之类，是为尺寸反也。尺寸反者，病必死。与同太阴司天在泉，则阳宜在左，阴宜在右，而阳反见右，阴反见左；厥阴司天在泉，则阴宜在左，阳宜在右，阴而反见右，阳反见左之类，是为阴阳交也。阴阳交者，病亦危。

⑨孟景春等《黄帝内经素问译释》〔不当其位〕高世栻："不当其位，即上文云，

以下临上不当位也。"张介宾："应左而右，应右而左，应上而下，应下而上也。"此言脉象，当从张注。迭移其位：指左右相反。王冰："谓左见右脉，右见左脉。气差错故尔。"［失守其位］张介宾："克贼之脉见，而本位失守也。"［阴阳交］王冰："交，谓岁当阴，在右脉反见左；岁当阳，在左脉反见右。左右交见，是谓交。若左独然，或右独然，是不应气，非交也。"

黄帝问：怎样诊察呢？岐伯说：脉与气相应的为和平，脉与气相违的就会生病，见于他位的会生病，左右相反的会生病，见到相克之脉的病就危险，尺寸俱相反的就会死亡，阴阳交错而见的也会死亡。

⑩任廷革《任应秋讲〈黄帝内经〉素问》此句未具体注释，总体概括此段为：（提要）天地之气对人的影响。

⑪张灿玾等《黄帝内经素问校释》［从其气则和］凡主令之气至，与其脉相应，脉搏不强不弱的，便是平和。即《至真要大论》所谓"厥阴之至其脉弦，少阴之至其脉钩，太阴之至其脉沉，少阳之至大而浮，阳明之至短而涩，太阳之至大而长。至而和则平"的意思。［违其气则病］脉搏与主令之气不相应的便是病象。［不当其位］指当应的脉象，不应于本位，而应于他位。［迭移其位］指当应之脉位互相更移，即当应于左，反见于右，当见于右，反见于左。失守其位：指当应之脉位，不见当应之脉，而反见克贼之脉。《类经》二十三卷第五注："克贼之脉见，而本位失守也。"［尺寸反］指脉当应于寸者，反见于尺，当见于尺者，反见于寸。如子午年少阴脉应于两寸，若反见两尺者，就是尺寸反。王冰注："子午卯酉四岁有之。反，谓岁当阴在寸脉，而脉反见于尺，岁当阳在尺，而脉反见于寸，尺寸俱乃谓反也。若尺独然，或寸独然，是不应气，非反也。"［阴阳交］指脉当应于左手者，反见于右手，当应于右手者，反见于左手。如巳亥年，少阴脉应见于左寸，而反见于右寸者，就是阴阳交。王冰注："寅申巳亥丑未辰戌八年有之。交谓岁当阴在右脉，反见左；岁当阳在左脉，反见右。左右交见是谓交。若左独然，或右独然，是不应气，非交也。"

黄帝说：怎样测知呢？岐伯说：脉气与岁气相应的就平和，脉气与岁气相违的就生病，相应之脉不当其位而见于他位的要生病，左右脉互移其位的要生病，相应之脉位反见于克贼脉象的，病情危重，两手尺脉和寸脉相反的，就要死亡，左右手互相交见的，也要死亡。

⑫方药中等《黄帝内经素问运气七篇讲解》［间气何如……阴阳交者死］此段文字是从另一个角度来谈自然气候变化与脉象的关系及根据脉象以确定疾病的生死逆顺问题。前节曾述及，不能根据变化以反推自然气候的变化，但根据"人与天地相应"的道理，自然气候变化确实又可以密切影响人体脉象，并且可以根据所出现的脉象来推测患者疾病轻重，预后良否。这里所说的"间气"，是指一年中各个节气。"随气所在，期于左右"，是指各个年度的各个节气中的特殊气候变化。"随气所在"的"气"字，是指各个年度的司天之气和在泉之气。"左右"，是指司天或在泉之气的左间、右间。"从其气则和，违其气则病"中的"气"字，指六气主时的正常之

气。全句也就是指所谓的"客主加临"。所谓"从其气则和",即客气与主时之气一致,则脉象如同平常一样,与气相从,变化不大。所谓"违其气则病",即客气与主气不一致,则脉象就会出现反常而为疾病。这里所谓的"不当其位""迭移其位""失守其位"的"位"字,是指脉象中脏腑所居之位。"尺寸",是指脉的尺脉和寸脉。"阴阳交",是指阴脉与阳脉易位。这就是说在每年六气主时中的各个节气,如果脉"不当其位"、"失守其位"、"迭移其位",尺脉寸脉相反,阴脉阳脉易位,都属于反常,预后不良。《素问·脉要精微论》谓:"阴阳有时,与脉为期,期而相失,知脉所分,分之有期,故知死时。微妙在脉,不可不察,察之有纪,从阴阳始,始之有经,从五行生,生之有度,四时为宜。"《素问·平人气象论》谓:"脉有逆从四时,未有藏形,春夏而脉瘦,秋冬而脉浮大,命曰逆四时也。"《素问·玉机真脏论》谓:"脉从四时,谓之可治……脉逆四时,为不可治。"

⑬王洪图等《黄帝内经素问白话解》不当其位:指当应的脉象,不应于本位,而应于它位。迭移其位:指当应的脉象互相更移,即当应于左,反见于右;当见于右,反应于左。失守其位:指当应之脉位,不见当应之脉,而反见克贼之脉。阴阳交:指脉当应左手者,反见于右手,当应于右手者,反见于左手。

黄帝说:怎样进行诊察呢?岐伯说:脉象变化与间气变化相一致的,是和平无病的表现;相反,脉象与间气变化相违背的,就会发生疾病;如果间气不在自己相应的位置上,就会引起疾病;间气的位置左右颠倒的,也会引起疾病;脉象上出现相克表现的,病情就很危重;尺部与寸部的脉象变化,都与间气变化相反的,就会死亡;若应在左脉发生的变化而反见于右脉,或应在右脉发生的变化而反见于左脉,这样左右交错,阴阳逆乱的,也会死亡。

⑭郭霭春《黄帝内经素问白话解》不当其位:即间气与脉不相应,如气在左而见于右脉,气在右而见于左脉。迭移其位:气与脉互相更移相反。失守其位:指当应之脉位,不见当应之脉,而反见克贼之脉。

黄帝又道:脉与气相应的情况怎样?岐伯说:脉与气相应的为和平,脉与气相违的就会生病。不当其位的会生病,左右相反的会生病,见到相克之脉病就危险,尺寸俱反的就会死亡,阴阳交错而出现的也会死亡。

(4)先立其年,以知其气,左右应见,然后乃可以言死生之逆顺。

①王冰《黄帝内经素问》经言岁气备矣。(〔新校正云〕详此备《六元正纪大论》中。)

②马莳《黄帝内经素问注证发微》此句未具体注释。

③张介宾《类经》先立其年之南北政,及司天在泉左右间应见之气,则知少阴君主之所在,脉当不应,而逆顺乃可见矣。

④张志聪《黄帝内经集注》此总结六气之加临,先立其主气之年,以知其司天在泉之气,则间气之应见于左右,或从或违,然后乃可以言死生之顺逆。

⑤高士宗《黄帝素问直解》应,平声。

结上文左右间气加临,必先立其主气之年,以知其间气之左右应见,然后乃可以言死生之逆顺。

⑥黄元御《黄元御医书全集》先立其年之南政北政,知其气之左右应见,然后可以言其死生之逆顺也。

⑦张琦《素问释义》此句未具体注释。

⑧高亿《黄帝内经素问详注直讲全集》〔讲〕此所以治病者,必先立其当年之南北二政,辨其主岁之司天在泉,以知六气之盛衰,及左右三阴三阳应见之间气,则少阴君象,端拱无为,宜在所不应矣。此顺之则生,逆之则死,知顺逆,然后乃可以言死生之期也。

⑨孟景春等《黄帝内经素问译释》首先要确定该年的司天在泉,从而知道它的左右间气,然后可以推测其死生逆顺的变化。

⑩任廷革《任应秋讲〈黄帝内经〉素问》此句未具体注释,总体概括此段为:(提要)天地之气对人的影响。

⑪张灿玾等《黄帝内经素问校释》首先要确立每年的运气,以测知岁气与脉象相应的正常情况,明确左右间气应当出现的位置,然后才可以预测人的生死和病情的逆顺。

⑫方药中等《黄帝内经素问运气七篇讲解》前段文字提出,一年之中各个季节的气候变化与人的脉象密切相关,特别是可以根据脉象与季节的关系来判断疾病的预后良否,而影响脉象与季节关系的因素又常与各个季度中气候的特殊变化有关,测算各个季节气候的特殊变化与主时主气之间的关系,则又可以运用前述地支配三阴三阳六气的计算公式来加以推算。因此,要判断本年各个季节气候方面的特殊变化及病人的死生逆顺,预后良否,首先就必须要根据各个年度的干支把当年值年的司天之气确定下来。这就是原文所谓的:"先立其年,以知其气。"这里所说的"先立其年",就是说先定出当年的干支。"以知其气"的"气"字,就是指这一年的司天之气,例如今年是甲子年,按照三阴三阳配六气的公式,子午少阴君火司天,则今年的司天之气就是少阴君火。"左右应见"一句中的"左右",是指司天在泉之气的左间、右间。这就是说司天之气确定了,在泉之气也就确定了;司天在泉之气确定了,它的左右间气自然也就确定了。以上述少阴君火司天为例,少阴君火司天,自然就是阳明燥金在泉。司天的左间就是太阴,右间就是厥阴。在泉的左间就是太阳,右间就是少阳。这就是"左右应见"。司天在泉四间气确定了,自然也就可以通过客主加临的情况加以分析推算,再结合着脉象的当位不当位的情况来判断疾病的转归和预后。这就是原文所谓的"然后乃可以言死生之逆顺"。

⑬王洪图等《黄帝内经素问白话解》在诊察脉象时,首先要确定该年的司天、在泉,才能知道它的左右间气,及其左右应该出现的脉象,然后才可以推测疾病或生、或死、或为逆、或为顺。

⑭郭霭春《黄帝内经素问白话解》首先要确定该年的司天、在泉,从而知道它

的左右间气,然后才可推测病的或死、或生、或逆、或顺。

## 第八解

（一）内经原文

帝曰:寒暑燥湿风火,在人合之奈何? 其于万物,何以生化? 岐伯曰:东方生风,风生木,木生酸,酸生肝,肝生筋,筋生心。其在天为玄,在人为道,在地为化。化生五味,道生智,玄生神,化生气。**神**在天为风,在地为木,在体为筋,在气为**柔**,在藏为肝。其性为暄,其德为和,其用为动,其色为苍,其化为荣,其虫毛,其政为散,其令宣发,其变摧拉,其眚为陨,其味为酸,其志为怒。怒伤肝,悲胜怒;风伤肝,燥胜风;酸伤筋,辛胜酸。

（二）字词注释

（1）神

①王冰《黄帝内经素问》神用无方,深微莫测,迹见形隐,物鲜能期。

②马莳《黄帝内经素问注证发微》此词未具体注释。

③张介宾《类经》飞扬散动,风之用也。鼓之以雷霆,润之以雨露,无非天地之神,而风则神之一者。

④张志聪《黄帝内经集注》此词未具体注释。

⑤高士宗《黄帝素问直解》此词未具体注释。

⑥黄元御《黄元御医书全集》此词未具体注释。

⑦张琦《素问释义》此词未具体注释。

⑧高亿《黄帝内经素问详注直讲全集》〔讲〕东方之神。

⑨孟景春等《黄帝内经素问译释》六气变化。

⑩任廷革《任应秋讲〈黄帝内经〉素问》此词未具体注释。

⑪张灿玾等《黄帝内经素问校释》此词未具体注释。

⑫方药中等《黄帝内经素问运气七篇讲解》是指自然界包括人体在内的正常变化的外在表现。

⑬王洪图等《黄帝内经素问白话解》此词未具体注释。

⑭郭霭春《黄帝内经素问白话解》东方。

（2）柔

①王冰《黄帝内经素问》木化宣发,风化所行,则物体柔耎。

②马莳《黄帝内经素问注证发微》此词未具体注释。

③张介宾《类经》柔耎。

④张志聪《黄帝内经集注》风木之气柔耎也。

⑤高士宗《黄帝素问直解》柔和。

⑥黄元御《黄元御医书全集》此词未具体注释。

⑦张琦《素问释义》木气本柔。

⑧高亿《黄帝内经素问详注直讲全集》此词未具体注释。

⑨孟景春等《黄帝内经素问译释》指物体柔软,如草木偎虫之类。王冰:"木化宣发,风化所行,则物体柔软。"

⑩任廷革《任应秋讲〈黄帝内经〉素问》此词未具体注释。

⑪张灿玾等《黄帝内经素问校释》柔和。

⑫方药中等《黄帝内经素问运气七篇讲解》人体肢体活动屈伸自如,中医叫"筋柔"。筋的作用以筋柔为正常,以筋急、筋缓为病态。

⑬王洪图等《黄帝内经素问白话解》万物柔软。

⑭郭霭春《黄帝内经素问白话解》柔软。

（3）暄（xuān）

①王冰《黄帝内经素问》温也,肝木之性也。

②马莳《黄帝内经素问注证发微》此词未具体注释。

③张介宾《类经》温暖也。

④张志聪《黄帝内经集注》此词未具体注释。

⑤高士宗《黄帝素问直解》日暖曰暄,春时天日始暖,故其性为暄。

⑥黄元御《黄元御医书全集》此词未具体注释。

⑦张琦《素问释义》此词未具体注释。

⑧高亿《黄帝内经素问详注直讲全集》〔注〕明也。

⑨孟景春等《黄帝内经素问译释》温暖。

⑩任廷革《任应秋讲〈黄帝内经〉素问》此词未具体注释。

⑪张灿玾等《黄帝内经素问校释》温暖。

⑫方药中等《黄帝内经素问运气七篇讲解》从字义上讲,有温暖之义。温暖是春天的气候特点。

⑬王洪图等《黄帝内经素问白话解》温暖的意思。

⑭郭霭春《黄帝内经素问白话解》温暖。

（4）眚（shěng）

①王冰《黄帝内经素问》大风暴起,草偃木坠。（〔新校正云〕按《气交变大论》云:其灾散落。）

②马莳《黄帝内经素问注证发微》此词未具体注释。

③张介宾《类经》灾也。

④张志聪《黄帝内经集注》此词未具体注释。

⑤高士宗《黄帝素问直解》灾害也。

⑥黄元御《黄元御医书全集》此词未具体注释。

⑦张琦《素问释义》此词未具体注释。

⑧高亿《黄帝内经素问详注直讲全集》〔注〕灾也。

⑨孟景春等《黄帝内经素问译释》灾害之义。

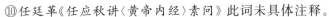

⑩任廷革《任应秋讲〈黄帝内经〉素问》此词未具体注释。

⑪张灿玾等《黄帝内经素问校释》灾的意思。

⑫方药中等《黄帝内经素问运气七篇讲解》过失之意,此指灾害。

⑬王洪图等《黄帝内经素问白话解》shěng,音省,灾害的意思。

⑭郭霭春《黄帝内经素问白话解》灾害。

(三)语句阐述

(1)帝曰:寒暑燥湿风火,在人合之奈何? 其于万物,何以生化?

①王冰《黄帝内经素问》合,谓中外相应。生,谓承化而生。化,谓成立众象也。

②马莳《黄帝内经素问注证发微》此言天外旋转,大气六入地中,生化人物,其在人脏腑形体则合,其在万物则有以生化之也。

③张介宾《类经》此明人身之表里,万物之化生,皆合乎天地之气也。

④张志聪《黄帝内经集注》此节论天地之气而合于人民万物。

⑤高士宗《黄帝素问直解》天地人万物,皆有寒暑燥湿风火之六气,故举六气之合于人,而化生万物以问。

⑥黄元御《黄元御医书全集》天有六气,人秉天气而生,亦当有此六气,何以合之? 而六气之于万物,其初生化之理又如何?

⑦张琦《素问释义》此句未具体注释。

⑧高亿《黄帝内经素问详注直讲全集》〔批〕此举五方之气味形色,性用德化政令等,以明六气之通乎天地人物也。

〔讲〕黄帝曰:天有寒暑燥湿风火之六气,运行不息,与人脏腑内外无不应合者,将奈之何? 且于万物生长收藏,生生化化之理并育不害,不知果何所以而能如是乎?

⑨孟景春等《黄帝内经素问译释》黄帝道:天之寒暑燥湿风火六气,在人体怎样配合呢? 对于万物的生化关系又怎样呢?

⑩任廷革《任应秋讲〈黄帝内经〉素问》此句未具体注释,总体概括此段为:(提要)风木之气对肝的影响。

⑪张灿玾等《黄帝内经素问校释》黄帝说:寒暑燥湿风火六气,与人体怎样应合呢? 对于万物的生化,又有什么关系呢?

⑫方药中等《黄帝内经素问运气七篇讲解》"寒暑燥湿风火",即指天之六气。"在人合之",即指自然气候变化,亦即六气变化与人体的生理及病理生理变化方面的关系和影响。"其于万物",指自然气候变化与自然界各种物化现象的关系。全句意即自然气候变化与自然界各种物化现象包括人体生理及病理生理现象密切相关。"合之奈何"及"何以生化"是作为问话提出,其意在于要求就六气与自然界一切物化现象加以具体化。在这一小节中,指出了自然气候变化是一切生命现象的基础,把六气摆在了主导的地位。质言之,也就是没有自然界正常的气候变化,也

就没有人,没有物,没有生命。这是对前篇中所提到的"太虚寥廓,肇基化元,万物资始,五运终天,布气真灵,摠统坤元"一段进一步的阐发,也是中医学中天地人合一以及原文如何对自然现象取类比象的理论基础。

⑬王洪图等《黄帝内经素问白话解》黄帝说:寒、暑、燥、湿、风、火六气是怎样与人体的生理和病理相配合的?这六气与万物的生化又有什么联系呢?

⑭郭霭春《黄帝内经素问白话解》黄帝道:天的寒、暑、燥、湿、风、火六气,在人体怎样与之相合呢?它们对于万物又是怎样孕育生化的呢?

(2)岐伯曰:东方生风,风生木,木生酸,酸生肝,肝生筋,筋生心。

①王冰《黄帝内经素问》东者日之初,风者教之始,天之使也,所以发号施令;故生自东方也。景霁山昏,苍埃际合,崖谷若一,巉岏之风也。黄白昏埃,晚空如堵,独见天垂,川泽之风也。加以黄黑,白埃承下,山泽之猛风也。阳升风鼓,草木敷荣,故曰风生木也。此和气之生化也,若风气施化则飘扬敷拆,其为变极则木拔草除也。运乘丁卯、丁丑、丁亥、丁酉、丁未、丁巳之岁,则风化不足。若乘壬申、壬午、壬辰、壬寅、壬子、壬戌之岁,则风化有余于万物也。(〔新校正云〕详王(冰)注以丁壬分运之有余不足。或者以丁卯、丁亥、丁巳、壬申、壬寅五岁,为天符、同天符、正岁会,非有余不足,为平木运,以王注为非,是不知大统也。必欲细分,虽除此五岁,亦未为尽。下文火土金水运等,并同此。)万物味酸者,皆始自木气之生化也。酸味入胃,生养于肝藏。酸味入肝,自肝藏布化,生成于筋膜也。酸气荣养筋膜毕已,自筋流化,乃入于心。

②马莳《黄帝内经素问注证发微》东方生风者,天六人之风,居东方地体中,为生生之始也,自风而生木、酸、肝、筋、心矣。

③张介宾《类经》此东方之生化也。明此者,可以治肝补心。

④张志聪《黄帝内经集注》五方生天之五气,五气生地之五行,五行生五味而生五藏,五藏生外合之五体,盖人秉天地五方之气味而生成者也。

⑤高士宗《黄帝素问直解》此下皆申明六气合于人身,而化生万物之意。文同《阴阳应象大论》,解在本篇。

⑥黄元御《黄元御医书全集》在天为风,玄生神也。在地为木,其味为酸,化生五味也。在脏为肝,人之合于风木也。风生木,木生酸,酸生肝,肝生筋,筋生心,是其于万物之生化也。

⑦张琦《素问释义》此句未具体注释。

⑧高亿《黄帝内经素问详注直讲全集》〔注〕东方生风者,东方为生生之始,凡性用德化政令,皆本乎风,而内合人之肝气者也。

〔讲〕岐伯对曰:此寒暑六人之气,循环周流,五方各应,以显生化之权者也。试以东方言之,盖东方之气,发则生风,风动木生,木曲直而作酸,故生酸。酸味入脏,则生肝,肝气发荣,则生筋。筋属木,木为火之母,故筋生心也。

⑨孟景春等《黄帝内经素问译释》岐伯说:东方傍海而多风,所以说东方生风,

风气能使在地木气生长,木气能生酸味,酸味能滋养肝脏,肝的阴血能营养筋膜,肝与筋膜和调能使心气旺盛。

⑩任廷革《任应秋讲〈黄帝内经〉素问》此句未具体注释,总体概括此段为:(提要)风木之气对肝的影响。

⑪张灿玾等《黄帝内经素问校释》岐伯说:东方应春而生风,春风能使木类生长,木类生酸味,酸味滋养肝脏,肝滋养筋膜,肝气输于筋膜,其气又能滋养心脏。

⑫方药中等《黄帝内经素问运气七篇讲解》本节及以下各节均是承上文而言。上文要求就风火湿燥寒等气候变化与自然界一切物化现象,包括人体在内的生命现象加以联系并具体化。本节以下即是对上述现象加以具体联系并总结其规律。这个总结是在对客观自然现象进行长期周密地观察中作出的,是古人与自然界做斗争及生活实践的经验总结。它首先就自然加以定位,即以东南西北中五方为基础,联系与这五个方位有关的一切自然物化,包括人体在内的各种现象,运用五行学说加以经验归类。这一归类虽然非常广泛,但仍属举例性质。其具体方法也就是在《天元纪大论》中一开始就提出来的:"天有五行,御五位,以生寒暑湿燥风,人有五脏,化五气,以生喜怒思忧恐。"本节首先确定方位是东方,东方多风,因此便把风与东方联系起来归为一类。这就是原文所谓的"东方生风"。由于植物的萌芽生长与风密切相关,因此便又把风与木联系起来归为一类,这就是原文所谓的"风生木"。由于植物生长出来的果实多有酸味,因此便又把木与酸联系起来归为一类,这就是原文所谓的"木生酸"。由于酸味根据中医临床经验又与藏象学说中的肝密切相关,肝病常表现为反酸、喜酸,治疗肝病的药物常为酸味,因此便又把酸与肝联系起来归为一类,这就是原文中所谓的"酸生肝"。由于在临床观察中发现人体五脏中的肝又常与五体中的筋密切相关,肝有病常可表现为拘急痉挛或肢体屈伸不利,筋病常是肝病的外在表现,因此便又把肝与筋联系起来,归为一类。这就是原文中所谓的"肝生筋"。由于在临床观察中发现肝与心之间,肝对心有资生助长的作用,在治疗上补肝也就可以补心,因此便又把肝与心联系起来。这就是原文所谓的"肝生筋,筋生心"。从以上举例可以看出,本节是以寒暑燥湿风五气为基础,广泛联系其与人体、万物的生化关系进行归类。其具体方法就是列举自然方位,其次联系万物生长变化,再次联系人体脏腑及其所属器官,最后联系本方位、本物体、本脏腑与它方位、它物体、它脏腑之间的关系。这也就是《素问·五脏生成篇》中所谓的:"五脏之象,可以类推。"也就是一般所说的"取类比象"。而"取类比象"的物质基础,则又是根据客观存在的自然界现象,是从生活实践中周密观察和认真总结而来。

⑬王洪图等《黄帝内经素问白话解》岐伯说:东方与春季相应,阳气开始上升,是风气发生的地方,风能使草木欣欣向荣。木气能产生酸味,酸味能滋养肝脏,肝脏的气血能营养筋。在五行关系中,木能生火,而心属火,所以说 筋木能生心火。

⑭郭霭春《黄帝内经素问白话解》岐伯说:六气的变化,其在天为玄冥之象,在

人为适应变化之道，在地为生养之化。化能生五味，道能出智慧，玄能生神明。地有化生作用，从而产生了六气。东方是产生风的方位，风能使木气生长，木气能生酸味，酸味能够养肝，肝血能够养筋，而由于筋生于肝，肝属木，木能生火，所以筋又能养心。

（3）其在天为玄，在人为道，在地为化。化生五味，道生智，玄生神，化生气。神在天为风，在地为木，在体为筋，在气为柔，在藏为肝。

①王冰《黄帝内经素问》玄，谓玄冥也。丑之终，东方白。寅之初，天色反黑，太虚皆暗，在天为玄象可见。（〔新校正云〕详在天为玄至化生气七句，通言六气五行生化之大法，非东方独有之也。而王注玄谓丑之终寅之初天色黑，则专言在东方，不兼诸方，此注未通。）正理之道，生养之政化也。化，生化也。有生化而后有万物，万物无非化气以生成者也。金玉土石，草木菜果，根茎枝叶，花谷实核，无识之类，皆地化生也。智，正知也，虑远也。知正则不疑于事，虑远则不涉于危，以道处之，理符于智。《灵枢经》曰：因虑而处物谓之智。神用无方，深微莫测，迹见形隐，物鲜能期。由是则玄冥之中，神明栖据，隐而不见，玄生神明也。飞走蚑行，鳞介毛倮羽，五类变化，内属神机，虽为五味所该，然其生禀则异，故又曰化生气也。此上七句，通言六气五行生化之大法，非东方独有之也。（〔新校正云〕按《阴阳应象大论》及《天元纪大论》无化生气一句。）鸣紊启坼，风之化也。振拉摧拔，风之用也。岁属厥阴在上，则风化于天；厥阴在下，则风行于地。长短曲直，木之体也。干举机发，木之用也。维结束络，筋之体也。缱纵卷舒，筋之用也。木化宣发，风化所行，则物体柔耎。肝有二布叶，一小叶，如木甲拆之象也。各有支络，脉游于（守）中，以宣发阳和之气，魂之宫也。为将军之官，谋虑出焉。乘丁岁，则肝藏及经络先受邪而为病也。胆府同。

②马莳《黄帝内经素问注证发微》此句未具体注释。

③张介宾《类经》气由化生，物因气化也。此下二节，与天元纪大论同，凡此篇文义与前篇《阴阳应象大论》相同者，注皆见前。后准此。得木化者，其气柔耎筋之类也。

④张志聪《黄帝内经集注》此言阴阳不测之变化，运行于天地之间为玄为道为化，为有形之五行五体五藏，皆神用无方之妙用也。柔者，风木之气柔耎也。

⑤高士宗《黄帝素问直解》此则曰，化生气，化生五味之气也，在气为柔，风木之气柔和也。

⑥黄元御《黄元御医书全集》在天为风，玄生神也。在地为木，其味为酸，化生五味也。在脏为肝，人之合于风木也。

⑦张琦《素问释义》木气本柔，其刚劲者，木之变也。

⑧高亿《黄帝内经素问详注直讲全集》〔注〕东方生风者，东方为生生之始，凡性用德化政令，皆本乎风，而内合人之肝气者也。

〔讲〕然其间有五风、五行、五味、五脏、五气、五色，与夫性用德化政令，以及七情之偏,分应五方而各胜者,则不得不即天地人物而剖论之。彼四时阴阳之气,其在天则为玄运,在人则为常道,在地则为变化,化成则形气,备而生五味。道立则灵明具而生智慧,玄运则影响莫测而生神明,变化则四体成而生形气者也。且东方之神,在天则应天之玄气而为风,在地则象巽之变化而为木,及至于人则道无不该,非但在全体之中而为筋,在气质之间而为柔,在五脏之内而为肝。

⑨孟景春等《黄帝内经素问译释》柔:指物体柔软,如草木倮虫之类。王冰:"木化宣发,风化洱行,则物体柔软。"

六气的变化,在天使天保持无穷的力量,在人使人了解事物变化的规律,在地使地生化万物。地有生化,能化生五味,人能了解事物的变化规律,就能生出智慧,天保持了无穷的力量,就能使它运动不息,从而产生五行六气。所以六气变化,在天是风,在地是木,在人体是筋,在物体生化是柔软,在内脏是肝。

⑩任廷革《任应秋讲〈黄帝内经〉素问》此句未具体注释,总体概括此段为:(提要)风木之气对肝的影响。

⑪张灿玾等《黄帝内经素问校释》六气在天为深远无边,在人为认识事物的变化规律,在地为万物的生化。生化然后能生成五味,认识了事物的规律,然后能生成智慧。深远无边的宇宙,生成变化莫测的神,变化而生成万物之气机。神的变化,具体表现为:在天应在风,在地应在木,在人体应在筋,在气应在柔和,在脏应在肝。

⑫方药中等《黄帝内经素问运气七篇讲解》[其在天为玄,在人为道,在地为化。化生五味,道生智,玄生神,化生气]在研究自然气候变化与万物生长、人体生理活动方面,为什么要采取取类比象的方法呢?本节作了解释。这里所说的"玄",有玄远、深远或不能完全理解之义。"在天为玄",意即天道玄妙,一时还不能弄清楚。这里所说的"道",即道理或规律。"在人为道",意即天道虽然玄远,但人总得要探索其道理,寻找其变化规律。这里所说的"化",即变化。《天元纪大论》曾对"化"字作过解释,即:"物生谓之化。""五味",主要是指可以供人食用或药用的动植物。"化生五味",即天地之间的变化可以从自然界动植物的生长变化情况反映出来。"智",即聪明才智,也就是指人的智慧。"道生智",亦即由于人的智慧就可以总结出自然变化的规律。联系上句,就是说由于人的智慧,就可以根据自然界动植物的生长变化情况来探索和总结自然界的变化规律。"玄生神"句中的"神"字,张介宾在《类经图翼·医易》中云:"存乎中者神也……寂然不动者神也……见可而进,知难而退,我之神也……春夏为岁候之神……昼午为时日之神……推之于人,则仁义礼智,君子之神……乐天知命,道德之神……推之于医,则神圣工巧,得其神也……精进日新,志惟神也……察之形声,则坚凝深遽,形之神也……长洪圆亮,声之神也……诊之脉色,则绵长和缓,脉之神也……清苍明净,色之神也……"这就是说所谓"神",质言之,就是指整个自然界中包括人体在内的一切生命活动的正常外在表现。"化生气"的"气"字,指作用或功能。前后加以联系,这就是说自然界变化的道理虽然极其复杂而深远,当前一时还弄不很清楚,但是由于它本身的变化和运

行规律总可以通过对土地上的各种物化现象表现出来,因此也就可以根据自然界中各种物化现象来探索其内在实质,总结其变化规律。这就是中医学在研究自然变化的规律时,为什么要采取取类比象的观察、认识和说理方法。

[神在天为风,在地为木]前节已述及,神,是指自然界包括人体在内的正常变化的外在表现。本节及以下各节即具体介绍这些表现,并以天之六气和地之五行为中心加以经验归类。风是天之六气之一。一年四季之中,以春季为多风季节,而春主生,自然界的植物一般均在每年春季开始萌芽生长。因此,古人从经验中把六气中之风与五行中之木联系起来,归属一类,认为这是天地间一种正常物候现象。这就是原文所谓的"神在天为风,在地为木"。

[在体为筋,在气为柔,在脏为肝]筋,是人的五体之一。所谓"五体",指人体的皮、肉、筋、脉、骨,亦即构成人体身躯的五种组织。筋,指人体的筋腱。古人认为人体肢体的活动与筋腱的作用密切相关。人体肢体的拘急痉挛,中医叫"筋急"。人体肢体的弛缓瘫痪,中医叫"筋缓"。人体肢体活动屈伸自如,中医叫"筋柔"。筋的作用以筋柔为正常,以筋急、筋缓为病态。由于筋的作用主屈伸,而屈伸运动在藏象上属于肝的作用,所谓:"肝者,罢极之本。"(《素问·六节藏象论》)筋的作用,可以视为肝的作用的外在表现,因此,原文谓:"在体为筋,在气为柔,在脏为肝。"把筋和肝归为一类。由于在五行的概念中,"木曰曲直",而"木"又与六气中的"风"密切相关,因此,又把"风""木"与"筋""肝""柔"等联系起来。

⑬王洪图等《黄帝内经素问白话解》风的力量是非常强大的,它在天便表现为幽深玄远,变化无穷;在人便表现为能够掌握事物发展变化的规律;在地则表现为能使万物生化不息。地的生化作用,就能生成具有五种滋味的物质。人能掌握事物发展变化的规律,就能产生无穷尽的聪明智慧。天幽深玄远,变化无穷,具有神妙莫测的无限力量,因而产生了五运六气。它在天为六气中的风气,在地是五行中的木气,在人体是五体中的筋,风木之气可使万物柔软,其在内脏是五脏中的肝。

⑭郭霭春《黄帝内经素问白话解》它在天,是为风,在五行是为木,在人体中是为筋,在物体生化是柔软,在五脏中是为肝。

(4)其性为暄,其德为和,其用为动,其色为苍,其化为荣,其虫毛,其政为散,其令宣发,其变摧拉,其眚为陨,其味为酸,其志为怒。

①王冰《黄帝内经素问》暄,温也,肝木之性也。敷布和气于万物,木之德也。(〔新校正云〕按《气交变大论》云:其德敷和。)风摇而动,无风则万类皆静。(〔新校正云〕按木之用为动,火太过之政亦为动,盖火木之主暴速,故俱为动。)有形之类,乘木之化,则外色皆见薄青之色。今东方之地,草木之上,色皆苍。遇丁岁,则苍物皆白及黄,色不纯也。荣,美色也。四时之中,物见华荣,颜色鲜丽者,皆木化之所生也。(〔新校正云〕按《气交变大论》云:其化生荣。)万物发生,如毛在皮。发散生气于万物。(〔新校正云〕按《气交变大论》云:其政舒启。详木之政散,平木之政发散,木太过之政散,土不及之气散,金之用散落,木之灾散落,所以为散之异有六,而

散之义惟二,一谓发散之散,是木之气也;二谓散落之散,是金之气所为也。)阳和之气,舒而散也。摧,拔成者也。(〔新校正云〕按《气交变大论》云:其变振发。)陨,坠也。大风暴起,草泯木坠。(〔新校正〕按《气交变大论》云:其灾散落。)夫物之化之变而有酸味者,皆木气之所成败也。今东方之野,生味多酸。怒,直声也。怒所以威物。

②马莳《黄帝内经素问注证发微》凡东方性用德化政令之类,皆本手风,而内合人之肝气者也。

③张介宾《类经》暄,温暖也。肝为阴中之阳,应春之气,故其性暄。暄音萱。春阳布和,木之德也。春风动摇,木之用也。浅青色也。物色荣美,木之化也。毛虫丛植,得木气也。阳散于物,木之政也。〔按〕散义有二:一曰升散,木气之升也;一曰散落,金气之杀也。宣扬升发,春木令也。摧拉,损折败坏也。风气刚强,木之变也。摧,坐陪切。拉音腊。眚,灾也。陨,坠落也,木兼金化,陨为灾也。眚,诗梗切。陨音允。

④张志聪《黄帝内经集注》性者,五行之性也。德化者,气之祥也。政令者,气之章也。变眚者,气之易也。用者,体之动也。毛虫,木森森之气也。

⑤高士宗《黄帝素问直解》日暖曰暄,春时天日始暖,故其性为暄。阳和始布,故其德为和。性暄德和,气机旋转,故其用为动。彼苍者天,色之青也。其化为荣,物始生也。其虫毛,森森之象也。散,敷布也,其政敷布,则其令宣发。摧拉,解散也。陨,崩墜也。眚,灾害也。其变摧拉,则其眚为陨。曲直作酸,故其味为酸。肝志善怒,故其志为怒。

⑥黄元御《黄元御医书全集》此句未具体注释。

⑦张琦《素问释义》义详《阴阳应象论》。

⑧高亿《黄帝内经素问详注直讲全集》〔注〕暄,明也。和,柔也。动,发动。荣,华泽。毛虫,属木。散,气升而散也。宣发者,万物发生也。变,气变也。摧,挝也,挫也。拉,折也,败也。眚,灾也。陨,坠也。

〔讲〕即其木之性,亦清明而为暄;木之德,亦调和而为柔;木之用,亦发散而为动;木之色,亦深青而为苍;木之化,亦华泽而为荣。更其虫之象乎木也,则为毛,如万物之营养;其政之象乎木也,则为散,如万物之始生;其令之象乎木也,则为宣发,如万物之发荣滋长。其受木气而为变动也,则善摧挫拉败;其感木运而为灾眚也,则善陨坠而落。神之莫测至矣哉!若以化生味论,在味则物由木变而为酸。以道生智论,在志则肝为将军而生怒。但怒者,人之情也。

⑨孟景春等《黄帝内经素问译释》暄:温暖。虫:泛指动物。《大戴礼记·曾子天圆》:"毛虫之精者曰麟,羽虫之精者曰凤,介虫之精者曰龟,鳞虫之精者曰龙,倮虫之精者曰圣人。"政、令:令,有行使权力之义。政,为统率和管理的意思。政与令是指气候变化加于万物的某些作用,比喻统治者所施行的政令。眚:灾害之义。

凡是温暖的性质,敷布阳气的功能,运动的作用,青色象征万物荣茂的力量,繁育着有毛的动物,发散生气,宣布阳和的时令,若气候变化异常而万物遭受摧残,植物的枝叶就会陨坠,物体变质而发生酸味,人发怒的情绪变化,都属于风木之气。怒甚会损伤肝,悲哀的情绪能抑制忿怒。

⑩任廷革《任应秋讲〈黄帝内经〉素问》此句未具体注释,总体概括此段为:(提要)风木之气对肝的影响。

⑪张灿玾等《黄帝内经素问校释》暄:温暖。德:得也。指气候的正常变化赋予万物之影响,如有所得的意思。虫:在此指动物的总名称。古人把动物分为五大类,称为五虫。《大戴礼记》:"有羽之虫三百六十而凤凰为之长;有毛之虫三百六十而麒麟为之长;有甲之虫三百六十而神龟为之长;有鳞之虫三百六十而蛟龙为之长;有倮之虫三百六十而圣人为之长。"政、令:指气候变化,加于万物的某些作用,比喻统治者所施行的"政""令"。摧拉:损折败坏的意思。拉,《说文》"摧也。"《玉篇》"摧折也。"眚:灾的意思。

其性为温暖,其德为平和,其功用为动,其色为青,其生化为繁荣,其虫为毛虫,其政为升散,其令为宣布舒发,其变动为摧折败坏,其灾为陨落,其味为酸,其情志为怒。

⑫方药中等《黄帝内经素问运气七篇讲解》[其性为暄]这里所说的"其"字和以下各句中所说的"其"字,是指六气中的"风",五行中的"木",五体中的"筋",五脏中的"肝"。以下各句是讲风、木、筋、肝的特点、作用、表现、与动植物生长的关系、灾变等。根据这些特点,属于自然气候变化方面的,就可以归属于"风"一类;属于自然界物化现象方面的,就可以归属于"木"一类;属于人体生理或病理变化方面的,就可以归属于"筋"或"肝"一类。这些都是古人就实践中的观察,以五行概念为中心所做的经验归类。

"性",此处是指气候性质的寒热温凉。一年四季的气候,春温、夏热、秋凉、冬寒。暄,从字义上讲,有温暖之义。温暖是春天的气候特点。春与风密切相关,与木密切相关,归为一类,因此原文谓:"其性为暄。"

[其德为和]"德",是哲学上的术语,义为各种具体事物的特殊性质或特殊规律。《管子·心术上》谓:"德者,道之舍。""和",指和平或缓和。此处可理解为气候上的不冷不热。"其德为和",即指春季在气温上的特点为温暖,风的作用比较温和,风和日暖,是万物萌芽生长所必须具有的自然条件。

[其用为动]"用",指作用;"动",指运动。"其用为动",指风、木、筋、肝等作用均与运动密切相关。前已述及,事物的变化来源于运动,所谓:"成败倚伏生于动,动而不已则变作矣。"(《素问·六微旨大论》)这就是说,在自然气候变化方面与风密切相关,在植物的生长方面与木本身的季节性密切相关,在人体的运动方面与人体中的"筋"密切相关,在人体生理及病理生理活动方面与肝的作用密切相关。

[其色为苍]苍,即青色,代表木色,凡事物外观为青色,均可以和风、木、筋、肝联系起来,例如肢体出现拘急痉挛患者,面色常出现青色。肝病晚期患者,亦常出

现青黯面色。任何疾病如出现青色外观,临床上即可以诊断为病位在肝,这是古人经验的总结。

[其化为荣]化,指变化,此处可解释为化生,亦即前节所谓的:"在地为化,化生五味。"这是指自然界生物的生长变化现象。荣,指繁盛,"其化为荣",是指生长茂盛。这就是说,从自然界物化现象来说,生长茂盛与春有关,与温暖和风有关。从人体运动现象来说,气血流畅,生机旺盛与筋有关,与肝有关。

[其虫毛]虫,是泛指自然界中的动物。《大戴礼》谓:"有羽之虫,三百六十而凤凰为之长;有毛之虫,三百六十而麒麟为之长;有甲之虫,三百六十而神龟为之长;有鳞之虫,三百六十而蛟龙为之长;有倮之虫,三百六十而圣人为之长。"这就是说,凤凰等多种长羽毛的动物叫羽虫,麒麟等多种长毛的动物叫毛虫,乌龟等多种身长介壳的动物叫甲虫,蛟龙等身上长鳞甲的动物叫鳞虫,人类等身上无甲无鳞无壳、皮肤光滑的动物叫倮虫。羽虫、毛虫、介虫、鳞虫、倮虫,中医统称"五虫"。认为其胎孕生长与气候变化有一定关系。这里所说的"其虫毛",就是说身上多毛的动物,其胎孕生长与温和气候及多风季节以及地区有一定关系。

[其政为散,其令宣发]政,指职能。令,指时令,即季节。散,高世栻解释"散,敷布也"。宣发,即宣通、生发。全句之意是:从自然界气候变化来说,春暖风和之令,万物因阳气的敷散宣通而生发;从人体生理及病理生理变化来说,人体因肝的敷散疏泄作用而气血宣通。

[其变摧拉,其眚为陨]变,指反常的变化。眚(shěng 音省)过失之意,此指灾害。摧拉,指崩溃。陨,指陨灭。"其变摧拉,其眚为陨",其意是:从自然气候变化来说,春季温热太过,风太大不是和风而是狂风,那就不但不能有助于植物的萌芽生长,反而会使萌芽新生的植物死亡成为灾害。从人体生理及病理生理变化来说,筋的作用过度紧张,不但不能使人体肢体活动正常,反而会出现拘急痉挛、惊痫抽搐的"筋急"现象;肝的作用过亢,疏泄太过,不但不能使气血流畅,反而可因肝阳上亢而出现卒倒眩仆,危及生命。

[其味为酸]酸,即酸味。由于植物果实多数均具酸味,因此酸为木之味。由于天之六气中的风,人之五体中的筋,五脏中之肝,其在五行归类上均属木类,因此凡在临床表现上出现酸感觉的一切表现,例如:反酸、身酸痛等,在病机上均可考虑肝、筋、风的问题。

[其志为怒]志,指人的精神情志。"其志为怒",指人之所以发怒,与肝的作用失调有关。

⑬王洪图等《黄帝内经素问白话解》暄:温暖的意思。虫:在此指动物的总称。眚:shěng,音省,灾害之义。

风木之气的性质温暖,它的品德属于和平,它的功能特点是动摇,它的颜色是苍青,它的变化结果是使万物欣欣向荣。风木之气养殖的动物,属于有毛的一类。它的作用是升散,它的时令气候特点是宣散温和。风木之气的异常变化,能使万物

第二章 五运行大论篇

受到摧残。它所造成的灾害,可以使草木折损败坏。它在滋味上属于酸味,在情志上属于忿怒。

⑭郭霭春《黄帝内经素问白话解》它的性质温暖,它的本质属于平和,它的功能属于运动,它的颜色属于苍青,它的变化属于荣美,它在动物中属于兽类,它在作用上属于发散,它在时令上属于宣布阳和,它在变动上易受摧折,它的危害表现为陨坠,它在气味上届于酸类,它在情志上属于忿怒。

(5)怒伤肝,悲胜怒;风伤肝,燥胜风;酸伤筋,辛胜酸。

①王冰《黄帝内经素问》凡物之用极,皆自伤。怒发于肝,而反伤肝藏。悲发而怒止,胜之信也。(〔新校正云〕详五志悲当为忧,盖忧伤意悲伤魂,故云悲胜怒也。)亦犹风之折木也。风生于木而反折之,用极而衰(守)。(〔新校正云〕按《阴阳应象大论》云:风伤筋。)风自木生,燥为金化,风余则制之以燥,肝盛则治之以凉,凉清所行,金之气也。酸泻肝气,泻甚则伤其气。《灵枢经》曰:酸走筋,筋病无多食酸。以此尔。走筋,谓宣行其气速疾也。气血肉骨同。(〔新校正云〕详注云《灵枢经》云,乃是《素问·宣明五气篇》文。按《甲乙经》以此为《素问》,王云《灵枢经》者误也。)辛,金味,故胜木之酸,酸余则胜之以辛也。

②马蒔《黄帝内经素问注证发微》故肝居左,象风之生于东;筋为屈伸,象风之动也。

③张介宾《类经》此东方之性用德化政令,皆本乎木,而内合人之肝气者也,故肝主于左。

④张志聪《黄帝内经集注》夫天有五行御五位,以生寒暑燥湿风;人有五藏化五气,以生喜怒忧思恐。是人秉五气五味所生,而复伤于五气五志,犹水之所以载舟,而亦所以覆舟也。是以上古之人,饮食有节,起居有常,顺天地之变易,以和调其阴阳,故能苛疾不起,而常保其天命。今时之人,能知岁运之变迁,避胜复之灾眚,不唯可以治人,而亦可以养生。推而广之,可以救斯民于万世,功莫大焉。

⑤高士宗《黄帝素问直解》而怒则伤肝。悲者,忧之类,肺之情,金能平木,故悲胜怒。风气伤肝,而燥胜风。酸味伤筋,而辛胜酸,皆金能平木之意。

⑥黄元御《黄元御医书全集》悲者肺之志,燥者肺之气,辛者肺之味,悲胜怒,燥胜风,辛胜酸,肺金克肝木也。

⑦张琦《素问释义》义详《阴阳应象论》。

⑧高亿《黄帝内经素问详注直讲全集》〔讲〕怒伤肝者,木失其道也,非金无以克制。悲为肺志,则胜怒者,其惟悲乎。风者,天之气也,过于风,则木气乘其玄运,筋为风郁。风伤筋者,木盛故也,非金何以能制?燥为金气,故胜风非燥不可。酸者,地之味也,过于酸,则木味助其风化,而肝难生筋。酸伤筋者,亦是木盛,非金亦无由制。辛为金味,故胜酸,非辛莫能。

⑨孟景春等《黄帝内经素问译释》怒甚会损伤肝,悲哀的情绪能抑制忿怒;风气能损害肝,燥气能克制风气;酸味太过会伤害筋,辛味能克制酸味。

⑩任廷革《任应秋讲〈黄帝内经〉素问》此句未具体注释,总体概括此段为:(提要)风木之气对肝的影响。

⑪张灿玾等《黄帝内经素问校释》怒能伤肝,悲哀能抑制怒气;风气能伤肝,燥气能克制风气;酸味能伤筋,辛味能克制酸味。

⑫方药中等《黄帝内经素问运气七篇讲解》"怒伤肝",指人在发怒的情况下又可以反过来使肝受到损害。悲,指悲哀,也是指人的精神变化。"悲胜怒",指人在发怒的过程中,如果遇到了悲哀的事,其怒气可以自然消失转化。风,指气候变化。"风伤肝",指自然界风的变化严重反常影响人体时,由于风与肝属于一类,所以首先伤害人体的肝。燥,也是指气候变化,指气候干燥时,风力常常就变小。辛,五味之一。辛辣味的食物或药物可以使酸味减轻或消失。将以上一段加以归纳,说明了两方面的问题:其一,自然界气候的严重反常及人体本身精神情志的极度变化,都可以使人体相应的器官受到损害发生疾病。这就是原文所谓的"怒伤肝","风伤肝"。其二,发生变化之后,自然界本身可以自己调节恢复其正常变化。这就是原文中所谓的"燥胜风"。人体本身也可以因情志的变化、饮食的变化而出现自稳调节,恢复稳定。因而在治疗上也就可以利用上述情况而进行主动的治疗,例如临床对于癫狂病人采用七情相胜的精神疗法。一般疾病食疗药疗上的"五味和合"等都是在这一思想指导下的具体运用。这也就是原文中所谓的"悲胜怒","辛胜酸"。中医理论中,则以五行相胜的规律来加以解释和归纳。

⑬王洪图等《黄帝内经素问白话解》发怒太过会伤害肝脏,但悲哀的情绪能够制约忿怒;风气太过也会伤害肝脏,但燥气能够克制风气;酸味太过伤害筋,但辛味能够抑制酸味。

⑭郭霭春《黄帝内经素问白话解》发怒会损伤肝。悲哀的情绪能够抑制忿怒;风气能够伤肝,燥气能够克制风气;酸味太过会伤害筋,辛味能克制酸味。

## 第九解

(一)内经原文

南方生热,热生火,火生苦,苦生心,心生血,血生脾。其在天为热,在地为火,在体为脉,在气为息,在藏为心。其性为暑,其德为显,其用为躁,其色为赤,其化为茂,其虫羽,其政为明,其令郁蒸,其变炎烁,其眚燔焫,其味为苦,其志为喜。喜伤心,恐胜喜;热伤气,寒胜热;苦伤气,咸胜苦。

(二)字词注释

(1)息

①王冰《黄帝内经素问》长也。

②马莳《黄帝内经素问注证发微》此词未具体注释。

③张介宾《类经》血气和平,息之调也。

④张志聪《黄帝内经集注》火气之蓄盛也。

⑤高士宗《黄帝素问直解》呼吸之息，乃阳热之气也。

⑥黄元御《黄元御医书全集》此词未具体注释。

⑦张琦《素问释义》息，长也。

⑧高亿《黄帝内经素问详注直讲全集》此词未具体注释。

⑨孟景春等《黄帝内经素问译释》生长的意思。王冰："息，长也。"《礼记·月令》注："阳生为息。"

⑩任廷革《任应秋讲〈黄帝内经〉素问》此词未具体注释。

⑪张灿玾等《黄帝内经素问校释》在此指阳气生长。《礼记·月令》注："阳生为息。"王冰注："息，长也。"

⑫方药中等《黄帝内经素问运气七篇讲解》作呼吸解。一次呼吸叫做一息。气血在经脉中流通运转，中医认为与呼吸密切相关。《灵枢·五十营》谓："人一呼，脉再动，气行三寸，一吸，脉亦再动，气行三寸，呼吸定息，脉行六寸……一万三千五百息，气行五十营于身，水下百刻，日行二十八宿，漏水皆尽，脉终矣。"

⑬王洪图等《黄帝内经素问白话解》万物生长繁茂。

⑭郭霭春《黄帝内经素问白话解》生长。

（2）燔（fán）焫（ruò）

①王冰《黄帝内经素问》燔焫山川，旋及屋宇，火之灾也。（〔新校正云〕按《气交变大论》云：其灾燔焫。）

②马莳《黄帝内经素问注证发微》此词未具体注释。

③张介宾《类经》燔焫，焚烧，火之灾也。燔音烦。焫，如岁切。

④张志聪《黄帝内经集注》炎烁燔焫，热之极也。

⑤高士宗《黄帝素问直解》火热之极也。

⑥黄元御《黄元御医书全集》此词未具体注释。

⑦张琦《素问释义》蕃盛也。

⑧高亿《黄帝内经素问详注直讲全集》〔注〕燔，炙也。焫，烧也。

⑨孟景春等《黄帝内经素问译释》此词未具体注释。

⑩任廷革《任应秋讲〈黄帝内经〉素问》此词未具体注释。

⑪张灿玾等《黄帝内经素问校释》焚烧。

⑫方药中等《黄帝内经素问运气七篇讲解》燔（fán音凡）义为焚烧；焫（ruò音弱），同爇，亦为焚烧之义。

⑬王洪图等《黄帝内经素问白话解》大火焚烧。

⑭郭霭春《黄帝内经素问白话解》大火燃烧之意。

（三）语句阐述

（1）南方生热，热生火，火生苦，苦生心，心生血，血生脾。

①王冰《黄帝内经素问》阳盛所生，相火、君火之政也。太虚昏翳，其若轻尘，山川悉然，热之气也。大明不彰，其色如丹，郁热之气也。若行云暴升，莛然叶积，

乍盈乍缩,崖谷之热也。热甚之气,火运盛明,故曰热生火。火者,盛阳之生化也,热气施化则炎暑郁燠,其为变极则燔灼销融。运乘癸酉、癸未、癸巳、癸卯、癸丑、癸亥岁,则热化不足。若乘戊辰、戊寅、戊子、戊戌、戊申、戊午岁,则热化有余。火有君火、相火,故曰热生火,又云火也。物之味苦者,皆始自火之生化也。甘物遇火,体焦则苦,苦从火化,其可征也。苦物入胃,化入于心,故诸癸岁则苦化少,诸戊岁则苦化多。苦味自心化已,则布化生血脉。苦味营血已,自血流化,生养脾也。

②马莳《黄帝内经素问注证发微》此句未具体注释。

③张介宾《类经》此南方之生化也。明此者,可以治心补脾。

④张志聪《黄帝内经集注》此句未具体注释。

⑤高士宗《黄帝素问直解》解见《阴阳应象大论》。

⑥黄元御《黄元御医书全集》此句未具体注释,总体概括此段为:人之合于热火,热火之生化如此。余同上文类推之。

⑦张琦《素问释义》此句未具体注释。

⑧高亿《黄帝内经素问详注直讲全集》〔注〕南方生热者,南方为盛长之时。凡性用德化政令皆本乎热,而内合人心之气者也。

〔讲〕试以南方言之,盖南方之气发则生热,热为火气,热极则火生。火炎上而作苦,故生苦。苦味入脏则生心,心气发荣,则生血。血属火,火为土之母,故血生脾也。

⑨孟景春等《黄帝内经素问译释》南方是气候较热的地方,所以说南方生热,热气能使在地的火气生长,火气能生苦味,苦味能滋养心脏,心能生血脉,心血和调则脾气旺盛。

⑩任廷革《任应秋讲〈黄帝内经〉素问》此句未具体注释,总体概括此段为:(提要)火热之气对心的影响。

⑪张灿玾等《黄帝内经素问校释》南方应夏而生热,热盛则生火,火能生苦味,苦味入心,滋养心脏,心能生血,心气通过血以滋养脾脏。

⑫方药中等《黄帝内经素问运气七篇讲解》南方气候相对炎热,故曰"南方生热"。热之极曰火,热和火属于一类,故曰"热生火"。以火烧物,焦而味苦,故曰"火生苦"。在人体来说,心为君主之官,是人体中的最高主持者,人体中的生长变化无不在它的主持下进行,好像六气中火对万物的物化现象起主导作用一样。因此,古人把心归于五行概念中的火类。苦为火之味,故曰"苦生心"。"心主血",血与心密切相关,同属一类,故曰"心生血"。血的来源是由于饮食营养变化而来,饮食营养的运化与脾胃的作用密切相关,故曰"血生脾",意即血生于脾。于此说明了五方、五行、五味、五脏之间的联系,而这些联系完全是从长期反复的实践和观察中总结而来的。

⑬王洪图等《黄帝内经素问白话解》南方与夏季相应,阳气旺盛而产生热气,热就能生火。火气能产生苦味,苦味能滋养心脏,心脏能生血液。在五行关系中,

火能生土,而脾属土,所以说血火能生脾土。

⑭郭霭春《黄帝内经素问白话解》南方生热,热能使火气兴旺,火气能生苦味,苦味能够养心,心能够生血,血足能够养脾。

(2)其在天为热,在地为火,在体为脉,在气为息,在藏为心。

①王冰《黄帝内经素问》亦神化气也。暄暑郁蒸,则热之化也。炎赫沸腾,热之用也。岁属少阴、少阳在上则热化于天,在下则热行于地。光显炳明,火之体也。燔燎焦然,火之用也。流行血气,脉之体也。壅泄虚实,脉之用也。络脉同。息长也。心形如未敷莲花,中有九空,以导引天真之气,神之宇也。为君主之官,神明出焉。乘癸岁,则心与经络受邪而为病,小肠府亦然。

②马莳《黄帝内经素问注证发微》此句未具体注释。

③张介宾《类经》经络流行,脉之体也。血气和平,息之调也。心主血脉,故皆属火。

④张志聪《黄帝内经集注》息者,火气之蕃盛也。

⑤高士宗《黄帝素问直解》此则曰,在气为息,呼吸之息,乃阳热之气也。

⑥黄元御《黄元御医书全集》此句未具体注释,总体概括此段为:人之合于热火,热火之生化如此。余同上文类推之。

⑦张琦《素问释义》息,长也。

⑧高亿《黄帝内经素问详注直讲全集》〔讲〕若论其神,在天则应夏之玄气而为热,在地则象离之变化而为火,及至于人亦道无不该,非但在全体之中而为脉,在气质之间而为息,在五脏之内而为心。

⑨孟景春等《黄帝内经素问译释》息:生长的意思。王冰:"息,长也。"《礼记·月令》注:"阳生为息。"

所以六气变化在天是热,在地是火,在人体是血脉,在功用能使物体生长,在内脏是心。

⑩任廷革《任应秋讲〈黄帝内经〉素问》此句未具体注释,总体概括此段为:(提要)火热之气对心的影响。

⑪张灿玾等《黄帝内经素问校释》息:在此指阳气生长。《礼记·月令》注:"阳生为息。"王冰注:"息,长也。"

变化莫测的神,其具体表现为:在天应在热,在地应在火,在人体应在脉,在气应在阳气生长,在脏应在心。

⑫方药中等《黄帝内经素问运气七篇讲解》〔在天为热,在地为火〕热是天之六气之一,故曰"在天为热"。火是五行之一,热与火在性质上同属一类,热极就可以生火,故曰:"在天为热,在地为火。"

〔在体为脉,在气为息,在脏为心〕脉,就是经脉,是人体气血流通之道,是人的五体之一。"在气为息"一句中之"息"字,作呼吸解。一次呼吸叫做一息。气血在经脉中流通运转,中医认为与呼吸密切相关。《灵枢·五十营》谓:"人一呼,脉再动,气行三寸,一吸,脉亦再动,气行三寸,呼吸定息,脉行六寸……一万三千五百息,气行五十营于身,水下百刻,日行二十八宿,漏水皆尽,脉终矣。"所以原文谓:"在气为息。""心主脉",脉与心密切相关,同属一类,故曰"在脏为心"。这样就把心、脉、息、同前面讲的南方、火、苦、血等自然地联系起来。

⑬王洪图等《黄帝内经素问白话解》火热之气的力量是非常强大的,它在天为六气中的热气,在地是五行中的火气,在人体是五体中的脉,火热之气可使万物生长繁茂,其在内脏是五脏中的心。

⑭郭霭春《黄帝内经素问白话解》息:生长。

它在天的六气中是为热,在地的五行中是为火,在人体是为血脉,在功用能使物体生长,在内脏是为心。

(3)其性为暑,其德为显,其用为躁,其色为赤,其化为茂,其虫羽,其政为明,其令郁蒸,其变炎烁,其眚燔焫,其味为苦,其志为喜。

①王冰《黄帝内经素问》暑,热也,心之气性也。明显见象,定而可取,火之德也。(〔新校正云〕按《气交变大论》云:其德彰显。)火性躁动,不专定也。生化之物,乘火化者,悉表备赭丹之色。今南方之地,草木之上,皆兼赤色。乘癸岁,则赤色之物,兼黑及白也。茂,蕃盛也。(〔新校正云〕按《气交变大论》云:其化蕃茂。)参差长短,象火之形。明曜彰见无所蔽匿,火之政也。(〔新校正云〕按《气交变大论》云:其政明曜。又按火之政明,水之气明,水火异而明同者,火之明明于外,水之明明于内,明虽同而实异也。)郁,盛也。蒸,热也,言盛热气如蒸也。(〔新校正云〕详注谓郁为盛,其义未安。按王冰注《五常政大论》云:郁谓郁燠,不舒畅也。当如此解。)热甚炎赫,烁石流金,火之极变也。(〔新校正云〕按《气交变大论》云:其变销烁。)燔焫山川,旋及屋宇,火之灾也。(〔新校正云〕按《气交变大论》云:其灾燔焫。)物之化之变而有苦味者,皆火气之所合散也。今南方之野,生物多苦。喜,悦乐也,悦以和志。

②马莳《黄帝内经素问注证发微》凡南方性用德化政令之类,皆本手热,而内合人之心气者也。故心居前,象热之生于南;而为人之神,象火之明曜也。

③张介宾《类经》南方暑热,火之性也。心为火脏,其气应之。阳象明显,火之德也。阳用躁动,火之性也。万物茂盛,火之化也。羽虫飞扬,得火气也。阳明普照,火之政也。暑热郁蒸,夏火令也。炎烁焦枯,火之变也。烁,收勺切。燔焫焚烧,火之灾也。燔音烦。焫,如岁切。

④张志聪《黄帝内经集注》显,明也。躁,火之动象也。其虫羽者,火化之游行于虚空上下也。郁,盛。蒸,热也。炎烁燔焫,热之极也。极则变,变则为灾眚矣。

⑤高士宗《黄帝素问直解》炎夏曰暑,南方火热,故其性为暑。火气彰明,故其德为显。性暑德显、气机迅疾,故其用为躁。丹天之气,色之赤也。其化为茂,物之盛也。其虫羽,飞动之象也。明,犹显也。郁蒸,盛热也。其政为明,则其令盛热。炎烁,火热也。燔焫,火热之极也。其变炎烁,则其眚燔焫。炎上作苦,故其味为

苦。心志善喜,故其志为喜。

⑥黄元御《黄元御医书全集》此句未具体注释,总体概括此段为:人之合于热火,热火之生化如此。余同上文类推之。

⑦张琦《素问释义》蕃盛也。

⑧高亿《黄帝内经素问详注直讲全集》〔注〕暑,热也。显,明也。躁,动也。茂,繁盛也。羽虫属火。烁,灼也。燔,炙也。烔,烧也。

〔讲〕即其火之性,亦熏蒸而为暑;火之德,亦昭明而为显;火之用,亦烦扰而为躁;火之色,亦深红而为赤;火之化,亦繁盛而为茂。更其虫之象乎火也,则为羽,如万物之飞扬;其政之象乎火也,则为明,如万物之昭宣;其令之象乎火也,则为郁蒸,如万物之荣茂条达。其受火气而为变动也,则善销烁而炙;其感火运而为灾眚也,则善燔灼烧烔。神之莫测至矣哉!若以化生味论,在味则物由火变而为苦;以道生智论,在志则心为君主而主喜。

⑨孟景春等《黄帝内经素问译释》凡是炎热的性质,显露光华的功能,躁急的作用,赤色促使万物茂盛的力量,繁殖着有羽毛的动物,日照当空地气上蒸的时令,发生变化会使万物焦烁枯槁好像火烧一样的自然灾害,以及物质发生苦味,人喜乐的情绪变化,都属于火热之气。

⑩任廷革《任应秋讲〈黄帝内经〉素问》此句未具体注释,总体概括此段为:(提要)火热之气对心的影响。

⑪张灿玾等《黄帝内经素问校释》显:王冰注"明显见象,定而可取,火之德也"。茂:茂盛。明:《易经·系辞》"日月相推而明生焉"。《说文》"照也"。在此有物象显明之义。郁蒸:王冰注"郁,盛也。蒸,热也。言盛热气如蒸也"。新校正云:"详注谓'郁'为'盛',其义未安。按王冰注《五常政大论》云:郁谓郁燠,不舒畅也。当如此解。"按:《五常政大论》乃指火运不及伏明之纪,"其气郁"。故王(冰)解为"郁燠,不舒畅"。此乃火运常气,当以此解为是。又,"郁"训"盛",亦有常例,如《诗经·晨风》"郁彼北林"。郁即盛貌,可证。烔(ruò 弱):同"爇",烧的意思。

其性为暑热,其德为显现物象,其功用为躁动,其色为赤,其生化为茂盛,其虫为羽虫,其政为明显,其令为热盛,其变动为炎热灼烁,其灾为燔灼焚烧,其味为苦,其情志为喜。

⑫方药中等《黄帝内经素问运气七篇讲解》[其性为暑]暑,有炎热之义,在季节上指每年的夏季。炎热是夏季气候上的特点,与五行中的火同属一类,故曰"其性为暑"。

[其德为显]显,指明显,有明亮之义。五行中火的特性是炎上、红亮。在火热的作用下,自然界的生长现象繁茂昌盛,十分明显,故曰"其德为显"。

[其用为躁]躁,张志聪解释为:"火之动象也。"高世栻解释为:"气机迅疾,故其用为躁。"这就是说,在自然气候变化方面,夏季炎热,具躁动的气候特点。在人体生理和病理生理方面,脉和心对外界的各种反应迅疾,各种变化首先反映在心率和

脉搏上的变化,故曰"其性为躁"。

[其色为赤]赤,即红色,代表火色。凡事物变化外观上表现红色,均可以和热、火、脉、心等联系起来,例如各种急性炎症,其外观常表现为红肿热疼。这种现象中医就叫有火、有热。临床治疗中即可以按火、热来处理。

[其化为茂]化,指自然界生物的生长变化。茂,指茂盛。"其化为茂",就是说从自然界物化现象来看,万物生长呈现繁密茂盛,主要在夏季,它与夏季炎热气候密切相关。从人体的生理活动来看,气血流畅,与人体心的作用、脉的作用正常密切相关。

[其虫羽]羽,指羽毛。羽虫,指身上长羽毛的动物,主要指鸟类。"其虫羽",就是说鸟类的胎孕生长与炎热气候有一定的关系。

[其政为明,其令郁蒸]明,指明亮,明显,与"其德为显"之义相似。郁蒸,高世栻解释为"郁蒸,盛热也"。意即在炎暑盛热季节,常因气候炎热而使人有郁闷熏蒸之意,故曰"其令郁蒸"。

[其变炎烁,其眚燔焫]炎,指火热炽盛;烁,通"铄",指熔化金属,《考工记》"铄金以为刃"。此处指在反常情况下,可因过度炎热而致明显消耗,例如盛夏季节,人体因炎热而消瘦即属"炎烁"。燔(fán音凡)义为焚烧;焫(ruò音弱),同爇,亦为焚烧之义。"其眚燔焫",意即炎热太过。从自然气候变化来看,可以引起焚烧成为灾害;从人体生理及病理生理变化来看,可以因火热太过津液消耗形成消烁。

[其味为苦]苦,即苦味。由于火烧之物,常为焦苦,因此苦为火味。由于六气中之热,五行中之火,五体中之脉,五脏中之心,其在五行归类中均属火类,因此凡属在临床上表现为口苦咽干等一类表现,均可考虑心、脉、火的问题,按火证、热证加以处理。

[其志为喜]指人之所以能有喜悦的表现与心的作用密切相关。

⑬王洪图等《黄帝内经素问白话解》它的性质暑热,它的品德属于光华显明,它的功能特点是躁动急速,它的颜色是赤,它的变化结果是使万物繁茂昌盛。火热之气养殖的动物,属于羽毛类。它的作用是光明普照,它的时令气候特点是盛热蒸腾。火热之气的异常变化,是炎热而消灼津液。它所造成的灾害,可以产生大火焚烧。它在滋味上属于苦味,在情志上属于喜乐。

⑭郭霭春《黄帝内经素问白话解》燔焫:大火燃烧之意。

它的性质属于暑热,它的本质属于显明,它的功能属于躁急,它的颜色属于赤,它的变化属于繁茂,它在动物中属于鸟类,它在作用上属于明达,它在时令上属于盛热蒸腾,它在变动上易发燃烧,它的为害是发生火灾,它在气味上属于苦类,它在情志上属于喜乐。

(4)喜伤心,恐胜喜;热伤气,寒胜热;苦伤气,咸胜苦。

①王冰《黄帝内经素问》言其过也。喜发于心而反伤心,亦犹风之折木也。过则气竭,故见伤也。恐至则喜乐皆泯,胜喜之理,目击道存。恐则水之气也。天热

则气伏不见，人热则气促喘急，热之伤气，理亦可征。此皆谓大热也，小热之气，犹生诸气也。《阴阳应象大论》曰：壮火散气，少火生气。此其义也。寒胜则热退，阴胜则阳衰，制热以寒，是求胜也。大凡如此尔。苦之伤气，以其燥也，苦加以热，则伤尤甚也。何以明之？饮酒气促，多则喘急，此其信也。苦寒之物，偏服岁久，益火滋甚，亦伤气也。暂以方治，乃同少火，反生气也。（〔新校正云〕详此论所伤之旨有三：东方曰风伤肝酸伤筋，中央曰湿伤肉甘伤脾，西方曰辛伤皮毛，是自伤者也；南方曰热伤气苦伤气，北方曰寒伤血咸伤血，是伤己所胜也；西方曰热伤皮毛，是被胜伤己也。凡此五方所伤之例有三，若《太素》则俱云自伤焉。）酒得咸而解，物理昭然。火苦之胜，制以水咸。

②马莳《黄帝内经素问注证发微》此句未具体注释。

③张介宾《类经》此南方之性用德化政令，皆本乎火，而内合人之心气者也，故心主于前。

④张志聪《黄帝内经集注》此句未具体注释。

⑤高士宗《黄帝素问直解》而喜则伤心。恐者，肾之情，水能制火，故恐胜喜。热伤心气，而寒胜热。苦伤心气，而咸胜苦，皆水能制火之意。

⑥黄元御《黄元御医书全集》此句未具体注释，总体概括此段为：人之合于热火，热火之生化如此。余同上文类推之。

⑦张琦《素问释义》此句未具体注释。

⑧高亿《黄帝内经素问详注直讲全集》〔讲〕但喜者，人之情也，过于喜，则气缓无以续阳，而心反自伤。喜伤心者，火失其道也，非水无以克制。恐为肾志，则胜喜者，其惟恐乎。热者，天之气也，过于热，则火气乘其玄运，气为火食。热伤气，火盛故也，非水何以能制？寒为水气故胜热，非寒不可。苦者，地之味也，过于苦，则火味助其热化，肺为心克。苦伤气，亦是火盛，非水亦无由制。咸为水味，故胜苦非咸莫能。

⑨孟景春等《黄帝内经素问译释》喜乐太过会损害心，恐惧的情绪能克制喜乐；过热也会损害心，寒气能克制热气；苦味太过能损害心气，咸味能克制苦味。

⑩任廷革《任应秋讲〈黄帝内经〉素问》此句未具体注释，总体概括此段为：（提要）火热之气对心的影响。

⑪张灿玾等《黄帝内经素问校释》喜能伤心，恐惧能抑制喜气；热能伤气，寒能克制热气；苦味能伤气，咸味能克制苦味。

⑫方药中等《黄帝内经素问运气七篇讲解》"喜伤心"，指过度欢喜会损害心，例如有人因突然高兴过度而出现卒倒眩仆，神志不清，即属"喜伤心"之类。恐，指恐惧。"恐胜喜"，指人在高兴欢喜中，如果有所恐惧，则其欢喜高兴自然消失。"热伤气"，即火热过盛的情况下，可以使人体生理功能因过度旺盛而走向反面出现衰退现一象，例如夏月中暑衰竭，即属于"热伤气"之类。"寒胜热"，指寒冷可以使炎热消退。"苦伤气"，指苦味的食物或药物可以因苦味具有清降作用而使人阳气受

伤。咸,指咸味,五味之一。具咸味的食物或药物多具寒凉作用。因火热太盛而出现口苦咽干等症状时,使用咸寒治疗,亦有以"寒胜热"之意。如以五行概念来说,苦为火味,咸为水味,因此"咸胜苦",又有水克火之意。

⑬王洪图等《黄帝内经素问白话解》喜乐太过会伤害心脏,但恐惧的情绪能够制约喜乐;火热太过能耗伤气,但寒气能够克制火热之气;苦味太过会损伤心气,但咸味能够抑制苦味。

⑭郭霭春《黄帝内经问白话解》喜乐太过会损害心,恐惧的情绪能够克制喜乐;过热会伤气,寒气能够克制热气;苦味太过也能伤气,咸味能够克制苦味。

## 第十解

（一）内经原文

中央生湿,湿生土,土生甘,甘生脾,脾生肉,肉生肺。其在天为湿,在地为土,在体为肉,在气为**充**,在藏为脾。其性**静兼**,其德为濡,其用为化,其色为黄,其化为盈,其**虫倮**,其政为**谧**,其令云雨,其变动注,其眚淫溃,其味为甘,其志为思。思伤脾,怒胜思;湿伤肉,风胜湿;甘伤脾,酸胜甘。

（二）字词注释

（1）充

①王冰《黄帝内经素问》土气施化,则万象盈。

②马莳《黄帝内经素问注证发微》此词未具体注释。

③张介宾《类经》土气施化,则万象盈,故曰充气。脾健则肉丰,此其征也。

④张志聪《黄帝内经集注》土气充贯于四旁也。

⑤高士宗《黄帝素问直解》充者,在气为充,土气充于四旁也。

⑥黄元御《黄元御医书全集》此词未具体注释。

⑦张琦《素问释义》此词未具体注释。

⑧高亿《黄帝内经素问详注直讲全集》〔注〕充实也。

⑨孟景春等《黄帝内经素问译释》王冰:"土气施化,则万象盈。"即充盈肥满之义。

⑩任廷革《任应秋讲〈黄帝内经〉素问》此词未具体注释。

⑪张灿玾等《黄帝内经素问校释》充盈的意思。王冰注:"土气施化,则万象盈。"

⑫方药中等《黄帝内经素问运气七篇讲解》有充实之义。高世栻注解云:"在气为充,土气充于四旁也。"

⑬王洪图等《黄帝内经素问白话解》万物充实盈满。

⑭郭霭春《黄帝内经素问白话解》充实、饱满。

（2）静兼

①王冰《黄帝内经素问》兼,谓兼寒热暄凉之气也。《白虎通》曰:脾之为言并

也,谓四气并之也。

②马莳《黄帝内经素问注证发微》此词未具体注释。

③张介宾《类经》脾属至阴,故其性静。土养万物,故其性兼。

④张志聪《黄帝内经集注》静者,土之性。兼者,土王四季,兼有寒热温凉之四气也。

⑤高士宗《黄帝素问直解》土位中央而四布,位中央则静,四布则兼,故其性静兼。

⑥黄元御《黄元御医书全集》此词未具体注释。

⑦张琦《素问释义》土性静而兼寒热暄凉之气。

⑧高亿《黄帝内经素问详注直讲全集》〔注〕土性静而兼四时之气也。〔讲〕即其土之性,亦镇静而兼四时。

⑨孟景春等《黄帝内经素问译释》张志聪:"静者,土之性。兼者,土旺四季,兼有寒热温凉之四气也。"

⑩任廷革《任应秋讲〈黄帝内经〉素问》此词未具体注释。

⑪张灿玾等《黄帝内经素问校释》《类经》三卷第六注:"脾属至阴,故其性静。土养万物,故其性兼。"兼,在此作"兼并"解。

⑫方药中等《黄帝内经素问运气七篇讲解》静,指相对静止。兼,指无所不在。

⑬王洪图等《黄帝内经素问白话解》兼,二物相并叫做兼,这里是包容万物的意思。性质沉静而兼容万物。

⑭郭霭春《黄帝内经素问白话解》二物相并叫兼,这里有包容万物之义。性质属于安静并能兼容。

(3)虫倮(luǒ)

①王冰《黄帝内经素问》倮露皮革,无毛介也。

②马莳《黄帝内经素问注证发微》此词未具体注释。

③张介宾《类经》赤体曰倮,土应肉也。倮,即果切。

④张志聪《黄帝内经集注》肉体之虫,土所生也。

⑤高士宗《黄帝素问直解》肉体之象也。

⑥黄元御《黄元御医书全集》此词未具体注释。

⑦张琦《素问释义》此词未具体注释。

⑧高亿《黄帝内经素问详注直讲全集》〔注〕倮虫属土。〔讲〕其虫之象乎土也,则为倮,如万物之散皁。

⑨孟景春等《黄帝内经素问译释》倮(luǒ裸):同裸。倮虫,旧时总称无羽毛鳞甲蔽身的动物。

⑩任廷革《任应秋讲〈黄帝内经〉素问》此词未具体注释。

⑪张灿玾等《黄帝内经素问校释》指倮虫。《大戴礼》孙希旦集解:"凡物无羽毛鳞介,若鼋(蛙本字)蟥之属,皆倮虫也。而人则倮虫之最灵者。"

⑫方药中等《黄帝内经素问运气七篇讲解》倮,同裸,指身上无毛、无鳞、无羽、无甲,皮肤光平。倮虫,即无羽毛鳞甲护身的动物的总称。《礼记·月令》"其虫倮",孙希旦集解云:"凡物之无羽、毛、鳞、介,若蛙、蚓之属,皆倮虫也。"人属倮虫之最高级者。古人认为,倮虫的胎孕生长与低平地带、气候湿润的环境有一定关系,故曰"其虫倮",把它和中央、土、湿等联系起来。

⑬王洪图等《黄帝内经素问白话解》指无毛无甲无鳞无羽的倮体动物。

⑭郭霭春《黄帝内经素问白话解》无毛无甲无羽无鳞的裸体动物。

(4)谧(mì)

①王冰《黄帝内经素问》静也。土性安静。(〔新校正云〕按《气交变大论》云:其政安静。详土之政谧,水太过其政谧者,盖水太过而土下承之,故其政亦谧。)

②马莳《黄帝内经素问注证发微》此词未具体注释。

③张介宾《类经》静也。安静宁谧,土之政也。谧音密。

④张志聪《黄帝内经集注》静也。

⑤高士宗《黄帝素问直解》安静也。

⑥黄元御《黄元御医书全集》此词未具体注释。

⑦张琦《素问释义》此词未具体注释。

⑧高亿《黄帝内经素问详注直讲全集》〔讲〕其政之象乎土也,则为谧,如万物之安静。

⑨孟景春等《黄帝内经素问译释》平静。王冰:"谧,静也,土性安静。"

⑩任廷革《任应秋讲〈黄帝内经〉素问》此词未具体注释。

⑪张灿玾等《黄帝内经素问校释》安静。

⑫方药中等《黄帝内经素问运气七篇讲解》指安宁或平静。

⑬王洪图等《黄帝内经素问白话解》安静宁谧。

⑭郭霭春《黄帝内经素问白话解》安静。

(三)语句阐述

(1)中央生湿,湿生土,土生甘,甘生脾,脾生肉,肉生肺。

①王冰《黄帝内经素问》中央,土也。高山土湿,泉出地中,水源山隈,云生岩谷,则其象也。夫性内蕴,动而为用,则雨降云腾,中央生湿,不远信矣。故历候记土润溽暑于六月,谓是也。湿气内蕴,土体乃全,湿则土生,干则土死,死则庶类凋丧,生则万物滋荣,此湿气之化尔。湿气施化则土宅而云腾雨降,其为变极则骤注土崩也。运乘己巳、己卯、己丑、己亥、己酉、己未之岁,则湿化不足。乘甲子、甲戌、甲申、甲午、甲辰、甲寅之岁,则湿化有余也。物之味甘者,皆始自土之生化也。甘物入胃,先入于脾,故诸己岁则甘少化,诸甲岁甘多化。甘味入脾,自脾藏布化,长生脂肉。甘气营肉已,自肉流化,乃生养肺藏也。

②马莳《黄帝内经素问注证发微》中央生湿者,天六入之湿,居中央地体中,为生化之始也,自湿而生土、甘、脾、肉、肺矣。

③张介宾《类经》此中央之生化也。明此者,可以治脾补肺。

④张志聪《黄帝内经集注》此句未具体注释。

⑤高士宗《黄帝素问直解》解见《阴阳应象大论》。

⑥黄元御《黄元御医书全集》此句未具体注释,总体概括此段为:人之合于湿土,湿土之生化如此。余同上文类推之。

⑦张琦《素问释义》此句未具体注释。

⑧高亿《黄帝内经素问详注直讲全集》〔注〕中央生湿者,中央为变化之时,凡性用德化政令皆本乎湿而内合人之脾气者也。

〔讲〕试以中央言之,盖中央之气发则生湿,湿为土气,润湿则土固。土爱稼穑而作甘,故生甘,甘味入脏则生脾,脾气发荣则生肉。肉属土,土为金之母,故肉生肺也。

⑨孟景春等《黄帝内经素问译释》中央是湿气较多的地方,所以说中央生湿,湿气能使在地的土气生长,土气能生甘味,甘味能滋养脾脏,脾能使肌肉丰满,脾与肌肉健壮则肺气旺盛。

⑩任廷革《任应秋讲〈黄帝内经〉素问》此句未具体注释,总体概括此段为:(提要)湿土之气对脾的影响。

⑪张灿玾等《黄帝内经素问校释》中央应长夏而生湿,湿能生土,土能生甘味,甘味入脾,能滋养脾脏,脾能滋养肌肉,脾气通过肌肉而滋养肺脏。

⑫方药中等《黄帝内经素问运气七篇讲解》中央,指东南西北四方之中的低平地方。由于低平之处,相对潮湿,故曰"中央生湿"。湿与土,在五行中属于一类,土得水湿滋润方能生物,故曰"湿生土"。土地上生长出来的植物多数为甜味或淡味,甘在五味中亦可作淡解,故曰"土生甘"。在人体中脾胃为仓廪之官,主饮食运化,饮食来源于水谷,脾胃能完成其纳化作用,其物质基础是水谷,故曰"甘生脾"。饮食纳化正常就能使人体肌肉充盛,故曰"脾生肉"。肺在人体中为相傅之官,主治节,司呼吸。人体正常生理活动得以进行,其能源是纳入人体的饮食营养物质与自然界中的大气在肺中进行综合作用后的产物。这就是《灵枢·刺节真邪论》中所谓的:"真气者,所受于天,与谷气并而充身者也。"正是在谷气与大自然清气的共同作用下,脾才能"生肉"。"肉生肺",亦即肉生于肺。于此说明了五方、五行、五味、五脏之间的关系,把天、地、人视为一个统一的密切结合的有机体。

⑬王洪图等《黄帝内经素问白话解》中央与长夏相应,气候多雨而生湿气,湿润能助长滋养万物的土气。土气能产生甘味,甘味能滋养脾脏,脾脏能使肌肉生长旺盛。在五行关系中,土能生金,而肺属金,所以说肌肉能生肺金。

⑭郭霭春《黄帝内经素问白话解》中央属土而生湿,湿能使土气增长,土气能产生农作物的甘味,甘味能够滋养脾气,脾气能够滋养肌肉,肌肉强壮,能使肺气充实。

(2)其在天为湿,在地为土,在体为肉,在气为充,在藏为脾。

①王冰《黄帝内经素问》言神化也。柔润重泽,湿之化也。埃郁云雨,湿之用也。岁属太阴在上则湿化于天,太阴在下则湿化于地。敦静安镇,聚散复形,群品以生,土之体也。含垢匿秽,静而下民,为变化母,土之德也。(〔新校正云〕详注云静而下民,为土之德。下民之义,恐字误也。)复裹筋骨,气发其间,肉之用也。疏密不时,中外否闭,肉之动也。土气施化,则万象盈。形象马蹄,内包胃脘,象土形也。经络之气,交归于中,以营运真灵之气,意之舍也。为仓廪之官,化物出焉。乘己岁,则脾及经络受邪而为病。(〔新校正云〕详肝心肺肾四藏注各言府同。独此注不言胃府同者,阙文也。)

②马莳《黄帝内经素问注证发微》此句未具体注释。

③张介宾《类经》土气施化,其气充盈,故曰充气。脾健则肉丰,此其征也。

④张志聪《黄帝内经集注》充者,土气充贯于四旁也。

⑤高士宗《黄帝素问直解》解见《阴阳应象大论》。此则曰,在气为充,土气充于四旁也。

⑥黄元御《黄元御医书全集》此句未具体注释,总体概括此段为:人之合于湿土,湿土之生化如此。余同上文类推之。

⑦张琦《素问释义》此句未具体注释。

⑧高亿《黄帝内经素问详注直讲全集》〔注〕充,充实也。

〔讲〕若论其神,在天则应长夏之玄气而为湿,在地则象艮之变化而为土,及至于人亦道无不该,非但在全体之中而为肉,在气质之间而为充,在五脏之内而为脾。

⑨孟景春等《黄帝内经素问译释》充:王冰"土气施化,则万象盈"。即充盈肥满之义。

所以六气变化在天是湿,在地是土,在人体是肌肉,在功用能使形体充实肥满,在内脏是脾。

⑩任廷革《任应秋讲〈黄帝内经〉素问》此句未具体注释,总体概括此段为:(提要)湿土之气对脾的影响。

⑪张灿玾等《黄帝内经素问校释》充:充盈的意思。王冰注:"土气施化,则万象盈。"

变化莫测的神,其具体表现为:在天应于湿,在地应于土,在人体应于肉,在气应于物体充盈,在脏应于脾。

⑫方药中等《黄帝内经素问运气七篇讲解》[其在天为湿,在地为土]湿,即湿润之气,是六气之一,为自然界中正常气候变化之一种,故曰"在天为湿"。土是五行之一,土能生物,必须要有一定的湿润才行,干土是不能生物的。天有一定的雨量,地才能生长万物,湿与土密切相关,故曰:"在天为湿,在地为土。"把天与地密切地结合起来,视为一个整体。

[在体为肉,在气为充,在脏为脾]肉,就是人体的肌肉,是人体的五体之一。"在气为充"的"充"字,有充实之义。高世栻注解云:"在气为充,土气充于四旁也。"

"在气为充"一句,意即全身各个器官都是建立在土的基础之上,都是依靠脾土的运化作用而得到充实,然后才能进行其各自的正常生理活动。脾主运化,运化作用与脾密切相关,故曰"在脏为脾",把肉、充、脾三者密切联系起来,同时也同前面讲的五方中的中央,六气中的湿,五行中的土密切联系起来归属一类。

⑬王洪图等《黄帝内经素问白话解》湿气的力量是非常强大的,它在天为六气中的湿气,在地是五行中的土气,在人体是五体中的肌肉,湿土之气可使万物充实盈满,其在内脏是五脏中的脾。

⑭郭霭春《黄帝内经素问白话解》充:充实、饱满。

所以它在六气中是为湿,在五行中是为土,在人体是为肌肉,在功用能使形体充实,在内脏是为脾。

(3)其性静兼,其德为濡,其用为化,其色为黄,其化为盈,其虫倮,其政为谧,其令云雨,其变动注,其眚淫溃,其味为甘,其志为思。

①王冰《黄帝内经素问》兼,谓兼寒热暄凉之气也。《白虎通》曰:脾之为言也。谓四气并之也。津湿润泽,土之德也。(〔新校正云〕按《气交变大论》云:其德溽蒸。)化,谓兼诸四化,并己为五化,所谓风化热化燥化寒化,周万物而为生长化成收藏也。物乘土化,则表见黔黄之色。今中央之地,草木之上,皆兼黄色。乘己岁,则黄色之物,兼苍及黑。盈,满也。土化所及,则万物盈满。(〔新校正云〕按《气交变大论》云:其化丰备。)倮露皮革,无毛介也。谧,静也。土性安静。(〔新校正云〕按《气交变大论》云:其政安静。详土之政谧,水太过其政谧者,盖水太过而土下承之,故其政亦谧。)湿气布化之所成。动,反静也。地之动则土失性,风摇不安,注雨久下也。久则垣岸复为土矣。(〔新校正云〕按《气交变大论》云:其变骤注。)淫,久雨也。溃,土崩溃也。(〔新校正云〕按《气交变大论》云:其灾霖溃。)物之化之变而有甘味者,皆土化之所终始也。今中原之地,物味多甘淡。思以成务。(〔新校正云〕按《灵枢经》曰:因志而存变谓之思。)

②马莳《黄帝内经素问注证发微》凡中央性用德化政令之类,皆本手湿,而内合人之脾气者也。放脾居腹,象湿之生于中央;肉充一身,象土之充实大地也。

③张介宾《类经》脾属至阴,故其性静。土养万物,故其性兼。濡润泽物,土之德也。万化所归,土之用也。万物充盈,土之化也。赤体曰倮,土应肉也。倮,即果切。谧,静也。安静宁谧,土之政也。谧音密。云雨湿蒸,土之令也。风雨动注,土之变也。霖淫崩溃,土之灾也。

④张志聪《黄帝内经集注》静者,土之性。兼者,土王四季,兼有寒热温凉之四气也。濡,润也。化生万物,土之用也。盈,充满也。倮虫,肉体之虫,土所生也。谧,静也。云雨者,在地为土,在天为湿,湿气上升而为云为雨也。动,不静也。动注淫溃,湿之极也。

⑤高士宗《黄帝素问直解》土位中央而四布,位中央则静,四布则兼,故其性静兼。万物资生,故其德为濡。静兼而濡,生变无穷,故其用为化。黔天之气,色之黄

也。其化为盈,物之充也。其虫倮,肉体之象也。谧,音密,余篇同。谧,安静也。地体安静,故其政为谧。湿气上升,为云为雨,故其令云雨。云行雨施,故其变动注。动注不已,则其眚淫溃。稼穑作甘,故其味甘。脾志善思,故其志为思。

⑥黄元御《黄元御医书全集》此句未具体注释,总体概括此段为:人之合于湿土,湿土之生化如此。余同上文类推之。

⑦张琦《素问释义》土性静而秉寒热暄凉之气。风雨飘骤也。注雨崩溃也。

⑧高亿《黄帝内经素问详注直讲全集》〔注〕静兼者,土性静而兼四时之气也。濡,润泽也。盈,丰盈。倮虫属土。谧,静谧。淫溃,淫雨而土崩溃也。

〔讲〕即其土之性,亦镇静而兼四时;土之德,亦润泽而为濡;土之用,亦敷布而为化;土之色,应中央而为黄;土之化,亦丰满而为盈。更其虫之象乎土也,则为倮,如万物之散阜;其政之象乎土也,则为谧,如万物之安静;其令之象乎土也,则为云雨,有膏泽之旁敷。其受土气而为变也,则浸灌而动注;其感土运而为眚也,则淫雨而崩溃。神之莫测至矣哉!至以化生味论,在味则物由土变而为甘;以道生智论,在志则脾主意念而为思。

⑨孟景春等《黄帝内经素问译释》凡是安静具有容纳的性质,潮湿润泽的功能,化生万物的作用,黄色使形体充盛丰满的力量,繁殖着倮体的动物,天气平静地气上升,云雨及时的时令,发生了骤雨急下或淫雨连绵,河水泛滥的自然灾害,甘味的物质,人思虑的情绪变化,都属于湿土之气。

⑩任廷革《任应秋讲〈黄帝内经〉素问》此句未具体注释,总体概括此段为:(提要)湿土之气对脾的影响。

⑪张灿玾等《黄帝内经素问校释》[静兼]《类经》三卷第六注:"脾属至阴,故其性静。土养万物,故其性兼。"兼,在此作"兼并"解。[倮]指倮虫。《大戴礼》孙希旦集解:"凡物无羽毛鳞介,若鼃(蛙本字)蟆之属,皆倮虫也。而人则倮虫之最灵者。"[谧]安静。注:王冰注"注,雨久下也"。[淫溃]王冰注:"淫,久雨也。溃,土崩溃也。"

其性安静能兼化万物,其德为濡润,其功用为化生,其色黄,其生化 为万物盈满,其虫为倮虫,其政为安静,其令为布化云雨,其变动为久雨不止,其灾为湿雨土崩,其味为甘,其情志为思。

⑫方药中等《黄帝内经素问运气七篇讲解》[其性静兼]静,指相对静止。兼,指无所不在。土地相对来说是处于静止状态,但由于它承载万物,万物都不能离开土地而生长变化,故曰"其性静兼"。

[其德为濡]濡(rú音如)有沾湿之义,引申可作滋润解。由于脾主运化,有敷布津液、滋润全身的作用,故曰"其德为濡"。

[其用为化]化,即"化生五味"。由于脾主运化,有将纳入之水谷变化成为精微物质输送全身的职能,这也就是《素问·六节藏象论》中所谓的:"能化糟粕转味而入出者,其华在唇四白,其充在肌,其味甘,其色黄,此至阴之类,通于土气。"故曰"其用为化"。

[其色为黄]黄,即黄色,代表土色。凡事物变化在外观上表现为黄色,均可以和湿、土、肉、脾等联系起来,例如各种原因引起的黄疸,中医或列属湿热,或列属寒湿,认为属于湿病,属于脾病,因而在治疗上也就以助脾利湿或清胃渗湿为主要治疗方法。这是古人的经验总结。

[其化为盈]盈,有充满之义。"其化为盈",高世栻注云:"物之充也。"亦即土气生化作用正常,脾运化功能良好。从自然现象上说,则万物丰盛;从人体来说,则肌肉壮满。

[其虫倮]倮,同裸,指身上无毛、无鳞、无羽、无甲,皮肤光平。倮虫,即无羽毛鳞甲护身的动物的总称。《礼记·月令》"其虫倮",孙希旦集解云:"凡物之无羽、毛、鳞、介,若蛙、蚓之属,皆倮虫也。"人属倮虫之最高级者。古人认为,倮虫的胎孕生长与低平地带、气候湿润的环境有一定关系,故曰"其虫倮",把它和中央、土、湿等联系起来。

[其政为谧,其令云雨]谧(mì 音密),指安宁或平静。"其政为谧",从自然现象中之方位来说,中央由于方位居中,受外来影响较小,一般相对安宁平静。从六气中的湿来说,由于湿性凝滞,与风、火、燥、寒比较,相对静止。从人体脾胃来说,其作用主要是纳和化,与他脏相比较,也相对静止,故曰"其政为谧"。令,主要指时令,脾旺于长夏,长夏季节雨水较多,潮湿较重,故曰"其令云雨"。

[其变动注,其眚淫溃]动注,指雨水过多,高世栻注云:"云行雨施,故其变动注。"淫溃,指水邪泛滥。全句意即雨湿太甚,则可造成水邪泛滥,淫雨成灾。

[其味为甘,其志为思]"其志为思",指人所以能够思考,与脾的作用密切相关。

⑬王洪图等《黄帝内经素问白话解》兼:二物相并叫做兼,这里是包容万物的意思。盈:充满丰盛的意思。倮:指无毛无甲无鳞无羽的倮体动物。

它的性质沉静而兼容万物,它的品德属于濡润,它的功能特点是生化不息,它的颜色是黄色,它的变化结果是使万物充盈丰满。湿土之气养殖的动物,属于倮体类。它的作用是安静宁谧,它的时令气候特点是云行雨施。湿土之气的异常变化,是容易发生暴雨倾注或淫雨连绵。它所造成的灾害,是大水流溢,堤坝崩溃而洪水泛滥。它在滋味上属于甘味,在情志上属于思虑。

⑭郭霭春《黄帝内经素问白话解》兼:二物相并叫兼,这里有包容万物之义。盈:充盈丰满。倮:无毛无甲无羽无鳞的裸体动物。注:雨久下。淫溃:泛滥。

它的性质属于安静并能兼容,它的本质属于润泽,它的功能属于化生万物,它的颜色属于黄,它的变化属于盈满,它在动物中属于倮虫一类,它的作用属于安静的,它在时令上属于云行雨施,它在变动上易发暴雨或霪雨连绵,它的为害是雨久下大水泛滥。它在气味上属于甘类,它在情志上属于思虑。

(4)思伤脾,怒胜思;湿伤肉,风胜湿;甘伤脾,酸胜甘。

①王冰《黄帝内经素问》思劳于智,过则伤脾。怒则不思,忿而忘祸,则胜可知矣。思甚不解,以怒制之,调性之道也。湿甚为水,水盈则肿,水下去已,形肉已消,

伤肉之验,近可知矣。风,木气,故胜土湿,湿甚则制之以风。过节也。〔新校正云〕按《阴阳应象大论》云:甘伤肉。〕甘余则制之以酸,所以救脾气也。

②马莳《黄帝内经素问注证发微》此句未具体注释。

③张介宾《类经》此中央之性用德化政令,皆本乎土,而内合人之脾气者也,故脾主乎中。

④张志聪《黄帝内经集注》此句未具体注释。

⑤高士宗《黄帝素问直解》而思则伤脾。怒者,肝之情,木能刑土,故怒胜思。湿气伤肉,而风胜湿。甘味伤脾,而酸胜甘,皆木能刑土之意。

⑥黄元御《黄元御医书全集》此句未具体注释,总体概括此段为:人之合于湿土,湿土之生化如此。余同上文类推之。

⑦张琦《素问释义》此句未具体注释。

⑧高亿《黄帝内经素问详注直讲全集》〔讲〕但思者人之情也,过于思,则气郁而意不伸,脾反自伤。思伤脾者,土失其道也,非木无以克。怒为肝志,则胜思者其惟怒乎。湿者,天之气也,过于湿,则土气乘其玄运,肉为湿淫。湿伤肉者,土盛故也,非木何以能制?风为木气,故胜湿,非风不可。甘者,地之味也,过于甘,则土味助其湿化,而脾难生肉。甘伤肉,亦是土盛,非木亦无由制。酸为木味,故胜甘,非酸莫能。

⑨孟景春等《黄帝内经素问译释》思虑太过会损伤脾,忿怒的情绪能克制思虑;湿气会伤害肌肉,风气能克制湿气;甘味太过会伤害脾,酸味能克制甘味。

⑩任廷革《任应秋讲〈黄帝内经〉素问》此句未具体注释,总体概括此段为:(提要)湿土之气对脾的影响。

⑪张灿玾等《黄帝内经素问校释》思能伤脾,忿怒能抑制思虑;湿能伤肌肉,风能克制湿气;甘味能伤脾,酸味能克制甘味。

⑫方药中等《黄帝内经素问运气七篇讲解》"思伤脾",指过度思考就会损伤脾的作用。"怒胜思",指人在发怒时就不能认真考虑问题。"湿伤肉",即在湿邪过盛的情况下可以使肌肉的作用失常,例如在水饮内停的情况下可以使肌肤出现浮肿,在潮湿环境中可以出现肌肉酸重等,均属于"湿伤肉"之类。"风胜湿",从自然气候变化来说,风可以使潮湿的环境转为干燥,山雨欲来,阴霾蔽空,常常是几阵狂风,即雨散云消。从人体来说,水饮内停发为浮肿的患者,常常可以用疏风的方法发汗消肿。这些都属于"风胜湿"之类。"甘伤脾",甘指五味,此处亦可作饮食解,饮食过度可以损伤脾胃的纳化功能。甘字亦可作甜味解,饮食甜味过多,常常可以使脾胃的纳化功能减退,出现中满现象,中医叫作"甘能壅中"。"酸胜甘",酸味的食物或药物常有帮助脾胃纳化的作用,特别是在进甜食过多而出现胃脘胀满,纳食减退的情况下,进食酸味的食物或药物,常可使症状迅速改善,这就叫作"酸胜甘"。从五行概念来说,酸在五行中属木,甘在五行中属土,因此,"酸胜甘",亦有木克土之意。这些都是古人在与疾病做斗争中的经验总结。

⑬王洪图等《黄帝内经素问白话解》思虑太过会伤害脾脏,但忿怒的情绪能够制约思虑;湿气太过能损伤肌肉,但风气能够克制湿气;甘味太过也会伤害脾脏,但酸味能够抑制甘味。

⑭郭霭春《黄帝内经素问白话解》思虑太过会损伤脾,忿怒的情绪能够克制思虑;湿气会伤害肌肉,风气能够克制湿气;甘味太过,也会伤害脾,酸味能够克制甘味。

### 第十一解

(一)内经原文

西方生燥,燥生金,金生辛,辛生肺,肺生皮毛,皮毛生肾。其在天为燥,在地为金,在体为皮毛,在气为成,在藏为肺。其性为凉,其德为清,其用为固,其色为白,其化为敛,其虫介,其政为劲,其令雾露,其变肃杀,其眚苍落,其味为辛,其志为忧。忧伤肺,喜胜忧;热伤皮毛,寒胜热;辛伤皮毛,苦胜辛。

(二)字词注释

(1)成

①王冰《黄帝内经素问》物乘金化则坚成。

②马莳《黄帝内经素问注证发微》此词未具体注释。

③张介宾《类经》《庚桑子》曰:春气发而百草生,正得秋而万宝成。盖物得金气而后坚,故金曰坚成。

④张志聪《黄帝内经集注》万物感秋气而成也。

⑤高士宗《黄帝素问直解》感秋气而万物成就。

⑥黄元御《黄元御医书全集》此词未具体注释。

⑦张琦《素问释义》此词未具体注释。

⑧高亿《黄帝内经素问详注直讲全集》〔注〕成实。

⑨孟景春等《黄帝内经素问译释》成熟、成形。高世栻:"在气为成者,感秋气而万物成就也。"

⑩任廷革《任应秋讲〈黄帝内经〉素问》此词未具体注释。

⑪张灿玾等《黄帝内经素问校释》成熟、成就的意思。张志聪注:"成者,万物感秋气而成也。"

⑫方药中等《黄帝内经素问运气七篇讲解》作完成或成熟解。

⑬王洪图等《黄帝内经素问白话解》万物收成。

⑭郭霭春《黄帝内经素问白话解》成熟、成就的意思。

(2)虫介

①王冰《黄帝内经素问》介,甲也,外被介甲,金坚之象也。

②马莳《黄帝内经素问注证发微》此词未具体注释。

③张介宾《类经》皮甲坚固,得金气也。

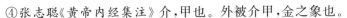

④张志聪《黄帝内经集注》介,甲也。外被介甲,金之象也。

⑤高士宗《黄帝素问直解》金甲之象也。

⑥黄元御《黄元御医书全集》此词未具体注释。

⑦张琦《素问释义》此词未具体注释。

⑧高亿《黄帝内经素问详注直讲全集》〔注〕介虫属金。其虫之象乎金也,则为介,如万物之坚确。

⑨孟景春等《黄帝内经素问译释》介,即"甲",俗称"壳"。虫介,有壳的动物。

⑩任廷革《任应秋讲〈黄帝内经〉素问》此词未具体注释。

⑪张灿玾等《黄帝内经素问校释》指介虫,即有甲壳一类的动物。

⑫方药中等《黄帝内经素问运气七篇讲解》介,指甲壳,介虫,指带有甲壳的虫或水族。

⑬王洪图等《黄帝内经素问白话解》燥金之气养殖的动物,属于甲介类。

⑭郭霭春《黄帝内经素问白话解》指有甲、壳的动物,俗称介虫。

（3）劲

①王冰《黄帝内经素问》劲,前锐也。（〔新校正云〕按《气交变大论》云:其政劲切。）

②马莳《黄帝内经素问注证发微》此词未具体注释。

③张介宾《类经》风气刚劲,金之政也。

④张志聪《黄帝内经集注》坚锐也。

⑤高士宗《黄帝素问直解》坚锐也。

⑥黄元御《黄元御医书全集》此词未具体注释。

⑦张琦《素问释义》此词未具体注释。

⑧高亿《黄帝内经素问详注直讲全集》〔注〕劲,刚劲。〔讲〕其政之象乎金也,如万物之刚健。

⑨孟景春等《黄帝内经素问译释》坚强有力。

⑩任廷革《任应秋讲〈黄帝内经〉素问》此词未具体注释。

⑪张灿玾等《黄帝内经素问校释》刚劲急切的意思。

⑫方药中等《黄帝内经素问运气七篇讲解》指锐利有力。

⑬王洪图等《黄帝内经素问白话解》强劲有力。

⑭郭霭春《黄帝内经素问白话解》强劲有力。

（4）苍落

①王冰《黄帝内经素问》青干而凋落。

②马莳《黄帝内经素问注证发微》此词未具体注释。

③张介宾《类经》青苍毁败。

④张志聪《黄帝内经集注》苍,老也。落者,肃杀盛而陨落也。

⑤高士宗《黄帝素问直解》万物凋谢。

⑥黄元御《黄元御医书全集》此词未具体注释。

⑦张琦《素问释义》此词未具体注释。

⑧高亿《黄帝内经素问详注直讲全集》〔注〕草木黄落也。〔讲〕苍落。

⑨孟景春等《黄帝内经素问译释》王冰："青干而凋落。"即凋谢之义。

⑩任廷革《任应秋讲〈黄帝内经〉素问》此词未具体注释。

⑪张灿玾等《黄帝内经素问校释》王冰注："青干而凋落。"

⑫方药中等《黄帝内经素问运气七篇讲解》指树凋叶落，毫无生意。

⑬王洪图等《黄帝内经素问白话解》苍老陨落，即凋谢的意思。

⑭郭霭春《黄帝内经素问白话解》色变苍干凋落。

（三）语句阐述

（1）西方生燥，燥生金，金生辛，辛生肺，肺生皮毛，皮毛生肾。

①王冰《黄帝内经素问》阳气已降，阴气复升，气爽风劲，故生燥也。夫岩谷青埃，川源苍翠，烟浮草木，远望氤氲，此金气所生，燥之化也。夜起白朦，轻如微雾，遐迩一色，星月皎如，此万物阴成，亦金气所生，白露之气也。太虚埃昏，气郁黄黑，视不见远，无风自行，从阴之阳，如云如雾，此杀气也，亦金气所生，霜之气也。山谷川泽，浊昏如雾，气郁蓬勃，惨然戚然，咫尺不分，此杀气将用，亦金气所生，运之气也。天雨大霖，和气西起，云卷阳曜，太虚廓清，燥生西方，义可征也。若西风大起，木偃云腾，是为燥与湿争，气不胜也，故当复雨。然西方雨晴，天之常气，假有东风雨止，必有西风复雨，因雨而乃自晴，观是之为，则气有往复，动有燥湿，变化之象，不同其用矣。由此则天地之气，以和为胜，暴发奔骤，气所不胜，则多为复也。气劲风切，金鸣声远，燥生之信，视听可知，此则燥化，能令万物坚定也。燥之施化于物如是，其为变极则天地悽惨，肃杀气行，人悉畏之，草木凋落。运乘乙丑、乙卯、乙巳、乙未、乙酉、乙亥之岁，则燥化不足。乘庚子、庚寅、庚辰、庚午、庚申、庚戌之岁，则燥化有余。岁气不同，生化异也。物之有辛味者，皆始自金化之所成也。辛物入胃，先入于肺，故诸乙岁则辛少化，诸庚岁则辛多化。辛味入肺，自肺藏布化，生养皮毛也。辛气自入皮毛，乃流化生气，入肾藏也。

②马莳《黄帝内经素问注证发微》西方生燥者，天六入之燥，居西方地体中，为生收之始也，自燥而生金、辛、肺、皮毛、肾矣。

③张介宾《类经》此西方之生化也。明此者，可以治肺补肾。

④张志聪《黄帝内经集注》此句未具体注释。

⑤高士宗《黄帝素问直解》解见《阴阳应象大论》。

⑥黄元御《黄元御医书全集》此句未具体注释，总体概括此段为：人之合于燥金，燥金之生化如此。余同上文类推之。

⑦张琦《素问释义》此句未具体注释。

⑧高亿《黄帝内经素问详注直讲全集》〔注〕西方生燥者，西方为物收之时，凡性用德化政令，皆本乎燥而合人之肺气者也。

〔讲〕试以西方言之,盖西方之气,发则生燥,燥为金气,清燥则金生。金从革而作辛,故生辛。辛味入脏,则生肺,肺气发荣,则生皮毛。皮毛属金,金为水之母,故皮毛生肾也。

⑨孟景春等《黄帝内经素问译释》西方是比较干燥的地方,所以称西方生燥,燥气能令在地的金气生长,金气能生辛味,辛味能滋养肺脏,肺能滋养皮毛,肺与皮毛强健则肾气旺盛。

⑩任廷革《任应秋讲〈黄帝内经〉素问》此句未具体注释,总体概括此段为:(提要)燥金之气对肺的影响。

⑪张灿玾等《黄帝内经素问校释》西方应秋而生燥,燥能生金,金能生辛味,辛味人肺而能滋养肺脏,肺能滋养皮毛,肺气通过皮毛而又能滋养肾脏。

⑫方药中等《黄帝内经素问运气七篇讲解》西方气候相对清凉和干燥,故曰"西方生燥"。西方地高山多,亦即《素问·异法方宜论》中所谓的:"西方者,金玉之域,砂石之处。"金属埋藏相对多些,故曰"燥生金"。由于西方相对清凉而干燥,人们在饮食上偏嗜辛辣,故曰"金生辛"。由于辛辣之味对于人体肌表有宣散作用,例如食用姜葱辣椒之类具有辛辣味的食物或药物可以使人温暖汗出,而肌表皮毛与人体的肺密切相关,故曰"辛生肺","肺生皮毛"。由于肺气的宣通与否与肾的作用密切相关,例如肺气不宣时,常常可以引起小便不利,肺气虚衰时,常常可以出现尿频遗尿,在五行概念上,肺肾之间的关系是母子关系,肺生肾,母病可以及子,故曰"皮毛生肾"。

⑬王洪图等《黄帝内经素问白话解》西方与秋季相应,秋天雨湿减少而干燥,燥能助长收敛清凉的金气。金气能产生辛味,辛味能滋养肺脏,肺脏能够使皮肤和毫毛健康。在五行关系中,金能生水,而肾属水,所以说皮毛能生肾水。

⑭郭霭春《黄帝内经素问白话解》西方生燥,燥气能使金气旺起,金气能生辛味,辛味能够滋养肺气,肺气能够滋养皮毛,皮毛润泽又能滋生肾水。

(2)其在天为燥,在地为金,在体为皮毛,在气为成,在藏为肺。

①王冰《黄帝内经素问》神化也。雾露清劲,燥之化也。肃杀凋零,燥之用也。岁属阳明在上则燥化于天,阳明在下则燥行于地者也。从革坚刚,金之体也。锋刃(守)铦利(守),金之用也。(〔新校正云〕按别本铦作括。)柔韧包裹,皮毛之体也。渗泄津液,皮毛之用也。物乘金化则坚成。肺之形似人肩,二布叶,数小叶,中有二千四空,行列以分布诸藏清浊之气,主藏魄也。为相傅之官,治节出焉。乘乙岁,则肺与经络受邪而为病也。大肠府亦然。

②马莳《黄帝内经素问注证发微》此句未具体注释。

③张介宾《类经》庚桑子曰:春气发而百草生,正得秋而万宝成。盖物得金气而后坚,故金曰坚成。

④张志聪《黄帝内经集注》成者,万物感秋气而成也。

⑤高士宗《黄帝素问直解》在气为成者,感秋气而万物成就也。

⑥黄元御《黄元御医书全集》人之合于燥金,燥金之生化如此。余同上文类推之。

⑦张琦《素问释义》此句未具体注释。

⑧高亿《黄帝内经素问详注直讲全集》〔讲〕若论其神,在天则应之玄气而为燥,在地则象兑之变化而为金,及至于人亦道无不该,非但在全体之中而为皮毛,在形气之间而为成,在五脏之内而为肺。

⑨孟景春等《黄帝内经素问译释》成:成熟、成形。高世栻:"在气为成者,感秋气而万物成就也。"

所以六气的变化在天是燥,在地为金,在人体是皮毛,在功用能使物体成就,在内脏是肺。

⑩任廷革《任应秋讲〈黄帝内经〉素问》此句未具体注释,总体概括此段为:(提要)燥金之气对肺的影响。

⑪张灿玾等《黄帝内经素问校释》成:成熟、成就的意思。张志聪注:"成者,万物感秋气而成也。"

变化莫测的神,其具体表现为:在天应于燥,在地应于金,在人体应于皮毛,在气应于万物成熟,在脏应于肺。

⑫方药中等《黄帝内经素问运气七篇讲解》[其在天为燥,在地为金]燥,即干燥,是六气之一,故曰"在天为燥"。金,五行之一,西方气候清凉而相对干燥,同时西方地高多山为金玉之域,故曰"在地为金"。把六气和五行以及五方统一起来研究,把燥、金、西方归属一类。

[在体为皮毛,在气为成,在脏为肺]皮毛就是人体皮肤及附属于皮肤上的毛发,皮毛是人体的五体之一。"在气为成"的"成"字,作完成或成熟解。全句意即人体气血流注,升清降独,必须经过肺的作用才能最后完成。高世栻注此云:"在气为成者,感秋气而万物成就也。"这是从自然界的物化现象来讲的,其义一致。为什么人体气血流注,升清降浊等生理活动必须有肺的参与才能最后完成?这是因为肺司呼吸、朝百脉的原因,故曰"在脏为肺"。这样就把皮毛、成、肺三者之间的关系密切联系起来。

⑬王洪图等《黄帝内经素问白话解》燥气的力量是非常强大的,它在天为六气中的燥气,在地是五行中的金气,在人体是五体中的皮毛,燥金之气可使万物收成,其在内脏是五脏中的肺。

⑭郭霭春《黄帝内经素问白话解》

它在六气里是为燥,在五行里是为金,在人体是为皮毛,在功用方面能使物体成就,在内脏里是为肺。

(3)其性为凉,其德为清,其用为固,其色为白,其化为敛,其虫介,其政为劲,其令雾露,其变肃杀,其眚苍落,其味为辛,其志为忧。

①王冰《黄帝内经素问》凉,清也,肺之性也。金以清凉为德化。(〔新校正云〕

按《气交变大论》云:其德清洁。)固,坚定也。物乘金化,则表彰缟素之色,今西方之野,草木之上,色皆兼白。乘乙岁,则白色之物,兼赤及苍也。敛,收也。金化流行则物体坚敛。(〔新校正云〕按《气交变大论》云:其化紧敛。详金之化为敛,而木不及之气亦敛者,盖木不及而金胜之,故为敛也。)介,甲也。外被介甲,金坚之象也。劲,前锐也。(〔新校正云〕按《气交变大论》云:其政劲切。)凉气化生。天地惨悽,人所不喜,则其气也。青干而凋落。夫物之化之变而有辛味者,皆金气之所离合也。今西方之野,草木多辛。忧,虑也,思也。(〔新校正云〕详王(冰)注以忧为思,有害于义。按本论思为脾之志,忧为肺之志,是忧非思明矣。又《灵枢经》曰:愁忧则闭塞而不行。又云:愁忧而不解则伤意。若是则忧者,愁也,非思也。)

②马莳《黄帝内经素问注证发微》凡西方性用德化政令之类,皆本手燥,而内合人之肺气者也。故肺居右,象燥之生于西;皮毛干于身表,象气之燥也。

③张介宾《类经》西方凉爽,金之气也。肺为金脏,故应之。秋气清肃,金之德也。坚而能固,金之用也。万物收敛,金之化也。凡西方性用德化政令之类,皆本手燥,而内合人之肺气者也。故肺居右,象燥之生于西;皮毛干于身表,象气之燥也。皮甲坚固,得金气也。风气刚劲,金之政也。凉生雾露,秋金令也。凋残肃杀,金之变也。青苍毁败,金之灾也。

④张志聪《黄帝内经集注》固者,坚金之用也。敛,收敛也。介,甲也。外被介甲,金之象也。劲,坚锐也。肃杀者,物过盛而当杀,于时为金,又兵象也。苍,老也。落者,肃杀盛而陨落也。

⑤高士宗《黄帝素问直解》秋气容平,故其性为凉。气机收敛,故其德为清。万物成实,故其用为固。素天之气,色之白也。其化为敛,物之收也。其虫介,金甲之象也。劲,坚锐也,金质坚锐,故其政为劲。白露降,故其令雾露。夏盛极而秋始衰,故其变肃杀,万物凋谢,故其眚苍落。从革作辛,故其味为辛。肺志善忧,故其志为忧。

⑥黄元御《黄元御医书全集》人之合于燥金,燥金之生化如此。余同上文类推之。

⑦张琦《素问释义》此句未具体注释。

⑧高亿《黄帝内经素问详注直讲全集》〔注〕凉,薄也,薄寒为凉。清,清洁。固,坚固。敛,聚也,介虫属金。劲,刚劲。苍落者,草木黄落也。

〔讲〕即其金之性,亦薄寒而为凉;金之德,亦皎洁而为清;金之用,亦坚实而为固;金之色,应西方而为白;金之化,亦收聚而为敛。更其虫之象乎金也,则为介,如万物之坚确;其政之象乎金也,则为劲,如万物之刚健;其令之象乎金也,则雾露为地气上发之阴液。其受金气而为变也,则阴气过甚而肃杀;其感金运而为眚也,则苍落而草木腐脱。神之莫测至矣哉!至以化生味论,在味则物由金变而为辛;以道生智论,在志则肺主治节而为忧。

⑨孟景春等《黄帝内经素问译释》虫介:介,即"甲",俗称"壳"。虫介,有壳的

动物。劲：坚强有力。苍落：王冰"青干而凋落"。即凋谢之义。

凡是具有清凉的性质，清静的功能，保卫的作用，白色象征收敛的力量，繁殖有壳的动物，锐利劲切雾露下降的时令，能使万物生机减杀，发生枝叶枯萎凋谢的自然灾害，以及辛味的物质，人忧愁的情绪变化，都属于燥金之气。

⑩任廷革《任应秋讲〈黄帝内经〉素问》此句未具体注释，总体概括此段为：（提要）燥金之气对肺的影响。

⑪张灿玾等《黄帝内经素问校释》清：据《气交变大论》作"其德清洁"之文，则"清"在此当为"洁净"之义。固：坚固的意思。《类经》三卷第六注："坚而能固，金之用也"。介：指介虫，即有甲壳一类的动物。劲：刚劲急切的意思。肃杀：有严酷摧残的意思。常用来形容秋冬的气象。如《汉书·礼乐志》"秋气肃杀"。苍落：王冰注"青干而凋落"。

其性为清凉，其德为洁净，其功用为坚固，其色白，其生化为收敛，其虫为介虫，其政为刚劲急切，其令为雾露，其变动为严酷摧残，其灾为青干而凋落，其味为辛，其情志为忧愁。

⑫方药中等《黄帝内经素问运气七篇讲解》[其性为凉]凉，即清凉。从自然方位上来看，西方相对清凉些，从季节气候特点来看，每年秋季气候相对清凉，因此，凉、西、秋在五行概念上同属于金，故曰"其性为凉"。

[其德为清]清，指清肃，亦指明净。每年秋季自然界现象是树凋叶落，但同时天气清明，秋高气爽。这也就是《素问·四气调神大论》中所谓的："秋三月，此谓容平，天气以急，地气以明。"故曰"其德为清"。

[其用为固]固，指坚固，亦指保卫。"其用为固"一句，张介宾注云："坚而能固，金之用也。"王冰注云："固，坚定也。"高世栻注云："万物成实，故其用为固。"这就是说从自然气候变化与物候现象来看，每年秋季植物生长已是完全成熟时期，居于巩固阶段，从人体生理变化来看，人体纳入的水谷通过肺的作用与天气相交，气血流注，升清降浊至此完成，产生出人体的真气，因此肌表坚实，腠理致密，正气抗邪能力增强，故曰"其用为固"。

[其色为白]白，即白色，代表金色。凡事物变化外观表现白色，均可以和凉、燥、金、肺等联系起来，例如在气候清凉的季节中，人的皮肤颜色便相对白皙一些。临床经验凡属肺虚患者，颜面常呈苍白，即其例证。

[其化为敛]敛，指收敛，亦有聚集之义。每年秋季，自然物化现象中，生长现象多数停止处于收敛状态，春夏生长之物完全成熟可以收取聚集，故曰"其化为敛"。

[其虫介]介，指甲壳，介虫，指带有甲壳的虫或水族。"其虫介"，指带甲壳的生物，其胎孕生长与秋季清凉气候有一定关系。

[其政为劲，其令雾露]劲，指锐利有力。每年秋季，西风刚劲，树凋叶落，自然界一变而为一片萧索景象，故曰"其政为劲"。雾露，表示清凉。"其令雾露"，意即秋季气候由炎热变为清凉。

[其变肃杀,其眚苍落]肃杀,即肃清和杀灭。苍,此处指树木,苍落,指树凋叶落,毫无生意。"其变肃杀,其眚苍落",就是说如果秋气太过,自然界物候现象就可以过早地由收敛而呈现一片萧条,形成灾害。生,在五行属性上属木;杀,在五行属性上属金。杀太过就会影响生,亦即金克木或金乘木之意。

[其味为辛]辛,即辛辣味,为五味之一。由于辛辣之味可以宣肺散寒,与肺的作用密切相关,因此古人将五味中之辛味与五脏中之肺、五行中的金归属一类,故曰"其味为辛"。

[其志为忧]"其志为忧",指人之所以能有忧悲的表现,与肺的作用密切相关。

⑬王洪图等《黄帝内经素问白话解》

它的性质凉爽,它的品德属于清净,它的功能特点是坚固,它的颜色是白色,它的变化结果是使万物收敛。燥金之气养殖的动物,属于甲介类。它的作用是强劲有力,它的时令气候特点是雾生露降。燥金之气的异常变化,是肃杀凋残。它所造成的灾害,是苍老陨落。它在滋味上属于辛味,在情志上属于忧愁。

⑭郭霭春《黄帝内经素问白话解》虫介:指有甲、壳的动物,俗称介虫。劲:强劲有力。肃杀:萧条寂寥的意思。苍落:色变苍干凋落。

它的性质属于清凉,它的本质属于清静,它的功能是加固,它的颜色属于白,它的变化属于收敛,它在动物中属于介虫一类。它的作用属于强劲有力,它在时令上属于雾生露降,它的变动能使万物肃杀,它为灾害,是使草木青干凋落,它在气味上属于辛,它在情志上属于忧愁。

(4)忧伤肺,喜胜忧;热伤皮毛,寒胜热;辛伤皮毛,苦胜辛。

①王冰《黄帝内经素问》愁忧则气闭塞而不行,肺藏气,故忧伤肺。神悦则喜,故喜胜忧。火有二别,故此再举热伤之形证也。火气薄烁则物焦干,故热气盛则皮毛伤也。以阴消阳,故寒胜热。(〔新校正云〕按《太素》作燥伤皮毛,热胜燥。)过节也。辛热又甚焉。苦,火味,故胜金之辛。

②马莳《黄帝内经素问注证发微》此句未具体注释。

③张介宾《类经》此西方之性用德化政令,皆本乎金,而内合人之肺气也,故肺主乎右。

④张志聪《黄帝内经集注》按在春曰风伤肝,在夏曰热伤气,在长夏曰湿伤肉,在冬曰寒伤血,谓四时之本气自伤。在秋曰热伤皮毛,为所胜之气伤也。盖言五藏之有受伤于四时之本气者,抑亦有受伤于所胜之气者,举一藏之不同而可以类推于五藏也。玉师曰:秋承夏热,变炎烁为清凉,如炎热未静,则为热气所伤。

⑤高士宗《黄帝素问直解》而忧则伤肺。喜者,心之情,火能尅金,故喜胜忧。热气伤皮毛,而寒胜热。辛味伤皮毛,而苦胜辛,皆火能尅金之意。

⑥黄元御《黄元御医书全集》人之合于燥金,燥金之生化如此。余同上文类推之。

⑦张琦《素问释义》此句未具体注释。

⑧高亿《黄帝内经素问详注直讲全集》〔讲〕但忧者,人之情也,过于忧,则气甚而郁抑转甚,肺反自伤。忧伤肺者,金失其道也,非火无以克制。喜为心志,则胜忧者,其惟喜乎。燥者,天之气也,过于燥,则金乘其玄运,皮毛因燥而憔悴。燥伤皮毛,金胜故也,非火何以能制? 热为火气,故胜燥非热不可。辛者,地之味也,过于辛,则金味助其燥化,而肺难生其皮毛。辛伤皮毛,亦是金盛,非火亦无由制。苦为火味,故胜辛,非苦莫能。

⑨孟景春等《黄帝内经素问译释》忧愁太过会伤害肺,喜乐的情绪能克制忧愁;热气太过会伤害皮毛,寒气能克制热气;辛味太过能伤害皮毛,苦味能克制辛味。

⑩任廷革《任应秋讲〈黄帝内经〉素问》此句未具体注释,总体概括此段为:(提要)燥金之气对肺的影响。

⑪张灿玾等《黄帝内经素问校释》忧能伤肺,喜能抑制忧愁;热能伤皮毛,寒能克制热气;辛味能伤皮毛,苦味能克制辛味。

⑫方药中等《黄帝内经素问运气七篇讲解》"忧伤肺",指忧悲过度可以使肺气受到损害。"喜胜忧",指在忧悲过程中突逢喜事,则又可以使忧悲现象消失转化。"热伤皮毛",即过热的情况下可以损伤肺的作用。从五行概念来说就是火克金或火乘金。"寒胜热",即寒凉可以消除温热。此处是承"热伤皮毛"而言,意即热伤肺时,可以用寒凉来消除肺热。"辛伤皮毛",指过服辛辣可以因辛散太过而使肺受损伤。"苦胜辛",指苦味的药物可以因苦味药物的清降作用而制止辛辣之味的辛散作用,使之不至于过于辛散。从五行概念来说,苦属火,辛属金,因此,"苦胜辛"有火克金之意。

⑬王洪图等《黄帝内经素问白话解》忧愁太过会伤害肺脏,但喜乐的情绪能够制约忧愁;热气太过能损伤皮毛,但寒气能够克制热气;辛味太过也能损伤皮毛,但苦味能够抑制辛味。

⑭郭霭春《黄帝内经素问白话解》忧愁太过会伤害肺,喜乐的情绪能够克制忧愁;热气太过会伤害皮毛,寒气能克制热气;辛味太过,也能伤害皮毛,苦味能克制辛味。

## 第十二解

### (一)内经原文

北方生寒,寒生水,水生咸,咸生肾,肾生骨髓,髓生肝。其在天为寒,在地为水,在体为骨,在气为**坚**,在藏为肾。其性为凛,其德为寒,其用为**藏**[注1],其色为黑,其化为肃,其虫鳞,其政为静,其令**霜**雪[注2],其变**凝冽**,其眚冰雹,其味为咸,其志为恐。恐伤肾,思胜恐;寒伤血,燥胜寒;咸伤血,甘胜咸。

[注1]藏:郭霭春《黄帝内经素问校注》、方药中等《黄帝内经素问运气七篇讲解》、人民卫生出版社影印顾从德本《黄帝内经素问》此处为阙本,无"藏"字;张灿玾等《黄帝内经素问校释》、孟景春等《黄帝内经素问译释》此处为"藏"字,两者均注,原脱,《吴注素问》《类经》卷三第六均补"藏"字;张灿玾又注,《素问直解》补"操"

字,"藏"字义长,从补。

[注2]霰雪:郭霭春《黄帝内经素问校注》、方药中等《黄帝内经素问运气七篇讲解》、人民卫生出版社影印顾从德本《黄帝内经素问》此处为阙本,无"霰雪"二字;张灿玾等《黄帝内经素问校释》、孟景春等《黄帝内经素问译释》此处为"霰雪"二字,两者均从,原脱,据《吴注素问》补"霰雪"二字;张灿玾又注,《类经》三卷第六补"闭塞"二字,《素问直解》补"严贞"二字,以"霰雪"二字义长,今从补。

**(二)字词注释**

(1)坚

①王冰《黄帝内经素问》柔耍之物,遇寒则坚,寒之化也。

②马莳《黄帝内经素问注证发微》此词未具体注释。

③张介宾《类经》物之热者,遇寒则坚,此其征也。

④张志聪《黄帝内经集注》坚者,寒气之化也。

⑤高士宗《黄帝素问直解》在气为坚者,感冬气而万物坚凝也。

⑥黄元御《黄元御医书全集》此词未具体注释。

⑦张琦《素问释义》此词未具体注释。

⑧高亿《黄帝内经素问详注直讲全集》〔注〕坚确。

⑨孟景春等《黄帝内经素问译释》高世栻:"在气为坚者,感冬气而万物坚凝也。"

⑩任廷革《任应秋讲〈黄帝内经〉素问》此词未具体注释。

⑪张灿玾等《黄帝内经素问校释》坚定的意思。王冰注:"柔耍之物,遇寒则坚,寒之化也。"

⑫方药中等《黄帝内经素问运气七篇讲解》作坚硬解,意即骨质坚硬,才能支撑身体。

⑬王洪图等《黄帝内经素问白话解》坚凝。

⑭郭霭春《黄帝内经素问白话解》坚固。

(2)凛

①王冰《黄帝内经素问》寒也。肾之性也。

②马莳《黄帝内经素问注证发微》此词未具体注释。

③张介宾《类经》凛烈战栗,水之性也。

④张志聪《黄帝内经集注》寒凛也。

⑤高士宗《黄帝素问直解》严厉也。冬气严厉而寒,故其性为凛。

⑥黄元御《黄元御医书全集》此词未具体注释。

⑦张琦《素问释义》此词未具体注释。

⑧高亿《黄帝内经素问详注直讲全集》〔注〕凄清也。

⑨孟景春等《黄帝内经素问译释》高世栻:"凛,严厉也。冬气严厉而寒,故其性为凛。"

⑩任廷革《任应秋讲〈黄帝内经〉素问》此词未具体注释。

⑪张灿玾等《黄帝内经素问校释》在此有严凛的意思。高士宗注:"凛,严厉

也。冬气严厉而寒,故其性为凛。"

⑫方药中等《黄帝内经素问运气七篇讲解》有寒冷及战栗之义。

⑬王洪图等《黄帝内经素问白话解》清冷。

⑭郭霭春《黄帝内经素问白话解》寒、冷。

(3)藏

①王冰《黄帝内经素问》本阙。

②马莳《黄帝内经素问注证发微》此词未具体注释。

③张介宾《类经》"藏"字原阙,脱简也,今补之。闭藏生气,水之用也。

④张志聪《黄帝内经集注》原本之阙文。

⑤高士宗《黄帝素问直解》原本阙今补"操"字。操,贞固也。

⑥黄元御《黄元御医书全集》此词未具体注释。

⑦张琦《素问释义》此词未具体注释。

⑧高亿《黄帝内经素问详注直讲全集》〔讲〕水之用,亦封固而为藏。

⑨孟景春等《黄帝内经素问译释》原脱,据《吴注素问》《类经》补。

⑩任廷革《任应秋讲〈黄帝内经〉素问》此词未具体注释。

⑪张灿玾等《黄帝内经素问校释》原脱。《吴注素问》《类经》卷 三第六均补"藏"字,《素问直解》补"操"字。"藏"字义长,从补。

⑫方药中等《黄帝内经素问运气七篇讲解》阙文。张介宾补为"其用为藏",注云:"藏字原阙脱简也,今补之,闭藏生气,水之用也。"高世栻补为"其用为操",注云:"原本阙,今补……操,贞固也。"所谓"藏",即闭藏,从自然气候特点来说,冬季万物闭藏;从人体生理特点来说"肾主藏",是人体中的储藏系统。"操"字,亦有坚持固守之义,与"藏"义近,但从中医常用术语看,似以张注"其用为藏",补为"藏"字较好。

⑬王洪图等《黄帝内经素问白话解》原书阙文。明抄本为"藏"字。

⑭郭霭春《黄帝内经素问白话解》收藏。

(4)霰(xiàn)

①王冰《黄帝内经素问》本阙。

②马莳《黄帝内经素问注证发微》此词未具体注释。

③张介宾《类经》"闭塞"二字原阙,今补足之。天地闭塞,冬水令也。

④张志聪《黄帝内经集注》原本之阙文。

⑤高士宗《黄帝素问直解》严贞,原本阙文,今补。

⑥黄元御《黄元御医书全集》此词未具体注释。

⑦张琦《素问释义》本阙。

⑧高亿《黄帝内经素问详注直讲全集》〔讲〕霰雪者,阴气凝滞为雪,阳气薄之不相入,故散而为霰雪也。

⑨孟景春等《黄帝内经素问译释》原脱,据《吴注素问》补。

⑩任廷革《任应秋讲〈黄帝内经〉素问》此词未具体注释。

⑪张灿玾等《黄帝内经素问校释》原脱。《吴注素问》补"霰雪"二字，《类经》三卷第六补"闭塞"二字。《素问直解》补"严贞"二字。以"霰雪"二字 义长，今从补。

⑫方药中等《黄帝内经素问运气七篇讲解》原阙。张介宾补为"闭塞"，注云："闭塞二字原阙，今补足之，天地闭塞，冬水令也。"高世栻补为"严贞"，注云："严寒贞固，故其令严贞。"两家所补，均不甚贴切，似以补为"冰雪"为妥。

⑬王洪图等《黄帝内经素问白话解》原书阙文。明绿格抄本为"霰雪"二字。

⑭郭霭春《黄帝内经素问白话解》本阙。霰撒雪飞。

（5）凝冽

①王冰《黄帝内经素问》寒甚故致是。（〔新校正云〕按《气交变大论》云：其变凛冽。）

②马莳《黄帝内经素问注证发微》此词未具体注释。

③张介宾《类经》寒凝严冽，水之变也。

④张志聪《黄帝内经集注》寒之极也。

⑤高士宗《黄帝素问直解》冷之极也。

⑥黄元御《黄元御医书全集》此词未具体注释。

⑦张琦《素问释义》此词未具体注释。

⑧高亿《黄帝内经素问详注直讲全集》〔讲〕凝则冰雹，水寒气胜凝结而变也。

⑨孟景春等《黄帝内经素问译释》水结冰为"凝"，冷极称"冽"。

⑩任廷革《任应秋讲〈黄帝内经〉素问》此词未具体注释。

⑪张灿玾等《黄帝内经素问校释》在此有寒冷冻冰的意思。水结成冰为凝。寒冷为冽。

⑫方药中等《黄帝内经素问运气七篇讲解》指冰天雪地，十分寒冷。

⑬王洪图等《黄帝内经素问白话解》水结冰为凝，冷极为冽。

⑭郭霭春《黄帝内经素问白话解》水结冰为凝，冷极为冽。

（三）语句阐述

（1）北方生寒，寒生水，水生咸，咸生肾，肾生骨髓，髓生肝。

①王冰《黄帝内经素问》阳气伏，阴气升，政布而大行，故寒生也。太虚澄净，黑气浮空，天色黯然，高空之寒气也。若气似散麻，本末皆黑，微见黄色（上二字，守），川泽之寒气也。太虚清白，空犹雪映，遐迩一色，山谷之寒气也。太虚白昏，火明不翳，如雾雨气，遐迩肃然，北望色玄，凝雾夜落，此水气所生，寒之化也。太虚凝阴，白埃昏翳，天地一色，远视不分，此寒湿凝结，雪之将至也。地裂水冰，河渠干涸，枯泽浮咸，水（守）敛土坚，是土胜水。水不得自清，水所生，寒之用也。寒资阴化，水所由生，此寒气之生化尔。寒气施化则水冰雪雾，其为变极则水涸冰坚。运乘丙寅、丙子、丙戌、丙申、丙午、丙辰之岁，则寒化大行，乘辛未、辛巳、辛卯、辛丑、辛亥、辛酉之岁，则寒化少。物之有咸味者，皆始自水化之所成结也。水泽枯涸，卤

咸乃蓄,沧海味咸,盐从水化,则咸因水产,其事炳然,煎水味咸,近而可见。咸物入胃,先归于肾,故诸丙岁咸物多化,诸辛岁咸物少化。咸味入肾,自肾藏布化,生养骨髓也。咸气自生骨髓,乃流化生气,入肝藏也。

②马莳《黄帝内经素问注证发微》北方生寒者,天六入之寒,居北方地体中,为生藏之始也,自寒而生水、咸、肾、骨、肝矣。

③张介宾《类经》此北方之生化也。明此者,可以治肾补肝。

④张志聪《黄帝内经集注》此句未具体注释。

⑤高士宗《黄帝素问直解》解见《阴阳应象大论》。

⑥黄元御《黄元御医书全集》人之合于寒水,寒水之生化如此。余同上文类推之。

⑦张琦《素问释义》此句未具体注释。

⑧高亿《黄帝内经素问详注直讲全集》〔注〕北方生寒者,北方为物藏之时,凡性用德化政令皆本乎寒,而内合人之肾气者也。

〔讲〕试以北方言之,盖北方之气,发则生寒,为水气,寒阴则水生,水润下而作咸,故生咸。咸味入脏则生肾,肾气发荣,则生骨髓。骨髓者属水,水为木之母,故髓生肝也。

⑨孟景春等《黄帝内经素问译释》北方是比较寒冷的地方,所以说北方生寒,寒气能使在地的水气生长,水气能生咸味,咸味能滋养肾脏,肾精能滋生骨髓,肾精骨髓充盈则肝脏壮实。

⑩任廷革《任应秋讲〈黄帝内经〉素问》此句未具体注释,总体概括此段为:(提要)寒水之气对肾的影响。

⑪张灿玾等《黄帝内经素问校释》北方应冬而生寒,寒能生水,水能生咸味,咸味入肾而能滋养肾脏,肾能滋养骨髓,肾气通过骨髓而能滋养肝脏。

⑫方药中等《黄帝内经素问运气七篇讲解》北方气候相对寒冷,故曰"北方生寒"。水性寒凉,故曰"寒生水"。水气多之处为海,海水味咸,故曰"水生咸"。在人体来说,肾主水,咸为水之味,故曰"咸生肾"。肾主藏精,髓属精之类,髓藏于骨中,骨以髓为养,故曰"肾生骨髓"。人体中的肝与肾气是母子关系,肝的作用正常与否与肾水的充足与否密切相关,故曰"髓生肝"。在此把北方、寒、水、咸、肾、骨、髓、肝等密切联系起来。

⑬王洪图等《黄帝内经素问白话解》北方与冬季相应,阴气盛而产生寒,天气寒能保护水,所以说寒能滋助水,而水气能产生咸味,咸味能滋养肾脏,肾脏能使骨髓充满。在五行关系中,水能生木,而肝属木,所以说骨髓能生肝木。

⑭郭霭春《黄帝内经素问白话解》北方生寒,寒能使水气生旺,水气能产生咸味,咸味能滋养肾气,肾气能滋养骨髓,骨髓充实,又能养肝。

(2)其在天为寒,在地为水,在体为骨,在气为坚,在藏为肾。

①王冰《黄帝内经素问》神化也。凝惨冰雪,寒之化也。凛冽霜雹,寒之用也。

岁属太阳在上则寒化于天,太阳在下则寒行于地。阴气布化,流于地中,则为水泉。澄彻流衍,水之体也。漂荡没溺,水之用也。强干坚劲,骨之体也。包裹髓脑,骨之用也。柔耎之物,遇寒则坚,寒之化也。肾藏有二,形如豇豆相并,而曲附于膂筋,外有脂裹,里白表黑,主藏精也。为作强之官,伎巧出焉。乘辛岁,则肾藏及经络受邪而为病。膀胱府同。

②马莳《黄帝内经素问注证发微》此句未具体注释。

③张介宾《类经》物之热者,遇寒则坚,此其征也。

④张志聪《黄帝内经集注》坚者,寒气之化也。

⑤高士宗《黄帝素问直解》在气为坚者,感冬气而万物坚凝也。

⑥黄元御《黄元御医书全集》人之合于寒水,寒水之生化如此。余同上文类推之。

⑦张琦《素问释义》此句未具体注释。

⑧高亿《黄帝内经素问详注直讲全集》〔注〕坚,坚确。

〔讲〕若论其神,在天则应冬之玄气而为寒,在地则象坎之变化而为水,及至于人亦道无不该,非但在全体之中而为骨,在气质之间而为坚,在五脏之内而为肾。

⑨孟景春等《黄帝内经素问译释》坚:高世栻"在气为坚者,感冬气而万物坚凝也"。

所以六气的变化在天是寒,在地是水,在人体是骨,在功能使物体坚固,在内脏是肾。

⑩任廷革《任应秋讲〈黄帝内经〉素问》此句未具体注释,总体概括此段为:(提要)寒水之气对肾的影响。

⑪张灿玾等《黄帝内经素问校释》坚:坚定的意思。王冰注:"柔耎之物,遇寒则坚,寒之化也。"

变化莫测的神,其具体表现为:在天应于寒,在地应于水,在人体应于骨,在气应于物体坚实,在脏应于肾。

⑫方药中等《黄帝内经素问运气七篇讲解》[其在天为寒,在地为水]寒,是天之六气之一,故曰"在天为寒"。水是五行之一,故曰"在地为水"。气候寒冷,水性寒凉同属一类,故曰:"在天为寒,在地为水。"把天地间无形之气与有形之水密切联系起来归属一类。

[在体为骨,在气为坚,在脏为肾]骨,是人体五体之一,骨的作用是任身,亦即作为人体的支架。"在气为坚"中的"坚"字,作坚硬解,意即骨质坚硬,才能支撑身体。由于骨中之髓是精之所化,肾主藏精,因此骨属于肾。骨、髓、肾、坚同属一类,所以原文谓:"在体为骨,在气为坚,在脏为肾。"

⑬王洪图等《黄帝内经素问白话解》寒气的力量是非常强大的,它在天为六气中的寒气,在地是五行中的水气,在人体是五体中的骨骼,寒水之气可使万物坚凝,其在内脏是五脏中的肾。

⑭郭霭春《黄帝内经素问白话解》坚：坚固。

它在六气里是为寒，在五行里是为水，在人体是为骨，在功用方面能使物体坚固，在内脏是为肾。

（3）其性为凛，其德为寒，其用为藏，其色为黑，其化为肃，其虫鳞，其政为静，其令霰雪，其变凝冽，其眚冰雹，其味为咸，其志为恐。

①王冰《黄帝内经素问》凛，寒也。肾之性也。水以寒为德化。（〔新校正云〕按《气交变大论》其德凄沧。）本阙。物禀水成，则表被玄黑之色，今北方之野，草木之上，色皆兼黑。乘辛岁，则黑色之物，兼黄及赤也。肃，静也。（〔新校正云〕按《气交变大论》云：其化清谧。详水之化为肃，而金之政太过者为肃，平金之政劲肃，金之变肃杀者，何也？盖水之化肃者，肃静也。金之政肃者，肃杀也。文虽同而事异者也。）鳞，谓鱼蛇之族类。水性澄澈而清静。（〔新校正云〕按《气交变大论》云：其政凝肃。详水之政为静，而平土之政安静，土太过之政亦为静，土不及之政亦为静定。水土异而静同者，非同也。水之静，清净也。土之静，安静也。）本阙。寒甚故致是。（〔新校正云〕按《气交变大论》云：其变凛冽。）非时而有及暴过也。（〔新校正云〕按《气交变大论》云：其灾冰雪霜雹。）夫物之化之变而有咸味者，皆水化之所凝散也。今北方川泽，地多咸卤。恐以远祸。

②马莳《黄帝内经素问注证发微》凡北方性用德化政令之类，皆本乎寒，而内合人之肾气者也。故肾居后，象寒之生于北；骨为百骸，象寒之坚也。

③张介宾《类经》凛烈战栗，水之性也。冬气寒冷，水之德也。"藏"字原阙，脱简也，今补之。闭藏生气，水之用也。肃然静定，水之化矣。鳞潜就下，得水气也。清静澄彻，水之政也。"闭塞"二字原阙，今补足之。天地闭塞，冬水令也。寒凝严冽，水之变也。非时冰雹，水之灾也。雹音泊。

④张志聪《黄帝内经集注》凛，寒凛也。肃，静也。静者，水之政令也。鳞虫，水所生也。凝冽，寒之极也。冰雹，水之变也。圈者，原本之阙文。

⑤高士宗《黄帝素问直解》凛，严厉也。冬气严厉而寒，故其性为凛。其性为凛，则其德为寒。性凛德寒，则其用为操。操，贞固也。玄天之气，色之黑也。其化为肃，物之藏也。其虫鳞，水中之生物也。冬气安定，故其政为静。严寒贞固，故其令严贞。凝冽，冷之极也，冰雹，水之坚。也变凝冽，则其眚冰雹。润下作咸，故其味为咸。肾志善恐，故其志为恐。

⑥黄元御《黄元御医书全集》人之合于寒水，寒水之生化如此。余同上文类推之。

⑦张琦《素问释义》此句未具体注释。

⑧高亿《黄帝内经素问详注直讲全集》〔注〕凛，凄清也。肃，严肃。鳞虫属水。静者，阴寒主静也。霰雪者，阴气凝滞为雪，阳气薄之不相入，故散而为霰雪也，凝则冰雹，水寒气胜凝结而变也。

〔讲〕即其水之性，亦凄清而为凛；水之德，亦冻冽而为寒；水之用，亦封固而为藏;水之色,应北方而为黑;水之化,亦严凝而为肃。更其虫之象乎水也,则为鳞,如水体之波合;其政之象乎水也,则为静;而敦艮不迁;其令之象乎水也,则霰雪而凝滞,不为阳薄。其受水气而为变也,则凝冽而坚实;其感水运而为眚也,则冰雹而阴寒。神之莫测至矣哉! 至以化生味论,在味则物由水变而为咸;以道生智论,在志则肾主作强而为恐。

⑨孟景春等《黄帝内经素问译释》凛:高世栻"凛,严厉也。冬气严厉而寒,故其性为凛"。藏:原脱,据《吴注素问》《类经》补。霰(xiàn 线)雪:原脱,据《吴注素问》补。凝冽:水结冰为"凝",冷极称"冽"。

凡是具有严厉的性质,寒冷的功能,贮藏的作用,黑色象征物体静止的力量,繁殖有鳞片的动物,寒冷冰雪的时令,发生剧烈的寒冷和冰雹霜雪非时而下的自然灾害,以及咸味的物质,人恐惧的情绪变化,都属于寒水之气。

⑩任廷革《任应秋讲〈黄帝内经〉素问》此句未具体注释,总体概括此段为:(提要)寒水之气对肾的影响。

⑪张灿玾等《黄帝内经素问校释》凛:在此有严凛的意思。高士宗注:"凛,严厉也。冬气严厉而寒,故其性为凛。"肃:在此有整肃的意思。鳞:指鳞虫,即有鳞类动物。静:在此有平静的意思。霰(xiàn 线):空中降落的白色不透明的小冰粒,俗称"米雪"或"粒雪"。凝冽:在此有寒冷冻冰的意思。水结成冰为凝。寒冷为冽。

其性为严凛,其德为寒冷,其功用为闭藏,其色黑,其生化为整肃,其虫为鳞虫,其政为平静,其令为霰雪,其变动为水冰气寒,其灾为冰雹,其味为咸,其情志为恐。

⑫方药中等《黄帝内经素问运气七篇讲解》[其性为凛]凛(lín 音林),有寒冷及战慄之义。在季节上冬主寒,寒冷是冬季气候上的特点,寒冷时常出现战慄,因此战慄亦称寒战,故曰"其性为凛"。

[其德为寒]寒,即寒冷。"其德为寒",与"其气为凛"之义相近似,亦即季节气候上的特点为寒冷之意。张介宾注此云:"冬气寒冷,水之德也。"

[其用为□]□,阙文。张介宾补为"其用为藏",注云:"藏字原阙脱简也,今补之,闭藏生气,水之用也。"高世栻补为"其用为操",注云:"原本阙,今补……操,贞固也。"所谓"藏",即闭藏,从自然气候特点来说,冬季万物闭藏;从人体生理特点来说"肾主藏",是人体中的储藏系统。"操"字,亦有坚持固守之义,与"藏"义近,但从中医常用术语看,似以张注"其用为藏",补为"藏"字较好。

[其色为黑]黑,即黑色,代表水色。凡事物变化在外观上表现黑色,均可以和寒、水、肾、骨等联系起来,例如临床上患者面色出现黑色时即可定位在肾,定性为寒。这是古人经验的总结。

[其化为肃]肃,即肃清,亦有肃静之义。张介宾注云:"肃然静定,水之化也。"高世栻注云:"其化为肃,物之常也。"每年冬季物化现象相对静止,处于闭藏状态,故曰"其化为肃"。

其虫鳞:鳞,即鳞甲,鳞虫,指带鳞的动物,主要是指鱼类。鱼类的胎孕生长与水密切相关,故曰"其虫鳞"。

[其政为静,其令霰雪]静,指静止,其义同前。霰雪,原阙。张介宾补为"闭塞",注云:"闭塞二字原阙,今补足之,天地闭塞,冬水令也。"高世栻补为"严贞",注云:"严寒贞固,故其令严贞。"两家所补,均不甚贴切,似以补为"冰雪"为妥。以"令"字,主要指时令。参看以上各节,"其令"均突出了时令的特点,如东方、风、木一类,其令"宣发";南方、热、火一类,其令"郁蒸";中央湿土一类,其令"云雨";西方、燥、金一类,其令"雾露";本节北方、寒、水一类,冬令严寒,冰雪为严寒季节的特点。《素问·四气调神大论》谓:"冬三月,此为闭藏,水冰地坼,勿扰乎阳。"盖即此义,故补以"冰雪"较为贴切。

[其变凝冽,其眚冰雹]凝冽,指冰天雪地,十分寒冷,"冰雹",指天降冰雹。"其变凝冽,其眚冰雹",指天气寒冷过甚,或出现冰雹,就会伤人伤物成为灾害。

[其味为咸]咸,即咸味,水之大者曰海,海水味咸,故咸为水味。由于六气中之寒,五行中之水,五体中之骨,五脏中之肾,其在五行归属中均属水类,因此临床上表现为口中咸味,或在饮食上喜咸恶甘时均可考虑定位在肾,定性为寒,按阳虚进行辨证论治。

[其志为恐]恐,即恐慌、恐惧。"其志为恐",指人之所以能有恐惧表现与肾的作用密切相关。

⑬王洪图等《黄帝内经素问白话解》凝冽:水结冰为凝,冷极为冽。

它的性质清冷,它的品德属于寒冽,它的功能特点是闭藏,它的颜色是黑色,它的变化结果是使万物肃静。寒水之气养殖的动物,属于鳞虫之类。它的作用是澄澈清冷,它的时令气候特点是寒凝。寒水之气的异常变化,是寒甚冰冻。它所造成的灾害,是冰雹非时而降。它在滋味上属于咸味,在情志上属于恐惧。

⑭郭霭春《黄帝内经素问白话解》凛:寒、冷。鳞:指鳞虫,即有鳞一类动物。凝冽:水结冰为凝,冷极为冽。

它的性质属于冷,它的本质属于寒,它的功能属于收藏,它的颜色属于黑,它的变化属于万物肃静,它在动物中属于有鳞片的一类。它的作用属于静止,它在时令上属于霰撒雪飞,它的变动是冰冻寒甚,它为灾害,是冰雹非时而降,它在气味上属于咸类,它在情绪上属于恐惧。

(4)恐伤肾,思胜恐;寒伤血,燥胜寒;咸伤血,甘胜咸。

①王冰《黄帝内经素问》恐甚动中则伤肾。《灵枢经》曰:恐惧而不解则伤精。肾藏精,故精伤而伤及于肾也。思见祸机,故无忧恐。思一作忧,非也。明胜心也。寒甚血凝,故伤血也。寒化则水积,燥用则物坚,燥与寒兼,故相胜也。天地之化,物理之常也。味过于咸,则咽干引饮,伤血之义,断可知矣。渴饮甘泉,咽干自已,甘为土味,故胜水咸。(〔新校正云〕详自上岐伯曰至此,与阴阳应象大论同,小有增损,而注颇异。)

②马莳《黄帝内经素问注证发微》此句未具体注释。

③张介宾《类经》此北方之性用德化政令,皆本乎水,而内合人之肾气者也,故肾主于下。

④张志聪《黄帝内经集注》按在春曰风伤肝,在长夏曰湿伤肉,是自伤其本体也。在夏曰热伤气,在冬曰寒伤血,谓伤其所胜也。亦举二藏之不同,而可类推于五藏耶。玉师曰:火热为阳,气为阳,寒水为阴,血为阴,亦阴阳之自伤也。

⑤高士宗《黄帝素问直解》而恐则伤肾。思者,脾之情,土胜其水,故思胜恐。寒水伤阴血,而土燥则胜寒。咸味伤阴血,而甘味则胜咸,皆土能胜水之意。

⑥黄元御《黄元御医书全集》人之合于寒水,寒水之生化如此。余同上文类推之。

⑦张琦《素问释义》此句未具体注释。

⑧高亿《黄帝内经素问详注直讲全集》〔讲〕过于恐,则气下并于肾经,而肾自伤。恐伤肾者,水失其道也,非土无以克制。思为脾志,则胜恐者,其惟思乎。寒者,天之气也,过于寒,则水气乘其玄运,血因寒而凝涩。寒伤血,阴盛故也,非辛热不能温散燥之味辛,故胜寒,必取诸燥。咸者,地之味也,过于咸,则水助其寒化,心为肾克。咸伤血,亦是水盛,非土无由制。甘为土味,故胜咸,必取诸甘。

⑨孟景春等《黄帝内经素问译释》恐惧太过会伤害肾,思虑能克制恐惧;寒气太过会伤害血脉,燥气能克制寒气;咸味能伤害血脉,甘味能克制咸味。

⑩任廷革《任应秋讲〈黄帝内经〉素问》此句未具体注释,总体概括此段为:(提要)寒水之气对肾的影响。

⑪张灿玾等《黄帝内经素问校释》恐能伤肾,思能抑制恐惧;寒能伤血,燥能克制寒气;咸味能伤血,甘味能克制咸味。

⑫方药中等《黄帝内经素问运气七篇讲解》"恐伤肾",指过度恐惧时可以使肾受到损伤,例如人在过度恐慌时可以出现尿失禁等,即属于"恐伤肾"之临床表现。"思胜恐",指人如能平静地思虑问题,则恐惧情绪就会消失或转化。"寒伤血",血为精的一种,周澂之《读医随笔》谓:"精有四:曰精也,血也,津也,液也。"在肾寒的情况下可以影响血液的生成。"燥胜寒",此处"燥"字应作燥热解,即以热胜寒之意,意即因肾阳虚衰而出现伤血现象时可以用温补肾阳的方法来进行治疗。据报道,对现代医学再生障碍性贫血一病的治疗,多采用温肾之剂为主而取得效果当即此理。"咸伤血",咸属水属寒,血得寒则凝之意。"甘胜寒",甘为土味,寒属水类,"甘胜寒",从五行概念来说,即以土制水。甘属脾,寒属肾,脾肾为人之先后天,"甘胜寒",亦可理解为以后天补先天。

⑬王洪图等《黄帝内经素问白话解》恐惧太过会伤害肾脏,但思虑的情绪能够制约恐惧;寒气太过可以损伤血液,但燥热之气能够克制寒气;咸味太过也会损伤血液,但甘味能够抑制咸味。

⑭郭霭春《黄帝内经素问白话解》恐惧太过会伤害肾,思虑能够克制恐惧;寒气太过会伤害血脉,燥气能够克制寒气,咸味能伤害血脉,甘味能够克制咸味。

### 第十三解

**(一)内经原文**

五气更立,各有所先,非其位则邪,当其位则正。帝曰:病生之变何如? 岐伯曰:气相得则微,不相得则甚。

**(二)字词注释**

(1)五气

①王冰《黄帝内经素问》此词未具体注释。

②马莳《黄帝内经素问注证发微》谓前五方之气。

③张介宾《类经》五行之气。

④张志聪《黄帝内经集注》五方之气也。

⑤高士宗《黄帝素问直解》五方之气。

⑥黄元御《黄元御医书全集》此词未具体注释。

⑦张琦《素问释义》此词未具体注释。

⑧高亿《黄帝内经素问详注直讲全集》〔批〕五运之气,各有所先,须知当其时者为正,非其时者为邪。〔注〕五运之气。合而观之,木火金水土之五运。

⑨孟景春等《黄帝内经素问译释》五方之气。张志聪:"五气,五方之气也。"

⑩任廷革《任应秋讲〈黄帝内经〉素问》此词未具体注释。

⑪张灿玾等《黄帝内经素问校释》五方之气。

⑫方药中等《黄帝内经素问运气七篇讲解》即东南西北中五方之气,这里指风火湿燥寒。

⑬王洪图等《黄帝内经素问白话解》五行之气。

⑭郭霭春《黄帝内经素问白话解》五方之气。

(2)更立

①王冰《黄帝内经素问》此词未具体注释。

②马莳《黄帝内经素问注证发微》各治一部之令者也。

③张介宾《类经》五行之气,化有不同。天干所临,是为五运;地支所司,是为六气。五运六气,皆有主客之分。故岁时变迁,五气更立,各有所先,以主岁气也。

④张志聪《黄帝内经集注》四时之更换也。

⑤高士宗《黄帝素问直解》更立四时。

⑥黄元御《黄元御医书全集》此词未具体注释。

⑦张琦《素问释义》此词未具体注释。

⑧高亿《黄帝内经素问详注直讲全集》〔注〕更立,更代而立。〔讲〕更代而立于天地之中。

⑨孟景春等《黄帝内经素问译释》交替主时。张志聪:"更立,四时之更换也。"

⑩任廷革《任应秋讲〈黄帝内经〉素问》此词未具体注释。

⑪张灿玾等《黄帝内经素问校释》互相更替以主时。

⑫方药中等《黄帝内经素问运气七篇讲解》是指互相改变。

⑬王洪图等《黄帝内经素问白话解》四时更换。

⑭郭霭春《黄帝内经素问白话解》交替更换。

（三）语句阐述

（1）五气更立，各有所先，非其位则邪，当其位则正。

①王冰《黄帝内经素问》当其岁时，气乃先也。先立运，然后知非位与当位者也。

②马莳《黄帝内经素问注证发微》谓前五方之气，各治一部之令者也。五气更立治令，皆各有所先，其所先者，风之立非春令，热之立非夏令，湿之立非长夏令，燥之立非秋令，寒之立非冬令，是皆非其位之立，为胜复之邪也。风当暮令立，热当夏令立，湿当长夏令立，燥当秋令立，寒当冬令立，是皆当其位之立，为本气之正也。盖必先立其运，然后知非位与当位也。

③张介宾《类经》五行之气，化有不同。天干所临，是为五运；地支所司，是为六气。五运六气，皆有主客之分。故岁时变迁，五气更立，各有所先，以主岁气也。运气既立，则位之当与不当，气之或邪或正，可得而察矣。此与《六微旨大论》同。

④张志聪《黄帝内经集注》五气，五方之气也。更立，四时之更换也。各有所先者，如春之风，夏之热，秋之凉，冬之寒，各先应期而至也。各当其所主之位，四时之正气也。如冬时应寒而反热，夏时应热而反寒，非其所主之位则邪。邪者，为万物之贼害。上节之不当其位，谓客气加临之位；此节之位，谓四时主气之位也。

⑤高士宗《黄帝素问直解》总结上文而言五方之气，更立四时，春风夏热秋燥冬寒，各有所先。非其主位而有是气，则为邪。当其主位而有是气，则为正也。

⑥黄元御《黄元御医书全集》五气更立，各有政令所先。非位则邪，如春行金令。当位则正，如春行木令也。

⑦张琦《素问释义》如甲己之岁，土气先至。非其位，谓未至而至，至而不至也。应至而至，则为当位之正矣。

⑧高亿《黄帝内经素问详注直讲全集》〔注〕更立。更代而立。是以岁时不同。五气各有所先。运气迁次。各有其位。非位为邪。当位为正也。

〔讲〕合而观之，木火金水土之五运，更代而立于天地之中，以各主岁时之气者也。然司天在泉，左右加临之气，岁时固不相同，要其气之至，亦各有所先。倘所至之气，失守其位，与春夏秋冬四时之气相反，则为四时不正之邪气。若所至之气，适当其位，与温热凉寒四时之正气相合，则为四时当旺之正气矣。操斯术者，可不详辨而当察之。

⑨孟景春等《黄帝内经素问译释》五气更立：五气交替主时。张志聪："五气，五方之气也。更立，四时之更换也。"

五方之气，交替主时，各有先期而至的，若与时令相反的是邪气，与时令相合的是四时正气。

⑩任廷革《任应秋讲〈黄帝内经〉素问》此句未具体注释,总体概括此段为:(提要)运气病的基本规律。

⑪张灿玾等《黄帝内经素问校释》五气更立,各有所先:《类经》三卷第六〔注〕"五行之气,化有不同,天干所临,是为五运,地支所司,是为六气,五运六气,皆有主客之分,故岁时变迁,五气更立,各有所先,以主岁气也。"

上述五方之气,互相更替以主时,气之所至,各有先期,若气来于不应主时之方位者,为邪气,气来于主时之方位者,为正气。

⑫方药中等《黄帝内经素问运气七篇讲解》〔五气更立,各有所先〕五气,即东南西北中五方之气,这里指风火湿燥寒。"更立",是指互相改变。"各有所先",指前述五气各有其先期而至的时候。这就是说风火湿燥寒虽然各有其所属季节,即春风、夏热、长夏湿、秋燥、冬寒,但常常又可以出现与所属季节不相应的特殊气候,这就是原文所谓的"五气更立,各有所先"。以前所述各节是述常,此处所述则言变。前者属于运气学说中的"主气",后者属于运气学说中的"客气"。对于气候变化,运气学说认为有常有变,因此在具体运算和运用中,一定要知常知变。这是运气学说的指导思想和基本精神。

〔非其位则邪,当其位则正〕这是指"客主加临"。所谓"客主加临",即以"客气"加在"主气"之上对比分析,如果客气与主气性质上一致,例如主气是厥阴风木之气,加在主气之上的客气也是厥阴风木之气,季节气候变化并不特殊,这种情况就问题不大,这就叫作"当其位则正"。反之,客气与主气不一致或完全相反,例如主气是少阳相火之气,加在主气之上的客气是太阳寒水,这样季节气候上就可能出现特殊的变化,本来这一季节应该炎热,但是由于客气是太阳寒水之气,反而出现了寒冷,直接影响了生物的生长,应长不长,这样就会出现异常,这就叫作"非其位则邪"。

⑬王洪图等《黄帝内经素问白话解》五气指五行之气,更立指四时更换。五气更立,指五行之气交替主时。

五气运行,交替更换以主时令,是有一定先后次序的。若五气出现在它不该出现的时令,那便属于邪气;如果五气与时令相合,那就是正常的气候。

⑭郭霭春《黄帝内经素问白话解》五气更立:五方之气,交替更换。

五方之气,交替更换,各有先期而至的气候,与四时的定位相反的是为邪气,于四时定位相合的是为正气。

(2)帝曰:病生之变何如?

①王冰《黄帝内经素问》此句未具体注释。

②马莳《黄帝内经素问注证发微》此句未具体注释。

③张介宾《类经》此句未具体注释。

④张志聪《黄帝内经集注》此论四时之气而变生民病也。

⑤高士宗《黄帝素问直解》非其位则邪,故问病之生变何如?

⑥黄元御《黄元御医书全集》此句未具体注释。

⑦张琦《素问释义》此句未具体注释。

⑧高亿《黄帝内经素问详注直讲全集》〔批〕正气至,虽病必微;若邪气至,则变而为病,未有不甚者。

〔注〕相得,谓子居母位,虽非其位,子母不相害也。不得位,谓胜己者,居我之位,我居所胜者之位,不相得而相害也。故相得则病微,不相得则病甚。

〔讲〕黄帝曰:阴阳之气,固有邪正之分,而感阴阳之气以受病者,亦有变不变之别。不知病之生变,必何如而后生也?

⑨孟景春等《黄帝内经素问译释》黄帝问:它所致的病变怎样?

⑩任廷革《任应秋讲〈黄帝内经〉素问》此句未具体注释,总体概括此段为:(提要)运气病的基本规律。

⑪张灿玾等《黄帝内经素问校释》黄帝说:邪气致病所发生的变化是怎样的呢?

⑫方药中等《黄帝内经素问运气七篇讲解》此句未具体注释。

⑬王洪图等《黄帝内经素问白话解》黄帝问:邪气致病会有什么样的变化?

⑭郭霭春《黄帝内经素问白话解》黄帝道:生病的变化怎样?

(2)岐伯曰:气相得则微,不相得则甚。

①王冰《黄帝内经素问》木居火位,火居土位,土居金位,金居水位,水居木位,木居君位,如是者为相得。又木居水位,水居金位,金居土位,土居火位,火居木位,如是者虽为相得,终以子僭居父母之位,下陵其上,犹为小逆也。木居金土位,火居金水位,土居水木位,金居火木位,水居火土位,如是者为不相得,故病甚也。皆先立运气及司天之气,则气之所在相得与不相得可知矣。

②马莳《黄帝内经素问注证发微》言非位所立之邪生变之病,其邪与治令之气相得则病微,不相得则病甚也。王(冰)注云:木居火位,火居土位,土居金位,金居水位,水居木位,木居君位,如是者为相得。又木居水位,水居金位,金居土位,土居火位,火居木位,如是者虽为相得,终以子僭居父母之位,下陵(其)上,犹为小逆也。木居金土位,火居金水位,土居水木位,金居火木位,水居火土位,如是者为不相得,故病甚也。皆先立运气与司天之气,则气之所在相得与不相得可知矣。

③张介宾《类经》主客相遇,上下相临,气有相得不相得,则病变由而生矣。相得者,如彼此相生,则气和而病微;不相得者,如彼此相克,则气乖而病甚也。

④张志聪《黄帝内经集注》如五气各得其位,其病则微,不相得而非其本位,则其病甚矣。

⑤高士宗《黄帝素问直解》四时之气,皆能为病。气相得而病,则病之生变也微,气不相得而病,则病之生变也甚。

⑥黄元御《黄元御医书全集》相得谓生,不相得谓克也。

⑦张琦《素问释义》此以运气司天主客上下相临言之。

⑧高亿《黄帝内经素问详注直讲全集》〔讲〕岐伯对曰：病有微甚，变有早暮，要皆以气之相得、不相得分之。如其温热之气，行于春夏，凉寒之气，行于秋冬，是谓气相得也。气既相得，虽有太过不及，其受病也，必轻而微。如其温热之气，行于秋冬，凉寒之气，行于春夏，是谓气不相得也，气既不相得，则为非时邪气，其为病也，必重而甚焉。

⑨孟景春等《黄帝内经素问译释》岐伯说：气与时令相合的虽病亦轻，不相符合的其病必重。

⑩任廷革《任应秋讲〈黄帝内经〉素问》此句未具体注释，总体概括此段为：（提要）运气病的基本规律。

⑪张灿玾等《黄帝内经素问校释》［气相得则微，不相得则甚]《类经》三卷第六注："主客相遇，上下相临，气有相得不相得，则病变由而生矣。相得者，如彼此相生，则气和而病微；不相得者，如彼此相克，则气乖而病甚也。"

岐伯说：气与时令相合的虽病亦轻，不相符合的其病必重。

⑫方药中等《黄帝内经素问运气七篇讲解》［病生之变何如……气相得则微，不相得则甚]前节是指气候变化而言，此言是指气候正常与否与疾病的关系而言。"气相得则微"，是指主客之气一致的季节，即气候正常，则疾病就少就轻；"不相得则甚"，指主气客气不一致的季节，即气候反常，则疾病就多就重。

⑬王洪图等《黄帝内经素问白话解》岐伯说：来气与主时之令相合的，虽病亦轻；不相合的，其病必重。

⑭郭霭春《黄帝内经素问白话解》岐伯回答说：运气相得病就轻微，不相得就会厉害。

## 第十四解

（一）内经原文

帝曰：**主岁**何如？岐伯曰：气有余，则制己所胜，而**侮**所不胜；其不及，则己所不胜**侮**而**乘**之，己所胜轻而侮之。侮反受邪，侮而受邪，寡于畏也。帝曰：善！

（二）字词注释

（1）主岁

①王冰《黄帝内经素问》此词未具体注释。

②马莳《黄帝内经素问注证发微》亦谓前五方之气各治一岁之政者也。

③张介宾《类经》谓五运六气各有所主之岁也。

④张志聪《黄帝内经集注》五运主岁。

⑤高士宗《黄帝素问直解》五运在中，主岁之气也。

⑥黄元御《黄元御医书全集》五气各有所主之岁。

⑦张琦《素问释义》此词未具体注释。

⑧高亿《黄帝内经素问详注直讲全集》〔讲〕主一岁阴阳之大运。

⑨孟景春等《黄帝内经素问译释》马莳："主岁者,亦谓前五方之气各治一岁之政者也。"即五行各主一岁,五行主岁称为"五运"。

⑩任廷革《任应秋讲〈黄帝内经〉素问》此词未具体注释。

⑪张灿玾等《黄帝内经素问校释》指五运六气,各有主岁之时。

⑫方药中等《黄帝内经素问运气七篇讲解》即值年岁运。值年岁运称大运,亦称中运。值年岁运以天干为符号,按前述天干化五运之五行相生次序依次轮回运转。亦即按甲己化土,乙庚化金,丙辛化水,丁壬化木,戊癸化火次序轮流主岁。这也就是马莳所注:"主岁者,亦谓前五方之气各治一岁之政也。"

⑬王洪图等《黄帝内经素问白话解》五行之气各主一岁。

⑭郭霭春《黄帝内经素问白话解》五气主岁。

(2)侮

①王冰《黄帝内经素问》侮,谓侮慢(守)而凌忽之也。

②马莳《黄帝内经素问注证发微》此词未具体注释。

③张介宾《类经》此词未具体注释。

④张志聪《黄帝内经集注》如岁木太过,则制己所胜之土气,而侮所不胜之金气。

⑤高士宗《黄帝素问直解》如甲己土运主岁,土气有余,则制己所胜之水气,而侮所不胜之木气。

⑥黄元御《黄元御医书全集》气有余则制己所胜而侮己所不胜,如木制土而侮金也。

⑦张琦《素问释义》此词未具体注释。

⑧高亿《黄帝内经素问详注直讲全集》〔讲〕狃侮。

⑨孟景春等《黄帝内经素问译释》欺侮克制。

⑩任廷革《任应秋讲〈黄帝内经〉素问》此词未具体注释。

⑪张灿玾等《黄帝内经素问校释》侮,欺侮,有恃强凌弱的意思。

⑫方药中等《黄帝内经素问运气七篇讲解》侮,指以下犯上,例如木本应克土,但如果木不及不能克土,土反过来影响了木,使木出现了反常,这就叫"侮"。

⑬王洪图等《黄帝内经素问白话解》欺侮。

⑭郭霭春《黄帝内经素问白话解》欺侮。

(3)乘

①王冰《黄帝内经素问》此词未具体注释。

②马莳《黄帝内经素问注证发微》此词未具体注释。

③张介宾《类经》此词未具体注释。

④张志聪《黄帝内经集注》如不及,则己所不胜之金气,侮我而乘之,己所胜之土气,来轻我而侮之。

⑤高士宗《黄帝素问直解》土气不及,则己所不胜之木气侮而乘之,己所胜之水气亦轻而侮之。

⑥黄元御《黄元御医书全集》气不及则己所不胜侮而乘之。

⑦张琦《素问释义》此词未具体注释。

⑧高亿《黄帝内经素问详注直讲全集》此词未具体注释。

⑨孟景春等《黄帝内经素问译释》乘隙欺侮。

⑩任廷革《任应秋讲〈黄帝内经〉素问》此词未具体注释。

⑪张灿玾等《黄帝内经素问校释》乘,趁着,有乘虚侵袭的意思。

⑫方药中等《黄帝内经素问运气七篇讲解》此词未具体注释。

⑬王洪图等《黄帝内经素问白话解》克制。

⑭郭霭春《黄帝内经素问白话解》此词未具体注释。

(三)语句阐述

(1)帝曰:主岁何如?

①王冰《黄帝内经素问》此句未具体注释。

②马莳《黄帝内经素问注证发微》此句未具体注释。

③张介宾《类经》主岁,谓五运六气各有所主之岁也。

④张志聪《黄帝内经集注》此复论五运主岁之有太过不及也。

⑤高士宗《黄帝素问直解》气相得则微,不相得则甚,则四时之气皆能为病,故问主岁之太过不及何如。

⑥黄元御《黄元御医书全集》五气各有所主之岁。

⑦张琦《素问释义》此句未具体注释。

⑧高亿《黄帝内经素问详注直讲全集》〔批〕此举三阴三阳之太过不及,以辨其气之为盛为衰,而定一岁之灾也。

〔讲〕黄帝曰:阴阳之道大,不知主一岁阴阳之大运,果何如乎?

⑨孟景春等《黄帝内经素问译释》主岁:马莳"主岁者,亦谓前五方之气各治一岁之政者也"。即五行各主一岁,五行主岁称为"五运"。

黄帝道:五气主岁怎样?

⑩任廷革《任应秋讲〈黄帝内经〉素问》此句未具体注释,总体概括此段为:(提要)运气病的基本规律。

⑪张灿玾等《黄帝内经素问校释》主岁:指五运六气,各有主岁之时。

黄帝说:五气主岁是怎样的呢?

⑫方药中等《黄帝内经素问运气七篇讲解》[主岁何如]主岁,即值年岁运,值年岁运,亦称中运。值年岁运以天干为符号,按前述天干化五运之五行相生次序依次轮回运转。亦即按甲己化土,乙庚化金,丙辛化水,丁壬化木,戊癸化火次序轮流主岁。这也就是马莳所注:"主岁者,亦谓前五方之气各治一岁之政也。"

⑬王洪图等《黄帝内经素问白话解》主岁:五行之气各主一岁。

黄帝说：五运主岁怎样？

⑭郭霭春《黄帝内经素问白话解》黄帝道：五气主岁怎样？

（2）岐伯曰：气有余，则制己所胜，而侮所不胜；其不及，则己所不胜侮而乘之，己所胜轻而侮之。

①王冰《黄帝内经素问》木余，则制土，轻忽于金，以金气不争，故木恃其余而欺侮也。又木少金胜，土反侮木，以木不及，故土妄凌之也。四气卒同。侮，谓侮慢（守）而凌忽之也。或以己强盛，或遇彼衰微，不度卑弱，妄行凌忽，虽侮而求胜，故终必受邪。

②马莳《黄帝内经素问注证发微》岁气有余，则制所胜而侮所不胜，如岁木治政之气有余，则制土气而湿化减少，侮金气而风化大行也。其不及，则己所不胜侮而乘之，己所胜轻而侮之，如岁木治政之气不及，则金气胜侮而乘之，燥化乃行；土气轻而侮之，湿气反布也。

③张介宾《类经》假令木气有余，则制己所胜而土受其克，湿化乃衰；侮所不胜，则金反受木之侮，而风化大行也。木气不足，则己所不胜者，乘虚来侮，而金令大行；己所胜者，因弱相轻，而土邪反甚也。《六节藏象论》曰：未至而至，此谓太过，则薄所不胜而乘所胜也，命曰气淫。至而不至，此谓不及，则所胜妄行，而所生受病，所不胜薄之也，命曰气迫。运气相同，举此可类推矣。若恃己之强，肆行暴侮，有胜必复，反受其邪。《五常政大论》曰：乘危而行，不速而至，暴虐无德，灾反及之。正此谓也。

④张志聪《黄帝内经集注》如岁木太过，则制己所胜之土气，而侮所不胜之金气。如不及，则己所不胜之金气，侮我而乘之，己所胜之土气，来轻我而侮之。五运皆同，周而复始。

⑤高士宗《黄帝素问直解》五气更立，主时之气也。五运在中，主岁之气也。如甲己土运主岁，土气有余，则制己所胜之水气，而侮所不胜之木气。土气不及，则己所不胜之木气侮而乘之，己所胜之水气亦轻而侮之。有余不及，皆为病也，五气皆然。

⑥黄元御《黄元御医书全集》气有余则制己所胜而侮己所不胜，如木制土而侮金也，气不及则己所不胜侮而乘之，己所胜轻而侮之，如木被金克而土亦侮木也。

⑦张琦《素问释义》五行之理，胜必有复，恃强侮弱，势极反衰。如木侮土，由于不畏金，然木气过盛而衰，土所生之金，即来克复也。

⑧高亿《黄帝内经素问详注直讲全集》〔批〕此举三阴三阳之太过不及，以辨其气之为盛为衰，而定一岁之灾也。

〔注〕岁有余之胜侮，如太徵阳年，遇少阳司天，则火盛矣。能乘我胜之金，又能侮我所不胜之水，制其金气，而燥化减少，侮其水气，面热化大行也。气不及之胜侮，如少羽阴年，遇太阴司天，则水弱矣。不胜者乘侮而有土，所胜者轻侮而有火，土气胜而湿化流行，火气肆而热化反布矣。

〔讲〕岐伯对曰：三阴三阳，有无过不及之平气，有有余之盛气，有不及之衰气。试言乎气之有余也，无论己之所胜者，能为之挟制，即已所不胜者，亦为之狎侮焉。又言乎气之不及也，无论己所不胜者，欺侮而乘我，即己之所能胜者，亦轻忽而侮我焉。至于己所能胜之气，当衰微不及之时，反恃其强盛，不揣势分，妄自乘侮于我，则我之待其气至而胜者，彼必终遇其侮而受邪矣。

⑨孟景春等《黄帝内经素问译释》己所胜：被我所克制的。所不胜：克制我的。

岐伯说：气太过，一方面能克制自己所克的气，另一方面也能欺侮克制自己的气；如气不及，一方面克制自己的气乘隙欺侮，另一方面本来受自己克制的气，也轻视自己的不及而来侵犯。

⑩任廷革《任应秋讲〈黄帝内经〉素问》此句未具体注释，总体概括此段为：(提要)运气病的基本规律。

⑪张灿玾等《黄帝内经素问校释》气有余，则制己所胜……己所胜轻而侮之：此乃说明五行之气的制侮关系。凡本气有余，则可以克制我所胜之气，欺侮我所不胜之气；本气不足，则我所不胜者，必乘不足而欺侮之，我所胜者，亦必轻蔑而欺侮之。如木有余则可以制土侮金；木不足，则金气侮而乘之，土气轻而侮之。余类推。侮，欺侮，有恃强凌弱的意思。乘，趁着，有乘虚侵袭的意思。轻，轻蔑的意思。

岐伯说：凡气有余，则能克制自己所不能胜过的气，而又能欺侮自己所能胜过的气；气不足，则自己所不能胜过的气乘其不足而来欺侮，自己所能胜过的气，也对其轻蔑地进行欺侮。

⑫方药中等《黄帝内经素问运气七篇讲解》[气有余，则制己所胜，而侮所不胜]五运之气各有太过不及，亦即可有盛衰。这也就是《天元纪大论》中所讲过的："形有盛衰，谓五行之治，各有太过不及也。""气有余"，即指值年之岁运太过。在推算上，凡年干属阳的均属太过之年，例如甲年为土运太过之年，庚年为金运太过之年，丙年为水运太过之年，壬年为木运太过之年，戊年为火运太过之年。从自然气候变化来说，岁运太过之年在气候变化上除了本身气候偏盛之外，它还要影响它所胜的气候和它所不胜的气候，例如土运太过之年，除了当年湿气偏盛之外，它还要影响到水，亦即气温也要受到影响出现反常，它还要影响到木，亦即风速也要受到影响出现反常，这就叫作："气有余，则制己所胜，而侮所不胜。"从人体脏腑之间的关系来说也是一样，例如人体脾湿偏盛时，它不仅在临床上表现为脾湿偏盛的症状，如腹满、泄泻等，它还要影响到肾，在临床上出现小便不利、浮肿等症状，也可以影响到肝，在临床上出现肝区疼痛、眩晕甚至肢体拘急等症状，这也叫作"气有余，则制己所胜，而侮所不胜"。

[其不及，则己所不胜侮而乘之，己所胜轻而侮之]"其不及"，是指值年岁运不及，在推算时凡属年干属阴之年，均属不及之年，例如己年属土运不及之年，乙年属金运不及之年，辛年属水运不及之年，丁年属木运不及之年，癸年属火运不及之年。岁运不及之年，从自然气候变化来说，在气候变化上除了本身气候偏衰之外，它还

要影响到它所不胜的气候和它所胜的气候,例如土运不及之年,除了当年气候偏燥以外,它还要影响到木,即风比较多出现反常,它还要影响到水,即气温受到影响出现反常,这就叫作"气不及,则己所不胜侮而乘之,己所胜轻而侮之"。从人体脏腑之间的关系来说也是一样,例如人体脾气虚衰的情况下,它不仅表现为脾虚症状,如纳少、便溏、消瘦等,它还要影响到肝,在临床上出现肝区疼痛、出血、失眠等,也可以影响到肾,在临床上出现腰痛、尿少、浮肿等症状,这也叫作"其不及,则己所不胜侮而乘之,己所胜轻而侮之"。

⑬王洪图等《黄帝内经素问白话解》岐伯说:五运之气太过,不仅加重克制它所能克制的气,而且还欺侮本来是克制自己的气;五运之气不及,就使本来能克制自己的气,加重了克制的力量,另外,原属于自己所克制的气,也轻视自己反而侵犯。

⑭郭霭春《黄帝内经素问白话解》"己所胜",自己所能胜者,即我克它。"所不胜",自己所不能胜者,即它克我。

岐伯说:气太过就克制自己所能克制的它气,而一方面还要欺侮克制自己的它气。假如不及就会被胜过自己的乘机欺侮,另一方面还要受到为自己所克制之气的轻易来犯。

(3)侮反受邪,侮而受邪,寡于畏也。

①王冰《黄帝内经素问》或以己强盛,或遇彼衰微,不度卑微,妄行凌忽,虽侮而求胜,故终必受邪。受邪,各谓受己不胜之邪也。然舍己宫观,适他乡邦,外强中干,邪盛真弱,寡于敬畏,由是纳邪,故曰寡于畏也。(〔新校正云〕按《六节藏象论》曰:未至而至,此谓太过。则薄所不胜而乘所胜,命曰气淫。至而不至,此谓不及,则所胜妄行,而所生受病,所不胜而薄之,命曰气迫。即此之义也。)

②马莳《黄帝内经素问注证发微》侮反受邪,侮而受邪,寡于畏者,金侮木不及,从而乘之,则木之子火,报复其胜而侮金,反受邪也。侮金受邪,则其不及之木,寡于畏而气复疏伸也。《六节脏象论》曰:未至而至,此谓太过,则薄所不胜,而乘所胜也,命曰气淫。不分邪僻内生,工不能禁。至而不至,此谓不及,则所胜妄行,而所生受病,所不胜薄之也,命曰气迫。自上节天地之气何以候之至此,原人气一皆本于天也。愚于此节不敢于"东方生风"以下句解之者,正以各句文义俱见《金匮真言论》《阴阳应象大论》中,若句解之,则前后文义不能贯穿,而反支离矣。

③张介宾《类经》五行之气,各有相制,畏其所制,乃能守位,寡于畏则肆无忌惮,而势极必衰,所以反受其邪,此天道之盈虚,自毫发无容爽者。

④张志聪《黄帝内经集注》此言乘侮而反受其复也。如岁木不及,则所不胜之金气侮而乘之,而金反自虚其位矣。至秋令之时,金气虚而反受水之子气来复,则火热烁金,所谓侮反受邪也。侮而受邪,因木气不及而金气又能制木,寡于畏之故也。如图2-14、图2-15、图2-16、图2-17所示。

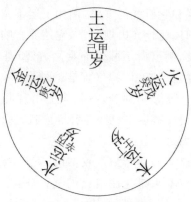

图 2-14　五运主岁

五阳年主太过,五阴年主不及。

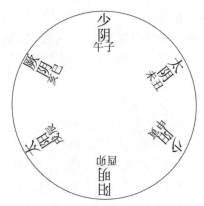

图 2-15　六气主岁及间气加临

少阴司天,则阳明在泉。少阴在上,则左太阴,右厥阴。阳明在下,则左太阳,右少阳。上下主岁,左右主时,六期环转,周而复始。

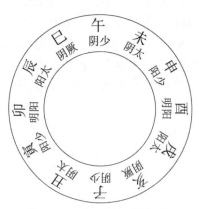

图 2-16　六气主岁太过不及

子午寅申辰戌为阳主太过,丑未卯酉巳亥为阴主不及。

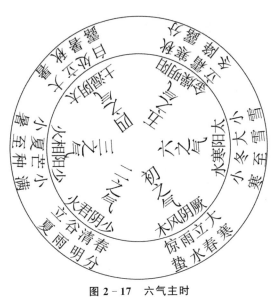

**图 2-17　六气主时**

　　司天在泉之气主岁,加临之气主时。加临为客气,六气为主气,客胜为从,主胜为逆。六气主岁主时及间气加临之气如图 2-18 所示。

子　午　之　岁　<sup>少阴司天</sup>　——

子　午　之　岁　少阴司天
　　　　　　　　阳明在泉

| 太 阳 寒 水 加 | 厥 阴 风 木 加 | 少 阴 君 火 加 |
|---|---|---|
| 初　之　气 | 二　之　气 | 三　之　气 |
| 厥　阴　风 | 少　阴　君 | 少　阳　相 |
| 木　主　气 | 火　主　气 | 火　主　气 |

三之气,少阴君火加临,以终司天之三气。

| 太 阴 湿 土 加 | 少 阳 相 火 加 | 阳 阴 燥 金 加 |
|---|---|---|
| 四　之　气 | 五　之　气 | 终　之　气 |
| 太　阴　湿 | 阳　阴　燥 | 太　阳　寒 |
| 土　主　气 | 金　主　气 | 水　主　气 |

六之气,阳明燥金加临,以终在泉之三气。故曰:岁半之前天气主之,岁半之后地气主之。
司天之气始于在泉之左,是天气之本于地也;在泉之气始于司天之右,是地气之本于天也。

(a) 子午之岁

丑 未 之 岁 　太阴司天
　　　　　　　太阳在泉

| 厥 阴 风 木 加 | 少 阴 君 火 加 | 太 阴 湿 土 加 |
|---|---|---|
| 初 之 气 | 二 之 气 | 三 之 气 |
| 厥 阴 风 | 少 阴 君 | 少 阳 相 |
| 木 主 气 | 火 主 气 | 火 主 气 |

| 少 阳 相 火 加 | 阳 明 燥 金 加 | 太 阳 寒 水 加 |
|---|---|---|
| 四 之 气 | 五 之 气 | 终 之 气 |
| 太 阴 湿 | 阳 阴 燥 | 太 阳 寒 |
| 土 主 气 | 金 主 气 | 水 主 气 |

（b）丑未之岁

寅 申 之 岁 　少阳司天
　　　　　　　厥阴在泉

| 少 阴 君 火 加 | 太 阴 湿 土 加 | 少 阳 相 火 加 |
|---|---|---|
| 初 之 气 | 二 之 气 | 三 之 气 |
| 厥 阴 风 | 少 阴 君 | 少 阳 相 |
| 木 主 气 | 火 主 气 | 火 主 气 |

| 阳 明 燥 金 加 | 太 阳 寒 水 加 | 厥 阴 风 木 加 |
|---|---|---|
| 四 之 气 | 五 之 气 | 终 之 气 |
| 太 阴 湿 | 阳 阴 燥 | 太 阳 寒 |
| 土 主 气 | 金 主 气 | 水 主 气 |

（c）寅申之岁

卯　酉　之　岁　阳明司天
少阴在泉

| 太 阴 湿 土 加 | 少 阳 相 火 加 | 阳 明 燥 金 加 |
|---|---|---|
| 初　之　气 | 二　之　气 | 三　之　气 |
| 厥　阴　风 | 少　阴　君 | 少　阳　相 |
| 木　主　气 | 火　主　气 | 火　主　气 |

二之气，少阳相火加临于少阴君火，是以下临上，为不当其位，民善暴死。

| 太 阳 寒 水 加 | 厥 阴 风 木 加 | 少 阴 君 火 加 |
|---|---|---|
| 四　之　气 | 五　之　气 | 终　之　气 |
| 太　阴　湿 | 阳　阴　燥 | 太　阳　寒 |
| 土　主　气 | 金　主　气 | 水　主　气 |

(d) 卯酉之岁

辰　戌　之　岁　太阳司天
太阴在泉

| 少 阳 相 火 加 | 阳 明 燥 金 加 | 太 阳 寒 水 加 |
|---|---|---|
| 初　之　气 | 二　之　气 | 三　之　气 |
| 厥　阴　风 | 少　阴　君 | 少　阳　相 |
| 木　主　气 | 火　主　气 | 火　主　气 |

| 厥 阴 风 木 加 | 少 阴 君 火 加 | 太 阴 湿 土 加 |
|---|---|---|
| 四　之　气 | 五　之　气 | 终　之　气 |
| 太　阴　湿 | 阳　阴　燥 | 太　阳　寒 |
| 土　主　气 | 金　主　气 | 水　主　气 |

(e) 辰戌之岁

巳 亥 之 岁　　厥阴司天
　　　　　　　少阳在泉

| 阳 明 燥 金 加 | 太 阳 寒 水 加 | 厥 阴 风 木 加 |
|---|---|---|
| 初 之 气 | 二 之 气 | 三 之 气 |
| 厥 阴 风 | 少 阴 君 | 少 阳 相 |
| 木 主 气 | 火 主 气 | 火 主 气 |

司天之厥阴加临于三气之上，以主岁半之前。

| 少 阴 君 火 加 | 太 阴 湿 土 加 | 少 阳 相 火 加 |
|---|---|---|
| 四 之 气 | 五 之 气 | 终 之 气 |
| 太 阴 湿 | 阳 阴 燥 | 太 阳 寒 |
| 土 主 气 | 金 主 气 | 水 主 气 |

（f）巳亥之岁

**图 2-18　六气主岁主时及间气加临之气总图**

岁运七篇，总以前项图象推之，其五运六气，司天在泉，间气加临，主时主岁，总括于中矣。再以天时民病，合而推之，已了然在目，不必多赘也。

⑤高士宗《黄帝素问直解》岁气贵得其平，不可有余，不可不及。始则乘而侮之，继则侮反受邪。如岁土有余，制其水气，土虚本位，至长夏土气主时，不能自旺，水之子木反制其土，是侮反受邪。申言侮而受邪，其始不安其位，寡于畏忌之所致也，五气皆然。

⑥黄元御《黄元御医书全集》五行之理，有胜有复，侮人者己反受邪，侮人而受邪者，以其肆无忌畏，为人所复也。

⑦张琦《素问释义》此句未具体注释。

⑧高亿《黄帝内经素问详注直讲全集》〔讲〕夫以乘人之衰而侮人，因人之侮而受邪者，皆不能自守其位，无所忌惮，而寡于畏也。

⑨孟景春等《黄帝内经素问译释》凡是欺侮人侵犯人的，他自己反会受到邪气的侵袭，所以然之故，因为它无所忌惮而缺少了防御的力量。

⑩任廷革《任应秋讲〈黄帝内经〉素问》此句未具体注释，总体概括此段为：（提要）运气病的基本规律。

⑪张灿玾等《黄帝内经素问校释》寡于畏：《类经》三卷第六注"五行之气，各有相制，畏其所制，乃能守位，寡于畏则肆无忌惮，而势极必衰，所以反受其邪"。

由于本气有余而进行欺侮或乘别气之不足而进行欺侮的,也往往要受邪,是因为它无所畏忌,盛极必衰,亦必为别气所乘的缘故。

　　⑫方药中等《黄帝内经素问运气七篇讲解》[侮反受邪,侮而受邪,寡于畏也]:侮,指以下犯上,例如木本应克土,但如果木不及不能克土,土反过来影响了木,使木出现了反常,这就叫"侮"。"侮反受邪",意即本身反受己所胜者之侮而出现反常,例如前述之木反受土侮而发病,即属"侮反受邪"。"寡于畏也"句中之"寡",指失去;畏,即正常的克制,意即"侮反受邪"的原因,是由于失去了正常的克制所致。五行学说不仅强调相生,而且更加强调相制。这就是在后面《六微旨大论》中所论:"亢则害,承乃制,制则生化。""侮反受邪,寡于畏也"一句,说明了"制"在维持正常的气候变化及正常生理活动和病理生理活动方面的重要作用。

　　⑬王洪图等《黄帝内经素问白话解》但是,凡恃强而欺侮侵犯它气的,自己也会受到邪气的伤害。之所以产生这样的结果,是由于它肆无忌惮地横行,消弱了本身防御力量的缘故。

　　⑭郭霭春《黄帝内经素问白话解》凡是侮人而受到邪气的侵袭,是因为它无所畏惮而招致来的。

# 第三章　六微旨大论篇

## 第一节　六微旨大论篇原文

### 六微旨大论篇第六十八

黄帝问曰：呜呼远哉！天之道也，如迎浮云，若视深渊，视深渊尚可测，迎浮云莫知其极。夫子数言，谨奉天道，余闻而藏之，心私异之，不知其所谓也。愿夫子溢志尽言其事，令终不灭，久而不绝。天之道可得闻乎？岐伯稽首再拜对曰：明乎哉问！天之道也，此因天之序，盛衰之时也。

帝曰：愿闻天道六六之节盛衰何也？岐伯曰：上下有位，左右有纪。故少阳之右，阳明治之；阳明之右，太阳治之；太阳之右，厥阴治之；厥阴之右，少阴治之；少阴之右，太阴治之；太阴之右，少阳治之。此所谓气之标，盖南面而待也。故曰，因天之序，盛衰之时，移光定位，正立而待。此之谓也。少阳之上，火气治之，中见厥阴；阳明之上，燥气治之，中见太阴；太阳之上，寒气治之，中见少阴；厥阴之上，风气治之，中见少阳；少阴之上，热气治之，中见太阳；太阴之上，湿气治之，中见阳明。所谓本也，本之下，中之见也，见之下，气之标也。本标不同，气应异象。

帝曰：其有至而至，有至而不至，有至而太过，何也？岐伯曰：至而至者和；至而不至，来气不及也；未至而至，来气有余也。

帝曰：至而不至，未至而至，如何？岐伯曰：应则顺，否则逆，逆则变生，变生则病。帝曰：善！请言其应。岐伯曰：物，生其应也；气，脉其应也。帝曰：善！愿闻地理之应六节气位何如？岐伯曰：显明之右，君火之位也；君火之右，退行一步，相火治之；复行一步，土气治之；复行一步，金气治之；复行一步，水气治之；复行一步，木气治之；复行一步，君火治之。相火之下，水气承之；水位之下，土气承之；土位之下，风气承之；风位之下，金气承之；金位之下，火气承之；君火之下，阴精承之。帝曰：何也？岐伯曰：亢则害，承乃制，制则生化，外列盛衰，害则败乱，生化大病。

帝曰：盛衰何如？岐伯曰：非其位则邪，当其位则正。邪则变甚，正则微。

帝曰：何谓当位？岐伯曰：木运临卯，火运临午，土运临四季，金运临酉，水运临子，所谓岁会，气之平也。

帝曰：非位何如？岐伯曰：岁不与会也。

帝曰：土运之岁，上见太阴；火运之岁，上见少阳、少阴；金运之岁，上见阳明；木运之岁，上见厥阴；水运之岁，上见太阳。奈何？岐伯曰：天之与会也，故《天元册》曰天符。帝曰：天符岁会何如？岐伯曰：太一天符之会也。帝曰：其贵贱何如？岐伯曰：天符为执法，岁会为行令，太一天符为贵人。帝曰：邪之中也奈何？岐伯曰：中执法者，其病速而危；中行令者，其病徐而持；中贵人者，其病暴而死。帝曰：位之易也何如？岐伯曰：君位臣则顺，臣位君则逆。逆则其病近，其害速；顺则其病远，其害微。所谓二火也。帝曰：善！愿闻其步何如？岐伯曰：所谓步者，六十度而有奇，故二十四步积盈百刻而成日也。

帝曰：六气应五行之变何如？岐伯曰：位有终始，气有初中，上下不同，求之亦异也。

帝曰：求之奈何？岐伯曰：天气始于甲，地气始于子，子甲相合，命曰岁立，谨候其时，气可与期。

帝曰：愿闻其岁，六气始终，早晏何如？岐伯曰：明乎哉问也！甲子之岁，初之气，天数始于水下一刻，终于八十七刻半；二之气，始于八十七刻六分，终于七十五刻；三之气，始于七十六刻，终于六十二刻半；四之气，始于六十二刻六分，终于五十刻；五之气，始于五十一刻，终于三十七刻半；六之气，始于三十七刻六分，终于二十五刻。所谓初六，天之数也。

乙丑岁，初之气，天数始于二十六刻，终于一十二刻半；二之气，始于一十二刻六分，终于水下百刻；三之气，始于一刻，终于八十七刻半；四之气，始于八十七刻六分，终于七十五刻；五之气，始于七十六刻，终于六十二刻半；六之气，始于六十二刻六分，终于五十刻。所谓六二，天之数也。

丙寅岁，初之气，天数始于五十一刻，终于三十七刻半；二之气，始于三十七刻六分，终于二十五刻；三之气，始于二十六刻，终于一十二刻半；四之气，始于一十二刻六分，终于水下百刻；五之气，始于一刻，终于八十七刻半；六之气，始于八十七刻六分，终于七十五刻。所谓六三，天之数也。

丁卯岁，初之气，天数始于七十六刻，终于六十二刻半；二之气，始于六十二刻六分，终于五十刻；三之气，始于五十一刻，终于三十七刻半；四之气，始于三十七刻六分，终于二十五刻；五之气，始于二十六刻，终于一十二刻半；六之气，始于一十二刻六分，终于水下百刻。所谓六四，天之数也。

次戊辰岁，初之气，复始于一刻。常如是无已，周而复始。

帝曰：愿闻其岁候何如？岐伯曰：悉乎哉问也！日行一周，天气始于一刻；日行再周，天气始于二十六刻；日行三周，天气始于五十一刻；日行四周，天气始于七十六刻；日行五周，天气复始于一刻，所谓一纪也。是故寅、午、戌岁气会同，卯、未、亥岁气会同，辰、申、子岁气会同，巳、酉、丑岁气会同，终而复始。

帝曰：愿闻其用也。岐伯曰：言天者求之本，言地者求之位，言人者求之气交。

帝曰：何谓气交？岐伯曰：上下之位，气交之中，人之居也。故曰：天枢之上，天气主之；天枢之下，地气主之；气交之分，人气从之，万物由之。此之谓也。

帝曰：何谓初中？岐伯曰：初凡三十度而有奇。中气同法。

帝曰：初中何也？岐伯曰：所以分天地也。

帝曰：愿卒闻之。岐伯曰：初者地气也，中者天气也。

帝曰：其升降何如？岐伯曰：气之升降，天地之更用也。

帝曰：愿闻其用何如？岐伯曰：升已而降，降者谓天；降已而升，升者谓地。天气下降，气流于地；地气上升，气腾于天。故高下相召，升降相因，而变作矣。帝曰：善。寒湿相遘，燥热相临，风火相值，其有闻乎？岐伯曰：气有胜复，胜复之作，有德有化，有用有变，变则邪气居之。帝曰：何谓邪乎？岐伯曰：夫物之生从于化，物之极由乎变，变化之相薄，成败之所由也。故气有往复，用有迟速，四者之有，而化而变，风之来也。

帝曰：迟速往复，风所由生，而化而变，故因盛衰之变耳。成败倚伏游乎中，何也？岐伯曰：成败倚伏生乎动，动而不已，则变作矣。

帝曰：有期乎？岐伯曰：不生不化，静之期也。

帝曰：不生化乎？岐伯曰：出入废则神机化灭；升降息则气立孤危。故非出入，则无以生长壮老已；非升降，则无以生长化收藏。是以升降出入，无器不有。故器者生化之宇，器散则分之，生化息矣。故无不出入，无不升降。化有小大，期有近远。四者之有，而贵常守，反常则灾害至矣。故曰：无形无患，此之谓也。帝曰：善。有不生不化乎？岐伯曰：悉乎哉问也！与道合同，惟真人也。帝曰：善。

# 第二节　六微旨大论篇分解

## 第一解

### （一）内经原文

黄帝问曰：呜呼远哉！天之道也，如迎浮云，若视深渊，视深渊尚可测，迎浮云莫知其极。夫子数言，谨奉天道，余闻而藏之，心私异之，不知其所谓也。愿夫子**溢**·**志**尽言其事，令终不灭，久而不绝。天之道可得闻乎？岐伯稽首再拜对曰：明乎哉问！天之道也[注]，此**因天之序，盛衰之时**也。

[注]明乎哉问！天之道也：郭霭春《黄帝内经素问校注》此处为"明乎哉问，天之道也！此因天之序，盛衰之时也"；张灿玾等《黄帝内经素问校释》、方药中等《黄帝内经素问运气七篇讲解》、人民卫生出版社影印顾从德本《黄帝内经素问》此处为"明乎哉问天之道也！此因天之序，盛衰之时也"；孟景春等《黄帝内经素问译释》此处为"明乎哉问！天之道也，此因天之序，盛衰之时也"。

（二）字词注释

（1）溢志

①王冰《黄帝内经素问》此词未具体注释。

②马莳《黄帝内经素问注证发微》此词未具体注释。

③张介宾《类经》此词未具体注释。

④张志聪《黄帝内经集注》此词未具体注释。

⑤高士宗《黄帝素问直解》此词未具体注释。

⑥黄元御《黄元御医书全集》此词未具体注释。

⑦张琦《素问释义》此词未具体注释。

⑧高亿《黄帝内经素问详注直讲全集》〔注〕谓尽溢其志意之所有也。〔讲〕尽溢其志意之所有。

⑨孟景春等《黄帝内经素问译释》此词未具体注释。

⑩任廷革《任应秋讲〈黄帝内经〉素问》此词未具体注释。

⑪张灿玾等《黄帝内经素问校释》情志洋溢的意思。

⑫方药中等《黄帝内经素问运气七篇讲解》此词未具体注释。

⑬王洪图等《黄帝内经素问白话解》尽量。

⑭郭霭春《黄帝内经素问白话解》尽情地。

（2）因天之序

①王冰《黄帝内经素问》此词未具体注释。

②马莳《黄帝内经素问注证发微》因天道之序更。

③张介宾《类经》此词未具体注释。

④张志聪《黄帝内经集注》因天之序者,天以六为节,因六气而环序也。

⑤高士宗《黄帝素问直解》因天四时之序。

⑥黄元御《黄元御医书全集》因天运自然之序。

⑦张琦《素问释义》此词未具体注释。

⑧高亿《黄帝内经素问详注直讲全集》〔讲〕因天运之节序。

⑨孟景春等《黄帝内经素问译释》自然界的变化。

⑩任廷革《任应秋讲〈黄帝内经〉素问》此词未具体注释。

⑪张灿玾等《黄帝内经素问校释》凡天地气象变化的规律,是由于运气秩序的变更。

⑫方药中等《黄帝内经素问运气七篇讲解》"因天之序"的"因",此处作根据解。序,作次序解。

⑬王洪图等《黄帝内经素问白话解》六气的循环运动。

⑭郭霭春《黄帝内经素问白话解》时序。

（3）盛衰之时

①王冰《黄帝内经素问》此词未具体注释。

②马莳《黄帝内经素问注证发微》此词未具体注释。

③张介宾《类经》成盛衰之时变。

④张志聪《黄帝内经集注》盛衰者,六气之有太过不及也。

⑤高士宗《黄帝素问直解》有盛衰之时也。盛衰者,春夏为盛,秋冬为衰。

⑥黄元御《黄元御医书全集》盛衰之时。

⑦张琦《素问释义》此词未具体注释。

⑧高亿《黄帝内经素问详注直讲全集》〔讲〕气运一盛一衰之时。

⑨孟景春等《黄帝内经素问译释》时序盛衰。

⑩任廷革《任应秋讲〈黄帝内经〉素问》此词未具体注释。

⑪张灿玾等《黄帝内经素问校释》四时之气的盛衰。

⑫方药中等《黄帝内经素问运气七篇讲解》"盛衰之时"的"时",作时令或季节解。盛衰,指阴阳盛衰,亦即指气候的寒热温凉,消长进退。

⑬王洪图等《黄帝内经素问白话解》时序有盛衰的变化。

⑭郭霭春《黄帝内经素问白话解》盛衰。

(三)语句阐述

(1)黄帝问曰:呜呼远哉!天之道也,如迎浮云,若视深渊,视深渊尚可测,迎浮云莫知其极。夫子数言,谨奉天道,余闻而藏之,心私异之,不知其所谓也。愿夫子溢志尽言其事,令终不灭,久而不绝。天之道可得闻乎?

①王冰《黄帝内经素问》深渊静滢而澄彻,故视之可测其深浅;迎浮云莫知其极,浮云飘泊而合散,故迎之莫诣其边涯。言苍天之象,如渊可视乎鳞介;运化之道,犹云莫测其去留。六气深微,其于运化,当如(守)是喻矣。(〔新校正云〕详此文与《疏五过论》文重。)天之道,运化生成之道也。

②马莳《黄帝内经素问注证发微》此句未具体注释。

③张介宾《类经》此句未具体注释。

④张志聪《黄帝内经集注》天之道者,阴阳之道也。言阴阳之道,高远而渊深也。夫有形者,尚可测,在天之为气者,莫知其极也。张玉师曰:天包乎地,六气绕地环转,故不曰在地而曰在泉。视深渊尚可测者,喻六气之在泉也。

⑤高士宗《黄帝素问直解》数,音朔,藏,如字。呜呼,叹词。远,大也。帝叹天道远大,莫知其极,愿闻天道于岐伯,令终不灭,久不绝而传之后世也。

⑥黄元御《黄元御医书全集》帝欲尽闻运气之理,以垂久远。

⑦张琦《素问释义》此句未具体注释。

⑧高亿《黄帝内经素问详注直讲全集》〔批〕天之为道,见于节序,知节序之旦暮从逆,即知人身之气,盛衰反合也。

〔注〕浮云,虚浮无定之云也。深渊,幽深难测之渊也。测,度也。极,尽也。溢志,谓尽溢其志意之所有也。其事指谨奉天道之事。令,犹使也。

〔讲〕黄帝问曰:余闻夫子之言,而后知天之为道也,呜呼远哉!仰而观之,如迎浮云,俯而察之,如视深渊,浩浩茫茫,渺无涯际。然俯以察乎地理,虽视若深渊,犹有理之可测而仰以观乎天道,则迎若浮云而莫知其道之极也。况夫子论及治人之法,动言谨奉天道。余虽闻而藏之金匮,问之予心,隐曲之中,莫测其妙,尝私异之,而不知其所谓也。愿夫子尽溢其志意之所有,以明言其天道为用之事,使天下后世终不能灭,历之久远,此理长存而不绝。不知如此之天道,亦可使余得闻之否乎?

⑨孟景春等《黄帝内经素问译释》黄帝道:天体运行变化的道理多么深远呀!好像仰观天空中的浮云,又好像俯视深渊清澈无底,但渊水之深,还可以测量,唯迎浮云,不知道它到什么地方停止。先生屡次说,要小心谨慎地顺从天的道理,我听了以后,记在心里,但我又怀疑,不了解它到底有什么意义。请先生尽量详细地解释一遍,使它永远流传下去,不致失传。对天体运行的规律可以讲给我听吗?

⑩任廷革《任应秋讲〈黄帝内经〉素问》此句未具体注释,总体概括此段为:(提要)以"天道"发问,为以下六气的讨论作铺垫。

⑪张灿玾等《黄帝内经素问校释》溢志:情志洋溢的意思。天之道:此指气象变化的自然规律。

黄帝问道:天的规律非常远大呀!如像仰望空中的浮云,又像看望深渊一样,渊虽深还可以被测知,仰望浮云则不知它的终极之处。先生多次谈到,要小心谨慎地尊奉气象变化的自然规律,我听到以后,都怀记下来,但是心里独自有些疑惑,不明白说的是什么意思。请先生热情而详尽地讲讲其中的道理,使它永远地流传下去,久而不至灭绝。你可以把它的规律讲给我听吗?

⑫方药中等《黄帝内经素问运气七篇讲解》[呜呼远哉!天之道也……迎浮云莫知其极]:呜呼,叹词。哉,语气词,表示感叹语气。天,指宇宙。道,指变化规律。本句是一个倒装句,慨叹宇宙广阔无边,其变化规律玄远难测,以下"若视深渊","如迎浮云"等句,均系为形容天道玄远而言。

[天之道可得闻乎]:此一段系承上段而言,意即天道虽然玄远,但仍然需要探索其变化规律,并且使之流传下去。这就是说,尽管古人认为天道玄远而有感慨,但却并不认为它不可知,而是认为可以总结其变化规律。这就是原文所谓的"尽言其事",并认为也一定能够总结出其规律,使之流传下去,这就是原文所谓的"令终不灭,久而不绝"。

⑬王洪图等《黄帝内经素问白话解》黄帝问道:啊!关于自然的道理,是多么深远呀!真好像仰观浮云,又好像俯视深渊。尽管深渊很深,但仍是可以测量的,而空中的浮云飘忽不定,却是很难找到它真正的边际。先生曾多次谈到,要谨慎地遵循天地阴阳六气的规律,我听了以后,铭记在心,然而私下里却常常因为不知其所以然而感到疑惑。请先生尽量详细地讲讲这方面的道理,以便使它长久地流传下去,永不泯灭。这种有关阴阳六气的重要道理,可以讲给我听听吗?

⑭郭霭春《黄帝内经素问白话解》"天之道",天体运行变化的道理。"夫子数言,谨奉天道":"夫子",这里指岐伯;"数言",多次地讲;"谨奉",谨慎奉行。尽言,

尽情详细地讲。

黄帝问道:哎呀,关于天的道理,真是太深远了,就好像仰接浮云,又好像俯视深渊,但深渊还可以测量,而迎浮云却不可能知道它的极点何在。你屡次说,天道是应该谨慎奉行的,我听了以后,记在心里,但又充满了疑惑,不知其所以然。希望你尽情地讲一讲,使它永不泯灭,长久流传。像这样的天道,可以讲给我听吗?

(2)岐伯稽首再拜对曰:明乎哉问! 天之道也,此因天之序,盛衰之时也。

①王冰《黄帝内经素问》此句未具体注释。

②马莳《黄帝内经素问注证发微》此句未具体注释。

③张介宾《类经》因天道之序更,所以成盛衰之时变也。

④张志聪《黄帝内经集注》天之道者,天之阴阳也。因天之序者,天以六为节,因六气而环序也。盛衰者,六气之有太过不及也。

⑤高士宗《黄帝素问直解》帝问天道,故赞其明。天道者,因天四时之序,而有盛衰之时也。盛衰者,春夏为盛,秋冬为衰。

⑥黄元御《黄元御医书全集》因天运自然之序,而推其盛衰之时,以测常变也。

⑦张琦《素问释义》此句未具体注释。

⑧高亿《黄帝内经素问详注直讲全集》〔讲〕岐伯稽首再拜而对曰:明乎哉,帝所问之天道也! 夫天之为道,与时相应,其发见于人而为用者,此亦不过因天运之节序,与夫气运一盛一衰之时而已耳。

⑨孟景春等《黄帝内经素问译释》岐伯恭敬地回答说:你问得很高明! 所谓天之道,就是由于自然界的变化而显示出来的时序盛衰。

⑩任廷革《任应秋讲〈黄帝内经〉素问》此句未具体注释,总体概括此段为:(提要)以"天道"发问,为以下六气的讨论作铺垫。

⑪张灿玾等《黄帝内经素问校释》此因天之序,盛衰之时也:凡天地气象变化的规律,是由于运气秩序的变更,表现为四时之气的盛衰。《类经》二十三卷第六注:"因天道之序更,所以成盛衰之时变也。"

岐伯再次跪拜回答说:你提的问题很高明啊! 这是由于运气秩序的变更,表现为自然气象盛衰变化的时位。

⑫方药中等《黄帝内经素问运气七篇讲解》〔天之道也,此因天之序,盛衰之时也〕:此句紧承上段,提出了如何总结天道的方法,"因天之序"的"因",此处作根据解。序,作次序解。"盛衰之时"的"时",作时令或季节解。 盛衰,指阴阳盛衰,亦即指气候的寒热温凉,消长进退。全句意即天道变化虽然玄远,但仍可以根据自然界气候寒热温凉、消长进退的次序来总结其变化规律。

⑬王洪图等《黄帝内经素问白话解》岐伯恭敬地行礼之后而回答说:你问得很高明。这是自然界的重要法则,正是因为六气的循环运动,才表现出来时序有盛衰的变化。

⑭郭霭春《黄帝内经素问白话解》岐伯行礼回答说:你问得很高明啊。 所谓天

之道,就是自然的变化所显示出来的时序和盛衰。

## 第二解

**(一)内经原文**

帝曰:愿闻天道**六六之节**盛衰何也?岐伯曰:上下有位,左右有纪。故少阳之右,阳明治之;阳明之右,太阳治之;太阳之右,厥阴治之;厥阴之右,少阴治之;少阴之右,太阴治之;太阴之右,少阳治之。此所谓**气之标**,盖南面而待也。故曰,因天之序,盛衰之时,移光定位,正立而待。此之谓也。少阳之上,火气治之,中见厥阴;阳明之上,燥气治之,中见太阴;太阳之上,寒气治之,中见少阴;厥阴之上,风气治之,中见少阳;少阴之上,热气治之,中见太阳;太阴之上,湿气治之,中见阳明。所谓本也,本之下,中之见也,见之下,气之标也。本标不同,气应异象。

**(二)字词注释**

(1)六六之节

①王冰《黄帝内经素问》经已启(守)问,天师未敷其旨,故重问之。

②马莳《黄帝内经素问注证发微》天道六六之节盛衰者,天之三阴三阳右旋天外,更治岁政,每岁各一盛衰,至六岁周遍,通得盛衰之节六六也。

③张介宾《类经》此词未具体注释。

④张志聪《黄帝内经集注》六六者,谓司天之三阴三阳,上合天之六气也。

⑤高士宗《黄帝素问直解》六六之节者,天以六为节,六六三百六十日,以成一岁也。

⑥黄元御《黄元御医书全集》此词未具体注释。

⑦张琦《素问释义》此词未具体注释。

⑧高亿《黄帝内经素问详注直讲全集》〔批〕此举阴阳之升降次序,以明天道六六之节,为衰为盛之故也。〔注〕六六者,阴三阳三,升六降六也。节,制也。〔讲〕天道六六之节。

⑨孟景春等《黄帝内经素问译释》六气六步的盛衰。

⑩任廷革《任应秋讲〈黄帝内经〉素问》此词未具体注释。

⑪张灿玾等《黄帝内经素问校释》六六之节。

⑫方药中等《黄帝内经素问运气七篇讲解》以三阴三阳来归属和测算六气的一种方法。

⑬王洪图等《黄帝内经素问白话解》六气循环盛衰。

⑭郭霭春《黄帝内经素问白话解》六六之节。

(2)气之标

①王冰《黄帝内经素问》标,末也。圣人南面而立,以阅气之至也。

②马莳《黄帝内经素问注证发微》凡此三阴三阳为治之气,皆所谓六气之标也。

③张介宾《类经》六气以三阴三阳为标。

④张志聪《黄帝内经集注》气之标者,标见于上也。

⑤高士宗《黄帝素问直解》在上为本,在下为标。今举在泉之气,故曰:此所谓气之标。

⑥黄元御《黄元御医书全集》三阴三阳,六气之标。

⑦张琦《素问释义》三阴三阳为标。

⑧高亿《黄帝内经素问详注直讲全集》〔批〕所谓气之标者,标犹表也。谓三阴三阳时至,气至表而出之于外也。〔讲〕三阴三阳,气升气降,有六气之标。

⑨孟景春等《黄帝内经素问译释》气,指六气。气之标,就是三阴三阳为六气之标。

⑩任廷革《任应秋讲〈黄帝内经〉素问》"标"是在下之气。

⑪张灿玾等《黄帝内经素问校释》气指六气。标,木的末端。《韵会》"木末也"。引申为事物之末者。此指三阴三阳为六气之标,六气为三阴三阳之本。

⑫方药中等《黄帝内经素问运气七篇讲解》此词未具体注释。

⑬王洪图等《黄帝内经素问白话解》此指三阴三阳为六气之标,六气为三阴三阳之本。

⑭郭霭春《黄帝内经素问白话解》此指三阴三阳。

(三)语句阐述

(1)帝曰:愿闻天道六六之节盛衰何也? 岐伯曰:上下有位,左右有纪。

①王冰《黄帝内经素问》六六之节,经已启(守),天师未敷其旨,故重问之。上下,谓司天地之气二也。余左右四气,在岁之左右也。

②马莳《黄帝内经素问注证发微》天道六六之节盛衰者,天之三阴三阳右旋天外,更治岁政,每岁各一盛衰,至六岁周遍,通得盛衰之节六六也。上下有位,左右有纪者,谓每岁阴阳盛衰之位。上下,谓司天在泉二位也;左右,谓司天之左间右间及在泉之左间右间,为四纪也。

③张介宾《类经》六六之义,已见前,此复求其盛衰之详。上下有位,左右有纪,此言六位之序,以明客气之盛衰也。

④张志聪《黄帝内经集注》上下有位者,言少阴在上,则阳明在下;太阴在上,则太阳在下;少阳在上,则厥阴在下;阳明在上,则少阴在下;太阳在上,则太阴在下;厥阴在上,则少阳在下。六期环转,而各有上下之定位也。左右有纪者,如少阴在上,则厥阴在左,太阴在右;太阴在上,则少阴在左,少阳在右;少阳在上,则太阳在左,阳明在右;阳明在上,则少阳在左,太阳在右;太阳在上,则阳明在左,厥阴在右;厥阴在上,则太阳在左,少阴在右。各随气之在上,而有左右之定纪也。

⑤高士宗《黄帝素问直解》承上文盛衰之时,而问天道六六之节亦有盛衰何也。六六之节者,天以六为节,六六三百六十日,以成一岁也。六六之节,而有盛衰者,一岁之中有上下阴阳之气,有左右阴阳之气也。上下者,司天在上,在泉在下,

司天在泉有一定之位。左右者,司天左右之气,在泉左右之气。左右阴阳,有不易之纪。

⑥黄元御《黄元御医书全集》此句未具体注释。

⑦张琦《素问释义》此句未具体注释。

⑧高亿《黄帝内经素问详注直讲全集》〔批〕此举阴阳之升降次序,以明天道六六之节,为衰为盛之故也。〔注〕六六者,阴三阳三,升六降六也。节,制也。位,位次,左谓左间气,右谓右间气。纪,经纪。

〔讲〕黄帝曰:一岁之中,天运一周,阴阳升降,各有盛衰之时。今夫子言奉天之道,不外因天之序,盛衰之时。愿闻天道六六之节,其为盛为衰何如也?岐伯对曰:六阴六阳之气,如气升司天而上,气降在泉而下者,各有定位,以及兼左兼右,不得正位而为间气者,亦各有经纪也。

⑨孟景春等《黄帝内经素问译释》黄帝又道:请问天道六气六步的盛衰是怎样的?岐伯说:上下六步有一定的位置,左右升降有一定的次序。

⑩任廷革《任应秋讲〈黄帝内经〉素问》此句未具体注释,总体概括此段为:(提要)言六气之序,以及标本中见的相互关系。(讲解)"标"是在下之气,"本"是在上之气,"中"是表里之经。陈修园对《伤寒论》六经的解释基本就是运用这个理论框架来阐述的。

⑪张灿玾等《黄帝内经素问校释》[左右有纪]左右间气有一定的条理。左右,指左右间气。纪,在此有条理的意思。

黄帝说:我想听听关于天道六六之节的盛衰情况是怎样的?岐伯说:六气司天在泉,有一定位置,左右间气,有一定的条理。

⑫方药中等《黄帝内经素问运气七篇讲解》"天道六六之节"一语,首先见于《素问·六节藏象论》。原文云:"天以六六之节,以成一岁。"因此多数注家均根据《素问·六节藏象论》的一段原文"天有十日,日六竟而周甲,甲六复而终岁,三百六十日法也"来加以解释,认为"六六"就是指六个甲子,即六个六十天,六六三百六十天为一年。这个解释我们认为并不确切。因为,第一,《内经》中对于一年的时间,是采用三百六十五天来计算的,并不是按一年为三百六十天计算的。以五运而言,主运分五步,分司一年中的五个运季,每步所主时间为七十三天零五刻,则每年为三百六十五天多一点;以六气而言,主气分六步,把一年为二十四节气分属于六步之中,从每年大寒日开始计算,十五天多一点为一个节气,四个节气为一步,每一步为六十天又八十七刻半,六步为一年,如此则每年也是三百六十五天多一点。就是在《素问·六节藏象论》一篇中,也是首先提出了"三百六十五日而成岁"。文中首先提出了:"天为阳,地为阴;日为阳,月为阴;行有分纪,周有道理,日行一度,月行十三度有奇焉,故大小月三百六十五日而成岁,积气余而盈闰矣。"然后才提出:"天有十日,日六竟而周甲,甲六复而终岁,三百六十日法也。"从这一段原文中可以明显看出,《内经》对于一年的时间计算,是采用了三百六十五日,即一个回归年的日数。

之所以在后面又提出三百六十天的问题,只不过以此说明当时还有三百六十日为一年的历法。文中提此的原因只不过以此说明《内经》对一年时间的计算方法上与三百六十日历法有区别。因此这里的"六六",根本不是指六六三百六十天的问题。第二,《素问·六节藏象论》中,对于"六六"一词,已经作了比较明确的解释,原文云:"夫六六之节,九九制会者,所以正天之度,气之数也。天度者,所以制日月之行也;气数者,所以纪化生之用也。"这里所说的"天之度""气之数",就是指日月运行与气候变化的规律。因此,这里所谓的"六六",很明显地就是指观测自然气候变化的一种方法,根本不是只谈什么六六三百六十天的问题。

我们的意见,所谓"六六之节",一个"六"字,应该是指风、热、火、湿、燥、寒六气;一个"六"字,应该是指三阴三阳(厥阴、少阴、太阴、少阳、阳明、太阳)。"节",有节令、节段、节制之意。因此,"天道六六之节"一语,直译之,也就是说一年中的风、热、火、湿、燥、寒等自然界气候变化情况,可以根据阴阳多少的特点而用三阴三阳区分为六个节令或六个节段。我们的根据:其一,《素问·天元纪大论》中明确指出:"寒暑燥湿风火,天之阴阳也,三阴三阳上奉之。""在天为气"王冰注曰:"气谓风热燥湿寒。"这就是说,六气的变化情况可以用三阴三阳来加以归属和测算。其二,本篇对"帝曰:愿闻天道六六之节,盛衰何也"问话的回答完全是以三阴三阳的概念来作回答。整个运气学说中,在分析风、热、火、湿、燥、寒六气变化时,也无一处不是以三阴三阳来立论,毫无例外,根本不涉及什么六六三百六十日的问题。因此,我们认为所谓"六六之节",实际上也就是以三阴三阳来归属和测算六气的一种方法。这就是"天以六六之节"一语的含义。

⑬王洪图等《黄帝内经素问白话解》黄帝说:请你讲一讲六气循环盛衰是怎样的?岐伯说:司天在上,在泉在下,有它一定的位置,左右有四个间气,它们的升降,也有一定的次序。

⑭郭霭春《黄帝内经素问白话解》上下有位,左右有纪:"上",指司天之气。"下",指在泉之气。"位",指位置。"左右",指左右间气。"纪",次序、范围。

黄帝道:我希望听听天道六六之节和时序的盛衰是怎样的呢!岐伯说:上下六步有一定的位置,左右升降有一定的范围。

(2)故少阳之右,阳明治之;阳明之右,太阳治之;太阳之右,厥阴治之;厥阴之右,少阴治之;少阴之右,太阴治之;太阴之右,少阳治之。

①王冰《黄帝内经素问》此句未具体注释。

②马莳《黄帝内经素问注证发微》少阳之右,卯酉岁,阳明旋来司天治之,为六二;阳明之右,辰戌岁,太阳旋来司天治之,为六三;太阳之右,巳亥岁,厥阴旋来司天治之,为六四;厥阴之右,子午岁,少阴旋来司天治之,为六五;少阴之右,丑未岁,太阴旋来司天治之,为六六。太阴之右,周而复始,始于少阳治。

③张介宾《类经》此即天道六六之节也。三阴三阳以六气为本,六气以三阴三阳为标。然此右字,皆自南面而观以待之,所以少阳之右为阳明也。

④张志聪《黄帝内经集注》少阴在上,则阳明在下;太阴在上,则太阳在下;少阳在上,则厥阴在下;阳明在上,则少阴在下;太阳在上,则太阴在下;厥阴在上,则少阳在下。

⑤高士宗《黄帝素问直解》所谓左右有纪者,在泉左气为间气加临之首。六气始于厥阴,厥阴司天,则少阳在泉,故少阳之右,阳明治之,为间气加临之首。少阴司天,则阳明在泉,故阳明之右,太阳治之,为间气加临之首。太阴司天,则太阳在泉,故太阳之右,厥阴治之,为间气加临之首。少阳司天,则厥阴在泉,故厥阴之右,少阴治之,为间气加临之首。阳明司天,则少阴在泉,故少阴之右,太阴治之,为间气加临之首。太阳司天,则太阴在泉,故太阴之右,少阳治之,为间气加临之首。

⑥黄元御《黄元御医书全集》六气迭运,天序代更,盛衰之时自见。将来者进,成功者退。

⑦张琦《素问释义》三阴三阳为标,分主一岁,则期而一周,各主一岁,则六期而备,皆如此次。

⑧高亿《黄帝内经素问详注直讲全集》〔批〕所谓气之标者,标犹表也。谓三阴三阳时至,气至表而出之于外也。

〔讲〕以阴阳升降次序言之,如少阳为一阳,以治初气;阳明为二阳,以治二气;太阳为三阳,以治三气;厥阴为一阴,以治四气;少阴为二阴,以治五气;太阴为三阴,以治终气。上半年三阳,气升则温热,下半年三阴,气升则凉寒。三阴三阳,气升气降,有六气之标,分治于阴阳之中,故三阴三阳之气,乃天地自然升降之气也。如冬至后一阳生,丑寅二月,一阳升,一阴降,温气至;卯辰二月,二阳升,二阴降,热气至;巳午二月,三阳升,三阴降乃大热。夏至后一阴生,未申二月一阴升,一阳降,凉气至;酉戌二月,二阴升,二阳降,寒气至;亥子二月,三阴升,三阳降,乃大寒。旺气各六十日以成岁,初气寅申一阳,巳亥一阴;二气卯酉二阳,子午二阴;三气辰戌三阳,丑未三阴,皆升降相合为上下。后三气巳亥一阴,寅申一阳;子午二阴,卯酉二阳;丑未三阴,辰戌三阳。

⑨孟景春等《黄帝内经素问译释》例如少阳的右面,是阳明管理的;阳明的右面,是太阳管理的;太阳的右面,是厥阴管理的;厥阴的右面,是少阴管理的;少阴的右面,是太阴管理的;太阴的右面,是少阳管理的。

⑩任廷革《任应秋讲〈黄帝内经〉素问》此句未具体注释,总体概括此段为:(提要)言六气之序,以及标本中见的相互关系。(讲解)"标"是在下之气,"本"是在上之气,"中"是表里之经。陈修园对《伤寒论》六经的解释基本就是运用这个理论框架来阐述的。

⑪张灿玾等《黄帝内经素问校释》本处所指左右,是位北面南所定。东为左,西为右,所以在少阳的右面。是阳明主治,以下按三阳三阴顺推。这里的三阳三阴的顺序,是按阴阳多少排定,少阳为一阳,阳明为二阳,太阳为三阳;厥阴为一阴,少阴为二阴,太阴为三阴。就是以后所说的客气六步,其时位每年有所变动。

所以少阳的右间,是阳明主治;阳明的右间,是太阳主治;太阳的右间,是厥阴主治;厥阴的右间,是少阴主治;少阴的右间,是太阴主治;太阴的右间,是少阳主治。

⑫方药中等《黄帝内经素问运气七篇讲解》此句未具体注释。

⑬王洪图等《黄帝内经素问白话解》这司天、在泉、间气六步之气运转的方向,是按照三阴三阳的顺序,自左向右旋转的,例如:少阳的右面一步,是由阳明所主司的;阳明的右面一步,是由太阳所主司的;太阳的右面一步,是由厥阴所主司的;厥阴的右面一步,是由少阴所主司的;少阴的右面一步,是由太阴所主司的;太阴的右面一步,是由少阳所主司的。

⑭郭霭春《黄帝内经素问白话解》所以少阳的右面由阳明所司,阳明的右面由太阳所司,太阳的右面由厥阴所司,厥阴的右面由少阴所司,少阴的右面由太阴所司,太阴的右面由少阳所司。

(3)此所谓气之标,盖南面而待也。

①王冰《黄帝内经素问》标,末也。圣人南面而立,以阅气之至也。

②马莳《黄帝内经素问注证发微》凡此三阴三阳为治之气,皆所谓六气之标也。南面待之者,明前少阳之右云云者,皆南面立而待之,乃右居西,而从西旋过东也。

③张介宾《类经》六气以三阴三阳为标。然此右字,皆自南面而观以待之,所以少阳之右为阳明也。

④张志聪《黄帝内经集注》气之标者,标见于上也。夫天气右旋,故南面观之而待其循序环转也。

⑤高士宗《黄帝素问直解》在上为本,在下为标。今举在泉之气,故曰:此所谓气之标。位本在左,今曰右者,在泉面北,盖人则面南而待之也。

⑥黄元御《黄元御医书全集》三阴三阳,六气之标。南面正立而待之。

⑦张琦《素问释义》此句未具体注释。

⑧高亿《黄帝内经素问详注直讲全集》〔讲〕正立而待之者,即此少阳之右,阳明治之等类,为气之标,当南面而待之谓也。

⑨孟景春等《黄帝内经素问译释》这是六气之标,是面向南方而定的位置。

⑩任廷革《任应秋讲〈黄帝内经〉素问》此句未具体注释,总体概括此段为:(提要)言六气之序,以及标本中见的相互关系。(讲解)"标"是在下之气,"本"是在上之气,"中"是表里之经。陈修园对《伤寒论》六经的解释基本就是运用这个理论框架来阐述的。

⑪张灿玾等《黄帝内经素问校释》这就是所说的六气之标,是面向南方而定的位置。

⑫方药中等《黄帝内经素问运气七篇讲解》〔盖南面而待也〕上节谈天道六六之节,此节谈天道如何六六之节。前已述及,"六六"中一个"六"字是指三阴三阳,

即阴和阳都可以根据其阴阳之气的多少而各再分为三。阴可以再分为一阴（厥阴）、二阴（少阴）、三阴（太阴）；阳可以再分为一阳（少阳）、二阳（阳明）、三阳（太阳）。按照阴阳学说，阴阳之间总是消长进退，循环运转，阳极阴生，阴极阳生，由阳入阴，由阴出阳。因此，三阴三阳的运转总是按一阳（少阳）→二阳（阳明）→三阳（太阳）→一阴（厥阴）→二阴（少阴）→三阴（太阴）→一阳（少阳）这样的次序进行，如此周而复始，如环无端。它们在一年之中各有一定位置，按照一定规律进行运转。这也就是原文所谓的："上下有位，左右有纪。"其在运转次序先后上总是按照上述次序来进行，由阳入阴，由阴出阳。这也就是原文所谓的："少阳之右，阳明治之，阳明之右，太阳治之，太阳之右，厥阴治之；厥阴之右，少阴治之，少阴之右，太阴治之；太阴之右，少阳治之。""因天之序，盛衰之时也。"不过，以上述三阴三阳的位置及其运转次序的确定，是有条件的，即一定是在面向南面的条件下进行观测。这也就是原文中所谓的"南面而待"。兹将上述三阴三阳的位置及其运转情况，示意如图3-1。

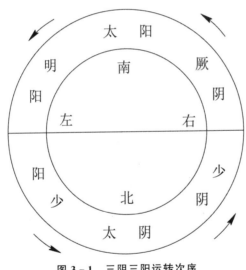

图3-1　三阴三阳运转次序

⑬王洪图等《黄帝内经素问白话解》这是面向南方而确定的位置，三阴三阳，就是六气的标志，称为标，而六气是三阴三阳的本。

⑭郭霭春《黄帝内经素问白话解》这都是六气之标，要面向南方而等待它。

（4）故曰，因天之序，盛衰之时，移光定位，正立而待之。此之谓也。

①王冰《黄帝内经素问》移光，谓日移光。定位，谓面南观气，正立观岁，数气之至，则气可待之也。

②马莳《黄帝内经素问注证发微》此句未具体注释。

③张介宾《类经》光，日光也。位，位次也。凡此六气之次，即因天之序也。天

第三章　六微旨大论篇

既有序,则气之王者为盛,气之退者为衰。然此盛衰之时,由于日光之移,日光移而后位次定。圣人之察之者,但南面正立而待之,则其时更气易,皆于日光而见之矣。故《生气通天论》曰:天运当以日光明。正此移光定位之义。此数句与《八正神明论》同,详《针刺类》十三。

④张志聪《黄帝内经集注》移光者,日月运行也。以日行一周天,以定一气之位。正立,正南面而立也。

⑤高士宗《黄帝素问直解》故《八正神明论》曰:因天之序,盛衰之时,移光定位,正立而待。即此面南而待之之谓也。

⑥黄元御《黄元御医书全集》以时光迁移,定其位次,天气循环,了然在目也。

⑦张琦《素问释义》此句未具体注释。

⑧高亿《黄帝内经素问详注直讲全集》〔讲〕因天自左旋右之序,升盛降衰之时,转移日月之光,正定阴阳之位。正立而待之者,即此少阳之右,阳明治之等类,为气之标,当南面而待之谓也。

⑨孟景春等《黄帝内经素问译释》"移光定位,正立而待之",是古代测天以定节气的方法。最初用树立木杆来观看日影,后来逐步改进制成一种叫做"圭表"的天文仪器,如图3-2所示。

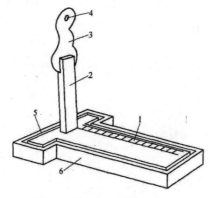

图3-2 圭表

说明:圭[1]有刻度,平卧在石座[6]上,石座周围刻有水渠[5],用来定水平,南端立表[2],表的上端有一景符[3]向外弯曲,景符中间有一圆孔[4]。正午时候,太阳的影子经过圆孔射到圭面上来。在冬至时日影最长,夏至最短。观察日影投射在圭面的长度,可以测知时令节气。

因此说,天气变化有一定的次序,时令有盛衰的不同,等待日中之时,观看日光移影所确定的位置,就是上面所说的次序。

⑩任廷革《任应秋讲〈黄帝内经〉素问》此句未具体注释,总体概括此段为:(提要)言六气之序,以及标本中见的相互关系。(讲解)"标"是在下之气,"本"是在上之气,"中"是表里之经。陈修园对《伤寒论》六经的解释基本就是运用这个理论框

架来阐述的。

⑪张灿玾等《黄帝内经素问校释》[移光定位,正立而待之]此指古代观日影以定时的方法。最初只是直立在地平面上的一根竿子或柱子,从竿子与太阳所成的影子,可以测定一年季节的长短,黄、赤道的交角,地方真太阳时(即日晷所指示的时刻)及纬度等。后来逐步改进成特制的仪器。王冰注:"移光,谓日移光。定位,谓南面观气,正立观岁,数气之至,则气可待之也。"《隋书·天文志》:"祖暅造八尺铜表,其下与圭相连,圭上为沟,置水以取平正,揆测日晷,求其盈缩。"这就是有关利用日晷测量时刻的记载(见图3-3)。

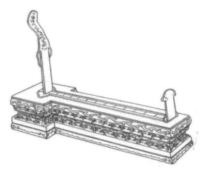

**图3-3　圭表**

注:此图仿明代圭表画成。石座上平卧铜圭,周设水槽,南端立铜表,表上端有铜叶,向外弯曲。正午日影从圆孔射到圭面成椭圆形,南界是日轮上边缘的影子,北界是日轮下边缘的影子,中央为日轮中心的影子,因圭长不及冬至的日影,所以在圭的北端又设立表。

所以说,要根据自然气象变化的顺序和盛衰的时间,及日影移动的刻度,确定位置,南面正立以进行观察。就是这个意思。

⑫方药中等《黄帝内经素问运气七篇讲解》"移光定位,正立而待"一语,张介宾解释云:"光,日光也。位,位次也。凡此六气之次,即因天之序也。天既有序,则气之旺者为盛,气之退者为虚。然此盛衰之时,由于日光之移。日光移而后位次定,圣人之察之者,但南面正立而待之,则其时更气移,皆于日光而见之矣。故生气通天论曰:天运当以日光明,正此移光定位之义。"(《类经·运气类》)这就是说,六气的变化与日光对地面的照射密切相关。因此,通过观察日光照射地面物体的投影移动变化情况,就可以反映六气的进退盛衰情况。这也就是说,前述的三阴三阳位置及其运转次序并不是主观臆测的,而完全是根据日光在地面上的投影的移动变化情况实测得出的,即张氏所谓的"其时更气移,皆视日光而见之矣"。

移光定位,古人是用圭表来进行实测的。圭表是我国最古老、最简单的天文观测仪器之一。表,是垂直立于地平面的一根标杆或石柱。圭,是正南正北方向水平位置带有刻度的尺,日中时用来度量表影的长度。圭和表互相垂直,就组成了圭表。一般在日中时量度太阳光照射标杆所成影长,从这个影子的长短周期性变化,可以测定一个回归年的日数和一年的各个季节。这就是圭表的应用。

古代的表，一般是由竹、木制成。汉以后改用铜来制造。圭，一般都用石制造。早期的圭比较粗糙。梁代以后，石圭面上凿上深沟，里面浇水，用来校正圭面的水平。以后历代对于圭表代有改进。较大的改进见于宋代。宋代沈括在其《景表仪》中记述了对圭表的改进方法。他用铅垂线来校正表的垂直。为了减少日光散射对表影测量的影响，他建议建造晷影堂，即把圭表设置在一个密室内，仅使日光通过表端，并建立副表。观测时使副表适在正表的阴影中，正副两表影端重合。这就增加了表影的浓度，可以更准确地测量影长。

"移光定位，正立而待"，运用圭表进行实测，不但说明了我国古代学者的聪明智慧，也同时说明了运气学说的基本内容，都是古人在认真观察自然变化的基础上的实际测定，不是主观臆测，更不是随意编造。

⑬王洪图等《黄帝内经素问白话解》"移光定位，正立而待之"，是古代测天以定节气的方法，在最初用"树立木杆"来观看日影，后来逐步改进而成为一种叫做圭表的天文仪器。

所以说六气按照次序循环运动，就产生了时令的盛衰变化，这些变化可以用圭表察看日影的长度，予以测定。

⑭郭霭春《黄帝内经素问白话解》［移光定位，正立而待之］"光"，指日光。"移光定位"，是古人根据日影的变化来确定节气的一种方法。"正立而待"，是说观察日影时，一般是在中午时刻面向南而立。

所以说自然界的时序及盛衰，要靠观看日光移影来确定，说的就是这个道理。

(5)少阳之上，火气治之，中见厥阴；阳明之上，燥气治之，中见太阴；太阳之上，寒气治之，中见少阴；厥阴之上，风气治之，中见少阳；少阴之上，热气治之，中见太阳；太阴之上，湿气治之，中见阳明。

①王冰《黄帝内经素问》少阳南方火，故上见火气治之。与厥阴合，故中见厥阴也。阳明西方金，故上燥气治之。与太阴合，故燥气之下中见太阴也。太阳北方水，故上寒气治之。与少阴合，故寒气之下，中见少阴也。（〔新校正云〕按《六元正纪大论》云：太阳所至为寒生，中为温。与此义同。）厥阴东方木，故上风气治之。与少阳合，故风气之下，中见少阳也。少阴东南方君火，故上热气治之，与太阳合，故热气之下，中见太阳也。（〔新校正云〕按《六元正纪大论》云：少阴所至为热生，中为寒。与此义同。）太阴西南方土，故上湿气治之。与阳明合，故湿气之下，中见阳明也。

②马莳《黄帝内经素问注证发微》少阳之上，火气治之，中见厥阴；阳明之上，燥气治之，中见太阴；太阳之上，寒气治之，中见少阴；厥阴之上，风气治之，中见少阳；少阴之上，热气治之，中见太阳；太阴之上，湿气治之，中见阳明者，其火燥风寒热湿为治之气，皆所谓六气之本也。

③张介宾《类经》此以下言三阴三阳，各有表里，其气相通，故各有互根之中气

也。少阳之本火,故火气在上。与厥阴为表里,故中见厥阴,是以相火而兼风木之化也。阳明之本燥,故燥气在上。与太阴为表里,故中见太阴,是以燥金而兼湿土之化也。太阳之本寒,故寒气在上。与少阴为表里,故中见少阴,是以寒水而兼君火之化也。厥阴之本风,故风气在上。与少阳为表里,故中见少阳,是以风木而兼相火之化也。少阴之本热,故热气在上。与太阳为表里,故中见太阳,是以君火而兼寒水之化也。太阴之本湿,故湿气在上。与阳明为表里,故中见阳明,是以湿土而兼燥金之化也。

④张志聪《黄帝内经集注》此言三阴三阳有六气之化,有上下之本标,有中见之标本也。风寒暑湿燥火,天之阴阳也。

⑤高士宗《黄帝素问直解》所谓上下有位者,六气有上中下之位也。承上文所举之次,而言少阳之上,火气治之,是火气在上而少阳在下也,少阳厥阴相为表里,故中见厥阴。阳明之上,燥气治之,是燥气在上,而阳明在下也,阳明太阴相为表里,故中见太阴。太阳之上,寒气治之,是寒气在上,而太阳在下也,太阳少阴相为表里,故中见少阴。厥阴之上,风气治之,是风气在上,而厥阴在下也,厥阴少阳相为表里,故中见少阳。少阴之上,热气治之,是热气在上,而少阴在下也,少阴太阳相为表里,故中见太阳。太阴之上,湿气治之,是湿气在上,而太阴在下也,太阴阳明相为表里,故中见阳明。

⑥黄元御《黄元御医书全集》寒暑燥湿风火六气,三阴三阳之本,故三阴三阳之上,六气治之。少阳与厥阴为表里,阳明与太阴为表里,太阳与少阴为表里,三阴三阳之上,六气之下,各见其所相表里之气,是谓中气。

⑦张琦《素问释义》中见,谓表里同气,非在泉之义也。此肝胆相为表里。脾、胃、肾、膀胱相为表里。

⑧高亿《黄帝内经素问详注直讲全集》〔批〕此举三阴三阳之标本,以明天道六六之节,为衰为盛之理也。

〔注〕上谓三阴三阳之气上升也。治,理也,以六气分治言。中谓三阴三阳之中,兼见表里之气也,本居上,标居下,兼见之气居中。

〔讲〕又如三阴三阳之气,升者谓之上,分理者谓之治,与表里配合者,谓之中。不知其详,焉知其本,不知其本,焉知其标?本之相应也,今试举其理而详辨之。彼夫少阳气升,则有相火之标气治之,其中兼见配合表里者,厥阴之气也。少阳之右,阳明气升,有燥金之标气治之,其中兼见配合表里者,太阴之气也。阳明之右,太阳气升,有寒水之标气治之,其中兼见配合表里者,少阴之气也。太阳之右,厥阴气升,有风木之标气治之,其中兼见配合表里者,少阳之气也。厥阴之右,少阴气升,有君火之标气以治之,其中兼见配合表里者,太阳之气也。少阴之右,太阴气升,有湿土之标气治之,其中兼见配合表里者,阳明之气也。

⑨孟景春等《黄帝内经素问译释》中见厥阴:张介宾"此以下言三阴三阳各有表里,其气相通,故各有互根之中气也。少阳之本火,故火气在上,与厥阴为表里,

故中见厥阴,是以相火而兼风木之化也"。参见表3-1。

表3-1　标本中气

| 本 | 火气 | 燥气 | 寒气 | 风气 | 热气 | 湿气 |
|---|---|---|---|---|---|---|
| 中 | 厥阴 | 太阴 | 少阴 | 少阳 | 太阳 | 阳明 |
| 标 | 少阳 | 阳明 | 太阳 | 厥阴 | 少阴 | 太阴 |

少阳的上面是火气管理的,它的中气是厥阴;阳明的上面是燥气管理的,它的中气是太阴;太阳的上面是寒气管理的,它的中气是少阴;厥阴的上面是风气管理的,它的中气是少阳;少阴的上面是热气管理的,它的中气是太阳;太阴的上面是湿气管理的,它的中气是阳明。

⑩任廷革《任应秋讲〈黄帝内经〉素问》此句未具体注释,总体概括此段为:(提要)言六气之序,以及标本中见的相互关系。(讲解)"标"是在下之气,"本"是在上之气,"中"是表里之经。陈修园对《伤寒论》六经的解释基本就是运用这个理论框架来阐述的。

⑪张灿玾等《黄帝内经素问校释》中见厥阴:《类经》二十三卷第六注"此以下言三阴三阳各有表里,其气相通,故各有互根之中气也。少阳之本火,故火气在上,与厥阴相表里,故中见厥阴,是以相火而兼风木之化也"。此下即所谓本、标、中见。本指六气,标指三阴三阳,中见指三阴三阳之互为表里者。如子午年,少阴司天,便是热气为本,少阴为标,与少阴相表里的太阳为中见。余类推(见表3-2)。

表3-2　六气标本中见

| 纪年 | 子午 | 丑未 | 寅申 | 卯酉 | 辰戌 | 巳亥 |
|---|---|---|---|---|---|---|
| 本 | 热气 | 湿气 | 火气 | 燥气 | 寒气 | 风气 |
| 标 | 少阴 | 太阴 | 少阳 | 阳明 | 太阳 | 厥阴 |
| 中见 | 太阳 | 阳明 | 厥阴 | 太阴 | 少阴 | 少阳 |

少阳司天,火气主治,少阳与厥阴相表里,故厥阴为中见之气;阳明司天,燥气主治,阳明与太阴相表里,故太阴为中见之气;太阳司天,寒气主治,太阳与少阴相表里,故少阴为中见之气;厥阴司天,风气主治,厥阴与少阳相表里,故少阳为中见之气;少阴司天,热气主治,少阴与太阳相表里,故太阳为中见之气;太阴司天,湿气主治,太阴与阳明相表里,故阳明为中见之气。

⑫方药中等《黄帝内经素问运气七篇讲解》这一段主要谈六气中的标本中气问题。所谓"标",就是标识或标志。所谓"本",就是本气。所谓"中气",就是"中见之气",质言之,也就是在本气之中可以见到的气。标本中气之间,三阴三阳为标。

这是因为三阴三阳本身只是作为一个标识或标志,分列以之代表六气。厥阴代表风,少阴代表热,太阴代表湿,少阳代表火,阳明代表燥,太阳代表寒。六气为本,这是因为风、热、火、湿、燥、寒本身才是六气变化的本气。风就是风气,热就是热气,火就是火气,湿就是湿气,燥就是燥气,寒就是寒气。中气为与本气相关或相反的气。少阳火的中气为厥阴风,阳明燥的中气为太阴湿,太阳寒的中气为少阴热。反之也是一样,厥阴风的中气为少阳火,少阴热的中气为太阳寒,太阴湿的中气为阳明燥。这就是原文所谓的:"少阴之上,火气治之,中见厥阴;阳明之上,燥气治之,中见太阴;太阳之上,寒气治之,中见少阴;厥阴之上,风气治之,中见少阳;少阴之上,热气治之,中见太阳;太阴之上,湿气治之,中见阳明。"为什么本气之中又可以出现与之相关或相反的中见之气呢? 原因之一是:六气变化到了一定限度,常可向相反方面转化,例如,热可以向寒方面转化,寒也可以向热的方面转化,所以"少阴之上,热气治之,中见太阳","太阳之上,寒气治之,中见少阴"。湿可以向燥方面转化,燥也可以向湿方面转化,所以"太阴之上,湿气主之,中见阳明","阳明之上,燥气治之,中见太阴"。风,可以转化为热,火借风威;火,可以转化为风,热极生风。所以"厥阴之上,风气治之,中见少阳","少阳之上,火气治之,中见厥阴"。原因之二是:六气本身也有个盛衰和有余不及的问题。热气有余是热,热气不及便是寒;寒气有余是寒,寒气不及便是热。所以,"少阴之上,热气治之,中见太阳","太阳之上,寒气治之,中见少阴"。燥气有余是燥,燥气不及便是湿;湿气有余是湿,湿气不及便是燥。所以,"阳明之上,燥气治之,中见太阴","太阳之上,湿气治之,中见阳明"。总的来说,标本中气问题,从阴阳概念来说,就是阴阳之间不但要注意到阴阳本身的特点,还要注意到它们之间的相互转化;从表里概念来说,要注意到表里本身的特点,还要注意到它们之间的相互出入,可以由表入里,也可以由里达表,这也就是一般所说的:太阳与少阴为表里,阳明与太阴为表里,少阳与厥阴为表里。一句话,不管是推测气候变化抑或是分析疾病转变,都要从整体恒动的观点来加以认识。这就是标本中气提法的实质所在。

⑬王洪图等《黄帝内经素问白话解》六气是三阴三阳的本,正因为它是本,所以又称为上。而三阴三阳构成表里相合的三对,每一对之间又互为中气。例如:少阳的上面,是火气主司,中气是厥阴;阳明的上面,是燥气主司,中气是太阴;太阳的上面,是寒气主司,中气是少阴;厥阴的上面,是风气主司,中气是少阳;少阴的上面,是热气主司,中气是太阳;太阴的上面,是湿气主司,中气是阳明。

⑭郭霭春《黄帝内经素问白话解》少阳的上面是火气所司,所以中气是厥阴;阳明的上面是燥气所司,所以中气是太阴;太阳的上面是寒气所司,所以中气是少阴;厥阴的上面是风气所司,所以中气是少阳;少阴的上面是热气所司,所以中气是太阳;太阴的上面是湿气所司,所以中气是阳明。

(6)所谓本也,本之下,中之见也,见之下,气之标也。本标不同,气应异象。

①王冰《黄帝内经素问》本,谓元气也。气则为主,则文言著矣。(〔新校正云〕

详注云"文言著矣",疑误。)本者应之元,标者病之始,病生形用求之标,方施其用求之本,标本不同求之中,见法万全。(〔新校正云〕按《至真要大论》云:六气标本不同,气有从本者,有从标本者,有不从标本者。少阳太阴从本,少阴太阳从本从标,阳明厥阴不从标本从乎中。故从本者化生于本,从标本者有标本之化,从中者以中气为化。)

②马莳《黄帝内经素问注证发微》其中见之气,乃六气之中气也。通前六气之标言之,则本居上,标居下,中气居本标之中。故曰本之下,中之见也,见之下,气之标也。中气者,三阴三阳各犹夫妇之配合相守,而人之脏腑经脉皆应之也。故少阳本标之中见厥阴,厥阴本标之中见少阳,而互为中气相守,则人之胆、三焦少阳经亦络肝、心包,肝、心包厥阴经亦络胆、三焦,而互交也。阳明本标之中见太阴,太阴本标之中见阳明,而互为中气相守,则人之胃、大肠阳明经亦络脾、肺,脾、肺太阴经亦络胃、大肠,而互交也。太阳本标之中见少阴,少阴本标之中见太阳,而互为中气相守,则人之膀胱、小肠太阳经亦络肾、心,肾、心少阴经亦络膀胱、小肠,而互交也。本标不同,气应异象者,谓太阳少阴二气也,太阳之上,寒气治之,是标阳本寒不同,其气应,则太阳所至为寒生,中为温,而寒温异象也;少阴之上,热气治之,是标阴本热不同,其气应,则少阴所至为热生,中为寒,而热寒异象也。至于脉从病反,如瓜甜蒂苦,葱白叶青,参补芦泻,麻黄发汗根节止汗之类,皆太阳少阴本标不同之气异象也。

③张介宾《类经》所谓本也一句,与前天元纪章所云者同义。盖上之六气,为三阴三阳之本;下之三阴三阳,为六气之标,而兼见于标本之间者,是阴阳表里之相合,而互为中见之气也。其于人之应之者亦然。故足太阳、少阴二经为一合,而膀胱与肾之脉互相络也;足少阳、厥阴为二合,而胆与肝脉互相络也;足阳明、太阴为三合,而胃与脾脉互相络也;手太阳、少阴为四合,而小肠与心脉互相络也;手少阳、厥阴为五合,而三焦与心包络之脉互相络也;手阳明、太阴为六合,而大肠与肺脉互相络也。此即一表一里而阳中有阴,阴中有阳之义。本标不同者,若以三阴三阳言之,如太阳本寒而标阳,少阴本热而标阴也。以中见之气言之,如少阳所至为火生,而中为风;阳明所至为燥生,而中为湿;太阳所至为寒生,而中为热;厥阴所至为风生,而中为火;少阴所至为热生,而中为寒;太阴所至为湿生,而中为燥也。故岁气有寒热之非常,诊法有脉从而病反者,病有生于本、生于标、生于中气者,治有取本而得,取标而得,取中气而得者,此皆标本之不同而气应之异象,即下文所谓物生其应,脉气其应者是也。故如瓜甜蒂苦、葱白叶青、参补芦泻、麻黄发汗、根节止汗之类,皆本标不同之象,此一段义深意圆,当与《标本类》诸章参悟。

④张志聪《黄帝内经集注》此言三阴三阳有六气之化,有上下之本标,有中见之标本也。风寒暑湿燥火,天之阴阳也。三阴三阳上奉之,故以天气为本而在上,以三阴三阳之气标见于下也。此言三阴三阳之六气,虽上下相应而各有不同也。少阴标阴而本热,太阳标阳而本寒,是本标之不同也。少阴太阳从本从标,太阴少

阳从本,阳明厥阴不从标本从乎中也。故有从本而得者,有从标而得者,有从标本而得者,有从中见而得者,是气应之异象也。

⑤高士宗《黄帝素问直解》此火燥寒风热湿六气在上,所谓本也。厥阴、少阴、太阴、少阳、阳明、太阳六气在中,是本之下而有中之见也。少阳、阳明、太阳、厥阴、少阴、太阴六气在下,是中之下而有气之标也。本在上,标在下,故本标不同。气有从本者,有从本从标者,有不从标木从乎中者,六气应病不同,故气应异象,象病形也。

⑥黄元御《黄元御医书全集》中气之上,六气为本;中气之下,三阴三阳为标。本标不同,故人气之应,其象亦异也。

⑦张琦《素问释义》风寒暑湿燥火六气为本。燥气合于湿,寒气合于热,风气合于火,热气合于寒,火气合于风,湿气合于燥,以其未见,则谓之中。阴阳生化承制之义,悉在乎此。见之下当作上,谓司天在上者也。三阴三阳为标,六气为本。然有标本不同者,足太阳以寒水主令,手太阳之火从而化寒;手阳明以燥金主令,足阳明之土从而化燥;手少阳以相火主令,足少阳之木从而化火;足太阴以湿土主令,手太阴之金从而化湿;手少阴以君火主令,足少阴之水从而化火;足厥阴以风木主令,手厥阴之火从而化风。主令者,标本同。从化者,标本异。故气之所应异其象也。是以《至真要论》有从标、从本、从中之治。

⑧高亿《黄帝内经素问详注直讲全集》〔注〕所谓见之下为气之标者,即分治之六气也。标本不同者,谓三阴三阳升降之气,以时而至,则脉和应时,是谓之本;三阴三阳,所属之六气非时而至,则脉变异时,是谓之标。标本不同,故气之相应异象。

〔讲〕此即本之谓也,盖所谓本者,以三阴三阳,定其春温夏热秋凉冬寒,值其当旺之时也。有当旺之时气,即不无兼见之邪气,故本之下中气之所见也。中气所见之下,即为标气,是即风寒暑湿燥火六气之标也。标本不同如此,故其应象亦异也。

⑨孟景春等《黄帝内经素问译释》气应异象:高世栻"六气应病不同,故气应异象。象,病形也"。又由于少阴、太阳之本标不同,所以其气应之象则各异。

所说的上面是三阴三阳的本气,本的下面是中见之气,中气的下面是六气的标。因为六气的本标不同,所以它反映的现象也不是一致的。

⑩任廷革《任应秋讲〈黄帝内经〉素问》此句未具体注释,总体概括此段为:(提要)言六气之序,以及标本中见的相互关系。(讲解)"标"是在下之气,"本"是在上之气,"中"是表里之经。陈修园对《伤寒论》六经的解释基本就是运用这个理论框架来阐述的。

⑪张灿玾等《黄帝内经素问校释》[气应异象]下文曰:"气,脉其应也。"也就是说:脉应于不同之气,则有不同的病象。《类经》二十三卷第六注:"岁气有寒热之非常者,诊法有脉从而病反者,病有生于本,生于标,生于中气者。治有取本而得,取标而得,取中气而得者,此皆标本之不同,而气应之异象。"《素问直解》注:"六气应

病不同,故气应异象。象,病形也。"

这就是所谓本元之气,本气之下,是中见之气,中见之下,是气之标,由于本和标不同,应之于脉则有差异,而病形也就不一样。

⑫方药中等《黄帝内经素问运气七篇讲解》《素问·天元纪大论》谓:"所谓本也,是谓六元。"张志聪亦谓:"风寒暑湿燥火,天之阴阳也,三阴三阳上奉之,故以天气为本而在上。"六元就是六气。这就是说,由于六气是本,居于根本地位,所以六气在上。"中之见也",就是中见之气,前已述及,中见之气是在本气的基础之上提出的,所以位列本气之下,因此原文谓:"本之下,中之见也。""气之标也",标是标识或标志,是代表本气的符号,所以位列最下,因此原文谓:"见之下,气之标也。"这种以三阴三阳配六气的方法是根据什么呢?是根据六气本身客观的相应表现制定的,因此原文谓:"本标不同,气应异象。"

⑬王洪图等《黄帝内经素问白话解》所说的上面,是三阴三阳的本气,也就是六气;本的下面,就是中气,又叫中见之气;中气的下面,是六气的标。由于六气有标、本、中气的不同,因此所反映出来的疾病症状和脉象也不一样。

⑭郭霭春《黄帝内经素问白话解》[所谓本也]"本",本气。风寒暑湿燥火六气。[中之见]即中气。指在天的六气之下,与在地的三阴三阳的标气相表里的气。

以上所说的"上面"是三阴三阳的本气,本气的下面是中气,中气之下,是六气之标。由于本标不同,所以六气所反映的现象也是不同的。

## 第三解

(一)内经原文

帝曰:其有至而至,有至而不至,有至而太过,何也? 岐伯曰:至而至者和;至而不至,来气不及也;未至而至,来气有余也。

帝曰:至而不至,未至而至,如何? 岐伯曰:应则顺,否则逆,逆则变生,变生则病[注]。帝曰:善! 请言其应。岐伯曰:物,生其应也;气,脉其应也。帝曰:善!

[注]变生则病:郭霭春《黄帝内经素问校注》、方药中等《黄帝内经素问运气七篇讲解》、人民卫生出版社影印顾从德本《黄帝内经素问》此处为"变则病",其中郭霭春注,读本、赵本、吴本、朝本、四库本"变"下并有"生"字;张灿玾等《黄帝内经素问校释》、孟景春等《黄帝内经素问译释》此处为"变生则病",其中张灿玾注,原脱,据元刻本、周对峰本、朝鲜本、四库本补,孟景春注,原脱,据四库全书本补。

(二)字词注释

(1)其

①王冰《黄帝内经素问》皆谓天之六气也。初之气,起于立春前十五日。余二三四五终气次至,而分治六十日余八十七刻半。

②马莳《黄帝内经素问注证发微》言阴阳旋来治岁之候。

③张介宾《类经》六气治岁。

④张志聪《黄帝内经集注》此词未具体注释。

⑤高士宗《黄帝素问直解》此词未具体注释。

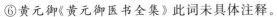

⑥黄元御《黄元御医书全集》此词未具体注释。

⑦张琦《素问释义》六气。

⑧高亿《黄帝内经素问详注直讲全集》〔讲〕天之道。

⑨孟景春等《黄帝内经素问译释》六气。

⑩任廷革《任应秋讲〈黄帝内经〉素问》此词未具体注释。

⑪张灿玾等《黄帝内经素问校释》六气。

⑫方药中等《黄帝内经素问运气七篇讲解》指应有的正常气候变化。

⑬王洪图等《黄帝内经素问白话解》时令季节与气候的关系。

⑭郭霭春《黄帝内经素问白话解》时与气的关系。

（2）至而至

①王冰《黄帝内经素问》时至而气至,和平之应,此则为平岁也。

②马莳《黄帝内经素问注证发微》言阴阳旋来治岁之候至,而其气化亦应候至者,为至而至者,和也。

③张介宾《类经》时至气亦至。

④张志聪《黄帝内经集注》四时之气应期而至。

⑤高士宗《黄帝素问直解》至而至者。

⑥黄元御《黄元御医书全集》此词未具体注释。

⑦张琦《素问释义》王(冰)注:时至而气至。

⑧高亿《黄帝内经素问详注直讲全集》〔讲〕治岁之候,至其气化亦应候而至者。

⑨孟景春等《黄帝内经素问译释》前一个"至"指时令已到,后一个"至"指六气到来。至而至,就是六气之至与时令相一致。张介宾:"时至气亦至,和平之应也。"

⑩任廷革《任应秋讲〈黄帝内经〉素问》此词未具体注释。

⑪张灿玾等《黄帝内经素问校释》前"至"指时之至,后"至"指气之至。如夏季至,热气亦至,即至而至。王冰注:"时至而气至,和平之应,此则为平岁也。"

⑫方药中等《黄帝内经素问运气七篇讲解》指到了一定季节就出现相应的气候变化,例如春温,夏热,秋凉,冬寒等等。

⑬王洪图等《黄帝内经素问白话解》时令到了而相应的气候也到。

⑭郭霭春《黄帝内经素问白话解》时至而六气至。

（3）来气

①王冰《黄帝内经素问》岁气。

②马莳《黄帝内经素问注证发微》旋来之气。

③张介宾《类经》此词未具体注释。

④张志聪《黄帝内经集注》来气。

⑤高士宗《黄帝素问直解》来气。

⑥黄元御《黄元御医书全集》此词未具体注释。

⑦张琦《素问释义》岁气。

⑧高亿《黄帝内经素问详注直讲全集》〔讲〕阴阳旋来之气。

⑨孟景春等《黄帝内经素问译释》此词未具体注释。

⑩任廷革《任应秋讲〈黄帝内经〉素问》此词未具体注释。

⑪张灿玾等《黄帝内经素问校释》应至之气。

⑫方药中等《黄帝内经素问运气七篇讲解》指实际的气候情况。

⑬王洪图等《黄帝内经素问白话解》应来之气。

⑭郭霭春《黄帝内经素问白话解》来气。

(三)语句阐述

(1)帝曰:其有至而至,有至而不至,有至而太过,何也?

①王冰《黄帝内经素问》此谓天之六气也。初之气,起于立春前十五日。余二三四五终气次至,而分治六十日余八十七刻半。

②马莳《黄帝内经素问注证发微》其有至而至,有至而不至,有至而太过者。

③张介宾《类经》此下正以明气候之盛衰也。六气治岁各有其时,气至有迟蚤,而盛衰见矣。

④张志聪《黄帝内经集注》此句未具体注释。

⑤高士宗《黄帝素问直解》上文言六气之上下左右,未言盛衰,故举岁气之不及太过以问。

⑥黄元御《黄元御医书全集》此句未具体注释。

⑦张琦《素问释义》此句未具体注释。

⑧高亿《黄帝内经素问详注直讲全集》〔批〕以气之盛衰,辨气之至否,以物之脉气,定时之应否,燎若指掌,人当善会。

〔讲〕黄帝曰:天之道,既因天之序,而有盛衰之时矣。则时之至者,气无有不至也,乃其间有时至而气即者,有时至而气不至者,有先时而至而为气之太过者,其故何也?

⑨孟景春等《黄帝内经素问译释》至而至:前一个"至"指时令已到,后一个"至"指六气到来。至而至,就是六气之至与时令相一致。张介宾:"时至气亦至,和平之应也。"至而太过,即下文所谓"未至而至",就是未到其时而有其气。张介宾:"时未至而气先至,来气有余也。"

黄帝道:六气有及时而至的,有时至而气不至的,有先时而至的,这是为什么?

⑩任廷革《任应秋讲〈黄帝内经〉素问》此句未具体注释,总体概括此段为:(提要)言六气的盛衰。

⑪张灿玾等《黄帝内经素问校释》至而至:前"至"指时之至,后"至"指气之至。如夏季至,热气亦至,即至而至。王冰注:"时至而气至,和平之应,此则为平岁也。"

黄帝说:六气有时至而气亦至的,有时至而气不至的,有先时而气至太过的,这是为什么呢?

⑫方药中等《黄帝内经素问运气七篇讲解》[其有至而至,有至而不至,有至而太过]"其",指应有的正常气候变化。"至而至",指到了一定季节就出现相应的气候变化,例如春温,夏热,秋凉,冬寒等。"至而不至",指到了相应季节而实际气候仍然和上一个季节的气候相似,例如春应温而仍寒,夏应热而仍温,秋应凉而仍热,冬应寒而不寒等。"至而太过",指到了相应季节而实际气候超过常度,例如春应温而热,夏应热而太过,秋应凉而寒,冬应寒而太过等。至于至而至,至而不至,至而太过,张仲景有很形象的解释。《金匮要略·脏腑经络先后病脉证》云:"问曰:有未至而至,有至而不至,有至而不去,有至而太过,何谓也?师曰:冬至之后,甲子夜半少阳起,少阳之时,阳始生,天得温和。以未得甲子,天因温和,此为未至而至也;以得甲子而天未温和,为至而不至也;以得甲子而天大寒不解,此为至而不去也;以得甲子而天温如盛夏五六月时,此为至而太过也。"这一段文字,不但具体解释了《内经》有关原文,也说明了张仲景对运气学说的高度重视。"至而至""至而不至""至而太过",一方面说明了自然气候有常有变,另一方面也说明了运气学说从来就不主张机械地来对待气候变化。

⑬王洪图等《黄帝内经素问白话解》黄帝问:就时令季节与气候的关系来说,有的时令到了而相应的气候也到,有的时令到了而相应的气候不到,有的时令未到而气候却先到了,这都是为什么呢?

⑭郭霭春《黄帝内经素问白话解》其有至而至:前一个"至"指时令、季节。后一"至"指六气。

黄帝道:就时与气的关系来说,有时至而六气至的,有时至而六气不至的,有六气先时而至的,这是什么原因?

(2)岐伯曰:至而至者和;至而不至,来气不及也;未至而至,来气有余也。

①王冰《黄帝内经素问》时至而气至,和平之应,此则为平岁也。假令甲子岁气有余,于癸亥岁未当至之期,先时而至也。乙丑岁气不足,于甲子岁当至之期,后时而至也。故曰来气不及,来气有余也。言初气之至期如此,岁气有余,六气之至皆先时;岁气不足,六气之至皆后时。先时后至,后时先至,各差十三(上二字,守)日而应也。(〔新校正云〕按《金匮要略》云:有未至而至,有至而不至,有至而不去,有至而太过。冬至之后得甲子,夜半少阳起,少阳(守)之时阳始生,天得温和。以未得甲子,天因温和,此为未至而至也。以得甲子而天未温和,此为至而不至。以得甲子而天寒不解,此为至而不去。以得甲子而天温如盛夏时,此为至而太过。此亦论气应之一端也。)

②马莳《黄帝内经素问注证发微》言阴阳旋来治岁之候至,而其气化亦应候至者,为至而至者,和也。候至而其气化不至者,为至而不至,旋来之气不及。候未至而气化先至者,为未至而至,旋来之气有余也。故气化应候至者为顺,未至而至、至而不至者为逆,逆则胜复之变生,变生则病作矣。物生其应,气脉其应者,复说应则顺之义也。

③张介宾《类经》时至气亦至,和平之应也,此为平岁。若时至而气不至,来气不及也。时未至而气先至,来气有余也。

④张志聪《黄帝内经集注》此论三阴三阳之主岁而各有太过不及也。至而至者,此平气之年,无太过不及,四时之气应期而至,气之和平也。如春应温而寒,夏应热而尚温,此应至而不至,来气之不及也。如未至春而先温,未至夏而先热,此未应至而先至,来气之有余也。按《天元纪大论》曰:凡此阳明太阴厥阴司天之政,气化运行后天;太阳少阳少阴司天之政,气化运行先天。盖不及之岁则司天之气后天时而至,有余之岁则司天之气先天时而至。又阳年主实,阴年主虚,其天符岁会之年,是为平气,无太过不及者也。

⑤高士宗《黄帝素问直解》至而至者,得其平也,故曰和。至而不至,乃时至而气不至,是谓不及,故曰来气不及也。未至而至,乃时未至而气先至,是至而太过,故曰来气有余也。有余不及即盛衰也。

⑥黄元御《黄元御医书全集》此句未具体注释。

⑦张琦《素问释义》王(冰)注:时至而气至,和平之应,此则为平岁也。岁气有余,六气之至皆先时;岁气不及,六气之至皆后时。先时、后时,各差十三日而应。

⑧高亿《黄帝内经素问详注直讲全集》〔注〕此言时至气至者,为平和;时至气不至者,为不及;时不至气先至者,为有余也。

〔讲〕岐伯对曰:彼夫阴阳之气者,与时为消长,而藏盛衰之机者也。如帝所问,治岁之候,至其气化亦应候而至者,本属阴阳无偏,气与时应而和者也;所谓候至而气化不至者,以阴阳旋来之气衰而不足,故当旺而气不能应其时也,是来气之不及者也;其言候未至而气化先,而为至之太过乎时者,以旋来之气盛而有余,故阴阳之气,不俟其时之至而先至也,是气之有余者也。

⑨孟景春等《黄帝内经素问译释》岐伯说:及时而至的是和平之气;时至而气不至的是气之不及;时未至而气先至的是气之有余。

⑩任廷革《任应秋讲〈黄帝内经〉素问》此句未具体注释,总体概括此段为:(提要)言六气的盛衰。

⑪张灿玾等《黄帝内经素问校释》[至而不至……来气有余也]指时至而气不至,为应至之气不足;时未至而气已至,为应至之气有余。王冰注:"假令甲子岁气有余,于癸亥岁未当至之期,先时而至也。乙丑岁气不足,于甲子岁当至之期,后时而至也。故曰来气不及,来气有余也。言初气之至期如此。岁气有余,六气之至皆先时;岁气不及,六气之至皆后时。先时后至,后时先至,各差三十日而应也。"

岐伯说:时至而气亦至的,为和平之年;时至而气不至的,是应至之气有所不及;时未至而气已至,是应至之气有余。

⑫方药中等《黄帝内经素问运气七篇讲解》[至而不至,来气不及也;未至而至,来气有余也]"来气",指实际的气候情况,实际气候情况与季节不相应,应温不温,应热不热,应凉不凉,应寒不寒,均属来气不及,至而不至;反之,温而太过,热而

太过,凉而太过,寒而太过,均属来气有余,未至而至。

⑬王洪图等《黄帝内经素问白话解》岐伯说:时令到了而相应的气候也到的,这是正常的和平之气;时令虽到而相应的气候迟迟不到的,这是应来之气不及;时令尚未到来而气候却提前到来的,这是应来之气有余的缘故。

⑭郭霭春《黄帝内经素问白话解》至而至者和:时至而六气至是和平之气。至而不至:时已至而应至的气还未至。

岐伯说:时至而六气至的是和平之气,时至而六气不至的是来气尚未到达,时未至而六气先至的是来气有余。

(3)帝曰:至而不至,未至而至,如何?

①王冰《黄帝内经素问》言太过不及岁,当至晚至早之时应也。

②马莳《黄帝内经素问注证发微》候至而其气化不至者,为至而不至,旋来之气不及也。候未至而气化先至者,为未至而至,旋来之气有余也。

③张介宾《类经》此句未具体注释。

④张志聪《黄帝内经集注》此句未具体注释。

⑤高士宗《黄帝素问直解》至而不至,未至而至,何以骄之?

⑥黄元御《黄元御医书全集》此句未具体注释。

⑦张琦《素问释义》此句未具体注释。

⑧高亿《黄帝内经素问详注直讲全集》〔讲〕黄帝曰:夫子所谓至而至者为和,故与时应矣,而所谓至而不至,为来气之不及,未至而至,为来气之有余,不知其气之相应者为何如?

⑨孟景春等《黄帝内经素问译释》黄帝又道:时至而气不至的,时未至而气先至的,会怎样呢?

⑩任廷革《任应秋讲〈黄帝内经〉素问》此句未具体注释,总体概括此段为:(提要)言六气的盛衰。

⑪张灿玾等《黄帝内经素问校释》黄帝说:时至而气不至,时未至而气已至的会怎样呢?

⑫方药中等《黄帝内经素问运气七篇讲解》此句未具体注释。

⑬王洪图等《黄帝内经素问白话解》黄帝说:那么,时令已到而气候不到,或者时令未到而气候先到,将会引起什么后果呢?

⑭郭霭春《黄帝内经素问白话解》黄帝又道:时至而气不至,时未至而气先至的怎样呢?

(4)岐伯曰:应则顺,否则逆,逆则变生,变生则病。

①王冰《黄帝内经素问》当期为应,愆时为否,天地之气生化不息,无止碍也。不应有而有,应有而不有,是造化之气失常,失常则气变,变常则气血纷扰而为病也。天地变而失常,则万物皆病。

②马莳《黄帝内经素问注证发微》故气化应候至者为顺,未至而至、至而不至

者为逆,逆则胜复之变生,变生则病作矣。

③张介宾《类经》当期为应,愆期为否,应则顺而生化之气正,否则逆而胜复之变生,天地变生则万物亦病矣。

④张志聪《黄帝内经集注》不及之岁应至而不至,有余之岁应未至而至,是为应则顺;如不及之岁反未至而至,有余之岁反至而不至,是为否则逆。逆则变生,变则为民之灾病矣。

⑤高士宗《黄帝素问直解》应者,时至物生,不先不后,有常序也,故应则顺。否则,物不应期,或后或先,失共常序,故否则逆,逆则变生,变生则为民病矣。

⑥黄元御《黄元御医书全集》此句未具体注释。

⑦张琦《素问释义》此句未具体注释。

⑧高亿《黄帝内经素问详注直讲全集》〔注〕总之,应时则顺,不应则逆,逆则变生,变生则病起。

〔讲〕岐伯对曰:至与时应者,阴阳无所偏胜,是谓顺也。若不与时应,是反常也。反常,则气与时逆,逆则胜复随之而变生,变生则灾害因之而病起矣。

⑨孟景春等《黄帝内经素问译释》生:原脱,据四库全书本补。

岐伯说:能适应则顺,否则为逆,逆则产生异常变化,异常变化能导致疾病。

⑩任廷革《任应秋讲〈黄帝内经〉素问》此句未具体注释,总体概括此段为:(提要)言六气的盛衰。

⑪张灿玾等《黄帝内经素问校释》[应则顺……变生则病]凡时至而气亦至者为应,应则顺。时至而气不至,或时未至而气已至者为否,否则逆。逆则气候必有异变,有异变则致病于万物。《类经》二十三卷第六注:"当期为应,愆期为否,应则顺而生化之气正,否则逆而胜复之变生,天地变生则万物亦病矣。"

岐伯说:时与气相应的是顺,时与气不相应的是逆,逆就要发生反常的变化,反常的变化就要生病。

⑫方药中等《黄帝内经素问运气七篇讲解》[应则顺,否则逆,逆则变生,变则病]"应则顺",指气候变化与季节相应。气候与季节相应属于正常,就有利于自然界万物的正常生长。"否则逆",指气候变化与季节不相应。气候与季节不相应属于反常,属于灾变,就不利于万物的正常生长。所以原文谓:"逆则变生,变则病。"

⑬王洪图等《黄帝内经素问白话解》岐伯说:时令与气候相应同时到来的,为顺;相反,时令与气候不相应的,为逆。逆就要发生反常的变化,反常的变化就会引起疾病。

⑭郭霭春《黄帝内经素问白话解》应则顺,否则逆:时令与六气相应到来,为顺。时令与六气不能相应而来,为逆。

岐伯说:时与气相应而来的,这叫做顺。时与气不能相应而来的,这叫做逆,逆就产生变化,产生变化就能致病。

(5)帝曰:善! 请言其应。岐伯曰:物,生其应也;气,脉其应也。帝曰:善!

①王冰《黄帝内经素问》物之生荣有常时,脉之至有常期,有余岁早,不及岁晚,皆依期至也。

②马莳《黄帝内经素问注证发微》物生其应,气脉其应者,复说应则顺之义也。即《六元正纪大论》所谓"厥阴所至为风生"之类,是物生之应;"厥阴之至其肝弦"之类,是气脉之应也。如图3-4、图3-5、图3-6所示。

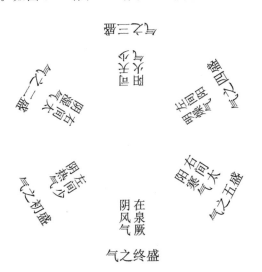

其法从西转东,自上而下而数之,所谓上者右行,其初气至终气,乃所谓客气也。

(a) 少阳治寅申岁六节盛衰

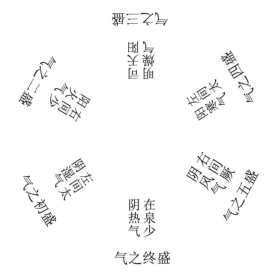

少阳之右,阳明治之,故阳明之图次少阳。

(b) 阳明治卯酉岁六节盛衰

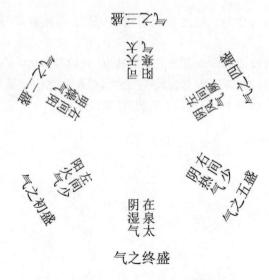

阳明之右，太阳治之，故太阳之图次阳明。

（c）太阳治辰戌岁六节盛衰

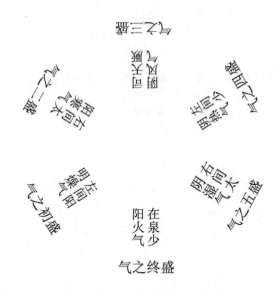

太阳之右，厥阴治之，故厥阴之图次太阳。

（d）厥阴治巳亥岁六节盛衰

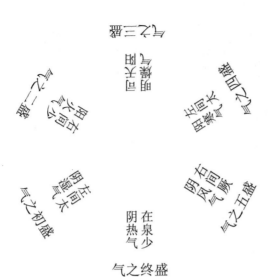

少阳之右，阳明治之，故阳明之图次少阳。

(e) 少阴治子午岁六节盛衰图

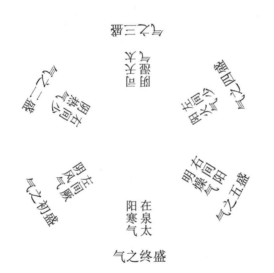

少阴之右，太阴治之，故太阴之图次少阴。太阴之右，少阳治之，则少阳第一图又当次于太阴。

(f) 太阴治丑未岁六节盛衰

**图 3 - 4　天道六六之节盛衰图**

　　图 3-4 六图，为后地理应六节气位图之范围。所谓上者右行，应天之气动而不息，故其图六。

　　本篇云"少阳之右，阳明治之"云云，此所谓气之标。又云"少阳之上，火气治之"云云，所谓本。本之下，中之见也，见之下，气之标也。

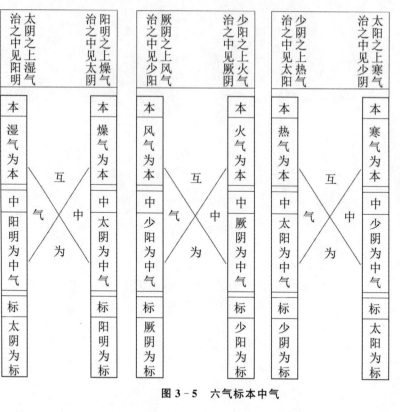

火燥寒风热湿为本　本标之中见者为中气　三阴三阳为标

本之下　中之见也　见之下气之标也

图3－5　六气标本中气

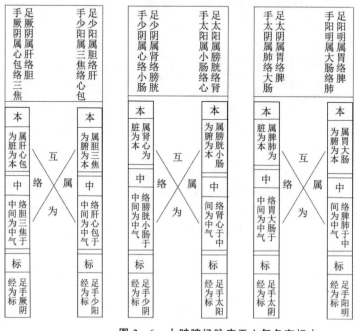

人脏腑经脉应天六气各有标本图

五脏六腑为本　本标之间所络者为中气　十二经络为标

脏腑为本居里　中气居表里之间　经络为标

图3－6　人脏腑经脉应天六气各有标本

③张介宾《类经》物生其应，如《五常政大论》之五谷、五果、五虫、五畜之类是也。气脉其应，如《至真要大论》之南北政，及厥阴之至其脉弦之类是也。

④张志聪《黄帝内经集注》请言其应者，谓应太过不及之气也。物生其应者，如厥阴司天，毛虫静，羽虫育；少阳司天，草木早荣；太阴司天，万物以荣。此生物以应司天之候也。气脉其应者，如太阳司天，寒临太虚，阳气不令；阳明司天，阳专其令，炎署大行；太阴司天，阴专其政，阳气退避。又厥阴之至，其脉弦；少阴之至，其脉钩；太阴之至，其脉沉；少阳之至，大而浮；阳明之至，短而涩；太阳之至，大而长。此皆气脉其应也。

⑤高士宗《黄帝素问直解》时物相应则顺，帝故善之，复探共应。以天时之气而征于地，则物应四时，故物生其应也。物生其应，以明应则顺否则逆也，以天时之气而征于人，则脉应四时，故气脉其应也，气脉其应，以明逆则变生，变生则病也。

⑥黄元御《黄元御医书全集》此句未具体注释。

⑦张琦《素问释义》上应则顺，以气之应时而言。下物生其应，气脉其应，以物生、气脉皆应乎气，而言在天地则物之荣落，在人身则脉之行度，皆随乎天气也。

⑧高亿《黄帝内经素问详注直讲全集》〔注〕故四时之气，无论温热凉寒，莫不应象于脉，而可以弦、洪、毛、石、缓征之也。

〔讲〕黄帝曰：善哉，夫子之论诚美已。但不知夫子之所谓应者，其于人物何以征之？请言其详。岐伯对曰：帝欲知气之应乎物，曷观诸物之所以生也。彼春生夏长秋收冬藏，即物之所以应乎气而顺者也，否则逆焉。又如气之与脉，亦其相应者也，使春温夏热秋凉冬寒之气，春弦夏洪秋毛冬石之脉，不与时应，亦属逆而非顺者。不顺，恶得无变？恶得无病？即此物与脉气观之，天道之相应，不已晓然哉。

⑨孟景春等《黄帝内经素问译释》黄帝又问：好！请你讲讲相适应的情况。岐伯说：万物，生长变化是相适应的；人气，脉象变化是相适应的。黄帝说：对！

⑩任廷革《任应秋讲〈黄帝内经〉素问》此句未具体注释，总体概括此段为：(提要)言六气的盛衰。

⑪张灿玾等《黄帝内经素问校释》[物，生其应也]万物对于六气的感应，表现于其生长的情况。吴崑注："生长化收藏，物之应也。"[气，脉其应也]天气变化，亦必影响人体之气，在脉象上，可以反映出来。

黄帝说：好，请你再讲讲其相应的情况。岐伯说：万物对六气的感应，表现于其生长的情况。六气对于人体的影响，从脉象上可以反映出来。黄帝说：好。

⑫方药中等《黄帝内经素问运气七篇讲解》[物，生其应也；气，脉其应也]前已述及，气候变化有常有变，有至而至，有至而不至，有至而太过。如何来判定，唯一的标准只能是根据客观表现。从自然界来说，自然界生物的生长收藏情况符合正常，例如春温，春生；夏热，夏长；秋凉，秋收；冬寒，冬藏等就是常。反之，春不生，夏不长，秋不收，冬不藏就是变。这也就是原文所谓的："物，生其应也。"从人体来说，脉与四时相应，例如春脉弦，夏脉洪，秋脉毛，冬脉石等就是常。反之，春不弦，夏不

洪,秋不毛,冬不石等就是变。这也就是原文所谓的:"气,脉其应也。"

⑬王洪图等《黄帝内经素问白话解》黄帝说:好。请问时令与气候相应,会有哪些表现?岐伯说:从自然界来说,表现于万物能够正常地生长;从人体来说,表现于脉象的变化与时令相应。黄帝说:好。

⑭郭霭春《黄帝内经素问白话解》黄帝道:讲得好!希望你再讲一下什么叫做相应。岐伯说:万物与生长是相应的,大气与脉象是相应的。黄帝道:好!

## 第四解

### (一)内经原文

愿闻地理之应六节气位何如?岐伯曰:**显明**之**右**,君火之位也;君火之右,**退行一步**,相火治之;**复行一步**,土气治之;复行一步,金气治之;复行一步,水气治之;复行一步,木气治之;复行一步,君火治之。相火之下,水气承之;水位之下,土气承之;土位之下,风气承之;风位之下,金气承之;金位之下,火气承之;君火之下,阴精承之。帝曰:何也?岐伯曰:亢则害,承乃制,制则生化,**外列盛衰**,害则败乱,生化大病。

### (二)字词注释

(1)显明

①王冰《黄帝内经素问》日出谓之显明。

②马莳《黄帝内经素问注证发微》日出显明。

③张介宾《类经》显明者,日出之所,卯正之中,天地平分之处也。

④张志聪《黄帝内经集注》显明者,寅正立春节候,乃初之气也。

⑤高士宗《黄帝素问直解》显明者,东方日出,厥阴木王之气也。

⑥黄元御《黄元御医书全集》此词未具体注释。

⑦张琦《素问释义》日出谓之显明。

⑧高亿《黄帝内经素问详注直讲全集》〔注〕显明,午位也,即离明之地,前所谓南面而待者是也。〔讲〕彼正南午位乃离明之地,所谓显明者是也。

⑨孟景春等《黄帝内经素问译释》张介宾:"显明者,日出之所,卯正之中,天地平分之处也。"此处指春分节。如表3-3所示。

表3-3 六步与节气、六气、下承之气关系

| 六(节)步 | 初 | 二 | 三 | 四 | 五 | 六 |
| --- | --- | --- | --- | --- | --- | --- |
| 节气 | 大立雨惊寒春水蛰 | 春清谷立分明雨夏 | 小芒夏小满种至暑 | 大立处白暑秋暑露 | 秋寒霜立分露降冬 | 小大冬小雪雪至寒 |
| 六(位)气 | 厥阴风木 | 少阴君火 | 少阳相火 | 太阴湿土 | 阳明燥金 | 太阳寒水 |
| 下承之气 | 金气 | 阴精 | 水气 | 风气 | 火气 | 土气 |

⑩任廷革《任应秋讲〈黄帝内经〉素问》指东方日出,即以东方为坐标开始计算。

⑪张灿玾等《黄帝内经素问校释》显明之位,正当日出之所,卯正之位。在一年的时间里,则正当春分时。王冰注:"日出谓之显明,则卯地,气春分(原作'分春',据守山阁本校文改)也。"

⑫方药中等《黄帝内经素问运气七篇讲解》即阳气逐渐明显。

⑬王洪图等《黄帝内经素问白话解》显明之位,正当日出之所,卯正之位。在一年的时间里,则正当春分时。

⑭郭霭春《黄帝内经素问白话解》日出之所,卯正之中,即春分节。

(2)右

①王冰《黄帝内经素问》此词未具体注释。

②马莳《黄帝内经素问注证发微》卯地之右,在方属东南,在时属春分,卯中之后,为君火之位也。

③张介宾《类经》谓自斗建卯中,以至巳中,步居东南,为天之右间。

④张志聪《黄帝内经集注》此词未具体注释。

⑤高士宗《黄帝素问直解》右。

⑥黄元御《黄元御医书全集》此词未具体注释。

⑦张琦《素问释义》此词未具体注释。

⑧高亿《黄帝内经素问详注直讲全集》〔注〕从正南午位,定其左右,右为君火者,以地道右旋;〔讲〕右。

⑨孟景春等《黄帝内经素问译释》右。

⑩任廷革《任应秋讲〈黄帝内经〉素问》此词未具体注释。

⑪张灿玾等《黄帝内经素问校释》右边。

⑫方药中等《黄帝内经素问运气七篇讲解》"右"字,仍指面南而命其位。

⑬王洪图等《黄帝内经素问白话解》右面。

⑭郭霭春《黄帝内经素问白话解》右边。

(3)退行一步

①王冰《黄帝内经素问》退,谓南面视之,在位之右也。一步,凡六十日又八十七刻半。

②马莳《黄帝内经素问注证发微》此词未具体注释。

③张介宾《类经》退行一步,谓退于君火之右一步也。

④张志聪《黄帝内经集注》退行一步者,从右而退转一位也。

⑤高士宗《黄帝素问直解》退行一步。

⑥黄元御《黄元御医书全集》此词未具体注释。

⑦张琦《素问释义》此词未具体注释。

⑧高亿《黄帝内经素问详注直讲全集》〔注〕从右边退行一步,次第取之;〔讲〕

退行一步。

⑨孟景春等《黄帝内经素问译释》张介宾:"退行一步,谓退于君火之右一步也。"按向右行为退行,一步等于 60.875 日,六步合计 365.25 日为一年。每步平均各主四个节气。

⑩任廷革《任应秋讲〈黄帝内经〉素问》所谓"退行"者,古天文学家以日月五星各于其本天缓缓东行,以东行为"进",西行为"退"也。

⑪张灿玾等《黄帝内经素问校释》《类经》二十三卷第六注:"退行一步,谓退于君火之右一步也。"主气六步,运转的方向是自右而左,即自西而东,故为退行。六气分主一年,有如行走了六步,故每一气也称一步。初之气自大寒至惊蛰,二之气自春分至立夏,三之气自小满至小暑,四之气自大暑至白露,五之气自秋分至小雪,终之气自大雪至小寒。每步等于六十点八七五日,六步合计三百六十五点二五日,即一年(见图 3-7)。

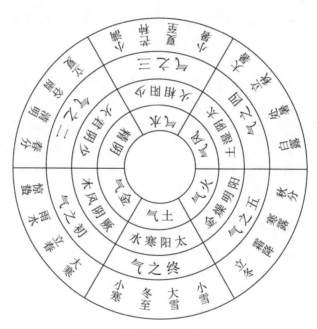

**图 3-7 主气六步六气主治、承制图**

⑫方药中等《黄帝内经素问运气七篇讲解》张介宾注:"退行一步,谓退于君火之右一步也,此自斗建已中以至未中,步居正南,位直司天,主三之气,乃小满后六十日有奇,相火之治令。"(《类经·运气类》)这就是说,君火之后,右行一步便是相火主时。右行何以名之曰"退行"? 这是针对主气与客气的运转方向不同的情况而言的。关于客气的运转方向,前已述及,是按一阴(厥阴)→二阴(少阴)→三阴(太阴)→一阳(少阳)→二阳(阳明)→三阳(太阳)的次序,"上者右行,下者左行,左右

周天,余而复会",而主气的运转方向,则是按厥阴→少阴→少阳→太阴→阳明→太阳的次序进行,如与客气命位的方向一致,均以"面北而命其位"的话,则主气运转方向恰好与客气运转的方向相反。所以主气的运行叫做"退行"。

⑬王洪图等《黄帝内经素问白话解》主气六步运转的方向是自右而左,即自西而东,故位退行。六气分主一年,有如行走了六步,故每一气也称一步。初之气自大寒至惊蛰,二之气自春分至立夏,三之气自小满至小暑,四之气自大暑至白露,五之气自秋分至立冬,终之气自小雪至小寒。每步等于60.875日,六步合计365.25日,即一年。

⑭郭霭春《黄帝内经素问白话解》主气六步运转的方向是自右向左,所以向右行为退行,此处指退于君火的右步。即从卯到巳的东南方,"一步",为六十日又八十七刻半,包括四个节气,即由春分而清明、谷雨、立夏、小满。

(4)复行一步

①王冰《黄帝内经素问》此词未具体注释。

②马莳《黄帝内经素问注证发微》此词未具体注释。

③张介宾《类经》复行一步,谓于相火之右,又行一步也。

④张志聪《黄帝内经集注》复行一步者,复行一位也。

⑤高士宗《黄帝素问直解》复行一步。

⑥黄元御《黄元御医书全集》此词未具体注释。

⑦张琦《素问释义》此词未具体注释。

⑧高亿《黄帝内经素问详注直讲全集》〔讲〕复行一步。

⑨孟景春等《黄帝内经素问译释》再退一步。

⑩任廷革《任应秋讲〈黄帝内经〉素问》此词未具体注释。

⑪张灿玾等《黄帝内经素问校释》再退行一步。

⑫方药中等《黄帝内经素问运气七篇讲解》指再退行一步。

⑬王洪图等《黄帝内经素问白话解》再退行一步。

⑭郭霭春《黄帝内经素问白话解》再后退一步。

(5)外列盛衰

①王冰《黄帝内经素问》此词未具体注释。

②马莳《黄帝内经素问注证发微》承者自外列盛,极者自外列衰。

③张介宾《类经》当盛者盛,当衰者衰,循序当位,是为外列盛衰。外列者言发育之多也。

④张志聪《黄帝内经集注》外列盛衰者,谓外列主岁之气,有盛有衰。

⑤高士宗《黄帝素问直解》外列盛衰者,盛已而衰,衰已而盛,四时之气可征也。

⑥黄元御《黄元御医书全集》此词未具体注释。

⑦张琦《素问释义》盛衰自然之理,显然外列。

⑧高亿《黄帝内经素问详注直讲全集》〔批〕外面始列成盛衰之形。〔讲〕外列盛衰之形矣。

⑨孟景春等《黄帝内经素问译释》张志聪:"外列盛衰者,谓外列主岁之气,有盛有衰。如主岁之气与主时之气交相亢极,则为害更甚,故曰害则败乱,生化大病。"

⑩任廷革《任应秋讲〈黄帝内经〉素问》此词未具体注释。

⑪张灿玾等《黄帝内经素问校释》马莳注:"外列,谓天之六气运列于外者。"高士宗注:"外列盛衰者,盛已而衰,衰已而盛,四时之气可征也。"

⑫方药中等《黄帝内经素问运气七篇讲解》"外列盛衰"一语,各家注解不一。张志聪注云:"外列盛衰者,谓外列主岁主气,有盛有衰,如主岁之气与主时之气,交相亢极则为害更甚,故曰害则败乱,生化大病。"高世栻注云:"外列盛衰者,盛已而衰,衰已而盛,四时之气可征也。若亢极而害则败乱内生,致生化大病。"张志聪是从具体运算上解,高世栻是从四时盛衰上解,但从总的精神上来看是一致的。我们认为,文中"外列",就是指自然界客观表现。"盛衰",就是指自然界气候变化和物化现象上的盈虚消长,而这种盈虚消长,前已述及,正是五行之间不断运动变化的结果。这是自然界中的正常现象,因此,原文用"外列盛衰"一语把它肯定下来。

⑬王洪图等《黄帝内经素问白话解》此词未具体注释。

⑭郭霭春《黄帝内经素问白话解》此词未具体注释。

(三)语句阐述

(1)愿闻地理之应六节气位何如?

①王冰《黄帝内经素问》此句未具体注释。

②马莳《黄帝内经素问注证发微》此句未具体注释。

③张介宾《类经》此下言地理之应六节,即主气之静而守位者也,故曰六位,亦曰六步,乃六气所主之位也。

④张志聪《黄帝内经集注》此论六节应地而主时也。节,度也。气位,六气所主之步位也。

⑤高士宗《黄帝素问直解》天时之气,不但征诸物生,且验诸气脉,帝故善之,而天道六六之节应于地理,故问地理之应六节气位何如。

⑥黄元御《黄元御医书全集》地理应六节,静而守位,各有专宫。

⑦张琦《素问释义》此句未具体注释。

⑧高亿《黄帝内经素问详注直讲全集》〔批〕此明地理之应六节,以明气位之所以然,而复以气之专主相承,发其流行不息之妙。

〔讲〕黄帝曰:夫子六气相应之言,固尽善已。而地理之应乎六节六气者,亦必有不易之位,不知其解,愿卒闻之。

⑨孟景春等《黄帝内经素问译释》地理之应六节气位:六节气位,指主时之六气。主时之六气,年年相同,所以称"地理之应"。也即《天元纪大论》所说的"应地

之气,静而守位"。

希望听你讲讲关于六气主时的位置是怎样的?

⑩任廷革《任应秋讲〈黄帝内经〉素问》(提要)叙六气的生化承制。

⑪张灿玾等《黄帝内经素问校释》[地理之应六节气位]《类经》二十三卷第六注:"此下言地理之应六节,即主气之静而守位者也,故曰六位,亦曰六步,乃六气所主之位也。"此处说的是主气六步的方位和时间,主气六步,地气所化,年年相同,所以说"地理之应","静而守位"。

我想听你讲讲六气之应于地理位置是怎样的呢?

⑫方药中等《黄帝内经素问运气七篇讲解》"地理",指大地的物化情况;"六节",指三阴三阳;"气",指风、热、火、湿、燥、寒六气;"位",指三阴三阳六气的所在位置和次序。"地理之应六节气位"一语,意即天之六气与地之物化现象之间的相应关系。

⑬王洪图等《黄帝内经素问白话解》地理之应六节气位:地理之应,是指主时之六气,年年相同,静而守位;六节气位,是指主时之六气,有一定的步位。地理之应六节气位,是说明六气主时的位置。

希望听你讲讲六气主时的位置是怎样的?

⑭郭霭春《黄帝内经素问白话解》"六节气位",是指主时的六气,有固定的"六节"步位。"地理之应",指主时之六气,年年相同,静而守位。

希望听你讲讲关于六气主时的位置是怎样的?

(2)岐伯曰:显明之右,君火之位也;君火之右,退行一步,相火治之;复行一步,土气治之;复行一步,金气治之;复行一步,水气治之;复行一步,木气治之;复行一步,君火治之。

①王冰《黄帝内经素问》日出谓之显明,则卯地气分春(二字疑倒,守)也。自春分后六十日有奇,斗建卯正至于巳正,君火位也。自斗建巳正至未之中,三之气分,相火治之,所谓少阳也。君火之位,所谓少阴,热之分也,天度至此,暄淑大行。居热之分,不行炎暑,君之德也。少阳居之为僭逆,大热早行,疫疠乃生。阳明居之为温凉不时。太阳居之为寒雨间热。厥阴居之为风湿,雨生羽虫。少阴居之为天下疵疫,以其得位,君令宣行故也。太阴居之为时雨。火有二位,故以君火为六气之始也。相火,则夏至日前后各三十日也,少阳之分,火之位也,天度至此,炎热大行。少阳居之,为热暴至,草萎河干,炎亢,湿化晚布。阳明居之为凉气间发。太阳居之为寒气间至,热争冰雹。厥阴居之为风热大行,雨生羽虫。少阴居之为大暑炎亢。太阴居之为云雨雷电。退,谓南面视之,在位之右也。一步,凡六十日又八十七刻半。余气同法。雨之分也,即秋分前六十日而有奇,斗建未正至于酉之中,四之气也,天度至此,云雨大行,湿蒸乃作。少阳居之为炎热沸腾,云雨雷雹。阳明居之为清雨雾露。太阳居之为寒雨害物。厥阴居之为暴风雨摧拉,雨生倮虫。少阴居之为寒热气反用,山泽浮云,暴雨溽蒸。太阴居之为大雨霪霪。

燥之分也，即秋分后六十日而有奇，自斗建酉正至亥之中，五之气也，天度至此，万物皆燥。少阳居之为温清更正，万物乃荣。阳明居之为大凉燥疾。太阳居之为早寒。厥阴居之为凉风大行，雨生介虫。少阴居之为秋湿，热病时行。太阴居之为时雨沉阴。

寒之分也，即冬至日前后各三十日，自斗建亥至丑之中，六之气也，天度至此，寒气大行。少阳居之为冬温，蛰虫不藏，流水不冰。阳明居之为燥寒劲切。太阳居之为大寒凝冽。厥阴居之为寒风飘扬，雨生鳞虫。少阴居之为蛰虫出见，流水不冰。太阴居之为凝阴寒雪，地气湿也。

风之分也，即春分前六十日而有奇也，自斗建丑正至卯之中，初之气也，天度至此，风气乃行，天地神明号令之始也，天之使也。少阳居之为温疫至。阳明居之为清风，雾露朦昧。太阳居之为寒风切冽，霜雪水冰。厥阴居之为大风发荣，雨生毛虫。少阴居之为热风伤人，时气流行。太阴居之为风雨，凝阴不散。

热之分也，复春分始也，自斗建卯正至巳之中，二之气也。凡此六位，终纪一年，六六三百六十日，六八四百八十刻，六七四十二刻，其余半刻积而为三，约终三百六十五度也，余奇细分率之可也。

②马莳《黄帝内经素问注证发微》显明之右，君火之位者，日出显明，卯地之右，在方属东南，在时属春分，卯中之后，为君火之位也。君火之右，退行一步，相火治之者，地气至南方，相火位行令，治夏至前后三之气，以应司天之政布，其运主戊癸岁，以应司天之政治岁也。复行一步，土气治之者，地气至西南，土位行令，治秋分前四之气，以应司天左间之气盛，其运主甲己岁，以应司天之政治岁也。复行一步，金气治之者，地气至西北，金位行令，治秋分后五之气，以应在泉右间之气，其运主乙庚岁，以应司天之政治岁也。复行一步，水气治之者，地气至北方，水位行令，治冬至前后终之气，以应在泉之气布，其运主丙辛岁，以应司天之政治岁也。复行一步，木气治之者，地气至东北，木位行令，治春分前初之气，以应在泉左间之气盛，其运主丁壬岁，以应司天之政治岁也。复行一步，君火治之者，地气至东南，君火位行令，治春分后二之气，以应司天右间之气盛，其运周岁，相火代之，不主岁也。

③张介宾《类经》显明者，日出之所，卯正之中，天地平分之处也。显明之右，谓自斗建卯中，以至巳中，步居东南，为天之右间，主二之气，乃春分后六十日有奇，君火治令之位也。若客气以相火加于此，是谓以下临上，臣位君则逆矣。退行一步，谓退于君火之右一步也。此自斗建巳中以至未中，步居正南，位直司天，主三之气，乃小满后六十日有奇，相火之治令也。复行一步，谓于相火之右，又行一步也。此自未中以至酉中，步居西南，为天之左间，主四之气，乃大暑后六十日有奇，湿土治令之位也。此于土气之右，又行一步，自酉中以至亥中，步居西北，为地之右间，主五之气，乃秋分后六十日有奇，燥金治令之位也。此于金气之右，又行一步，自亥中以至丑中，步居正北，位当在泉，主终之气，乃小雪后六十日有奇，寒水之治令也。此于水气之右，又行一步，自丑中以至卯中，步居东北，为地之左间，主初之气，乃大

寒后六十日有奇,风木治令之位也。此自木气之末,复行于显明之右,君火之位,是为主气六步之一周。

④张志聪《黄帝内经集注》显明之右,乃少阴君火之位,主二之气也。退行一步者,从右而退转一位也。君火之右,乃少阳相火之位,主三之气也。复行一步者,复行一位也。复行一位,乃太阴湿土,主四之气也。复行一位,乃阳明燥金,主五之气也。复行一位,乃太阳寒水,主六之气也。复行一位,乃厥阴风木,主初之气也。复行一位,乃少阴君火之所主,周而复始也。金西铭曰:君火为尊,故以少阴为始。

⑤高士宗《黄帝素问直解》地理,地之五方五行也。六节,时之六气六位也。以地理之五,而应六节之六,当分南北四隅,以定其位而应之。显明者,东方日出,厥阴木王之气也。厥阴位于东北,从东北而转于东南,则厥阴显明之右,少阴君火之位也。从东南而转于正南,则君火之右,退行一步,少阳相火治之。从正南而转于西南,则复行一步,太阴土气治之。从西南而转于西北,则复行一步,阳明金气治之。从西北而转于正北,则复行一步,太阳水气治之。从正北而转于东北,则复行一步,厥阴木气治之。从东北而转于东南,则复行一步,少阴君火治之,犹之显明之右,君火之位之谓也。此地理之南北四隅,以应天时之六气六位者如此。如图3-8所示。

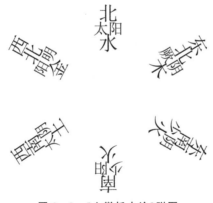

图3-8 《六微旨大论》附图

⑥黄元御《黄元御医书全集》君火位于东南,治在春分后六十日;相火位于正南,治在小满后六十日;湿土位于西南,治在大暑后六十日;燥金位于西北,治在秋分后六十日;寒水位于正北,治在小雪后六十日;风木位于东北,治在大寒后六十日,一年六气之在位如此。

⑦张琦《素问释义》日出谓之显明,卯辰巳之分,君火之位。巳午未之分,相火之位,为三之气,主夏至前后各三十日有奇。未申酉之分,湿土之位,为四之气,主秋分前六十日有奇。酉戌亥之分,燥金之位,为五之气,主秋分后六十日有奇。亥子丑之分,寒水之位,为终之气,主冬至前后各三十日有奇。丑寅卯之分,风木之

位,为初之气,主春分前六十日有奇。为二之气,主春分后六十日有奇。《天元纪大论》中君火以明,相火以位二句,当在此。君火在上,神明出焉,故曰明。相火下秘,不宜妄动,故曰位。司天在泉左右之气,皆以少阴、太阴、少阳、阳明、太阳、厥阴依次右转。此主气君火少阴之后,先少阳而后太阴,与司天在泉之气,行次不同者,盖天之六气,即地之五行,阴阳有太少,故五化为六,以应三阴三阳。至每岁主气,仍以在地五行之气,分布四时。二火原一火所化,自不得不以少阳相火继君火之后。太阴土气,亦原当在长夏也,故曰言地者,求之位。其客气同天化,故仍如司天之次也。

⑧高亿《黄帝内经素问详注直讲全集》〔注〕显明,午位也,即离明之地,前所谓南面而待者是也。盖欲以地理定六节之位,当先从正南午位,定其左右,右为君火者,以地道右旋,故君火以下,或为相火,或为土气,皆从右边退行一步,次第取之。

〔讲〕岐伯对曰:彼正南午位乃离明之地,所谓显明者是也。而其右,则君火所居之位焉。由君火之右,退行一步,以地气推之,则南方相火代君火以出治之所也。就午位复行一步,则为未坤,乃土气治之,以主长夏之令。复行一步,则为申庚酉辛,乃金气治之,以主秋令。复行一步,则为亥壬癸子,乃水气治之,以主冬令。复行一步,则为寅申卯乙,乃木气治之,以主春令。复行一步,仍复正南,又君火治之,以主夏令。此地理之应乎六节气位也。

⑨孟景春等《黄帝内经素问译释》显明:张介宾"显明者,日出之所,卯正之中,天地平分之处也"。此处指春分节。如表3-4所示。

表3-4 六步与节气、六气、下承之气关系

| 六(节)步 | 初 | 二 | 三 | 四 | 五 | 六 |
|---|---|---|---|---|---|---|
| 节气 | 大立雨惊寒春水蛰 | 春清谷立分明雨夏 | 小芒夏小满种至暑 | 大立处白暑秋暑露 | 秋寒霜立分露降冬 | 小大冬小雪雪至寒 |
| 六(位)气 | 厥阴风木 | 少阴君火 | 少阳相火 | 太阴湿土 | 阳明燥金 | 太阳寒水 |
| 下承之气 | 金气 | 阴精 | 水气 | 风气 | 火气 | 土气 |

退行一步:张介宾:"退行一步,谓退于君火之右一步也。"按向右行为退行,一步等于60.875乃日,六步合计365.25日为一年。每步平均各主四个节气。

岐伯说:春分节之后是少阴君火的位置;君火之右,后退一步,是少阳相火主治的位置;再退一步,是太阴土气主治的位置;再退一步,是阳明金气主治的位置;再退一步,是太阴水气主治的位置;再退一步,是厥阴木气主治的位置;再退一步,是少阴君火主治的位置。

⑩任廷革《任应秋讲〈黄帝内经〉素问》(提要)叙六气的生化承制。(讲解)文中"显明"是指东方日出,即以东方为坐标开始计算。所谓"退行"者,古天文学家以

日月五星各于其本天缓缓东行,以东行为"进",西行为"退"也。所谓"治"是指相生关系。

⑪张灿玾等《黄帝内经素问校释》显明:显明之位,正当日出之所,卯正之位。在一年的时间里,则正当春分时。王冰注:"日出谓之显明,则卯地,气春分(原作'分春',据守山阁本校文改)也。"退行一步:《类经》二十三卷第六注:"退行一步,谓退于君火之右一步也。"主气六步,运转的方向是自右而左,即自西而东,故为退行。六气分主一年,有如行走了六步,故每一气也称一步。初之气自大寒至惊蛰,二之气自春分至立夏,三之气自小满至小暑,四之气自大暑至白露,五之气自秋分至小雪,终之气自大雪至小寒。每步等于六十点八七五日,六步合计三百六十五点二五日,即一年(可参看前图3-7)。

岐伯说:显明正当春分之时,它的右边,为君火主治之位;君火的右边,再退行一步,为相火主治之位;再退行一步,为土气主治之位;再退行一步,为金气主治之位;再退行一步,为水气主治之位;再退行一步,为木气主治之位;再退行一步,为君火主治之位。

⑫方药中等《黄帝内经素问运气七篇讲解》[显明之右,君火之位也]以下紧承上句,介绍天之六气与地之物化现象之间的相应关系。"显明",即阳气逐渐明显。王冰、张介宾均解释为:"春分后六十日有奇。"意即春分节以后,白昼逐渐增长,气温逐渐增高,万物生长逐渐茂盛。这些现象均属阳气逐渐增长明朗之象,故春分以后至立夏一段时间,名曰显明。这一段时间,由于气候逐渐温暖,万物开始明显生长,因此这一段时间配以少阴君火,故原文谓:"显明之右,君火之位。""右"字,仍指面南而命其位。这就是说春分节之后六十日有奇,是少阴君火主时的位置。

[君火之右,退行一步,相火治之]前述"显明之右"与此处所述"君火之右"中的"右"字,均系"面南而命其位",即观测者面对南方命位,如此则少阴之右,便是少阳。这也就是王冰注中所谓的"谓南面视之,在位之右也"。"退行一步",张介宾注:"退行一步,谓退于君火之右一步也,此自斗建己中以至未中,步居正南,位直司天,主三之气,乃小满后六十日有奇,相火之治令。"(《类经·运气类》)这就是说,君火之后,右行一步便是相火主时。右行何以名之曰"退行"? 这是针对主气与客气的运转方向不同的情况而言的。关于客气的运转方向,前已述及,是按一阴(厥阴)→二阴(少阴)→三阴(太阴)→一阳(少阳)→二阳(阳明)→三阳(太阳)→的次序,"上者右行,下者左行,左右周天,余而复会",而主气的运转方向,则是按厥阴→少阴→少阳→太阴→阳明→太阳的次序进行,如与客气命位的方向一致,均以"面北而命其位"的话,则主气运转方向恰好与客气运转的方向相反。所以主气的运行叫做"退行"。兹将上述情况示意如图3-9。

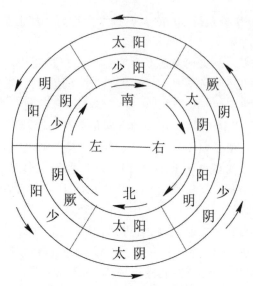

**图 3-9　六气主气客气运转方向**

注:[1]上图外圈为客气运转方向,内圈为主气运转方向。

[2]如以同一方向命位,从箭头方向可以看出,主气与客气运转方向完全相反。

[复行一步……君火治之]指再退行一步,少阳相火退行一步是太阴湿土,再退行一步是阳明燥金,再退行一步是太阳寒水,再退行一步是厥阴风木,再退行一步又是少阴君火。这就是根据自然界中风、君火、相火、湿、燥、寒的客观存在及其与一年中各个季节的相应关系情况,把一年分成六个节段,亦即六步,每步六十日而有奇。如是循环运转,周而复始,如环无端,年年如此。

⑬王洪图等《黄帝内经素问白话解》显明:显明之位,正当日出之所,卯正之位。在一年的时间里,则正当春分时。退行一步:主气六步运转的方向是自右而左,即自西而东,故位退行。六气分主一年,有如行走了六步,故每一气也称一步。初之气自大寒至惊蛰,二之气自春分至立夏,三之气自小满至小暑,四之气自大暑至白露,五之气自秋分至立冬,终之气自小雪至小寒。每步等于 60.875 日,六步合计 365.25 日,即一年。

岐伯说:六气各有主司的位置,称为六步,每步主司六十日又八十七刻半,包括四个节气。其具体情况是:春分之后,是少阴君火所主司的位置;君火的右面,退行一步,在小满之后,是少阳相火的位置;再退行一步,大暑之后,是太阴湿土的位置;再退行一步,秋分之后,是阳明燥金的位置;再退行一步,小雪之后,是太阳寒水的位置;再退行一步,大寒之后,是厥阴风木的位置;再退行一步,又重回到春分之后,是少阴君火的位置。

⑭郭霭春《黄帝内经素问白话解》显明:日出之所,卯正之中,即春分节。

退行一步:主气六步运转的方向是自右向左,所以向右行为退行,此处指退于君火的右步。即从卯到巳的东南方,"一步",为六十日又八十七刻半,包括四个节气,即由春分而清明、谷雨、立夏、小满。

岐伯说:春分节以后是少阴君火的位置;君火的右边,后退一步是少阳相火主治的位置,再后退一步是太阴土气主治的位置,再后退一步是阳明金气主治的位置,再后退一步是太阳水气主治位置,再后退一步是厥阴木气主治的位置,再后退一步是少阴君火主治的位置。

(3)相火之下,水气承之;水位之下,土气承之;土位之下,风气承之;风位之下,金气承之;金位之下,火气承之;君火之下,阴精承之。

①王冰《黄帝内经素问》热盛水承,条蔓柔弱,凑润衍溢,水象可见。(〔新校正云〕按《六元正纪大论》云:少阳所至为火生,终为蒸溽。则水承之义可见。又云:少阳所至为摽风燔燎霜凝。亦下承之水气也。)寒甚物坚,水冰流涸,土象斯见,承下明矣。(〔新校正云〕按《六元正纪大论》云:太阳所至为寒雪冰雹白埃。则土气承之之义也。)疾风之后,时雨乃零,是则湿为风吹,化而为雨。(〔新校正云〕按《六元正纪大论》云:太阴所至为湿生,终为注雨。则土位之下,风气承之而为雨也。又云:太阴所至为雷霆骤注烈风。则风承之义也。)风动气清,万物皆燥,金承木下,其象昭然。(〔新校正云〕按《六元正纪大论》云:厥阴所至为风生,终为肃。则金承之义可见。又云:厥阴所至飘怒大凉。亦金承之义也。)锻金生热,则火流金,乘火之上,理无妄也。(〔新校正云〕按《六元正纪大论》云:阳明所至为散落温。则火乘之义也。)君火之位,大热不行,盖为阴精制承其下也。诸以所胜之气乘于下者,皆折其摽〔借为"熛",火飞也〕盛,此天地造化之大体尔。(〔新校正云〕按《六元正纪大论》云:少阴所至为热生,中为寒。则阴承之义可知。又云:少阴所至为大暄寒。亦其义也。又按《六元正纪》云:水发而雹雪,土发则飘骤,木发而毁折,金发而清明,火发而曛昧,何气使然?曰:气有多少,发有微甚,微者当其气,甚者兼其下,征其下气而见可知也。所谓征其下者,即此六承气也。)

②马莳《黄帝内经素问注证发微》相火之下,木气承之者,夏相火极,水生承之,从微渐化,至冬著也。水位之下,土气承之者,冬水极,土生承之,从微渐化,至长夏著也。土位之下,水气承之者,长夏土极,木生承之,从微渐化,至春著也。木位之下,金气承之者,春木极,金承之,从微渐化,至秋著也。金位之下,火气承之者,秋金极,火生承之,从微渐化,至夏著也。君火之下,阴精承之者,夏君火极,阴精承之,从微渐化,至冬著也。其义与阴阳家水胎于午、金胎于卯等说大同小异,而皆循环相承以为胎也。

③张介宾《类经》此言六位之下,各有所承。承者,前之退而后之进也。承之为义有二:一曰常,一曰变。常者如六气各专一令,一极则一生,循环相承,无所间断。故于六位盛极之下,各有相制之气,随之以生,由生而化,由微而著,更相承袭,时序乃成。所谓阳盛之极,则阴生承之;阴盛之极,则阳生承之。亦犹阴阳家五行胎生之义,此岁气不易之令,故谓之常。常者,四时之序也。变者,如《六元正纪大

论》所谓:少阳所至为火生,终为蒸溽。水承相火之象也。水发而雹雪,土气承水之象也。土发而飘骤,风木承土之象也。木发而毁折,金气承木之象也。金发而清明,火气承金之象也。火发而曛昧,阴精承君火之象也。此则因亢而制,因胜而复,承制不常,故谓之变。变者,非时之邪也。然曰常曰变,虽若相殊,总之防其太过,而成乎造化之用,理则一耳。

④张志聪《黄帝内经集注》治,主也,谓六气定位而各有所主也。承者,谓承奉其上而制之也。阴精者,天乙所生之精水也。如木位之下,乃阳明燥金,太阳寒水,母子之气以承之,母气制之,则子气生化其木矣;如金位之下,乃君相二火,太阴湿土,母子之气以承之,母气克之,则子气生化其金矣;土位之下,乃厥阴风木,君相二火,母子之气以承之,木制其土,则火气生化矣。余三气相同,是为制则生化也。

⑤高士宗《黄帝素问直解》少阳相火位乎南,太阳寒水位乎北,是相火之下水气承之也。太阳寒水位乎正北,太阴湿土位乎西南,是水位之下土气承之也。太阴湿土位乎西南,厥阴风木位乎东北,是土位之下风气承之也。厥阴风木位乎东北,阳明燥金位乎西北,是风位之下金气承之也,阳明燥金位乎西北,少阴君火位乎东南,是金位之下火气承之也。少阴君火位乎东南,太阳寒水位乎正北,是君火之下阴精承之也。此四隅上下,气有承制,犹之春时木王,越夏与长夏,而秋金之气承之;夏时火王,越长夏与秋,而冬水之气承之;秋时金王,越冬春而夏火之气承之;冬时水王,越春夏而长夏之土气承之,其义一也。

⑥黄元御《黄元御医书全集》承者,承其太过而克之也(仲景承气汤义取于此)阴精,水也。

⑦张琦《素问释义》以承制言,则为胜复之常,而义不止此。火交于水,乃能生土;水土合德,乃能生木;土得木达,乃能生金;木搆乎金,乃能生火;金得火温,乃能生水。五行相生,必本承制之气,所谓制则生化也。

⑧高亿《黄帝内经素问详注直讲全集》〔注〕然五行之所以相承者,以天地之气,循环不已,故一盛一衰,相为倚伏,以次相传,无稍间也。君火者,少阴之真火,人身之真阳也。阴精者,天一所生之真水也。

〔讲〕然天地循环之气,一盛一衰,相为倚伏,固有节次相承,无稍间断者。如五运临角轸,则五气在奎壁,奎属戌,壁属亥也。彼丙丁火运在角轸,则壬癸水气在奎壁,故戊癸火岁,数至奎壁之戌亥者,必壬癸也,是相火之下,水气承之,虽火性甚热,而水性则寒,寒能胜热,是水足以制火也。壬癸水运在角轸,则戊己土气在奎壁,故丙辛水岁,数至奎壁之戌亥者,必戊己也,是水位之下土气承之,虽水主寒咸而土主甘温,甘则能胜咸,是土足以制水也。戊己土运在角轸,则甲乙木气在奎壁,故甲己土岁,数至奎壁之戌亥者,必甲乙也,是土位之下,风气承之,虽土性主湿,而木性主风,风能胜湿,是木足以制土也。甲乙木运在角轸,则庚辛金气在奎壁,故丁壬木岁,数至奎壁之戌亥者,必庚辛也,是风位之下,金气承之,虽木性主风,而金味则辛,辛能散风,是金足以制木也。庚辛金运在角轸,则丙丁火气在奎壁,故乙庚金岁,数至奎壁之戌亥者,必丙丁也,是金位之下,火气承之,虽金性主燥,而火性则热,热能胜燥,是火足以胜金也。君火者,少阴之真火,人之真阳也,阴精者,天一所生之水也,君火不可折,惟补水以配之,故阴精承于君火之下。总之六气各专一令,气常太过,必以所克者承之,乃能防其太过不至亢甚为害也。

⑨孟景春等《黄帝内经素问译释》承:承袭的意思。张志聪:"承者,谓承奉其上而制之也。"王履:"承,犹随也。然不言随而言承者,以下言,则有上奉之象。"吴崑:"六气各专一令,专令者常太过,故各有所承,所以防其太过,不欲其充甚为害也。"

相火的下面,有水气承袭相制;水气主治之位的下面,有土气承袭相制;土气主治之位的下面,有风气承袭相制;风气主治之位的下面,有金气承袭相制;金气主治之位的下面,有火气承袭相制;君火主治之位的下面,有阴精承袭相制。

⑩任廷革《任应秋讲〈黄帝内经〉素问》(提要)叙六气的生化承制。(讲解)所谓"治"是指相生关系,"生治"与"承制"是五行对立统一的两个方面,不能说相生是正常的相制是不正常的,这种概念是错误的,有"生"有"制"才是正常的。王履在《医经溯洄集》中解释说"承九随也",即相制也是正常的现象,一旦正常的相制被打破了,则会出现相克的现象,这才是病理的变化。

⑪张灿玾等《黄帝内经素问校释》承:承袭的意思。与上篇所谓"其不及则己所不胜侮而乘之"之义同。承之者,都是己所不胜之气。说明六气之中,借此相互制约的关系,以维持其正常的气化,若这种关系被破坏,就要发生反常之变。吴崑注:"六气各专一令,专令者常太过,故各有所承,所以防其太过,不欲其亢甚为害也。"君火之下,阴精承之:五行数五,六气数六,其中火分为二,故有君火、相火之别。君火亦阳之属,所以君火之下,阴精承之,乃阴能制阳的意思。

六气各有相克之气,承于其下,以制约之。水能制火,相火的下面,水气承之;土能制水,水位的下面,土气承之;木能制土,土位的下面,风气承之;金能制木,风位之下,金气承之;火能制金,金位之下,火气承之;阴能制阳,君火的下面,阴精承之。

⑫方药中等《黄帝内经素问运气七篇讲解》[相火之下,水气承之……金位之下,火气承之]"承",有制止、抵御之义,亦通"惩"。"相火之下,水气承之;水位之下,土气承之;土位之下,风气承之;风位之下,金气承之;金位之下,火气承之"一段,说明木、火、土、金、水五行,各有所制,即水可以制火,土可以制水,木可以制土,金可以制木,火可以制金。由于五行各有所制,因此五行才不至于出现无制的偏胜现象而使生(木)、长(火)、化(土)、收(金)、藏(水)的生化现象得以正常进行。"承",还有承袭的含义,"相火之下,水气承之;水位之下,土气承之;土位之下,风气承之;风位之下,金气承之;金位之下,火气承之"一段,说明木、火、土、金、水五行,其所不胜者是紧紧跟随着它的,是时刻监制着它的。因此,一般说来,五行是不大可能出现过激的偏胜现象的。这是自然现象上的一种自稳调节。由于自然界有这

样一种自稳调节,所以自然界中的物化现象才能长期地保持着相对稳定。这是自然气候变化的基本规律,是一种正常的自然现象。这也就是《素问·气交变大论》中所谓的:"夫五运之政,犹权衡也,高者抑之,下者举之,化者应之,变者复之,此生长化收藏之理,气之常也,失常则天地四塞矣。"这里,《内经》以"权"与"衡"之间的变动平衡情况为例来说明自然气候变化上的变动平衡情况,是一个十分具体而又形象的说明。

[君火之下,阴精承之]"君火",我们在《天元纪大论》中已作过讲解,主要是指主持自然气候正常变化的火。换言之,也就是指自然界正常气候变化和物质正常生长的动力。"阴精",则是指自然界中产生正常变化的基础物质。"君火之下,阴精承之"一句,就是说自然界中的各种正常变化虽然是在"君火"的作用下而产生,但君火之所以能发挥其正常的推动作用,则又与自然界中所具有的相应基础物质密切相关。它们之间互相作用,互为因果。"阴精",紧紧地依承着"君火",水火既济,则君火的推动作用就能正常进行;如果"阴精"不能承制"君火",水火分离,则君火的作用就不能正常进行,变为邪火,成为灾害。这就是原文所谓的"君火之下,阴精承之"一句的实质。这句话不但阐明了"君火"与"阴精"之间的相互关系,也进一步阐明了六气之中,为什么风、寒、燥、湿均各有一,而火独有二的道理。

⑬王洪图等《黄帝内经素问白话解》六气虽各有所主司的时令,但在它们主时的下面,又各有制约之气随之而生,如:相火的下面,有水气上奉而制约着;水气的下面,有土气上奉而制约着;土气的下面,有风气上奉而制约着;风气的下面,有金气上奉而制约着;金气的下面,有火气上奉而制约着;君火的下面,有阴精上奉而制约着。

⑭郭霭春《黄帝内经素问白话解》承,有克制、制约的意思。

相火主治之位的下面,有水气来制约它,水气主治之位的下面,有土气来制约它,土气主治之位的下面,有风气来制约它,风气主治之位的下面,有金气来制约它,金气主治之位的下面,有火气来制约它,君火主治之位的下面,有阴精来制约它。

(4)帝曰:何也? 岐伯曰:亢则害,承乃制,制则生化,外列盛衰,害则败乱,生化大病。

①王冰《黄帝内经素问》亢,过极也,物恶其极。

②马莳《黄帝内经素问注证发微》亢,过极也。亢则害,承乃制,制则生化,外列盛衰,害则败乱,生化大病者,言六位之气过极则必害作,承气乃生于下制之,使不过也。故制则从微化著,承者自外列盛,极者自外列衰,而生化循环;害作则败坏扰乱,而生化大病也。外列者,谓天之六气运列于外者,非即谓下承之气也。故下文帝复问盛衰何如,而答以当其位则正,非其位则邪,所谓同者盛之,异者衰之也。下文又以天符岁会言之,则当其位者可知矣。岂有盛者当承之本位,衰者当承之正位之理耶?

③张介宾《类经》亢者,盛之极也。制者,因其极而抑之也。盖阴阳五行之道,亢极则乖,而强弱相残矣。故凡有偏盛,则必有偏衰,使强无所制,则强者愈强,弱者愈弱,而乖乱日甚。所以亢而过甚,则害乎所胜,而承其下者,必从而制之。此天地自然之妙,真有莫之使然而不得不然者。天下无常胜之理,亦无常屈之理。《周易直方》之《乾象》曰:亢之为言也,知进而不知退,知存而不知亡,知得而不知丧。《周易程氏传》复之《象》曰:复其见天地之心乎! 即此亢承之义。制生则化,当作制则生化,传写之误也。夫盛极有制则无亢害,无亢害则生化出乎自然,当盛者盛,当衰者衰,循序当位,是为外列盛衰。外列者言发育之多也。亢而无制,则为害矣。害则败乱失常,不生化正气而为邪气,故为大病也。

④张志聪《黄帝内经集注》如火亢而无水以承之,则火炎铄金,而水之生原绝矣。无水以制火,则火愈亢矣。如水亢而无土以承之,则水滥火灭,而土之母气绝矣。无土以制水,则水愈亢矣。是以亢则为五行之贼害,害则生化承制之气皆为败乱,而生化大病矣。外列盛衰者,谓外列主岁之气,有盛有衰。如主岁之气与主时之气交相亢极,则为害更甚,故曰害则败乱,生化大病。金西铭曰:主岁之气太过则已亢而侮所不胜,如不及则为所胜之气亢而侮之。

⑤高士宗《黄帝素问直解》帝问下承何义。张隐菴曰:古文制生则化,今文改为制则生化。亢,盛极也。五行之气,盛极则害,下承乃所以制之。惟其制之,则生化无穷,而外列盛衰。制则生化者,如水制其火,而水之子木又生火也。外列盛衰者,盛已而衰,衰已而盛,四时之气可征也。若亢极而害则败乱内生,致生化大病。

⑥黄元御《黄元御医书全集》五行之理,亢则害生,以胜之者承而克之,其气乃制。制者,有所节制,而得其平也。制则六气生化,循其盛衰之常,不至于过。害则六气败乱,生化之机大病,失其常矣。

⑦张琦《素问释义》制其过甚,以至于平,则生化之原乃具,盛衰自然之理,显然外列,各当其位也。

⑧高亿《黄帝内经素问详注直讲全集》〔批〕此举亢则害,承乃制之义,以明六节用承之故。制则生化四句,系一反一覆对说,要承而有制,终得生化,外面始列成盛衰之形,若亢而为害,则败乱正气,生化之机,于此大病矣。吴注:启生化不错。

〔注〕亢,谓亢盛而过其常也。承,谓承袭而继于后也。盖气反常,则乘所胜以侮其不胜,故曰亢则害也。气相袭,则以其所胜,克其所太胜,故曰承乃制。夫防其太过,制之而不使过,剥复相循,生生化化,为盛为衰之形,即可于承袭间见之。不然,过者太过,不惟失其四时之令,且阴阳败乱,六气无专治之,令发生大病矣。

〔讲〕黄帝曰:六节之气各相承袭,其故何也? 岐伯对曰:盖此六气,过其常则亢,亢则以所胜,乘所不胜而为害矣。必以位相承,随时应候,乃能制其所亢,而不为害也。故防其亢而制之,气无太过,生机得遂,则万物为之交化,而外列盛衰之形矣。过于亢而害之,气失其常,祸机已伏,则正气为之败乱,而生化于以大病矣。此六节之气,必以相克者相承也。

⑨孟景春等《黄帝内经素问译释》[亢则害,承乃制,制则生化]张介宾:"亢者,盛之极也。制者,因其极而抑之也。盖阴阳五行之道,亢极则乖,而强弱相残矣。故凡有偏盛,则必有偏衰;使强无所制,则强者愈强,弱者愈弱,而乖乱日甚。所以亢而过甚,则害乎所胜,而承其下者,必从而制之。……夫盛极有制,则无亢害,无亢害则生化出乎自然。"[外列盛衰]张志聪:"外列盛衰者,谓外列主岁之气,有盛有衰。如主岁之气与主时之气交相亢极,则为害更甚,故曰害则败乱,生化大病。"

黄帝又问:这是为什么?岐伯说:六气亢盛就会产生损害作用,所以要有相承袭之气来制约它,有制约而后才能生化,才能抗御外来太过不及的邪气,如果亢盛无制,就会使生化之机败坏紊乱,产生病变。

⑩任廷革《任应秋讲〈黄帝内经〉素问》所谓"治"是指相生关系,"生治"与"承制"是五行对立统一的两个方面,不能说相生是正常的相制是不正常的,这种概念是错误的,有"生"有"制"才是正常的。王履在《医经溯洄集》中解释说"承尤随也",即相制也是正常的现象,一旦正常的相制被打破了,则会出现相克的现象,这才是病理的变化。

⑪张灿玾等《黄帝内经素问校释》[亢则害,承乃制]天之六气各专其性,正常时则有益于万物的生化,太过则有损于万物的生化。六气又各畏其所不胜,六气盛极,其不胜之气则承而制之。所以说:"亢则害,承乃制。"《类经》二十三卷第六注:"亢者,盛之极也。制者,因其极而抑之也。盖阴阳五行之道,亢极则乖,而强弱相残矣,故凡有偏盛,则必有偏衰,使强无所制,则强者愈强,弱者愈弱,而乖乱日甚。所以亢而过甚,则害乎所胜,而承其下者,必从而制之。"[外列盛衰]马莳注:"外列,谓天之六气运列于外者。"高士宗注:"外列盛衰者,盛已而衰,衰已而盛,四时之气可征也。"

黄帝说:这是什么原因呢? 岐伯说:六气亢盛时就要为害,相承之气,可以制约它,递相制约才能维持正常的生化,在四时之气中表现为气盛者必衰,衰者必盛,若亢盛为害则生化之机毁败紊乱,必然发生大病。

⑫方药中等《黄帝内经素问运气七篇讲解》[亢则害,承乃制,制则生化]"亢",就是亢进或亢盛。"承",已如前述,就是制止或承袭。这就是说自然变化过于亢进或亢盛,如果超过了极限,就会成为灾害。举例来说,正常的气温可以有利于生物的生长,但是如果温度过高的话,就不但不能有利于生物的生长,反而可以使生物因过热而枯焦死亡。这就是"亢则害"。但是,如果气温到了一定限度时,就会向相反的方面转化,或者出现相反的力量来调节它。比如说,太热了,天要下雨,或夏季炎热到一定程度就会向秋凉转化;冬寒到极点,就会向春温转化等等。这样就不但不会对生物生长有害,反而会使生物更有利地正常生长。这就是"承乃制,制则生化"。亢害承制,这是自然变化的客观规律,是古人对自然变化长期观察后得出来的经验总结。由于如此,五行学说在对待五行之间的关系方面,重视相生,更重视相克。认为只有在五行互相制约的情况下,才能产生正常的生长和变化,明确地指

出"制"，也就是"克"，在生化中的决定性作用。这种"亢害承制""制则生化"的关系，也就是一般所谓的"制化作用"。制化作用的关键就在于五行之间的互相制约。应该指出，五行学说认为，五行之间的这种制约现象，绝对不是静止的、不变的，而是随着五行之间的盛衰盈虚不断变化。五行之间的互相制约是在五行之间不断运动的情况下产生作用；而五行之间的运动又是由于五行之间盛衰盈虚的结果。因此，"亢"的现象是必然存在的。没有盛衰盈虚，也就没有运动，没有变化。问题只在于"亢"到了什么程度以及是否有所制约，如果是"亢"而有"制"那么这种现象仍属于五行之间的"相克"现象。这种"亢"和"制"的过程，也正是运动和变化的过程。这也就是本篇原文所指出的："夫物之生从于化，物之极由乎变，变化之相薄，成败之所由也。"把它认为是一种正常现象；反之，如果是"亢"而失"制"，那就是五行之间的相乘或相侮了。这也就是《五运行大论》中所讲的："气有余，则制己所胜而侮所不胜；其不及，则己所不胜侮而乘之，己所胜轻而侮之。侮反受邪，侮而受邪，寡于畏也。"所谓"寡于畏"，即失了承制，因此这就是一种反常的现象。由此可见，五行学说中的"制则生化"，实际上就是指五行之间互相制约中所产生的作用，其关键在于"制"。这也就是五行之间的相互关系中，五行学说为什么重视"生"，更重视"克"，从而提出"亢害承制""制则生化"的理由。

[外列盛衰，害则败乱，生化大病]"外列盛衰"一语，各家注解不一。张志聪注云："外列盛衰者，谓外列主岁主气，有盛有衰，如主岁之气与主时之气，交相亢极则为害更甚，故曰害则败乱，生化大病。"高世栻注云："外列盛衰者，盛已而衰，衰已而盛，四时之气可征也。若亢极而害则败乱内生，致生化大病。"张志聪是从具体运算上解，高世栻是从四时盛衰上解，但从总的精神上来看是一致的。我们认为，文中"外列"，就是指自然界客观表现。"盛衰"，就是指自然界气候变化和物化现象上的盈虚消长，而这种盈虚消长，前已述及，正是五行之间不断运动变化的结果。这是自然界中的正常现象，因此，原文用"外列盛衰"一语把它肯定下来。"害则败乱，生化大病"一句，是针对自然气候变化及物化现象上的反常情况来提的。"害"字，原文已经解释，即"亢则害"。这就是说，"害"就是"亢"，也就是说自然气候变化及物化现象不是盈虚消长，不是盛已而衰，衰已而盛，而是出现偏胜失制的情况，这就是"害"，就是反常，就要影响生物正常的生长变化。这就是原文所谓的"害则败乱，生化大病"。王冰注中所谓的："亢过极也，物恶其极。"张志聪注中所谓的："交相亢极则为害更甚。"高世栻注中所谓的："若亢极而害，则败乱内生。"各家提法不同，但其精神则一。

⑬王洪图等《黄帝内经素问白话解》承乃制：其含义是当六气中的一气出现太过时，便有其所不胜之气去克制它，使其不至于太亢，称为"承"。如少阳相火之气过亢，则由太阳寒水之气去承制，以防其太过。

黄帝说：这是为什么呢？岐伯说：六气亢盛，就会产生伤害的作用，因此必须有相应的气来制约。只有加以制约，才能有正常的生化过程，才能保证主岁之气循环相接,盛衰有时,保持正常的时序变迁。如果六气过亢,而无制约之气,就会引起气候紊乱失常,使生化受到严重损伤,而产生病变。

⑭郭霭春《黄帝内经素问白话解》亢则害,承乃制:过盛为"亢",凡事物亢极就要产生亢害的作用,"承制"承其下的,要克制它。

黄帝又道:这是为什么?岐伯说:六气亢盛就产生伤害作用,随之要有克制它的,只有加以克制,才能生化。六气要是有太过或不及的情况就会为害,从而败坏生化之机出现极大的病变。

## 第五解

### (一)内经原文

帝曰:盛衰何如?岐伯曰:非其位则邪,当其位则正。邪则变甚,正则微。

帝曰:何谓当位?岐伯曰:木运临卯,火运临午,土运临四季,金运临酉,水运临子,所谓岁会,气之平也。

帝曰:非位何如?岐伯曰:岁不与会也。

### (二)字词注释

(1)位

①王冰《黄帝内经素问》此词未具体注释。

②马莳《黄帝内经素问注证发微》此词未具体注释。

③张介宾《类经》气不相合者为非位,气相得者为当位。

④张志聪《黄帝内经集注》位。

⑤高士宗《黄帝素问直解》主气之位。

⑥黄元御《黄元御医书全集》天气为客,地气为主,主气之盛衰,值岁会之年,是为当位。

⑦张琦《素问释义》此词未具体注释。

⑧高亿《黄帝内经素问详注直讲全集》〔注〕当位者,气至应候也;〔讲〕值其当旺之位而至。

⑨孟景春等《黄帝内经素问译释》指十二地支分布在地平方位上的位置。

⑩任廷革《任应秋讲〈黄帝内经〉素问》此词未具体注释。

⑪张灿玾等《黄帝内经素问校释》指十二地支在方位中的位置。正北为子位,属水;正南为午位,属火;正东为卯位,属木;正西为酉位,属金。丑寅居东北隅中,辰巳居东南隅中,未申居西南隅中,戌亥居西北隅中。土位中央,寄旺于四季各十八日,所以辰戌丑未属土(见图3-10)。

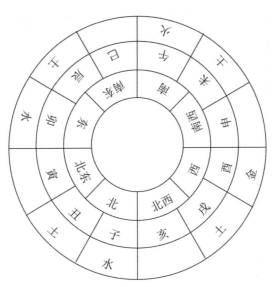

图 3-10 十二地支及五行方位

⑫方药中等《黄帝内经素问运气七篇讲解》此词未具体注释。

⑬王洪图等《黄帝内经素问白话解》指十二地支在方位中的位置。正北方为子位,属水;正南方为午位,属火;正东方为卯位,属木;正西方为酉位,属金。丑寅居东北隅中,辰巳居东南隅中,未申居西南隅中,戌亥居西北隅中。土位中央,寄旺于四季之末各十八日,所以辰戌丑未属土。

⑭郭霭春《黄帝内经素问白话解》是指十二地支在方位上的位置,即午属南方,子属北方,酉属西方,卯属东方,辰戌丑未属于中央。

(2)四季

①王冰《黄帝内经素问》〔新校正云〕土运临四季,甲辰、甲戌、己丑、己未岁也。

②马莳《黄帝内经素问注证发微》土运临四季即甲辰、甲戌、己丑、己未岁。

③张介宾《类经》土运临四季,甲辰、甲戌、己丑、己未岁也。

④张志聪《黄帝内经集注》甲辰甲戌己丑己未岁也。

⑤高士宗《黄帝素问直解》甲辰甲戌己丑己未之岁,土运临于辰戌丑未。

⑥黄元御《黄元御医书全集》甲辰、甲戌、己丑、己未。

⑦张琦《素问释义》此词未具体注释。

⑧高亿《黄帝内经素问详注直讲全集》〔讲〕甲辰甲戌己丑己未之岁。

⑨孟景春等《黄帝内经素问译释》指辰、戌、丑、未四个方位。

⑩任廷革《任应秋讲〈黄帝内经〉素问》此词未具体注释。

⑪张灿玾等《黄帝内经素问校释》新校正云:"土运临四季,甲辰、甲戌、己丑、己未岁也。"

⑫方药中等《黄帝内经素问运气七篇讲解》此词未具体注释。

⑬王洪图等《黄帝内经素问白话解》指辰戌丑未四个方位。

⑭郭霭春《黄帝内经素问白话解》指辰戌丑未四个方位。

(3)岁会

①王冰《黄帝内经素问》此词未具体注释。

②马莳《黄帝内经素问注证发微》皆岁与五运相会而气和平,又为太一天符,其盛衰皆能循序当六位之正,此正所谓岁会之义也。

③张介宾《类经》此岁运与年支同气,故曰岁会。

④张志聪《黄帝内经集注》会,合也。以天干之化运与地支之主岁相合,故为岁会。

⑤高士宗《黄帝素问直解》干支运气相合,所谓岁会,气之平也。

⑥黄元御《黄元御医书全集》干支同气。

⑦张琦《素问释义》岁运与年支同气。

⑧高亿《黄帝内经素问详注直讲全集》〔注〕岁会,气之平者也,是谓当位。岁不与会,言不与岁运合也,是谓非位;〔讲〕岁会,气之平者也。

⑨孟景春等《黄帝内经素问译释》又称"岁直"或"岁位"。岁会必须具备两个条件:一是地支与天干的五行属性相同;二是当五方之正位。因此所谓"岁会",是该岁的天干与地支相会于五方正位。例如:"木运临卯",木属东方卯位,是天干与地支既同属木又同属一方位,故为"岁会"。

⑩任廷革《任应秋讲〈黄帝内经〉素问》此词未具体注释。

⑪张灿玾等《黄帝内经素问校释》指岁运与五行所应之位相会。

⑫方药中等《黄帝内经素问运气七篇讲解》值年大运的五行属性与年支的五行固有属性相同。

⑬王洪图等《黄帝内经素问白话解》又称岁直或岁位。岁会必须具备两个条件:一是地支与天干的五行属性相同;二是当五方之正位。因此所谓岁会是该岁的天干与地支相会于五方正位。

⑭郭霭春《黄帝内经素问白话解》通主一年的中运之气与地支五行,方位所属相同者,谓之"岁会"。

(4)气之平

①王冰《黄帝内经素问》非太过,非不及,是谓平运主岁也。平岁之气,物生脉应,皆必合期,无先后也。

②马莳《黄帝内经素问注证发微》此词未具体注释。

③张介宾《类经》其气平也。

④张志聪《黄帝内经集注》平气之年。

⑤高士宗《黄帝素问直解》气之平也。

⑥黄元御《黄元御医书全集》干支同气,气之平也。

⑦张琦《素问释义》无过无不及为平。

⑧高亿《黄帝内经素问详注直讲全集》〔讲〕《天元册》所谓岁会,气之平者此也。

⑨孟景春等《黄帝内经素问译释》就是"平气"。

⑩任廷革《任应秋讲〈黄帝内经〉素问》此词未具体注释。

⑪张灿玾等《黄帝内经素问校释》平气。

⑫方药中等《黄帝内经素问运气七篇讲解》气候变化比较正常。

⑬王洪图等《黄帝内经素问白话解》和平之气。

⑭郭霭春《黄帝内经素问白话解》即平气。

(三)语句阐述

(1)帝曰:盛衰何如?

①王冰《黄帝内经素问》此句未具体注释。

②马莳《黄帝内经素问注证发微》此句未具体注释。

③张介宾《类经》乃承上文而详求盛衰之也。

④张志聪《黄帝内经集注》此承上文而言太过不及之岁而有盛衰之气也。

⑤高士宗《黄帝素问直解》上文云,外列盛衰,故问盛衰何如。

⑥黄元御《黄元御医书全集》此句未具体注释。

⑦张琦《素问释义》此句未具体注释。

⑧高亿《黄帝内经素问详注直讲全集》〔批〕此与运气之正邪,以明其变之盛衰也。

〔注〕盛衰,谓运气之盛衰也。

〔讲〕黄帝曰:夫子言制则生化,外列盛衰,夫有所盛,必有所衰,有所衰,必有所盛,不知运气之为盛为衰者,果何如也?

⑨孟景春等《黄帝内经素问译释》黄帝道:它的盛衰怎样?

⑩任廷革《任应秋讲〈黄帝内经〉素问》此句未具体注释,总体概括此段为:(提要)叙运气加临及其病变。

⑪张灿玾等《黄帝内经素问校释》黄帝说:气的盛衰是怎样的呢?

⑫方药中等《黄帝内经素问运气七篇讲解》此句未具体注释。

⑬王洪图等《黄帝内经素问白话解》黄帝说:六气的盛衰变化怎样?

⑭郭霭春《黄帝内经素问白话解》黄帝道:那么,自然界的盛衰又是怎样的呢?

(2)岐伯曰:非其位则邪,当其位则正。邪则变甚,正则微。

①王冰《黄帝内经素问》此句未具体注释。

②马莳《黄帝内经素问注证发微》盛衰非其位则邪,当其位则正者,复明上文制则生化、外列盛衰之盛衰也。盖制亢下承生化之盛衰,惟岁气和平,则其所化循序渐进,从微至著,而皆当六位之正。其岁气有太过不及,则其所化无序,或躐等陵节,或乘危往胜,故变或兼化,而为半非其位之邪,变或复胜,而为全非其位之邪也。

③张介宾《类经》气不相和者为非位,气相得者为当位,故有邪正微甚之分。

④张志聪《黄帝内经集注》非其位者,谓气来有余,则制己所胜而侮所不胜,此

岁气之盛也。气来不及,则己所不胜侮而乘之,己所胜轻而侮之,此岁气之衰也。此皆不守本位而交相乘侮,则邪僻内生矣。当其位者,乃平气之年,无太过不及之乘侮,而各当其本位,此气之正也。邪则变甚,正则变微。张玉师曰:地理之应,论主时而及于主岁,司天之气,以主岁而及于主时。

⑤高士宗《黄帝素问直解》盛衰者,有余不及之谓。非其主气之位,而或盛或衰则为邪。当其所主之位,宜盛而盛,宜衰而衰则为正。邪气为病,则变异必甚,正气为病虽病则微。

⑥黄元御《黄元御医书全集》天气为客,地气为主,主气之盛衰,值岁会之年,是为当位。当位则为正,不当位则为邪,邪则其变甚,正则其变微。

⑦张琦《素问释义》此句未具体注释。

⑧高亿《黄帝内经素问详注直讲全集》〔注〕非位者,气来非时也。当位者,气至应候也。气非位则邪故其为变也甚,气当位则正,故其为变也微。

〔讲〕岐伯对曰:吾之所谓外列盛衰者,以其位而言也,如运气之当温反清,当热反寒,非其当旺之位而至者,则为胜气相乘之邪也。如运气之当热则热,当寒则寒,值其当旺之位而至者,则为主气临位之正也。邪至则变甚,变甚故气盛,正至则变微,变微故气衰,此运气盛衰之所由分,而亦即五运岁合之所由见也。

⑨孟景春等《黄帝内经素问译释》位:指十二地支分布在地平方位上的位置,如图3-11所示。当其位,指子、午、卯、酉四方之正位,以及辰、戌、丑、未兼属中央土位的位置。非其位,指不在五方正位的寅、申、巳、亥。

岐伯说:不当其位的是邪气,恰当其位的是正常之气。邪气致病,病重多变;正气致病,虽病亦轻。

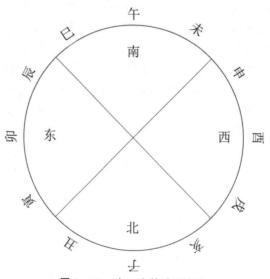

图3-11 十二支的地平方位

⑩任延革《任应秋讲〈黄帝内经〉素问》此句未具体注释,总体概括此段为:(提要)叙运气加临及其病变。

⑪张灿玾等《黄帝内经素问校释》位:指十二地支在方位中的位置。正北为子位,属水;正南为午位,属火;正东为卯位,属木;正西为酉位,属金。丑寅居东北隅中,辰巳居东南隅中,未申居西南隅中,戌亥居西北隅中。土位中央,寄旺于四季各十八日,所以辰戌丑未属土。

岐伯说:不当其位的是邪气,恰当其位的是正气,邪气则变化很严重,正气则变化很轻微。

⑫方药中等《黄帝内经素问运气七篇讲解》[非其位则邪,当其位则正]这一段主要介绍"当位"与"非位"的问题。所谓"当位",就是值年大运的五行属性与年支的五行固有属性相同。以丁卯年为例,丁壬化木,所以丁卯年的大运便是木运。丁卯年的年支是卯,卯的固有五行属性是木。大运是木,年支的五行属性也是木,所以丁卯年便属于"当位",当位之年叫做"岁会"。凡属岁会之年,在气候变化上就比较正常;在人体疾病上也比较缓和。这就是原文所谓的:"木运临卯,火运临午,土运临四季,金运临酉,水运临子,所谓岁会,气之平也。""中行令者,其病徐而持。"为什么岁会之年,气候变化比较正常,人体疾病一般也比较缓和呢? 这是因为年支固有的五行属性是代表正常的季节气候变化和物化现象的,寅卯代表风、木;巳午代表火、热;申酉代表燥、金;亥子代表寒、水;辰戌丑未代表湿、土。值年大运的五行属性代表各个年度的特殊变化。如果值年大运的五行属性与年支固有的五行属性相同,则说明这一年的气化和物化现象完全属于正常并无特殊。所以,凡是属于"岁会"之年,气候变化便无特殊,人体疾病也无特殊,基本在正常范围。这也就是原文所谓的"当其位则正","正则微"。

所谓"非位",就是值年大运的五行属性与年支的固有五行属性不同,而与当年的司天之气的五行属性相同。以戊寅年为例,戊寅年的年干是戊,戊癸化火,所以戊寅年的大运是火运。年支是寅,寅申少阳相火司天,所以戊寅年的司天之气是少阳相火。大运是火,值年司天之气也是火。大运与值年司天之气的五行属性完全相同。所以戊寅年便属于"非位"。"非位"之年叫做"天符"。凡属天符之年,在气候变化上就比较剧烈;在人体疾病上便比较凶猛。

⑬王洪图等《黄帝内经素问白话解》位:指十二地支在方位中的位置。正北方为子位,属水;正南方为午位,属火;正东方为卯位,属木;正西方为酉位,属金。丑寅居东北隅中,辰巳居东南隅中,未申居西南隅中,戌亥居西北隅中。土位中央,寄旺于四季之末各十八日,所以辰戌丑未属土。

岐伯说:每年所属的地支,恰好在五方正位上的,叫做"当其位"。例如,子为正北方、午为正南方、卯为正东方、酉为正西方、辰戌丑未为正中央;而寅、申、巳、亥均不在五方正位上,叫做"非其位"。在非其位时,气候便不正常,称为邪气,它们引起的疾病比较严重,而且变化多、变化快;当其位时,气候就和平,叫做正气,它一般不

第三章　六微旨大论篇

引起疾病,即使有时引起疾病,病情也比较轻微。

⑭郭霭春《黄帝内经素问白话解》非其位、当其位:"位",是指十二地支在方位上的位置,即午属南方,子属北方,酉属西方,卯属东方,辰戌丑未属于中央。"当其位",指子午卯酉四方之正位以及辰戌丑未兼属中央的土位的位置。"非其位",指寅申巳亥不当于四方正位(见图3-12)。

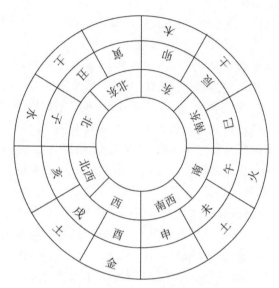

图3-12 十二地支及五行方位

岐伯说:不合其位的是邪气,恰当其位的是正气,邪气致病变化多,正气致病是轻微的。

(3)帝曰:何谓当位?

①王冰《黄帝内经素问》此句未具体注释。

②马莳《黄帝内经素问注证发微》此句未具体注释。

③张介宾《类经》此句未具体注释。

④张志聪《黄帝内经集注》此言平气之岁而无盛衰也。

⑤高士宗《黄帝素问直解》上文云当其位则正,故问何谓当位。

⑥黄元御《黄元御医书全集》此句未具体注释。

⑦张琦《素问释义》此句未具体注释。

⑧高亿《黄帝内经素问详注直讲全集》〔批〕丁卯戊午,甲辰甲戌,己丑己未,乙酉丙子此八岁,皆岁气与五运之气相合,是谓岁会,乃气平血当位者也。

〔注〕岁会,气之平者也,是谓当位。

〔讲〕黄帝曰:气之盛衰,夫子既以非位当位辨之矣。不知其言当位者,果何谓也?

⑨孟景春等《黄帝内经素问译释》黄帝又道:怎样叫做当位?

⑩任廷革《任应秋讲〈黄帝内经〉素问》此句未具体注释,总体概括此段为:(提要)叙运气加临及其病变。

⑪张灿玾等《黄帝内经素问校释》黄帝说:怎样叫做恰当其位呢?

⑫方药中等《黄帝内经素问运气七篇讲解》此句未具体注释。

⑬王洪图等《黄帝内经素问白话解》黄帝说:怎样才叫当其位?

⑭郭霭春《黄帝内经素问白话解》黄帝又道:怎样叫做当位?

(4)岐伯曰:木运临卯,火运临午,土运临四季,金运临酉,水运临子,所谓岁会,气之平也。

①王冰《黄帝内经素问》非太过,非不及,是谓平运主岁也。平岁之气,物生脉应,皆必合期,无先后也。〔新校正云〕详木运临卯,丁卯岁也。火运临午,戊午岁也。土运临四季,甲辰、甲戌、己丑、己未岁也。金运临酉,乙酉岁也。水运临子,丙子岁也。内戊午、己丑、己未、乙酉,又为太一天符。)

②马莳《黄帝内经素问注证发微》木运临卯即丁卯岁,火运临午即戊午岁,土运临四季即甲辰、甲戌、己丑、己未岁,金运临酉即乙酉岁,水运临子即丙子岁,所谓岁会气之平者,言此八岁,皆岁与五运相会而气和平又为太一天符,其盛衰皆能循序当六位之正,此正所谓岁会之义也。

③张介宾《类经》此下言岁会也。以木运而临卯位,丁卯岁也。以火运临午位,戊午岁也。土运临四季,甲辰、甲戌、己丑、己未岁也。金运临酉,乙酉岁也。水运临子,丙子岁也。此岁运与年支同气,故曰岁会,其气平也。共八年。

④张志聪《黄帝内经集注》木运临卯,丁卯岁也。火运临午,戊午岁也。土运临四季,甲辰甲戌己丑己未岁也。金运临酉,乙酉岁也。水运临子,丙子岁也。会,合也。以天干之化运与地支之主岁相合,故为岁会,此平气之年也。

⑤高士宗《黄帝素问直解》当位者,天干化运,地支主岁,五行相合,各当其位也,如丁卯之岁,木运临于卯木;戊午之岁,火运临于午火;甲辰甲戌己丑己未之岁,土运临于辰戌丑未;乙酉之岁,金运临于酉金;丙子之岁,水运临于子水。干支运气相合,所谓岁会,气之平也。平气之岁,虽有盛衰,是为正气,其病则微。

⑥黄元御《黄元御医书全集》岁会者,木运临卯(丁卯岁),火运临午(戊午岁),土运临午(甲辰、甲戌、己丑、己未),金运临酉(乙酉岁),水运临子(丙子岁),干支同气,气之平也。

⑦张琦《素问释义》岁运与年支同气,无过无不及为平。

⑧高亿《黄帝内经素问详注直讲全集》〔批〕丁卯戊午,甲辰甲戌,己丑己未,乙酉丙子此八岁,皆岁气与五运之气相合,是谓岁会,乃气平血当位者也。

〔注〕岁会,气之平者也,是谓当位。

〔讲〕岐伯对曰:夫所谓当位者,五运之本气,与太岁之值气相临也,如木运临于丁卯之岁,火运临于戊午之岁,土运临于甲辰甲戌己丑己未之岁,金运临于乙酉之岁,水运临于丙子之岁是也。《天元册》所谓岁会,气之平者此也。

⑨孟景春等《黄帝内经素问译释》四季:指辰、戌、丑、未四个方位。岁会:又称"岁直"或"岁位"。岁会必须具备两个条件:一是地支与天干的五行属性相同;二是当五方之正位。因此所谓"岁会",是该岁的天干与地支相会于五方正位。例如:"木运临卯",木属东方卯位,是天干与地支既同属木又属同一方位,故为"岁会"。气之平:就是"平气"。

岐伯说:例如木运遇卯年,火运遇午年,土运遇辰、戌、丑、未年,金运遇酉年,水运遇子年,这就称为"岁会",也属于"平气"。

⑩任廷革《任应秋讲〈黄帝内经〉素问》此句未具体注释,总体概括此段为:(提要)叙运气加临及其病变。

⑪张灿玾等《黄帝内经素问校释》土运临四季:新校正云"土运临四季,甲辰、甲戌、己丑、己未岁也"。所谓岁会,气之平也:马莳注"所谓岁会,气之平者,言此八岁,皆岁与五运相会而气平和"。凡此岁会之年,即指岁运与五行所应之位相会者属平气,与后文《五常政大论》所言之平气,似不尽相同。

岐伯说:例如木运遇到卯年,火运遇到午年,土运遇到辰、戌、丑、未年,金运遇到酉年,水运遇到子年,乃是中运之气与年支方位五行之气相同。所说的"岁会",为运气和平之年。

⑫方药中等《黄帝内经素问运气七篇讲解》此句未具体注释。

⑬王洪图等《黄帝内经素问白话解》四季:指辰戌丑未四个方位。岁会:又称岁直或岁位。岁会必须具备两个条件:一是地支与天干的五行属性相同;二是当五方之正位。因此所谓岁会是该岁的天干与地支相会于五方正位。

岐伯说:木运又遇东方卯位,火运又遇南方午位,土运又遇辰、戌、丑、未中央之位,金运又遇西方酉位,水运又遇北方子位,上述各年天干与地支的五行属性相同,并且相互会合于五方正位,这就是当其位,也是所说的岁会。岁会之年,就属于和平之气,而不引起疾病。

⑭郭霭春《黄帝内经素问白话解》四季:指辰戌丑未四个方位。岁会:通主一年的中运之气与地支五行,方位所属相同者,谓之"岁会"。气之平:即平气。

岐伯说:例如木运遇卯年,火运遇午年,土运遇辰戌丑未年,金运遇酉年,水运遇子年,这就称为岁会,也就是平气。

(5)帝曰:非位何如? 岐伯曰:岁不与会也。

①王冰《黄帝内经素问》不与本辰相逢会也。

②马莳《黄帝内经素问注证发微》如余岁不与运会,则气有太过不及,其盛衰皆无序而非其位也。

③张介宾《类经》岁运不与地支会,则气有不平者矣。

④张志聪《黄帝内经集注》如非岁会之年,则有太过不及之相承,是为不当其位矣。

⑤高士宗《黄帝素问直解》上文云，非其位则邪，故问非位何如。岁不与会者，非岁会之年。非岁会之年，而气有盛衰则为邪气，邪则变甚。

⑥黄元御《黄元御医书全集》此句未具体注释。

⑦张琦《素问释义》不与年支相逢会。

⑧高亿《黄帝内经素问详注直讲全集》〔批〕又己丑己未，戊寅戊申，戊子戊午，乙卯乙酉，丁巳丁亥，丙辰丙戌此十二岁，司天与五运之气相会，是谓天符，乃气之太过而为非位者也。

〔注〕岁不与会，言不与岁运合也，是谓非位。

〔讲〕黄帝曰：当其位者，固如是矣。而所谓非其位者，又何如乎？岐伯对曰：彼非其位者，以岁不与大运之气相会合故也。

⑨孟景春等《黄帝内经素问译释》黄帝又问：不当其位的怎样？岐伯说：那就不是岁会。

⑩任廷革《任应秋讲〈黄帝内经〉素问》此句未具体注释，总体概括此段为：（提要）叙运气加临及其病变。

⑪张灿玾等《黄帝内经素问校释》黄帝说：不当其位是怎样的呢？岐伯说：就是中运不与年支方位五行之气相会。

⑫方药中等《黄帝内经素问运气七篇讲解》此句未具体注释。

⑬王洪图等《黄帝内经素问白话解》黄帝说：不当其位怎样呢？岐伯说：那就是天干与地支不能会合于五方正位，也就不是岁会之年啦。

⑭郭霭春《黄帝内经素问白话解》黄帝又道：不当其位怎样？岐伯说：那就是主岁的天干与地支不能相会于五方正位啊。

## 第六解

### （一）内经原文

帝曰：土运之岁，上见太阴；火运之岁，上见少阳、少阴；金运之岁，上见阳明；木运之岁，上见厥阴；水运之岁，上见太阳。奈何？岐伯曰：天之与会也，故《天元册》曰**天符**。帝曰：天符岁会何如？[注1]岐伯曰：**太一天符**之会也。帝曰：其贵贱何如？岐伯曰：天符为**执法**，岁会[注2]为**行令**，太一天符为**贵人**。帝曰：邪之中也奈何？岐伯曰：中执法者，其病速而危；中行令者，其病徐而持；中贵人者，其病暴而死。帝曰：位之易也何如？岐伯曰：君位臣则顺，臣位君则逆。逆则其病近，其害速；顺则其病远，其害微。所谓二火也。帝曰：善！

[注1]天符岁会何如：郭霭春《黄帝内经素问校注》、方药中等《黄帝内经素问运气七篇讲解》、孟景春等《黄帝内经素问译释》、人民卫生出版社影印顾从德本《黄帝内经素问》此处为"天符岁会何如"，前无"帝曰"二字；张灿玾等《黄帝内经素问校释》此处为"帝曰：天符岁会何如"，其注，原无，证之前后文例，当有此二字，故《素问注证发微》及《素问直解》均补，今从补。

[注2]会：郭霭春《黄帝内经素问校注》、张灿玾等《黄帝内经素问校释》、方药中等《黄帝内经素问运气七篇讲解》、人民卫生出版社影印顾从德本《黄帝内经素问》此处为"位"，其中郭霭春注，岁会为行令，吴注本

"位"作"会",张灿玾注,《素问注证发微》《素问直解》均作"会";孟景春等《黄帝内经素问译释》此处为"会",其注,"会"原作"位",据《素问注证发微》《素问直解》改。

(二)字词注释

(1)天符

①王冰《黄帝内经素问》[新校正云]临者太过不及,皆曰天符。

②马莳《黄帝内经素问注证发微》此乃司天与运气相会,故《天元册》名曰天符。《天元纪大论》曰:应天为天符。

③张介宾《类经》天与运会也。

④张志聪《黄帝内经集注》司天之气与五运之气相合,是为天符。

⑤高士宗《黄帝素问直解》帝之所问,乃司天之气与五运相合,故曰天之与会也。

⑥黄元御《黄元御医书全集》运与司天合气曰天符。

⑦张琦《素问释义》司天与运气相逢会。

⑧高亿《黄帝内经素问详注直讲全集》〔批〕司天与五运之气相会,是谓天符,乃气之太过而为非位者也。〔讲〕土运之岁上见太阴等者,司天之气,与大运之气相合也,合则其气相应,故《天元册》谓之为天符也。

⑨孟景春等《黄帝内经素问译释》天符。

⑩任廷革《任应秋讲〈黄帝内经〉素问》此词未具体注释。

⑪张灿玾等《黄帝内经素问校释》中运与司天相会。

⑫方药中等《黄帝内经素问运气七篇讲解》"非位"之年叫做"天符"。

⑬王洪图等《黄帝内经素问白话解》司天之气与五运之气相会合。

⑭郭霭春《黄帝内经素问白话解》司天之气与主岁的运气相合。

(2)太一天符

①王冰《黄帝内经素问》是谓三合,一者天会,二者岁会,三者运会也。《天元纪大论》曰:三合为治。此之谓也。(〔新校正云〕按太一天符之详,具《天元纪大论》注中。)

②马莳《黄帝内经素问注证发微》然天符中之己丑、己未、戊午、乙酉,岁会中之戊午、己丑、己未、乙酉,乃天符岁会相同,又名曰太一天符也。太一者,至尊无二之称也。《天元纪大论》曰:三合为治。一者天会,二者岁会,三者运会。

③张介宾《类经》既为天符,又为岁会,是为太一天符之会,如上之己丑、己未、戊午、乙酉,四岁是也。太一者,至尊无二之称。

④张志聪《黄帝内经集注》如天符与岁会相合,是名太乙天符,乃戊午己丑己未乙酉四岁,此乃司天之气,五运之气,主岁之气,三者相合,故又名曰三合。

⑤高士宗《黄帝素问直解》天符岁会相合,是名太乙天符。

⑥黄元御《黄元御医书全集》天符而兼岁会曰太乙天符。

⑦张琦《素问释义》三气皆同,为太乙天符。《六元正纪论》谓之三合。

⑧高亿《黄帝内经素问详注直讲全集》〔讲〕天符岁会所值之年有四,曰乙酉,

曰戊午,曰己丑,曰己未,此四年中,天符与岁会相同,三气相为符合,是名太乙。太乙者何? 正天符之会也。

⑨孟景春等《黄帝内经素问译释》就是《天元纪大论》所说的"三合"。也称"太乙天符"。

⑩任廷革《任应秋讲〈黄帝内经〉素问》此词未具体注释。

⑪张灿玾等《黄帝内经素问校释》即《天元纪大论》中所说的三合。共有四年,即戊午、己丑、己未、乙酉。《类经》二十四卷第七注:"太一天符者,尊之之号也,故太乙天符称贵人。"

⑫方药中等《黄帝内经素问运气七篇讲解》即该年大运的五行属性既与该年的司天之气五行属性相同,同时又与年支的五行固有属性相同,这样的年份叫做"太一天符"之年。

⑬王洪图等《黄帝内经素问白话解》就是"天元纪大论"里所说的"三合"。共有四年,即戊午、己丑、己未、乙酉。

⑭郭霭春《黄帝内经素问白话解》指司天,中运与地支方位五行所属完全相同。

(3)执法

①王冰《黄帝内经素问》执法犹相辅。

②马莳《黄帝内经素问注证发微》天符之岁,犹之执法之臣,法不可假,故邪中执法,其病速而危。

③张介宾《类经》执法者位于上,犹执政也。

④张志聪《黄帝内经集注》王冰曰:执法犹相辅。

⑤高士宗《黄帝素问直解》执法。

⑥黄元御《黄元御医书全集》此词未具体注释。

⑦张琦《素问释义》执法。

⑧高亿《黄帝内经素问详注直讲全集》〔讲〕执法之臣。

⑨孟景春等《黄帝内经素问译释》王冰:"执法犹相辅,行令犹方伯,贵人犹君主。"张介宾:"执法者位于上,犹执政也;行令者位乎下,犹诸司也;贵人者统乎上下,犹君主也。"

⑩任廷革《任应秋讲〈黄帝内经〉素问》所谓执法、行令、贵人,都属岁气太过的年份。

⑪张灿玾等《黄帝内经素问校释》王冰注:"执法犹相辅。"《运气论奥谚解》云:"执法是执柄、执权的意思。有如执行国政,其权威震于天下,所以天符的岁气,速而且强。"

⑫方药中等《黄帝内经素问运气七篇讲解》此词未具体注释。

⑬王洪图等《黄帝内经素问白话解》执法官。

⑭郭霭春《黄帝内经素问白话解》比喻天符之邪气在上,如法执于上之意。

（4）行令

①王冰《黄帝内经素问》行令犹方伯。

②马莳《黄帝内经素问注证发微》岁会之岁，犹之行令之臣，当有主之者在，故邪中行令，其病徐而持。

③张介宾《类经》行令者位乎下，犹诸司也。

④张志聪《黄帝内经集注》王冰曰：行令犹方伯。

⑤高士宗《黄帝素问直解》行令。

⑥黄元御《黄元御医书全集》此词未具体注释。

⑦张琦《素问释义》行令。

⑧高亿《黄帝内经素问详注直讲全集》〔讲〕行令之臣。

⑨孟景春等《黄帝内经素问译释》王冰："执法犹相辅，行令犹方伯，贵人犹君主。"张介宾："执法者位于上，犹执政也；行令者位乎下，犹诸司也；贵人者统乎上下，犹君主也。"

⑩任廷革《任应秋讲〈黄帝内经〉素问》所谓执法、行令、贵人，都属岁气太过的年份。

⑪张灿玾等《黄帝内经素问校释》岁会之气，比喻施行政令一般。王冰注："行令犹方伯。"《运气论奥谚解》云："犹言诸侯。诸侯各司其国，威力只限于本国，施行不广……其岁势较之天符，缓而不烈。"

⑫方药中等《黄帝内经素问运气七篇讲解》此词未具体注释。

⑬王洪图等《黄帝内经素问白话解》行令官。

⑭郭霭春《黄帝内经素问白话解》比喻岁会之邪在下，如下奉令而行之意。

（5）贵人

①王冰《黄帝内经素问》贵人犹君主。

②马莳《黄帝内经素问注证发微》太一天符之岁，犹之君主之贵人也，故邪中贵人者，其病暴而死。

③张介宾《类经》贵人者，统乎上下，犹君主也。

④张志聪《黄帝内经集注》王冰曰：贵人犹君主。

⑤高士宗《黄帝素问直解》贵人。

⑥黄元御《黄元御医书全集》此词未具体注释。

⑦张琦《素问释义》贵人。

⑧高亿《黄帝内经素问详注直讲全集》〔讲〕君主之位。

⑨孟景春等《黄帝内经素问译释》王冰："执法犹相辅，行令犹方伯，贵人犹君主。"张介宾："执法者位于上，犹执政也；行令者位乎下，犹诸司也；贵人者统乎上下，犹君主也。"

⑩任廷革《任应秋讲〈黄帝内经〉素问》所谓执法、行令、贵人，都属岁气太过的年份。

⑪张灿玾等《黄帝内经素问校释》王冰注："贵人犹君主。"《运气论奥谚解》云："贵人犹言君主，君主统率上下，为万方之主，任意施威于天下，其气甚盛。太一天符的岁势，在三者之中，专而最盛，所以比作贵人。"

⑫方药中等《黄帝内经素问运气七篇讲解》贵人者，得人扶持也。

⑬王洪图等《黄帝内经素问白话解》贵人。

⑭郭霭春《黄帝内经素问白话解》比喻天符岁会之邪气盛于上下，如贵人的意思。

（三）语句阐述

（1）帝曰：土运之岁，上见太阴；火运之岁，上见少阳、少阴；金运之岁，上见阳明；木运之岁，上见厥阴；水运之岁，上见太阳。奈何？岐伯曰：天之与会也，故《天元册》曰天符。

①王冰《黄帝内经素问》少阴少阳皆火气。天气与运气相逢会也。（〔新校正云〕详土运之岁，上见太阴，己丑、己未也。火运之岁，上见少阳，戊寅、戊申也。上见少阴，戊子、戊午也。金运之岁，上见阳明，乙卯、乙酉也。木运之岁，上见厥阴，丁巳、丁亥也。水运之岁，上见太阳，丙辰、丙戌也。内己丑、己未、戊午、乙酉，又为太一天符。按《六元正纪大论》云：太过而同天化者三，不及而同天化者亦三，戊子、戊午太徵上临少阴，戊寅、戊申太徵上临少阳，丙辰、丙戌太羽上临太阳，如是者三。丁巳、丁亥少角上临厥阴，乙卯、乙酉少商上临阳明，己丑、己未少宫上临太阴，如是者三。临者太过不及，皆曰天符。）

②马莳《黄帝内经素问注证发微》土运之岁，上见太阴即己丑、己未岁；火运之岁，上见少阳即戊寅、戊申岁；上见少阴即戊子、戊午岁；金运之岁，上见阳明即乙卯、乙酉岁；木运之岁，上见厥阴即丁巳、丁亥岁；水运之岁，上见太阳即丙辰、丙戌。内己丑、己未、戊午、乙酉，以为太一天符。按《六元正纪大论》云：太过而同天化者三，不及而同天化者亦三。戊子、戊午，太徵上临少阴；戊寅、戊申，太徵上临少阳；丙辰、丙戌，太羽上临太阳。如是者三。丁巳、丁亥，少角上临厥阴；乙卯、乙酉，少商上临阳明；己丑、己未，少宫上临太阴。如是者三。帝曰：临者何谓？岐伯曰：太过不及，皆曰天符。此乃司天与运气相会，故《天元册》名曰天符。《天元纪大论》曰：应天为天符。

③张介宾《类经》上谓司天，土运上见太阴，己丑、己未岁也。火运上见少阳，戊寅、戊申岁也。上见少阴，戊子、戊午岁也。金运上见阳明，乙卯、乙酉岁也。木运上见厥阴，丁巳、丁亥岁也。水运上见太阳，丙辰、丙戌岁也。奈何，谓此十二年，以岁运与司天同气者，又何以然也。天与运会也。

④张志聪《黄帝内经集注》此言司天之气与五运之气相合，是为天符。上见者，谓司天之气见于岁运之上也。土运之岁，上见太阴，己丑己未岁也。火运之岁，上见少阳，戊寅戊申岁也；上见少阴，戊子戊午岁也。金运之岁，上见阳明，乙卯乙酉岁也。木运之岁，上见厥阴，丁巳丁亥岁也。水运之岁，上见太阳，丙辰丙戌岁

也。此司天之气与五运之气相合,故名曰天符。

⑤高士宗《黄帝素问直解》上文五运下合主岁之地支,是为岁会,此帝复举五运上合司天之气以问。土运之岁,上见太阴,如己丑己未之岁也。火运之岁,上见少阳,如戊寅戊申之岁也;上见少阴,如戊子戊午之岁也;金运之岁,上见阳明,如乙卯乙酉之岁也;木运之岁,上见厥阴,如丁己(编者按:此处应为"巳")丁亥之岁也;水运之岁,上见太阳,如丙辰丙戌之岁也。帝之所问,乃司天之气与五运相合,故曰天之与会也。《天元纪大论》云:应天为天符。故《天元册》曰天符,非《太始天元册》文也。

⑥黄元御《黄元御医书全集》此句未具体注释。

⑦张琦《素问释义》司天与运气相逢会。

⑧高亿《黄帝内经素问详注直讲全集》〔批〕丁卯戊午,甲辰甲戌,己丑己未,乙酉丙子此八岁,皆岁气与五运之气相合,是谓岁会,乃气平血当位者也。又己丑己未,戊寅戊申,戊子戊午,乙卯乙酉,丁巳丁亥,丙辰丙戌此十二岁,司天与五运之气相会,是谓天符,乃气之太过而为非位者也。

〔讲〕黄帝曰:既岁不与运会合,则气必有太过者焉。如己丑己未之岁,是为土运,其上而司天者,必见太阴湿土;戊寅戊申,戊子戊午之岁,是为火运,其上而司天者必见少阳相火;少阴君火,乙卯乙酉之岁,是为金运其上而司天者,必见阳明燥金;丁巳丁亥之岁,是为木运,其上而司天者,必见厥阴风木;丙辰丙戌之岁,是为水运,其上而司天者,必见太阳寒水。不如其义奈何,愿卒闻之。岐伯对曰:如帝所云土运之岁上见太阴等者,司天之气,与大运之气相合也,合则其气相应,故《天元册》谓之为天符也。

⑨孟景春等《黄帝内经素问译释》天之与会:王冰"天气与运气相逢会也",即司天与中运相符合。

黄帝道:土运主岁,司天是太阴;火运主岁,司天是少阳或少阴;金运主岁,司天是阳明;木运主岁,司天是厥阴;水运主岁,司天是太阳。其年份怎样?岐伯说:这是司天与五运相会,所以《天元册》里称为天符。

⑩任廷革《任应秋讲〈黄帝内经〉素问》此句未具体注释,总体概括此段为:(提要)叙运气加临及其病变。

⑪张灿玾等《黄帝内经素问校释》黄帝说:土运之年,遇到太阴司天;火运之年,遇到少阳、少阴司天;金运之年,遇到阳明司天;木运之年,遇到厥阴司天;水运之年,遇到太阳司天是怎样的呢?岐伯说:这是中运与司天相会。所以《天元册》中叫做"天符"。

⑫方药中等《黄帝内经素问运气七篇讲解》凡属天符之年,在气候变化上就比较剧烈;在人体疾病上便比较凶猛。这也就是原文所谓的"岁不与会","土运之岁,上见太阴;火运之岁,上见少阳、少阴;金运之岁,上见阳明;木运之岁,上见厥阴;水运之岁,上见太阳","天之与会也,故《天元册》曰天符","天符为执法……中执法

者,其病速而危"。为什么天符之年,气候变化剧烈,人体疾病也比较凶猛呢? 这是因为司天之气的五行属性代表着该年的特殊变化。值年大运也是代表着该年的特殊变化。这就意味着该年气候变化及物化现象均出现偏胜,"亢则害"。所以凡是"天符"之年,气候变化便会出现严重反常。由于"人与天地相应",所以人体疾病自然也就不同一般,而出现严重反常。这也就是原文所谓的"非其位则邪"、"邪则变甚"。

⑬王洪图等《黄帝内经素问白话解》天之与会,即司天与中运相符合。

黄帝说:土运之年而遇到太阴司天,火运之年而遇到少阳或少阴司天,金运之年而遇到阳明司天,木运之年而遇到厥阴司天,水运之年而遇到太阳司天,这是怎么回事呢? 岐伯说:这是司天之气与五运之气相会合,在《天元册》里把这种情况称作天符。

⑭郭霭春《黄帝内经素问白话解》天之与会:指司天之气与运气相会合。

黄帝道:土运主岁而司天是太阴,火运主岁而司天是少阳或少阴,金运主岁而司天是阳明,木运主岁而司天是厥阴,水运主岁而司天是太阳,这些都是怎样分的? 岐伯说:这是司天之气与主岁的运气相合,所以《天元册》里叫做天符。

(2)帝曰:天符岁会何如? 岐伯曰:太一天符之会也。

①王冰《黄帝内经素问》是谓三合,一者天会,二者岁会,三者运会。《天元纪大论》曰:三合为治。此之谓也。(〔新校正云〕按太一天符之详,具天元纪大论注中。)

②马莳《黄帝内经素问注证发微》然天符中之己丑、己未、戊午、乙酉,岁会中之戊午、己丑、己未、乙酉,乃天符岁会相同,又名曰太一天符也。太一者,至尊无二之称也。《天元纪大论》曰:三合为治。一者天会,二者岁会,三者运会。

③张介宾《类经》此帝问太一天符也。既为天符,又为岁会,是为太一天符之会,如上之己丑、己未、戊午、乙酉,四岁是也。太一者,至尊无二之称。

④张志聪《黄帝内经集注》如天符与岁会相合,是名太乙天符,乃戊午己丑己未乙酉四岁,此乃司天之气,五运之气,主岁之气,三者相合,故又名曰三合。

⑤高士宗《黄帝素问直解》天符与岁会相合何如。天符岁会相合,是名太乙天符,故曰太乙天符之会也。《天元纪大论》云:应天为天符,承岁为岁直,三合为治。太乙天符之会,即三合也,谓五运之气、司天之气、岁支之气三者皆同。

⑥黄元御《黄元御医书全集》运与司天合气曰天符,天符而兼岁会曰太乙天符。此以应天而为天符,又以承岁而为岁直,是司天与中运年支三气相合而为治也。

⑦张琦《素问释义》三气皆同,为太乙天符。《六元正纪论》谓之三合。

⑧高亿《黄帝内经素问详注直讲全集》〔批〕此明天符,岁会及太乙天符之所以然,而兼详其贵贱受病之缓急浅深也。

〔讲〕黄帝曰:夫子会言岁会,而《天元册》又曰天符。不知天符岁会,其三合为治者,果何如也?岐伯对曰:天符岁会所值之年有四,曰乙酉,曰戊午,曰己丑,曰己未,此四年中,天符与岁会相同,三气相为符合,是名太乙。太乙者何?正天符之会也。

⑨孟景春等《黄帝内经素问译释》帝曰:原无,据《素问注证发微》、《素问直解》补。太一天符:就是《天元纪大论》所说的"三合"。也称"太乙天符"。

黄帝又道:既是天符又是岁会怎样呢?岐伯说:这叫做太一天符。

⑩任廷革《任应秋讲〈黄帝内经〉素问》此句未具体注释,总体概括此段为:(提要)叙运气加临及其病变。

⑪张灿玾等《黄帝内经素问校释》太一天符,即《天元纪大论》中所说的三合。共有四年,即戊午、己丑、己未、乙酉。《类经》二十四卷第七注:"太一天符者,尊之之号也,故太乙天符称贵人。"

黄帝说:既是"天符",又是"岁会"的是怎样的呢?岐伯说:这叫做"太一天符"。

⑫方药中等《黄帝内经素问运气七篇讲解》[天符岁会何如]这是指这一年按照前述规定方法计算,既是"天符"之年,同时又是"岁会"之年;即该年大运的五行属性既与该年的司天之气五行属性相同,同时又与年支的五行固有属性相同,这样的年份叫做"太一天符"之年。以戊午年为例。戊午年的年干是戊,戊癸化火,所以戊午年的大运是火运。年支是午,子午少阴君火司天。同时,午在固有的五行属性上也属火。所以,戊午年便是太一天符之年。这也就是原文所谓的:"天符岁会何如?岐伯曰:太一天符之会也。"凡属太一天符之年,一般认为,在气候变化上特别剧烈;在人体疾病上也就特别凶猛危险。这也就是原文所谓的:"太一天符为贵人……中贵人者,其病暴而死。"关于为什么太一天符之年,其气候变化上特别剧烈,在人体疾病上特别凶险呢?我们认为不太好理解。根据原文"太一天符为贵人"的提法,以及高世栻对《天元纪大论》中"应天为天符,承岁为岁直,三合为治"的注释,把"三合"解释为太一天符的提法,我们认为,太一天符之年以解释为气候变化和人体疾病情况介于天符与岁会之间为好。这是因为,其一,太一天符命之曰"贵人"。贵人者,得人扶持也。"三合为治",治者,不乱也。二词均为褒义词。其二,从分析气候变化来看,由于其大运与司天之气的五行属性相同,构成了"天符"之年的类似变化;但另一方面,又由于其大运与年支固有的五行属性相同,又构成了与岁会之年的类似情况。二者综合作用,有其属于偏盛反常的一面,但也有其属于正常的一面。所以,其气候变化及人体疾病变化应较岁会之年剧烈,但较天符之年又较和缓一些。这是我们的看法,很不成熟,只作为一个问题在此提出讨论,还待以后进一步研究。

⑬王洪图等《黄帝内经素问白话解》太一天符,就是"天元纪大论"里所说的"三合"。共有四年,即戊午、己丑、己未、乙酉。

黄帝又说:那么既是天符,又是岁会的年份怎样呢?岐伯说:那就叫做太一天符之会。

⑭郭霭春《黄帝内经素问白话解》太一天符,指司天,中运与地支方位五行所属完全相同。

黄帝又道:既是天符又是岁会的怎样?岐伯说:这叫做太乙天符的会合。

(3)帝曰:其贵贱何如?岐伯曰:天符为执法,岁会为行令,太一天符为贵人。

①王冰《黄帝内经素问》执法犹相辅,行令犹方伯,贵人犹君主。

②马莳《黄帝内经素问注证发微》帝遂以此三者分之,所拟贵贱何如为问,伯言天符之岁,犹之执法之臣法不可假,故邪中执法,其病速而危。《运气全书》云:假如戊子日,戊为火运,子为火气,亦是天符。此日得病者困半。岁会之岁,犹之行令之臣,当有主之者在,故邪中行令,其病徐而持。《运气全书》云:假如甲辰,甲为土运,辰为土支,乃岁会也,年月日时同。太一天符之岁,犹之君主之贵人也,故邪中贵人者,其病暴而死。《运气全书》云:假如戊午日,戊为火运,午为火支,又为火气,即太一天符。此日病者死。

③张介宾《类经》执法者位于上,犹执政也。行令者位乎下,犹诸司也。贵人者,统乎上下,犹君主也。

④张志聪《黄帝内经集注》王冰曰:执法犹相辅,行令犹方伯,贵人犹君主。

⑤高士宗《黄帝素问直解》至尊无二,谓之太乙。伯云太乙天符,故问贵贱何如。应司天之气,是为天符,天无言而化育,犹之执法于上也。应主岁之气,是为岁会,地承天而生杀,犹之行令于下也。五运之气,司天之气,岁支之气,三者皆同,是为太乙天符;太乙者,无上至尊,犹之众职环会而为贵人也。

⑥黄元御《黄元御医书全集》此句未具体注释。

⑦张琦《素问释义》此句未具体注释。

⑧高亿《黄帝内经素问详注直讲全集》〔讲〕黄帝曰:天符,岁会太乙之名不同如此,其贵贱又何如乎?岐伯曰:天符之岁犹之执法之臣,岁会之岁,犹之行令之臣。太乙天符之会,则君主之位,所谓贵人是也。

⑨孟景春等《黄帝内经素问译释》[执法、行令、贵人]王冰:"执法犹相辅,行令犹方伯,贵人犹君主。"张介宾:"执法者位于上,犹执政也;行令者位乎下,犹诸司也;贵人者统乎上下,犹君主也。"[会]原作"位",据《素问注证发微》《素问直解》改。

黄帝又问道:它们之间在职位上有什么贵贱的分别吗?岐伯说:天符好像执法,岁会好像行令,太一天符好像贵人。

⑩任廷革《任应秋讲〈黄帝内经〉素问》(讲解)文中云:"帝曰:其贵贱何如?岐伯曰:天符为执法,岁会为行令,太乙天符为贵人。"对这段叙述我们要理解其精神,所谓执法、行令、贵人,都属岁气太过的年份。

⑪张灿玾等《黄帝内经素问校释》执法:王冰注"执法犹相辅"。《运气论奥谚解》云:"执法是执柄、执权的意思。有如执行国政,其权威震于天下,所以天符的岁气,速而且强。"岁位:与"岁会"义同。《运气论奥谚解》云:"岁位,这里仅是指岁会而言。"行令:岁会之气,比喻施行政令一般。王冰注:"行令犹方伯。"《运气论奥谚

解》云:"犹言诸侯。诸侯各司其国,威力只限于本国,施行不广……其岁势较之天符,缓而不烈。"贵人:王冰注"贵人犹君主"。《运气论奥谚解》云:"贵人犹言君主,君主统率上下,为万方之主,任意施威于天下,其气甚盛。太一天符的岁势,在三者之中,专而最盛,所以比作贵人。"

黄帝说:它们有什么贵贱的不同吗?岐伯说:天符好比执法,岁会好比行令,太一天符好比贵人。

⑫方药中等《黄帝内经素问运气七篇讲解》此句未具体注释。

⑬王洪图等《黄帝内经素问白话解》黄帝说:天符、岁会以及太一天符之会,它们有高低贵贱之分吗?岐伯说:天符好像是执法官,岁会好像是行令官,太一天符好像是贵人。

⑭郭霭春《黄帝内经素问白话解》执法、行令、贵人:古人利用官职、地位的高低,来说明岁会、天符、太一天符三者对气候变化影响的大小,及中邪后病情轻重。"执法",比喻天符之邪气在上,如法执于上之意。"行令",比喻岁会之邪在下,如下奉令而行之意。"贵人",比喻天符岁会之邪气盛于上下,如贵人的意思。

黄帝又道:它们之间有什么贵贱的分别呢?岐伯说:天符如同执法,岁会如同行令,太乙天符如同贵人。

(4)帝曰:邪之中也奈何?岐伯曰:中执法者,其病速而危;中行令者,其病徐而持;中贵人者,其病暴而死。

①王冰《黄帝内经素问》执法官人之绳准,自为邪僻,故病速而危。方伯无执法之权,故无速害,病但执持而已。义无凌犯,故病则暴而死。

②马莳《黄帝内经素问注证发微》天符之岁,犹之执法之臣,法不可假,故邪中执法,其病速而危。《运气全书》云:假如戊子日,戊为火运,子为火气,亦是天符。此日得病者困半。岁会之岁,犹之行令之臣,当有主者在,故邪中行令,其病徐而持。《运气全书》云:假如甲辰,甲为土运,辰为土支,乃岁会也,年月日时同。太一天符之岁,犹之君主之贵人也,故邪中贵人者,其病暴而死。《运气全书》云:假如戊午日,戊为火运,午为火支,又为火气,即太一天符。此日病者死。

③张介宾《类经》言以非常之邪,不时相加而中伤者也。中执法者,犯司天之气也。天者生之本,故其病速而危。中行令者,犯地支之气也。害稍次之,故其病徐而持。持者,邪正相持而吉凶相半也。中贵人者,天地之气皆犯矣,故暴而死。按此三者,地以天为主,故中天符者甚于岁会。而太一天符者,乃三气合一,其盛可知,故不犯则已,犯则无能解也,人而受之,不能免矣。

④张志聪《黄帝内经集注》王冰曰:执法,官人之准绳,目为邪僻,故病速而危。方伯无执法之权,故无速害,而病能自持。贵人义无凌犯,故病则暴而死。

⑤高士宗《黄帝素问直解》执法、行令、贵人,是有贵而无贱也。若中于邪,则非贵矣,故问邪之中也奈何。天气运行,强健不息,中执法者,失其旋转之机,故其病速而危。主岁之气,下合于地,中行令者,伤其有形之体,故其病徐而持。贵人

者,天地气交,上下环会,中贵人者,一时不相交会,则霄壤判,故其病暴而死。中邪而病,病而且死,则为贱矣。

⑥黄元御《黄元御医书全集》位愈贵,则祸人愈剧。

⑦张琦《素问释义》中执法者,犯司天之气,中行令者,犯主运之气。中贵人者,天地之气皆犯也。

⑧高亿《黄帝内经素问详注直讲全集》〔注〕天符为执法之臣,法不可假,故邪中天符者,其病速而危,《运气全书》云:假如戊子日,戊为火运,子为火气,亦是天符,此日得病者,困半是也。岁会为行令之臣,令尚有主,故邪中岁会,其病速而持,《运气全书》云:假如甲辰日,甲为土运,辰为土气,乃是岁会,此日得病者缓散是也。太乙天符为贵人,则尊不可犯,故邪中太乙天符者,其病暴而死,《运气全书》云:假如戊午日,戊为火运,午为火支,即太乙天符,此日得病,必死。

〔讲〕黄帝曰:天符,岁会,太乙天符,三者之贵贱既各不同,而其邪之中而生病也,其轻重生死奈何? 岐伯对曰:贵贱既不等矣,中邪岂犹同乎? 如邪中执法之天符者,法不可假,其病甚速而危殆。如邪中行令之岁会者,令犹有主,其病徐缓而可久持也。如邪中贵人之太乙天符者,尊不可犯,其病必猝然而死也。

⑨孟景春等《黄帝内经素问译释》黄帝又问道:感受邪气而发病,三者有何区别? 岐伯说:中执法之邪,发病急而比较危险;中行令之邪,病势缓而病程较长;中贵人之邪,则发病急剧而很快会死亡。

⑩任廷革《任应秋讲〈黄帝内经〉素问》(讲解)下面说"中执法者,其病速而危;中行令者,其病徐而持;中贵人者,其病暴而死",是指这三种年份病邪伤人的特点,只要理解了岁气太过的年份都容易发生亢盛的病变就可以了,不必像这里说的这样刻板拘泥。

⑪张灿玾等《黄帝内经素问校释》[中执法者……其病暴而死]《类经》二十四卷第七注:"中执法者,犯司天之气也,天者生之本,故其病速而危。中行令者,犯地支之气也,害稍次之,故其病徐而持。持者,邪正相持,而吉凶相半也。中贵人者,天地之气皆犯矣,故暴而死。按此三者,地以天为主,故中天符者,甚于岁会,而太一天符者,乃三气合一,其盛可知,故不犯则已,犯则无能解也,人而受之不能免矣。"

黄帝说:邪气中人发病时,三者有什么区别呢? 岐伯说:中于执法之邪,发病快速而危重;中于行令之邪,发病缓慢而持久;中于贵人之邪,发病急剧而多死。

⑫方药中等《黄帝内经素问运气七篇讲解》此句未具体注释。

⑬王洪图等《黄帝内经素问白话解》黄帝说:在引起人们发病方面,这三者有什么不同? 岐伯说:感受执法之邪的,发病急速而且比较危险;感受行令之邪的,病势缓和而且病程较长;感受贵人之邪的,发病急骤而且多会引起死亡。

⑭郭霭春《黄帝内经素问白话解》特(编者按:此处应为"持"):相持。

黄帝又问道:如属感受邪气而发病,这三者有什么区别呢? 岐伯说:感受执法之邪的,发病急而比较危险;感受行令之邪的,发病较缓而邪正呈相持状态;感贵人之邪的,发病急骤并容易死亡。

(5)帝曰:位之易也何如?岐伯曰:君位臣则顺,臣位君则逆。逆则其病近,其害速;顺则其病远,其害微。所谓二火也。帝曰:善!

①王冰《黄帝内经素问》相火居君火,是臣居君位,故逆也。君火居相火,是君居臣位,君临臣位,故顺也。远谓里远,近谓里近也。

②马莳《黄帝内经素问注证发微》帝又以位之易者为问,伯言以少阴君火而位于少阳相火之位,则为顺,顺则其病远,而害微也。以少阳相火而位于少阴君火之位,则为逆,逆则其病近,而害速也。惟二火以易位言耳。

③张介宾《类经》君者,君火也。臣者,相火也。君位臣者,如以少阴之客,而加于少阳之主,是君在上而臣在下,故为顺,顺则病期远而害亦微。臣位君者,如以少阳之客,而加于少阴之主,是臣在上而君在下,故为逆,逆则病期近而害亦速。此以二火为言也。盖五行各一,而其胜复逆顺之相加,各有所辨;惟此二火者,虽曰同气,然亦有君相上下之分,故特举而辨之。

④张志聪《黄帝内经集注》地理之应六节,乃主时之六气,不易之位也。然又有加临之六时,随司天在泉六期环转,故曰位之易也。如少阴君火加临于少阳相火之上,是为君位臣则顺,如少阳相火加临于少阴君火之上,是为臣位君则逆,所谓二火之顺逆也。徐振公曰:类而推之,余四气亦有母子之分。如母加于子为顺,子加于母为逆。张玉师曰:此节起下文加临之六气。

⑤高士宗《黄帝素问直解》天符岁会,太乙天符,皆主一岁之气。其四时之气,则有六位更易,位之易也,其病何如? 六气之中有二火,君火加于相火之位,是君位臣,乃以上临下则顺。相火加于君火之位,是臣位君,乃以下侵上则逆。逆则其病近,其害速;顺则其病远,其害微。君臣者,所谓二火也。

⑥黄元御《黄元御医书全集》客气加于主气,迁易无定,君上臣下则顺,臣上君下则逆。逆则病进而害速,顺则病远而害微。所谓君臣之顺逆者,君相二火也。

⑦张琦《素问释义》此言客气加临之位,五行逆顺相加,其理易知。惟二火同气,而亦有逆顺,故特言之。君位臣,如以少阴之客临少阳之主也。臣位君,如以少阳之客临少阴之主也。君下臣上,故曰逆。

⑧高亿《黄帝内经素问详注直讲全集》〔注〕位之贵贱如此,故君位臣则顺,臣位君则逆,一顺一逆病之远近,害之速微,于此判焉。天师恐人不知,特中举二火以表明之,知二火,即知六气之所以分也。

〔讲〕黄帝曰:邪之中于天符岁会,太乙天符者,既不无所异矣。而五行之位,木土水金各位其一,独火有二位者,不知其故,敢问其位之异也,何如? 岐伯对曰:木土金水,诸司也;火,君象也。然君火者,少阴也,宜居尊位也;相火者,少阳也,宜守臣位。如少阴君火而位于少阳相火之位,君位臣守,犹为顺也,顺则其病远而害微。若少阳相火,而临于少阴君火之位,以卑临尊,心脉沉而命脉反洪也,其证必逆,逆则其病近而害速。古之所谓二火者,正即此少阴少阳,一君一臣之谓也。

⑨孟景春等《黄帝内经素问译释》黄帝道:六气的位置相互移易怎样?岐伯说:君居臣位是顺的,臣居君位是逆的。逆则发病急,危险性大;顺则发病慢,危险性小。所谓气位移易,是指君火与相火说的。黄帝道:很对!

⑩任廷革《任应秋讲〈黄帝内经〉素问》此句未具体注释,总体概括此段为:(提要)叙运气加临及其病变。

⑪张灿玾等《黄帝内经素问校释》君位臣则顺,臣位君则逆:指君火与相火的关系。君火与相火在主气与客气中,各有所司之位,君火为君,相火为臣,若少阴君火司天之位,加于主气少阳相火之上,是君位臣,也叫上临下,为顺。反之为逆。

黄帝说:主气客气位置互易时是怎样的呢?岐伯说:君位客气居于臣位主气之上的为顺,臣位客气。居于君位主气之上的为逆。逆者发病快而急,顺者发病慢而轻。这里主要是指君火和相火说的。黄帝说:好。

⑫方药中等《黄帝内经素问运气七篇讲解》[君位臣则顺,臣位君则逆]这里所说的"位"字,指客主加临,即客气加在主气之上的位置。主气指一年之中正常主时之气。客气指各个年度的特殊之气。"客主加临",即将客气加在主气上面,也就是把一年中各个季节正常应有的气候变化和该年中各个季节所出现的反常变化放在一起,加以比较分析,再从中总结它们之间的各种变化规律。这也就是《普济方·五运六气图》中所谓的:"以客加主而推其变。"六气之中以火为主,这是因为火属阳,无阳则阴无以化。火,又分为二,即君火与相火。君火指火之温,相火指火之热,程度不同,作用也不同。"君位臣",指客气是君火,加于主气相火之上;"臣位君",则相反,是指客气是相火,加于主气君火之上。"君位臣则顺",是说少阳相火主时之时(在三之气,即小满至大暑一段时间),而该时客气值少阴君火,也就是说这个季节天应炎热而实际并不太热。这种现象并不严重影响自然气候的变化和万物的正常生长,虽然也算特殊,但问题不大,所以称之为"顺"。"臣位君则逆",是说少阴君火主时之时(在二之气,即春分至小满一段时间),而该时客气值少阳相火,也就是说这个季节天应温而反大热,这种现象就属于太过,属于炎变,例如春旱之类,这就要严重影响自然气候变化和万物的正常生长。这个反常的气候变化,影响就很大,所以称之为"逆"。顺,对人体影响不大,这也就是原文所谓的:"顺则其病远,其害微。"逆,则对人体影响很大,这就是原文所谓的:"逆则其病近,其害速。"

⑬王洪图等《黄帝内经素问白话解》黄帝说:六气的位置相互变换,会产生怎样的后果呢?岐伯说:君居臣位是顺,发病就比较缓慢,危险性也小;臣居君位是逆,发病就会很急,而且危险性也大。所谓气有位置变换,是指君火与相火而言的,也就是说少阴君火作为客气,加临于少阳相火主气之上,就是顺;而少阳相火作为客气,加临于少阴君火主气之上,因为君臣位置上下颠倒了,所以就是逆。

⑭郭霭春《黄帝内经素问白话解》[君位臣则顺,臣位君则逆]"君位",指少阴君火在上的位置。"臣位",是指少阳相火在下的位置。

黄帝道:六气的位置相互变换会怎样? 岐伯说:君居臣位是顺的,臣居君位是逆的,逆则发病就会很急,它的危害大;顺则发病就会较慢,它的危害也小,所谓六气位置的变换,是指君火与相火说的。

## 第七解

(一)内经原文

愿闻其步何如? 岐伯曰:所谓步者,六十度而有奇,故二十四步积盈百刻而成日也。

帝曰:六气应五行之变何如? 岐伯曰:位有终始,气有初中,上下不同,求之亦异也。

帝曰:求之奈何? 岐伯曰:天气始于甲,地气始于子,子甲相合,命曰岁立,谨候其时,气可与期。

(二)字词注释

(1)度

①王冰《黄帝内经素问》一日也。

②马莳《黄帝内经素问注证发微》一日为一度。

③张介宾《类经》一日一度,度即日也。

④张志聪《黄帝内经集注》日。

⑤高士宗《黄帝素问直解》日。

⑥黄元御《黄元御医书全集》一日一度。

⑦张琦《素问释义》此词未具体注释。

⑧高亿《黄帝内经素问详注直讲全集》〔注〕度。〔讲〕每日为一度。

⑨孟景春等《黄帝内经素问译释》日。

⑩任廷革《任应秋讲〈黄帝内经〉素问》天。

⑪张灿玾等《黄帝内经素问校释》度。

⑫方药中等《黄帝内经素问运气七篇讲解》一天叫一度。

⑬王洪图等《黄帝内经素问白话解》天。

⑭郭霭春《黄帝内经素问白话解》一日为一度。

(2)奇

①王冰《黄帝内经素问》谓八十七刻又十分刻之五也。

②马莳《黄帝内经素问注证发微》奇。

③张介宾《类经》周岁共三百六十五日二十五刻,以六步分之,则每步得六十日又八十七刻半,故曰有奇也。

④张志聪《黄帝内经集注》八十七刻半。

⑤高士宗《黄帝素问直解》犹零也。

⑥黄元御《黄元御医书全集》奇分。

⑦张琦《素问释义》此词未具体注释。

⑧高亿《黄帝内经素问详注直讲全集》〔注〕〔讲〕奇。

⑨孟景春等《黄帝内经素问译释》有奇就是有零。

⑩任廷革《任应秋讲〈黄帝内经〉素问》此词未具体注释。

⑪张灿玾等《黄帝内经素问校释》零。

⑫方药中等《黄帝内经素问运气七篇讲解》"奇",指零数,即八十七刻半。

⑬王洪图等《黄帝内经素问白话解》零。

⑭郭霭春《黄帝内经素问白话解》指零头,即八十七刻半。

（3）盈

①王冰《黄帝内经素问》此词未具体注释。

②马莳《黄帝内经素问注证发微》盈。

③张介宾《类经》盈。

④张志聪《黄帝内经集注》盈。

⑤高士宗《黄帝素问直解》盈。

⑥黄元御《黄元御医书全集》盈。

⑦张琦《素问释义》盈。

⑧高亿《黄帝内经素问详注直讲全集》〔注〕盈。〔讲〕满。

⑨孟景春等《黄帝内经素问译释》盈,指 0.25 度。

⑩任廷革《任应秋讲〈黄帝内经〉素问》此词未具体注释。

⑪张灿玾等《黄帝内经素问校释》指每年余数二十五刻,四年即一百刻,乃为一日。

⑫方药中等《黄帝内经素问运气七篇讲解》此词未具体注释。

⑬王洪图等《黄帝内经素问白话解》盈指每年余数 25 刻。

⑭郭霭春《黄帝内经素问白话解》指每年余数二十五刻,四年即一百刻,为一日。

（4）初中

①王冰《黄帝内经素问》气与位互有差移,故气之初,天用事,气之中,地主之。地主则气流于地,天用则气腾于天。初与中皆分天步而率刻尔,初中各三十日余四十三刻四分刻之三也。

②马莳《黄帝内经素问注证发微》气有初中者,即每步始终之盛,而治令之气分为前后,前半步为初气,主地气升,后半步为终气,主天气降也。

③张介宾《类经》初中。

④张志聪《黄帝内经集注》气有初终者,谓加临之六气,始于地之初气,而终于天之中气也。

⑤高士宗《黄帝素问直解》在泉左间之气,为加临之初气,而主岁半以上,司天左间之气,为加临之四气,而主岁半以下。四气居中,故曰气有初中。

⑥黄元御《黄元御医书全集》初中。

⑦张琦《素问释义》此词未具体注释。

⑧高亿《黄帝内经素问详注直讲全集》〔注〕每部始终之气,不无前后,在前为初气,在后为中气。〔讲〕每步之气,前为初气,后为中气,分前分后,各有初中也。

⑨孟景春等《黄帝内经素问译释》指一步之气,又有初气与中气之分。

⑩任廷革《任应秋讲〈黄帝内经〉素问》此词未具体注释。

⑪张灿玾等《黄帝内经素问校释》指六气的每一步又分两段,前段为初气,后段为中气。初气,地气用事。中气,天气用事。每段为三十日四十三又四分之三刻。王冰注:"气与位互有差移,故气之初,天用事;气之中,地之主。地主则气流于地,天用则气腾于天。"

⑫方药中等《黄帝内经素问运气七篇讲解》"初中",即把每一气本身再分为前后两个时段。初,言其开始的一段时间;中,言其终末的一段时间。

⑬王洪图等《黄帝内经素问白话解》六气的每一步又分为两段,前段为初气,后段为中气,初气地气用事,中气天气用事,每段为三十日四十三又四分之三刻。

⑭郭霭春《黄帝内经素问白话解》"初",指初气。"中",指中气。

（5）上下

①王冰《黄帝内经素问》此词未具体注释。

②马莳《黄帝内经素问注证发微》天上地下之气相错于位之终始。

③张介宾《类经》以天之气而加于地之位。

④张志聪《黄帝内经集注》客气加于上,主气主于下。

⑤高士宗《黄帝素问直解》司天在泉。

⑥黄元御《黄元御医书全集》上下。

⑦张琦《素问释义》上下之加临。

⑧高亿《黄帝内经素问详注直讲全集》〔讲〕气应乎天干地支,在天干者为上,在地支者为下。

⑨孟景春等《黄帝内经素问译释》上指天干,下指地支。

⑩任廷革《任应秋讲〈黄帝内经〉素问》此词未具体注释。

⑪张灿玾等《黄帝内经素问校释》指天气和地气。

⑫方药中等《黄帝内经素问运气七篇讲解》此词未具体注释。

⑬王洪图等《黄帝内经素问白话解》上指天干,下指地支。

⑭郭霭春《黄帝内经素问白话解》"上",指天气。"下",指地气。

（6）岁立

①王冰《黄帝内经素问》子甲相合,命曰岁立,则甲子岁也。

②马莳《黄帝内经素问注证发微》言天地之气皆自甲子岁始。

③张介宾《类经》六十年之岁气立。

④张志聪《黄帝内经集注》岁立。

⑤高士宗《黄帝素问直解》子甲相合以成其岁,故命曰岁立。

⑥黄元御《黄元御医书全集》六十年之岁气于此立焉。

⑦张琦《素问释义》此词未具体注释。

⑧高亿《黄帝内经素问详注直讲全集》〔批〕天地之所始,而立之岁。〔注〕天地气交,是以岁立。

⑨孟景春等《黄帝内经素问译释》张介宾:"干支合而六十年之岁气立。"

⑩任廷革《任应秋讲〈黄帝内经〉素问》此词未具体注释。

⑪张灿玾等《黄帝内经素问校释》干支纪年法,即用天干地支,阳干配阳支、阴干配阴支的方法结合起来,则每岁的气运乃立。

⑫方药中等《黄帝内经素问运气七篇讲解》此词未具体注释。

⑬王洪图等《黄帝内经素问白话解》岁立。

⑭郭霭春《黄帝内经素问白话解》天气以甲为开始,地气以子为开始,子与甲相互组合,称为岁立。

(7)期

①王冰《黄帝内经素问》谨候水刻早晏,则六气悉可与期尔。

②马莳《黄帝内经素问注证发微》期。

③张介宾《类经》期。

④张志聪《黄帝内经集注》相期而定。

⑤高士宗《黄帝素问直解》相期。

⑥黄元御《黄元御医书全集》期。

⑦张琦《素问释义》此词未具体注释。

⑧高亿《黄帝内经素问详注直讲全集》〔讲〕期。

⑨孟景春等《黄帝内经素问译释》推求的意思。

⑩任廷革《任应秋讲〈黄帝内经〉素问》推导。

⑪张灿玾等《黄帝内经素问校释》推求。

⑫方药中等《黄帝内经素问运气七篇讲解》推算、推求。

⑬王洪图等《黄帝内经素问白话解》推求的意思。

⑭郭霭春《黄帝内经素问白话解》会的意思。

(三)语句阐述

(1)愿闻其步何如? 岐伯曰:所谓步者,六十度而有奇,故二十四步积盈百刻而成日也。

①王冰《黄帝内经素问》奇,谓八十七刻又十分刻之五也。此言天度之余也。夫言周天之度者,三百六十五度四分度之一也。二十四步,正四岁也。四分度之一,二十五刻也。四岁气乘积已盈百刻,故成一日。度,一日也。

②马莳《黄帝内经素问注证发微》步者,帝复问地之六步也。六十度有奇者,地之六步,绕天一周,凡三百六十五度,以为一岁之日数,而每步各得六十度有奇

也。故一日为一度，六十日八十七刻半为一步，而不盈日，积二十四步，凡四岁，则其余奇积盈百刻，而成日于岁终，以为一纪也。如图3-13、图3-14所示。

其法从东转西，自下而上而数之，所谓下者，其气左行，其初气至终气乃主气也。

此图围于前天道六六之节盛衰，图内所谓下者左行，应地之气静而守位，故图止一。

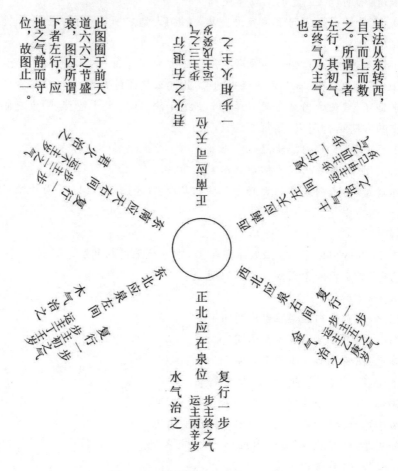

**图 3-13　地理应天六节气位左转图**

亢则害，承乃制，制生则化，外列盛衰，盛衰当其位则正，非其位则邪。

**半非位为兼化**

| | |
|---|---|
| 木发而毁折 | 风木之飘半兼，金承之，故毁折。 |
| 火发而曛昧 | 火热之明半兼，水承之，故曛昧。 |
| 土发而飘骤 | 土湿之雨半兼，风承之，故飘骤。 |
| 金发而清明 | 金燥之清半兼，火承之，故清明。 |
| 水发而雹雪 | 寒水之零半兼，土承之，故雹雪。 |

**全非位为胜复**

| | |
|---|---|
| 厥阴所至为飘怒大凉 | 风飘之胜，全变非位承之，金凉复。 |
| 少阴所至为大暄寒 | 君火之胜，全变非位承之，寒雾复。 |
| 太阴所至为雷霆骤注烈风 | 骤雨之胜，全变非位承之，烈风复。 |
| 少阳所至为飘风燔燎霜凝 | 相火之胜，全变非位承之，霜凝。 |
| 阳明所至为散落温 | 金凉之胜，全变非位承之，温热复。 |
| 太阳所至为寒雪冰雹白埃 | 寒雾之胜，全变非位承之，温埃复。 |

图 3 - 14　六位之下各有承气制亢图

③张介宾《类经》此连前章，而详求其六步之数。六步，即六气之位数也。一日一度，度即日也。周岁共三百六十五日二十五刻，以六步分之，则每步得六十日又八十七刻半，故曰有奇也。二十四步，合四岁之步也。积者，积二十四个八十七刻半，共得二千一百刻，是为二十一日。以四岁全数合之，正得一千四百六十一日。此共以二十四步之余，积盈百刻，合成四岁之全日，而三合会同之气数，于斯见矣。

④张志聪《黄帝内经集注》此论加临之六气也。步，位也。以一气各主六十日零八十七刻半，故为六十度而有奇。四岁之中，共计二十四步，每步气盈八十七刻半，共积二千一百刻，以二千刻分为四岁之气盈五日，尚积盈一百刻，而成有余之一日也。

⑤高士宗《黄帝素问直解》六十度，犹六十日也。奇，犹零也。所谓步者，六十日而有零，则为一步。六十日为一步，则一岁六步，故二十四步，则当四岁，有奇者，周天三百六十五度，四分度之一。四分度之一，则一岁余二十五刻，四岁则积盈百刻而成有奇之一日也。盖积有奇之刻而成日，积有奇之日而成月，所以合三百六十五度，四分度之一也。

⑥黄元御《黄元御医书全集》上文复行一步,所谓步者,六十度而有奇分。天行一日一度,六十度者,六十日也。一岁六步,三百六十日也。四年二十四步,积盈百刻,而成一日。盖一岁三百六十五日二十五刻,故四年之内积盈百刻。

⑦张琦《素问释义》此统四岁而言一岁六步,四岁二十四步,积四岁之余,共盈百刻,所以成日之度也。

⑧高亿《黄帝内经素问详注直讲全集》〔批〕此详地之六步,以明应天之六节气位也。

〔注〕步,地之六步也,每步各六十度有奇。二十四步,举四岁而言。积盈百刻而成日者,谓积每岁所余之二十五刻有奇,至四岁则百刻有奇,故复成一日。

〔讲〕夫子位异之论也!然夫子所谓地理之应六节气者,有位焉,有步焉,不知其步之何如?愿卒闻之。岐伯对曰:所谓步者,每步各六十刻有奇也。地之六步,统周一天,积而至于三百六十五度,乃为一岁之日数。每一日为一度,必六十日余八十七刻半,始为一步,故四岁得二十四步,由周天三百六十五度四分度之一推之,尚余二十五刻,以四岁之余奇,积满百刻,复又成一日。于岁终以为一纪,此即地之六步也,知六步则知所以应天之六节气位也。

⑨孟景春等《黄帝内经素问译释》六十度而有奇:张介宾:"一日一度,度即日也。周岁共三百六十五日二十五刻,以六步分之,则每步得六十日又八十七刻半,故曰有奇也。"按六十度就是六十日,有奇就是有零。周天之度365.25度,等于一年;一年六步,每步等于365.25÷6＝60.875度。积盈百刻而成日:盈,指0.25度。古人以一日分为百刻。0.25度×4＝1度＝100刻＝1日。

请问怎样叫步?岐伯说:一步就是六十日有零,所以二十四步之后,其奇零之数积满一百刻,就成为一日。

⑩任廷革《任应秋讲〈黄帝内经〉素问》此句未具体注释,总体概括此段为:(提要)天气与地气之合以成岁气。(讲解)所谓"六十度"是指六十天。

⑪张灿玾等《黄帝内经素问校释》六十度而有奇:即一气所主一步的度数为六十度有零。古人根据四分历法,定周天数为三百六十五点二五度,按日数为三百六十五点二五日,即地球绕太阳公转一周的日数。古人将每日分为一百刻,每刻为十分。三百六十五点二五日每一步的实际日数为六十点八七五日,所以说"六十度有奇"。二十四步积盈百刻而成日:每年为六步,二十四步就是四年。盈指每年余数二十五刻,四年即一百刻,乃为一日。本处所用的计算方法,属四分历法。也就是把一年定为三百六十五点二五日。因其将整日后的余数定为四分之一,故曰四分历。

我想听听关于六步的情况是怎样的?岐伯说:所谓"步",就是指六十度有零的时间,每年是六步,所以在二十四步中,也就是四年内,积每年刻度的余数共为一百刻,就成为一日。

⑫方药中等《黄帝内经素问运气七篇讲解》〔愿闻其步何如〕这里的"其"字,指六气。"步"字,指位置和时间。"其步",指风、热、火、湿、燥、寒六气在一年之中的

相应时间和位置。前已述及,古人把一年的时间分成六个部分,每个部分算一步,一年共分六步。一年是三百六十五天又二十五刻,分为六步,则每步是六十天又八十七刻半。一天叫一度,所以原文谓:"所谓步者,六十度而有奇。""奇",指零数,即八十七刻半。一年有二十四个节气,配以六步,则每步属有四个节气。由于一年中的六步,反映了六气在一年之中的相应节序及变化,所以对六步一般不叫它一、二、三、四、五、六步,而称之为初之气、二之气、三之气、四之气、五之气、终之气。初之气从大寒节开始,包括立春、雨水、惊蛰至春分为止四个节气。风从东来,天气开始温暖,相当于每年的春季,所以初之气为厥阴风木。二之气从春分节开始,包括清明、谷雨、立夏至小满为止四个节气。天气已经明显温暖,相当于每年的暮春初夏,所以二之气为少阴君火。三之气从小满节开始,包括芒种、夏至、小暑至大暑为止四个节气。天气十分炎热,相当于每年的盛夏,所以三之气为少阳相火。四之气从大暑节开始,包括立秋、处暑、白露、至秋分为止的四个节气。天气炎热而潮湿,相当于每年的夏末秋初,所以四之气为太阴湿土。五之气从秋分节开始,包括寒露、霜降、立冬至小雪为止四个节气。天气开始转凉,秋高气爽,气候比较干燥,相当于每年的秋末冬初,所以五之气为阳明燥金。终之气从小雪节开始,包括大雪、冬至、小寒至大寒为止四个节气。天气寒冷,冰天雪地,相当于每年的严冬,所以终之气为太阳寒水。由于六步反映了一年中各个季节气候的变化,而且年年基本如此,每步都代表着一定的时令,所以"六步"又叫作"六气主时",又叫作"主气"或"主时之气"。由于主时的六气在一年之中并不是不动的,即使是在所属的节序中,各个年度也有来去早晏的不同,来回运转,这就好像人在走路一样,所以主时之气又称之为"步"。兹将六气主时节气步位示意如图3-15。

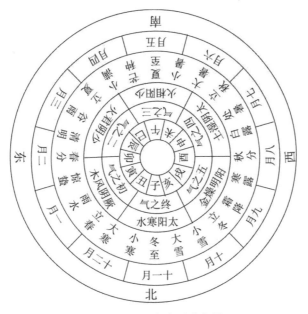

**图3-15　六气主时节气图**

⑬王洪图等《黄帝内经素问白话解》六十度而有奇:即一气所主一步的度数为六十度有零。古人根据四分历法,定周天度数为365.25度,按日数365.25日,即地球绕太阳公转一周的日数。365.25日÷6＝60.875日,为每一步的实际日数,所以说六十度而有奇。二十四步积盈百刻而成日:每年为六步,二十四步就是四年,盈指每年余数25刻。25刻×4＝100刻,乃为一日。

我希望听听关于步的道理。岐伯说:所谓一步,就是六十天有零的时间,每年有六步,所以在二十四步中,也就是四年内,积累每年的余数零头,共为一百刻,就成为一天。

⑭郭霭春《黄帝内经素问白话解》步:这里指六气的步位。六十度而有奇:一日为一度,一年为三百六十五日又二十五刻,以六步去分,则每步是六十日又八十七刻半。故称"六十度而有奇"。这里的"奇"指零头,即八十七刻半。二十四步积盈百刻而成日:六气的运行,每年六步,四年共计二十四步。每年为三百六十五日二十五刻。"盈",指每年余数二十五刻,四年即一百刻,为一日。

我希望听听步是怎样的? 岐伯说:一步就是六十日有零,所以二十四步以后,其奇零之数积满一百刻,就成为一日。

(2)帝曰:六气应五行之变何如?

①王冰《黄帝内经素问》此句未具体注释。

②马莳《黄帝内经素问注证发微》此论天之阴阳与地之阴阳相错而变生,所谓动静相召,上下相临,阴阳相错者也。六气应五行之变者,帝复取上文天道六六之节及地理应六节气位二节之义,合而问之也。

③张介宾《类经》此复求上文天道六六之节,地理之应六节气位,及《天元纪大论》所谓上下相召、五六相合之至数也。

④张志聪《黄帝内经集注》此论加临之六气与主时之气相应,而各有不同也。五行者,谓厥阴风木主初气,君相二火主二气三气,太阴湿土主四气,阳明燥金主五气,太阳寒水主六气,此主时之五行,守定位而不移者也。如加临之六气,应主时之五行,则更变不同矣。

⑤高士宗《黄帝素问直解》一岁六气,气应五行,有常有变,帝故问之。

⑥黄元御《黄元御医书全集》天之六气与地之五行,其相应有常有变。

⑦张琦《素问释义》此句未具体注释。

⑧高亿《黄帝内经素问详注直讲全集》〔批〕此言六气应五行之变,必有所始,知天地之所始,而立之岁,以候其时,则气可明矣。

〔注〕变谓气不相合也。

〔讲〕黄帝曰:地步固如是矣。彼天六节之气,应地五行之气,气有不相合,而为变者,当何如求之?

⑨孟景春等《黄帝内经素问译释》黄帝道:六气与五行相应的变化怎样?

⑩任廷革《任应秋讲〈黄帝内经〉素问》此句未具体注释,总体概括此段为:(提

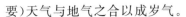

要)天气与地气之合以成岁气。

⑪张灿玾等《黄帝内经素问校释》黄帝说：六气应于五行的变化是怎样的呢？

⑫方药中等《黄帝内经素问运气七篇讲解》[六气应五行之变]六气，指风、热、火、湿、燥、寒。五行，指木、火、土、金、水。"六气应五行"，指天之六气与地之五行，亦即气候变化与地面上万物生长化收藏各种物化现象之间的相应关系。这也就是《天元纪大论》中已经讲述的："在天为风，在地为木；在天为热，在地为火；在天为湿，在地为土；在天为燥，在地为金；在天为寒，在地为水。故在天为气，在地成形，形气相感而化生万物。""寒暑燥湿风火，天之阴阳也，三阴三阳上奉之，木火土金水火，地之阴阳也，生长化收藏下应之。天以阳生阴长，地以阳杀阴藏。"由于如此，所以在前述六气主时节气步位上，古人以初之气配厥阴风木，二之气配少阴君火，三之气配少阳相火，四之气配太阴湿土，五之气配阳明燥金，终之气配太阳寒水，把六气与三阴三阳五行密切配合起来。这也就是张志聪注中所谓的："五行者，谓厥阴风木主初气，君相二火主二气三气，太阴湿土主四气，阳明燥金主五气，太阳寒水主六气，此主时之五行，奠定位而不移者也。"关于句中所谓"之变"二字，是指主时六气在各个年度中的变化。问话中主要指各年度六气不同的交司时间。因此原文也就据此作出回答，较详细地阐述了各个年度的不同交司时刻及其运转规律。

⑬王洪图等《黄帝内经素问白话解》黄帝说：六气与五行相应的情况怎样？

⑭郭霭春《黄帝内经素问白话解》黄帝道：六气与五行相应的变化怎样？

（3）位有终始，气有初中，上下不同，求之亦异也。

①王冰《黄帝内经素问》位，地位也。气，天气也。气与位互有差移，故气之初，天用事，气之中，地主之。地主则气流于地，天用则气胜于天。初与中皆分天步而率刻尔，初中各三十日余四十三刻四分刻之三也。

②马莳《黄帝内经素问注证发微》言天六气风热湿火燥寒之盛衰，相应地五行木君火相火土金水之治令者，同一岁步，而其气错之变何如求之也。位，即步也。位有终始者，即天六气之盛者，应地五行之治令者，同在一步，而其候有终始也。气有初中者，即每步始终之盛，而治令之气分为前后，前半步为初气，主地气升，后半步为终气，主天气降也。天上地下之气相错于位之终始，气之初中不同，而求之之法亦异也。

③张介宾《类经》位，地位也。气，天气也。位有上下左右之终始，气有前后升降之初中，以天之气而加于地之位，则上下相错，互有差移，故曰上下不同，求之亦异也。

④张志聪《黄帝内经集注》位有终始者，谓主时之六位，始于厥阴，终于太阳，有一定之本位也。气有初终者，谓加临之六气，始于地之初气，而终于天之中气也。上下不同者，谓客气加于上，主气主于下，应各不同，是以求之亦异也。

⑤高士宗《黄帝素问直解》位者，主时之定位。厥阴为始，太阳为终，终而复始，故曰位有终始。位有终始，位之常也。气者，加临之间气。在泉左间之气，为加

第三章 六微旨大论篇

临之初气，而主岁半以上，司天左间之气，为加临之四气，而主岁半以下。四气居中，故曰气有初中，初中者，随司天在泉之上下而更变，故上下不同。上下不同，则求之亦异，不同而异，气之变也。

⑥黄元御《黄元御医书全集》以地之六位有终始，天之六气有初中，主客加临，错综变化，其上下之动静不同，则人之求之其法亦异也。

⑦张琦《素问释义》位，地位也。气，天气也。气位互有迁移，而上下之加临遂异，故不同矣。

⑧高亿《黄帝内经素问详注直讲全集》〔注〕位，即部也。始终，谓气始于某刻，终于某刻也。气，六气也。每部始终之气，不无前后，在前为初气，在后为中气，然天干地支，位有差移，故上下为之不同，而其求之之法，亦与之异焉。

〔讲〕岐伯对曰：所步之位，如天之六气，与地五行之气。同在一步者，相应之数，始于某刻，终于某刻其候，必有始终也。每步之气，前为初气，后为中气，分前分后，各有初中也。且其气应乎天干地支，在天干者为上，在地支者为下，其气相错于位之始终，气之初中者，上下又各不同，于此而欲求其变，其法亦异也。

⑨孟景春等《黄帝内经素问译释》位：高世栻"位者，主时之定位"。初中：指一步之气，又有初气与中气之分。上下不同：上指天干，下指地支。每年之天干、地支不同，所以说"上下不同"。

岐伯说：因主时之六气的每一气位有开始与终止的区别，每一气又有初气和中气的分别，天气和地气也各有不同，所以推求起来也就不一样了。

⑩任廷革《任应秋讲〈黄帝内经〉素问》此句未具体注释，总体概括此段为：（提要）天气与地气之合以成岁气。

⑪张灿玾等《黄帝内经素问校释》位有终始：指地理应六气的位置，有开始和终止的时限。王冰注："位，地位也。"气有初中：指六气的每一步又分两段，前段为初气，后段为中气。初气，地气用事。中气，天气用事。每段为三十日四十三又四分之三刻。王冰注："气与位互有差移，故气之初，天用事；气之中，地主之。地主则气流于地，天用则气腾于天。"上下：指天气和地气。

岐伯说：每一气所占的位置，是有始有终的，一气中又分为初气和中气，由于天气和地气的不同，所以推求起来，也就有了差异。

⑫方药中等《黄帝内经素问运气七篇讲解》〔位有始终，气有初中〕位，指六气主时的时间位置。"位有终始"，意即六气在一年之中虽有其一定的相应时间位置，但是在这一段时间中，由于有开始和终末的不同，所以开始时的情况和终末时的情况也不相同。气，指六气本身。"初中"，即把每一气本身再分为前后两个时段。初，言其开始的一段时间；中，言其终末的一段时间。这也就是张介宾所注的："初言其始，气自始而渐盛也，中言其盛，气自盛而渐衰也。""初"与"中"在一步的六十天又八十七刻半时间中，各占一半，亦即"初"占三十天多一点，"中"也占三十天多一点。这也就是本篇原文所谓："初凡三十度而有奇，中气同法。"为什么"气有初

中"？这是因为"位有始终"，也就是说，六气本身并不是静止不变的，而是在那里不断地运动变化，消长出入，因而在分析各步之中的情况时，也必须以动的观念来分析，不能机械对待。这也就是原文所谓的："上下不同，求之亦异。"这是中医学中的整体恒动观在分析自然气候变化上的具体体现。

⑬王洪图等《黄帝内经素问白话解》气有初中：指六气的每一步又分为两段，前段为初气，后段为中气，初气地气用事，中气天气用事，每段为三十日四十三又四分之三刻。上下：上指天干，下指地支。

岐伯说：每一气主时的位置，都有开始与终止的时间，一气之中又分为初气和中气，初气与中气各有三十日四十三又四分之三刻，由于每年的天干和地支各不相同，所以推求起来也就不能一律了。

⑭郭霭春《黄帝内经素问白话解》位有终始：主时之六气的每一气位有始有终。初中："初"，指初气；"中"，指中气。上下："上"，指天气；"下"，指地气。

岐伯说：主时之六气的每一气位都有始有终，每一气有初气，有中气，又有天气和地气的分别。所以推求起来也就不能一律了。

(4)帝曰：求之奈何？岐伯曰：天气始于甲，地气始于子，子甲相合，命曰岁立，谨候其时，气可与期。

①王冰《黄帝内经素问》子甲相合，命曰岁立，则甲子岁也。谨候水刻早晏，则六气悉可与期尔。

②马莳《黄帝内经素问注证发微》天气始于甲，地气始于子者，求位有终始之法也。言天地之气皆自甲子岁始，求之者，谨按其始终之时，则其气候之至可与之期也。

③张介宾《类经》天气有十干而始于甲，地气有十二支而始于子，子甲相合，即甲子也。干支合而六十年之岁气立，岁气立则有时可候，有气可期矣。

④张志聪《黄帝内经集注》天干之气始于甲，地支之气始于子，子甲相合而岁立矣。先立其岁，以候其时，则加临之六气，可与之相期而定矣。

⑤高士宗《黄帝素问直解》伯云，求之亦异，故问求之奈何？天干之气始于甲。地支之气始于子，子甲相合以成其岁，故命曰岁立。其岁既立，则谨候其四时，而六气可与之相期，谨候其时，所以求之也。

⑥黄元御《黄元御医书全集》甲为天干之首，故天气始于甲；子为地支之首，故地支始于子。子甲相合，以纪年岁，六十年之岁气于此立焉。于年岁之中，谨候其时节之代更，则天地之气皆可与期。盖气随时交，候其时至，而气之太过不及俱见矣。

⑦张琦《素问释义》此句未具体注释。

⑧高亿《黄帝内经素问详注直讲全集》〔注〕天干以甲为首，地支以子为首，甲子相合，天地气交，是以岁立，岁立则时定，故谨候其时而气可与期也。

〔讲〕黄帝曰：求之既异，然则欲求其异者，当奈之何？岐伯对曰：欲知变异之法,当知天干以甲为首,地支以子为首,此其位有始终之法也。以甲子论之,甲是土运,子是火气,气至各有不同,既以甲子合气,土气与火气立矣。凡甲子干支相合,其气之至,各候其时,则天气之应,地气者,自可与期矣。

⑨孟景春等《黄帝内经素问译释》始:原作"治",据四库全书本改。岁立:张介宾"干支合而六十年之岁气立"。期:推求的意思。

黄帝又道:怎样推求呢? 岐伯说:天气以甲为开始,地气以子为开始,子与甲相互组合,称为岁立。岁立确定之后,可以推求六气始终早晚的时刻了。

⑩任廷革《任应秋讲〈黄帝内经〉素问》(讲解)文中云:"天气始于甲,地气始于子,子甲相合,命曰岁立,谨候其时,气可与期",是讲岁气是怎么推导出来的,是由天干、地支相合推算出来的,"甲子年表"的功能之一,就是可用来推算岁气。

⑪张灿玾等《黄帝内经素问校释》天气始于甲,地气始于子:天干以纪天气,其起首为甲;地支以纪地气,其起首为子。子甲相合,命曰岁立:干支纪年法,即用天干地支,阳干配阳支、阴干配阴支的方法结合起来,则每岁的气运乃立。子甲相合,为甲子年,乃六十花甲之首。

黄帝说:怎样推求呢? 岐伯说:天气始于天干之甲,地气始于地支之子,子和甲结合起来,就叫"岁立",谨密地注意交气的时间,六气变化的情况,就可以推求出来。

⑫方药中等《黄帝内经素问运气七篇讲解》[天气始于甲,地气始于子,子甲相合,命曰岁立]以下是讲推求六气在各个年度中的交司时刻及运转周期的具体方法。文中的"甲",是指天干。天干有十,即:甲、乙、丙、丁、戊、己、庚、辛、壬、癸。文中的"子",是指地支。地支有十二个,即:子、丑、寅、卯、辰、巳、午、未、申、酉、戌、亥。古人以干支结合纪年,即从天干中的"甲"和地支中的"子"开始,按上列顺序,依次结合纪年,六十年一轮转。这就是原文所谓的"子甲相合,命曰岁立"。也就是说,要推求各个年度六气交司时刻,首先就要确定该年的年度,然后才能推算该年度六步的运转情况及交司时刻,并进一步总结其运转规律。

⑬王洪图等《黄帝内经素问白话解》

黄帝说:那么应该怎样推求呢? 岐伯说:天干之气从甲开始,地支之气从子开始,天干和地支相互配合,用甲子来确立岁气,称为岁立。岁气确立之后,就可以推求六气的各步开始和终止的时刻了。

⑭郭霭春《黄帝内经素问白话解》

黄帝又道:怎样推求呢? 岐伯说:天气以甲为开始,地气以子为开始,子与甲相互组合,称为岁立,只要认真地推测四时的变化,就可以求得六气终始的会合。

**第八解**

(一)内经原文

帝曰:愿闻其岁,六气始终,早晏何如? 岐伯曰:明乎哉问也! 甲子之岁,初之气,天数始于**水下一刻**,终于八十七刻半;二之气,始于八十七刻六分,终于七十五刻;三之气,始于七十六刻,终于六十二刻半;四之气,始于六十二刻六分,终于五十刻;五之气,始于五十一刻,终于三十七刻半;六之气,始于三十七刻六分,终于二十五刻。所谓**初六,天之数**也。

（二）字词注释

（1）晏(yàn)

①王冰《黄帝内经素问》此词未具体注释。

②马莳《黄帝内经素问注证发微》晏。

③张介宾《类经》此词未具体注释。

④张志聪《黄帝内经集注》如寅未亥岁,天气始于七十六刻,气之晏也。

⑤高士宗《黄帝素问直解》晏。

⑥黄元御《黄元御医书全集》晏。

⑦张琦《素问释义》此词未具体注释。

⑧高亿《黄帝内经素问详注直讲全集》〔注〕〔讲〕晏。

⑨孟景春等《黄帝内经素问译释》晚。

⑩任廷革《任应秋讲〈黄帝内经〉素问》此词未具体注释。

⑪张灿玾等《黄帝内经素问校释》晚。

⑫方药中等《黄帝内经素问运气七篇讲解》终。

⑬王洪图等《黄帝内经素问白话解》晚。

⑭郭霭春《黄帝内经素问白话解》晚。

（2）水下一刻

①王冰《黄帝内经素问》常起于平明寅初一刻,艮中之南也。（〔新校正云〕按戊辰、壬申、丙子、庚辰、甲申、戊子、壬辰、丙申、庚子、甲辰、戊申、壬子、丙辰、庚申岁同,此所谓辰申子岁气会同,《阴阳法》以是为三合。）

②马莳《黄帝内经素问注证发微》水下一刻。

③张介宾《类经》漏水百刻之首,寅初刻也。

④张志聪《黄帝内经集注》水下一刻。

⑤高士宗《黄帝素问直解》水下一刻。

⑥黄元御《黄元御医书全集》漏水下一刻。

⑦张琦《素问释义》此词未具体注释。

⑧高亿《黄帝内经素问详注直讲全集》〔注〕〔讲〕水下一刻。

⑨孟景春等《黄帝内经素问译释》古代无钟表时,用铜壶贮水,壶上穿一个小孔,使水自然经小孔滴漏,以为计时之器,名叫漏壶。壶中所贮水量恰巧一昼夜漏尽,在壶面刻着 101 条横线,横线与横线之间称为刻,合计共得 100 刻,每刻又分为10 分。所谓水下一刻,是壶水贮满至第一条横线处开始下滴。水面微低于第一条横线的一刹那间。如果以现代的习惯来说,应该称为零刻,古人以其微低于第一条

横线,所以称为水下一刻。若水漏至第二条横线,就称为终于一刻。从真正的一刻开始,就称为始于二刻,同时在分数方面,古人的习惯也是这样。例如甲子岁初之气终于八十七刻半,二之气就始于八十七刻六分了。又,终于某刻分是指六十日以后的刻分,而不是当天的刻分。

⑩任廷革《任应秋讲〈黄帝内经〉素问》此词未具体注释。

⑪张灿玾等《黄帝内经素问校释》古代计时的仪器叫"漏壶",即一般所说的铜壶滴漏,又称壶漏、铜漏,或铜壶漏刻。其法以铜壶盛水,壶底穿一孔,壶中立箭,箭上刻度数一百,即一百刻,每刻为十分,壶水由底孔逐渐外漏,箭上的刻度逐渐显露,在一昼夜,壶水即全部漏出,箭上的刻度亦全部显露,就根据箭上露出的刻数来计时。所谓"水下一刻",并非水平面与一刻度数平齐处,乃是指壶水开始下降之位置,因其在一刻的范围中,古人习惯上就称之为一刻。每日漏水开始的时间是在寅时,相当于现在时钟的三点零分。

⑫方药中等《黄帝内经素问运气七篇讲解》即寅时初刻。

⑬王洪图等《黄帝内经素问白话解》古代无钟表,用铜壶贮水,壶上穿一个小孔,使水自然经小孔滴漏以为计时之器,名叫铜壶。壶中所贮水量恰巧一昼夜漏尽,在壶面刻着101条横线,横线与横线之间称为刻,合计共得100刻,每刻又分十分。所谓水下一刻,是壶水贮满至第一条横线处开始下滴,水面微低于第一条横线的一刹那间。如果以现代的习惯来说,应该称为零刻。

⑭郭霭春《黄帝内经素问白话解》古人以漏壶计时,壶水一昼夜漏尽,其容量标为一百刻。"水下一刻",指壶水开始下降的位置。

(3)初六

①王冰《黄帝内经素问》初六天数也。

②马莳《黄帝内经素问注证发微》此词未具体注释。

③张介宾《类经》初六者,子年为首之六气也。

④张志聪《黄帝内经集注》初之六气。

⑤高士宗《黄帝素问直解》六气。

⑥黄元御《黄元御医书全集》初年之六气。

⑦张琦《素问释义》子年为首,故曰初六。

⑧高亿《黄帝内经素问详注直讲全集》〔讲〕此初六为天之数。

⑨孟景春等《黄帝内经素问译释》指以甲子年开始六气的第一周。

⑩任廷革《任应秋讲〈黄帝内经〉素问》此词未具体注释。

⑪张灿玾等《黄帝内经素问校释》六即上述所谓六步。第一个六步,谓之"初六",下"六二""六三""六四"同此义。

⑫方药中等《黄帝内经素问运气七篇讲解》这里所谓的"初六",初,指第一年;六,指六步。"初六",即甲子年这一年中六气六步的交司时刻。

⑬王洪图等《黄帝内经素问白话解》初六,指以甲子年开始六气的第一周。

⑭郭霭春《黄帝内经素问白话解》甲子年开始六气的第一周。

（4）天之数

①王冰《黄帝内经素问》天地之数，二十四气乃大会而同，故命此曰初六天数也。

②马莳《黄帝内经素问注证发微》此词未具体注释。

③张介宾《类经》此以天之气数，而加于地之步位，故曰天之数也。

④张志聪《黄帝内经集注》应天之数。

⑤高士宗《黄帝素问直解》天度之数。

⑥黄元御《黄元御医书全集》天数。

⑦张琦《素问释义》以天气加于地之步位，故曰天数。

⑧高亿《黄帝内经素问详注直讲全集》〔讲〕此初六为天之数，与地同主六十日八十七刻半者也。

⑨孟景春等《黄帝内经素问译释》天，指天之六气。数，指六气始终的刻分数。

⑩任廷革《任应秋讲〈黄帝内经〉素问》此词未具体注释。

⑪张灿玾等《黄帝内经素问校释》即天时六气终始的刻数。

⑫方药中等《黄帝内经素问运气七篇讲解》即自然规律。此处是指六气的交司时刻。

⑬王洪图等《黄帝内经素问白话解》天，指天之六气；数，指六气始终的刻分数。

⑭郭霭春《黄帝内经素问白话解》"天之数"，指六气开始和终止的刻分数。

（三）语句阐述

（1）帝曰：愿闻其岁，六气始终，早晏何如？岐伯曰：明乎哉问也！

①王冰《黄帝内经素问》此句未具体注释。

②马莳《黄帝内经素问注证发微》岁六气始终早晏者，盖天地二气之始终，有步候之分，其在步候，则一岁六步，每步天地之气始终各治六十日八十七刻半；其在岁候，则每岁天地之气始终各治三百六十五日二十五刻。今帝先问一岁六步之气始终之候早晏也。

③张介宾《类经》此句未具体注释。

④张志聪《黄帝内经集注》其岁者，谓其一岁之中有加临之六气也。始终者，始于一刻，终于八十七刻半也。早晏者，如卯子辰岁，天气始于一刻，气之早也。如寅未亥岁，天气始于七十六刻，气之晏也。

⑤高士宗《黄帝素问直解》虽曰谨候其时，气可与期，而一岁之中，六气相继，有时未至而气先至，有时已至而气未至，是六气始终有早晏之不同，故复问之。六气始终，求其早晏，问之明也。

⑥黄元御《黄元御医书全集》一岁六气，始终早晏。

⑦张琦《素问释义》此句未具体注释。

⑧高亿《黄帝内经素问详注直讲全集》〔批〕此明六气始终之早晏,与中气之克配司天在泉,而详其并行无间之义也。

〔讲〕黄帝曰:欲知天之六气,应地五行之变者,既在立之岁而谨侯其时矣。不知每岁六气之始终,其至也,不知早晏何如,愿卒闻之。岐伯对曰:明乎哉!

⑨孟景春等《黄帝内经素问译释》黄帝又道:请问每年六气始终的早晚怎样?岐伯说:问得很好!

⑩任廷革《任应秋讲〈黄帝内经〉素问》此句未具体注释,总体概括此段为:(提要)详叙六气之序及推算方法,六气的步数是按照每天的时刻来计算的。

⑪张灿玾等《黄帝内经素问校释》黄帝说:我想听听关于每年六气的始终早晚是怎样的?岐伯说:你提这个问题是很高明的啊!

⑫方药中等《黄帝内经素问运气七篇讲解》[六气始终,早晏]"六气始终早晏"中的始,指每年六气开始的时刻。"终",指每年六气终止的时刻。由于六气六步之中,每步是六十天而有奇,而一年又只分为六步,因此每步均有零数。由于这零数的影响,形成各个年度六气的交司时刻并不相同,其交司时刻有早有晏。全句是问每个年度六气交司时刻的具体时间,详见原文。

⑬王洪图等《黄帝内经素问白话解》黄帝说:我想听听不同的年份,六气开始和终止的时间早晚是怎样的?岐伯说:你问得很高明。

⑭郭霭春《黄帝内经素问白话解》"六气始终,早晏",每年六气开始和终止的时刻早晚。

黄帝又道:我希望听听每年六气始终的早晚怎样?岐伯说:问得高明啊!

(2)甲子之岁,初之气,天数始于水下一刻,终于八十七刻半。

①王冰《黄帝内经素问》常起于平明寅初一刻,艮中之南也。(〔新校正云〕按戊辰、壬申、丙子、庚辰、甲申、戊子、壬辰、丙申、庚子、甲辰、戊申、壬子、丙辰、庚申岁同,此所谓辰申子岁气会同,《阴阳法》以是为三合。)子正之中,夜之半也。外十二刻半,入二气之初。诸余刻同入也。

②马莳《黄帝内经素问注证发微》甲子之岁,始于水下一刻,终于八十七刻半者,甲子岁六步,其天之气,少阴司天,而左间太阴右间厥阴,阳明在泉,而左间太阳右间少阳,皆各于所在之步,更盛而相应地气,同治其令。今初之气,则在泉左间太阳寒气盛,相应地东北木气治令,而同主春分前六十日八十七刻半,始终之候早晏也。

③张介宾《类经》甲子岁,六十年之首也。初之气,六气之首,地之左间也。始于水下一刻,漏水百刻之首,寅初刻也。终于八十七刻半,谓每步之数,各得六十又八十七刻半也。故甲子岁初之气,始于首日寅时初初刻,终于六十日后子时初四刻,至子之正初刻,则属春分节而交于二之气矣。凡后之申子辰年皆同。

④张志聪《黄帝内经集注》天数者,以一岁之日数应周天之三百六十五度四分度之一也。初之气,始于寅正朔日子初之水下一刻,终于六十日零八十七刻半,六

气共计三百六十日零五百二十五刻,是三百六十五日零二十五刻,此初之六气应天之数也。

⑤高士宗《黄帝素问直解》溯其所始,甲子之岁初之气,天数始于水下一刻,终于八十七刻半。盖一日十二时,一时八刻,子午二时各十刻,一日计百刻。六十日为一气,一气计六千刻,一岁六气,六六计三万六千刻。以岁时而合天度,则周天三百六十五度四分度之一,一度为一日,一日计百刻,四分度之一,谓一度,四分,计二十五刻也。三百六十日,仅合三百六十度,以五百二十五刻而六分之,则一气当余八十七刻半。六十日,计六千零八十七刻半。此申明始终相继之早晏,故但举其零也。

⑥黄元御《黄元御医书全集》甲子岁,六十年之始,天气始于甲,地气始于子,故推衍六十年。岁气以甲子为始,一年六步,一步六十日零八十七刻半,是谓一气。初之一气,始于漏水下一刻(大寒寅初初刻),终于六十日零八十七刻半。

⑦张琦《素问释义》大寒日寅初初刻。每步之数,得六十又八十七刻半。初之气,主大寒、立春、雨水、惊蛰,终于六十日后子初四刻,至子正初刻,则属春分节,而交二之气矣。

⑧高亿《黄帝内经素问详注直讲全集》〔注〕六气之始终早晏,以步候定之,每步天地之气,各至六十日零八十七刻半,每岁六步积至四岁,则有二十四步其气乃周。如甲子之岁,初之气,天数始于水下一刻,终于八十七刻半。

〔讲〕盖天地二气之始终,有步候之分,其在步候,则一岁六步,每步天地之气,始终各治六十日零八十七刻半。其在岁候,每岁天地之气,各治三百六十五日零二十五刻,其早晏自有定也。如甲子之岁,少阴司天,阳明在泉,中运太宫土气,至于间左间右之太阴厥阴太阳少阳,皆各于所在之步,更胜相应,同治其令者也。故以天数论之,初之气为寒,二之气为风,三之气为热,四之气为湿,五之气为火,六之气为燥,皆各有始终之刻,以定早晏。

⑨孟景春等《黄帝内经素问译释》水下一刻:古代无钟表时,用铜壶贮水,壶上穿一个小孔,使水自然经小孔滴漏,以为计时之器,名叫漏壶。壶中所贮水量恰巧一昼夜漏尽,在壶面刻着101条横线,横线与横线之间称为刻,合计共得100刻,每刻又分为10分。所谓水下一刻,是壶水贮满至第一条横线处开始下滴。水面微低于第一条横线的一刹那间。如果以现代的习惯来说,应该称为零刻,古人以其微低于第一条横线,所以称为水下一刻。若水漏至第二条横线,就称为终于一刻。从真正的一刻开始,就称为始于二刻,同时在分数方面,古人的习惯也是这样。例如甲子岁初之气终于八十七刻半,二之气就始于八十七刻六分了。又终于某刻分是指六十日以后的刻分,而不是当天的刻分。

(附)古刻分求现行时钟数的公式:

公式(一):古分×36÷25÷60+3=时(其余数就是今分数)

公式(二):古分×3÷125+3=时(其余数就是今分数)

说明:[1]凡古称始于某刻或某刻分者,应减去一刻或一分。言终于某刻分者不减。

[2]古之一日为1000分,今之一日作1440分($\frac{1000}{1440}=\frac{25}{36}$),所以公式(一)古分×36÷25 = 今之分数,再除以60 = 小时。又因为古人漏壶开始滴水的时候是寅初,相当于现今凌晨3时,所以要加3。

[3]公式(二)就是由公式(一)简化而来的,3÷125 = 公式(一)的36÷25 + 60。

甲子的年份,初气开始于水下一刻,终止于八十七刻半。

⑩任廷革《任应秋讲〈黄帝内经〉素问》此句未具体注释,总体概括此段为:(提要)详叙六气之序及推算方法,六气的步数是按照每天的时刻来计算的。

⑪张灿玾等《黄帝内经素问校释》水下一刻:古代计时的仪器叫"漏壶",即一般所说的铜壶滴漏,又称壶漏、铜漏,或铜壶漏刻。其法以铜壶盛水,壶底穿一孔,壶中立箭,箭上刻度数一百,即一百刻,每刻为十分,壶水由底孔逐渐外漏,箭上的刻度逐渐显露,在一昼夜,壶水即全部漏出,箭上的刻度亦全部显露,就根据箭上露出的刻数来计时。所谓"水下一刻",并非水平面与一刻度数平齐处,乃是指壶水开始下降之位置,因其在一刻的范围中,古人习惯就称之为一刻。每日漏水开始的时间是在寅时,相当于现在时钟的三点零分。

甲子之年,初之气,天时的刻数,开始于漏水下一刻,终于八十七刻五分。

⑫方药中等《黄帝内经素问运气七篇讲解》[天数始于水下一刻]"天数",即自然规律。此处是指六气的交司时刻。在计时方面,古人有两种计时方法:一种是滴漏法。这种方法是把一昼夜分为一百刻。具体计时是用"漏壶",即用壶边或壶底有孔可以滴水的壶贮水,使水经过漏孔自然滴漏。观察一昼夜壶水漏减多少以计算时间。最早的滴漏法有两种,一种是沉箭漏,即用一根木质箭杆,上刻一百刻,从漏壶盖上插入壶中,随着壶中水的减少,箭往下沉,从盖边就可以看出应有时刻;另一种是浮箭漏,即把漏壶中的水聚集在另一个容器里,再用一根刻有时刻的箭杆固定在此容器中,随着容器中水量的增加,看水淹没箭杆上时刻的情况就可以看出应有时刻。由于这种方法是以"孔壶为漏,浮箭为刻",所以滴漏法又统称漏刻法。对于漏刻的制作和使用,代有改进。如宋代沈括对漏壶注水管的口径,箭上刻度的均匀性,甚至漏壶中所用泉水的质量,都作过精细的观察和研究,以提高漏刻的准确性,但其原理还是一样。另一种是一日划分为十二时法。汉代以后,把一昼夜平分为子、丑、寅、卯、辰、巳、午、未、申、酉、戌、亥十二个时辰。每个时辰相当于现在的两个小时。宋以后又规定把每个时辰再分为初和正两个相等部分,例如卯初、卯正,寅初、寅正等等。由于与漏下百刻的计时法同时存在,而一百又不能被十二整除,十二时辰和一百刻在配合上发生了困难,因此历史上曾对百刻法有所改动。清初把一日百刻改为一日九十六刻。这样十二个时辰分为初、正,实际上成了二十四小时。一日昼夜九十六刻,则每时四刻。这和现代的二十四小时计时法基本一样。不同者只是古计时法是每刻分为十分。这里所说的水下一刻是指漏下百刻法的时刻,一刻相当于现在的十四点四分。水下一刻相当于现在的三时十四点四分。甲

子年的初之气开始于大寒节的水下一刻,即寅时初刻。经过六十日八十七刻半以后,终于春分日的八十七刻半,即子时初刻。以下依此类推。

⑬王洪图等《黄帝内经素问白话解》水下一刻:古代无钟表,用铜壶贮水,壶上穿一个小孔,使水自然经小孔滴漏以为计时之器,名叫铜壶。壶中所贮水量恰巧一昼夜漏尽,在壶面刻着101条横线,横线与横线之间称为刻,合计共得100刻,每刻又分十分。所谓水下一刻,是壶水贮满至第一条横线处开始下滴,水面微低于第一条横线的一刹那间。如果以现代的习惯来说,应该称为零刻。

六气始终的时刻是这样的:甲子的年份,第一气,开始于水下一刻,终止于八十七刻半。

⑭郭霭春《黄帝内经素问白话解》水下一刻:古人以漏壶计时,壶水一昼夜漏尽,其容量标为一百刻。"水下一刻",指壶水开始下降的位置。

甲子的年份,初气开始于水下一刻,终止于八十七刻半。

(3)二之气,始于八十七刻六分,终于七十五刻。

①王冰《黄帝内经素问》子中之左也。戌之后四刻也。外二十五刻,入次三气之初率。

②马莳《黄帝内经素问注证发微》二之气,始于八十七刻六分,终于七十五刻者,司天右间厥阴风气盛,相应地东南君火治令,而同主春分后六十日八十七刻半,始终之候早晏也。

③张介宾《类经》此继初气而始于八十七刻六分,直子之正初刻也。又加二气之六十日余八十七刻半,则此当终于七十五刻,直戌之正四刻也。

④张志聪《黄帝内经集注》此句未具体注释。

⑤高士宗《黄帝素问直解》初之气终于八十七刻半,故二之气始于八十七刻六分。每气六千零八十七刻半,计二气之终,共一万二千一百七十五刻,终于七十五刻者,举其零也。

⑥黄元御《黄元御医书全集》二之气,始于八十七刻六分(春分子正初刻),终于七十五刻(亦六十日零八十七刻半。以后六气俱同)。

⑦张琦《素问释义》子正初刻。二之气,主春分、清明、谷雨、立夏,终六十日后戌正四刻。

⑧高亿《黄帝内经素问详注直讲全集》此句未具体注释。

〔讲〕故以天数论之,初之气为寒,二之气为风,三之气为热,四之气为湿,五之气为火,六之气为燥,皆各有始终之刻,以定早晏。

⑨孟景春等《黄帝内经素问译释》第二气开始于八十七刻六分,终止于七十五刻。

⑩任廷革《任应秋讲〈黄帝内经〉素问》此句未具体注释,总体概括此段为:(提要)详叙六气之序及推算方法,六气的步数是按照每天的时刻来计算的。

⑪张灿玾等《黄帝内经素问校释》二之气,开始于八十七刻六分,终止于七十

五刻。

⑫方药中等《黄帝内经素问运气七篇讲解》此句未具体注释。

⑬王洪图等《黄帝内经素问白话解》第二气,开始于八十七刻六分,终止于七十五刻。

⑭郭霭春《黄帝内经素问白话解》第二气开始于八十七刻六分,终止于七十五刻。

(4)三之气,始于七十六刻,终于六十二刻半。

①王冰《黄帝内经素问》亥初之一刻。酉正之中也。外三十七刻半差入后。

②马莳《黄帝内经素问注证发微》三之气,始于七十六刻,终于六十二刻半者,司天少阴热政布,相应地南方相火治令,而同主夏至前后六十日八十七刻半,始终之候早晏也。

③张介宾《类经》始于七十六刻,亥初初刻也。终于六十二刻半,酉初四刻也。

④张志聪《黄帝内经集注》此句未具体注释。

⑤高士宗《黄帝素问直解》二之气,终于七十五刻,故三之气始于七十六刻,三气之终,共一万八千二百六十二刻半。

⑥黄元御《黄元御医书全集》三之气,始于七十六刻(小满亥初初刻),终于六十二刻半。

⑦张琦《素问释义》亥初初刻。三之气,主小满、芒种、夏至、小暑,终六十日后酉初四刻。

⑧高亿《黄帝内经素问详注直讲全集》此句未具体注释。

⑨孟景春等《黄帝内经素问译释》第三气开始于七十六刻,终止于六十二刻半。

⑩任廷革《任应秋讲〈黄帝内经〉素问》此句未具体注释,总体概括此段为:(提要)详叙六气之序及推算方法,六气的步数是按照每天的时刻来计算的。

⑪张灿玾等《黄帝内经素问校释》三之气,开始于七十六刻,终止于六十二刻五分。

⑫方药中等《黄帝内经素问运气七篇讲解》此句未具体注释。

⑬王洪图等《黄帝内经素问白话解》第三气,开始于七十六刻,终止于六十二刻半。

⑭郭霭春《黄帝内经素问白话解》第三气开始于七十六刻,终止于六十二刻半。

(5)四之气,始于六十二刻六分,终于五十刻。

①王冰《黄帝内经素问》酉中之北。未后之四刻也。外五十刻差入后。

②马莳《黄帝内经素问注证发微》四之气,始于六十二刻六分,终于五十刻者,司天左间湿气盛,相应地西南土气治令,而同主秋分前六十日八十七刻半,始终之候早晏也。

③张介宾《类经》始于六十二刻六分,酉正初刻也。终于五十刻,未正四刻也。

④张志聪《黄帝内经集注》此句未具体注释。

⑤高士宗《黄帝素问直解》三之气终于六十二刻半,故四之气始于六十二刻六分,四气之终,共二万四千三百五十刻。

⑥黄元御《黄元御医书全集》四之气,始于六十二刻六分(大暑酉正初刻),终于五十刻。

⑦张琦《素问释义》始于六十二刻六分,酉正初刻。终于五十刻,四之气,主大暑、立秋、处暑、白露,终六十日后未正四刻。

⑧高亿《黄帝内经素问详注直讲全集》此句未具体注释。

⑨孟景春等《黄帝内经素问译释》第四气开始于六十二刻六分,终止于五十刻。

⑩任廷革《任应秋讲〈黄帝内经〉素问》此句未具体注释,总体概括此段为:(提要)详叙六气之序及推算方法,六气的步数是按照每天的时刻来计算的。

⑪张灿玾等《黄帝内经素问校释》四之气,开始于六十二刻六分,终止于五十刻。

⑫方药中等《黄帝内经素问运气七篇讲解》此句未具体注释。

⑬王洪图等《黄帝内经素问白话解》第四气,开始于六十二刻六分,终止于五十刻。

⑭郭霭春《黄帝内经素问白话解》第四气开始于六十二刻六分,终止于五十刻。

(6)五之气,始于五十一刻,终于三十七刻半。

①王冰《黄帝内经素问》申初之一刻。午正之中,昼之半也。外六十二刻半差入后。

②马莳《黄帝内经素问注证发微》五之气,始于五十一刻,终于三十七刻半者,在泉右间火气盛,相应地西北金气治令,而同主秋分后六十日八十七刻半,始终之候早晏也。

③张介宾《类经》始于五十一刻,申初初刻也。终于三十七刻半,午初四刻也。

④张志聪《黄帝内经集注》此句未具体注释。

⑤高士宗《黄帝素问直解》四之气终于五十刻,故五之气始于五十一刻,五气之终,共三万零四百三十七刻半。

⑥黄元御《黄元御医书全集》五之气,始于五十一刻(秋分申初初刻),终于三十七刻半。

⑦张琦《素问释义》申初初刻。五之气,主秋分、寒露、霜降、立冬,终六十日后午初四刻。

⑧高亿《黄帝内经素问详注直讲全集》此句未具体注释。

⑨孟景春等《黄帝内经素问译释》第五气开始于五十一刻,终止于三十七

刻半。

⑩任廷革《任应秋讲〈黄帝内经〉素问》此句未具体注释,总体概括此段为:(提要)详叙六气之序及推算方法,六气的步数是按照每天的时刻来计算的。

⑪张灿玾等《黄帝内经素问校释》五之气,开始于五十一刻,终止于三十七刻五分。

⑫方药中等《黄帝内经素问运气七篇讲解》此句未具体注释。

⑬王洪图等《黄帝内经素问白话解》第五气,开始于五十一刻,终止于三十七刻半。

⑭郭霭春《黄帝内经素问白话解》第五气开始于五十一刻,终止于三十七刻半。

(7)六之气,始于三十七刻六分,终于二十五刻。

①王冰《黄帝内经素问》午中之西。辰正之后四刻,外七十五刻差入后。

②马莳《黄帝内经素问注证发微》终之气,始于三十七刻六分,终于二十五刻者,在泉阳明燥气盛,相应地北方水气治令,而同主冬至前后六十日八十七刻半,始终之候早晏也。

③张介宾《类经》始于三十七刻六分,午正初刻也。终于二十五刻,辰正四刻也。此二十五刻者,即岁余法四分日之一也。

④张志聪《黄帝内经集注》此句未具体注释。

⑤高士宗《黄帝素问直解》五之气终于三十七刻半,故六之气始于三十七刻六分,六气之终,共三万六千五百二十五刻,以成三百六十五日二十五刻。

⑥黄元御《黄元御医书全集》六之气,始于三十七刻六分(小雪午正初刻),终于二十五刻。

⑦张琦《素问释义》午正初刻。六之气,主小雪、大雪、冬至、小寒,终六十日后辰正四刻,至巳初初刻,交大寒节,为乙丑岁之初气矣。

⑧高亿《黄帝内经素问详注直讲全集》此句未具体注释。

⑨孟景春等《黄帝内经素问译释》第六气开始于三十七刻六分,终止于二十五刻。

⑩任廷革《任应秋讲〈黄帝内经〉素问》此句未具体注释,总体概括此段为:(提要)详叙六气之序及推算方法,六气的步数是按照每天的时刻来计算的。

⑪张灿玾等《黄帝内经素问校释》六之气,开始于三十七刻六分,终止于二十五刻。

⑫方药中等《黄帝内经素问运气七篇讲解》此句未具体注释。

⑬王洪图等《黄帝内经素问白话解》第六气,开始于三十七刻六分,终止于二十五刻。

⑭郭霭春《黄帝内经素问白话解》第六气开始于三十七刻六分,终止于二十五刻。

(8)所谓初六,天之数也。

①王冰《黄帝内经素问》天地之数,二十四气乃大会而同,故命此曰初六天数也。

②马莳《黄帝内经素问注证发微》天地之气,在甲子岁六步始终之候早晏,余岁同例推之也。

③张介宾《类经》初六者,子年为首之六气也。此以天之气数,而加于地之步位,故曰天之数也。后仿此。

④张志聪《黄帝内经集注》此初之六气应天之数也。

⑤高士宗《黄帝素问直解》所谓初六,此以六气而合天度之数也。

⑥黄元御《黄元御医书全集》所谓初年之六气,天数然也。

⑦张琦《素问释义》子年为首,故曰初六。以天气加于地之步位,故曰天数。

⑧高亿《黄帝内经素问详注直讲全集》〔讲〕此初六为天之数,与地同主六十日八十七刻半者也。

⑨孟景春等《黄帝内经素问译释》初六,天之数:初六,指以甲子年开始六气的第一周。天,指天之六气。数,指六气始终的刻分数。

这就是六气第一周的始终刻分数。

⑩任廷革《任应秋讲〈黄帝内经〉素问》此句未具体注释,总体概括此段为:(提要)详叙六气之序及推算方法,六气的步数是按照每天的时刻来计算的。

⑪张灿玾等《黄帝内经素问校释》初六,六即上述所谓六步。第一个六步,谓之"初六",下"六二""六三""六四"同此义。天之数,即天时六气终始的刻数。

这就是所说的第一个六步,天时终始的刻数。

⑫方药中等《黄帝内经素问运气七篇讲解》这里所谓的"初六",初,指第一年;六,指六步。"初六",即甲子年这一年中六气六步的交司时刻。甲子年六气六步的交司时刻是:初之气始于水下一刻,终于八十七刻半;二之气始于八十七刻六分,终于七十五刻;三之气始于七十六刻,终于六十二刻半;四之气始于六十二刻六分,终于五十刻;五之气始于五十一刻,终于三十七刻半;终之气始于三十七刻六分,终于二十五刻。这样,从六步的初之气开始到六之气终止,就是这一年的六气六步的交司时间,这一年就叫"初六"。

⑬王洪图等《黄帝内经素问白话解》初六,天之数:初六,指以甲子年开始六气的第一周;天,指天之六气;数,指六气始终的刻分数。

这就是六十年之首甲子年的六气终始具体时间。

⑭郭霭春《黄帝内经素问白话解》"初六",甲子年开始六气的第一周。"天之数",指六气开始和终止的刻分数。

这就是六气第一周的始终刻分数。

### 第九解

（一）内经原文

乙丑岁，初之气，天数始于二十六刻，终于一十二刻半；二之气，始于一十二刻六分，终于水下百刻；三之气，始于一刻，终于八十七刻半；四之气，始于八十七刻六分，终于七十五刻；五之气，始于七十六刻，终于六十二刻半；六之气，始于六十二刻六分，终于五十刻。所谓**六二**，天之数也。

（二）字词注释

（1）六二

①王冰《黄帝内经素问》一六为初六，二六为六二，名次也。

②马莳《黄帝内经素问注证发微》此词未具体注释。

③张介宾《类经》丑次于子，故曰六二。

④张志聪《黄帝内经集注》六气之二，以应天之数也。

⑤高士宗《黄帝素问直解》六气二周。

⑥黄元御《黄元御医书全集》二年之六气。

⑦张琦《素问释义》此词未具体注释。

⑧高亿《黄帝内经素问详注直讲全集》〔讲〕二六。

⑨孟景春等《黄帝内经素问译释》六气第二周。

⑩任廷革《任应秋讲〈黄帝内经〉素问》此词未具体注释。

⑪张灿玾等《黄帝内经素问校释》六即上述所谓六步。第一个六步，谓之"初六"，下"六二""六三""六四"同此义。

⑫方药中等《黄帝内经素问运气七篇讲解》二，指第二年；六，仍然是指六步。"六二"，即指第二年，亦即乙丑年这一年中六气六步的交司时刻。

⑬王洪图等《黄帝内经素问白话解》乙丑的年份，第一气，开始于二十六刻，终止于一十二刻半。

⑭郭霭春《黄帝内经素问白话解》六气二周。

（三）语句阐述

（1）乙丑岁，初之气，天数始于二十六刻，终于一十二刻半。

①王冰《黄帝内经素问》巳初之一刻。（〔新校正云〕按己巳、癸酉、丁丑、辛巳、乙酉、己丑、癸巳、丁酉、辛丑、乙巳、己酉、癸丑、丁巳、辛酉岁同，所谓巳酉丑岁气会同也。）卯正之中。

②马莳《黄帝内经素问注证发微》此句未具体注释。

③张介宾《类经》始于二十六刻，巳初初刻也。终于一十二刻半，卯初四刻也。凡后之巳酉丑年皆同。

④张志聪《黄帝内经集注》初之气始于甲子岁三百六十六日之二十六刻，终于六十一日之一十二刻半，计六十日零八十一刻半，六气共计三百六十五日零三十五

刻,所谓六气之二,以应天之数也。

⑤高士宗《黄帝素问直解》甲子之六气终于二十五刻,故乙丑岁初之气,天数始于二十六刻,终于四万二千六百一十二刻半。

⑥黄元御《黄元御医书全集》乙丑岁,初之气,天数始于二十六刻(大寒巳初初刻),终于一十二刻半。

⑦张琦《素问释义》巳初初刻。卯初四刻。

⑧高亿《黄帝内经素问详注直讲全集》〔讲〕又如乙丑之岁,太阴司天,太阳在泉,中运少商金气,至于间左间右之少阳少阴厥阴阳明,皆各于所在之步,更胜相应,同治其令者也。故以天数论之,初之气为风,二之气为热,三之气为湿,四之气为火,五之气为燥,六之气为寒,皆各有始终之刻,以定早晏。

⑨孟景春等《黄帝内经素问译释》乙丑的年份,第一气开始于二十六刻,终止于十二刻半。

⑩任廷革《任应秋讲〈黄帝内经〉素问》此句未具体注释,总体概括此段为:(提要)详叙六气之序及推算方法,六气的步数是按照每天的时刻来计算的。

⑪张灿玾等《黄帝内经素问校释》乙丑之年,初之气,天时的刻数,开始于二十六刻,终止于十二刻五分。

⑫方药中等《黄帝内经素问运气七篇讲解》此句未具体注释。

⑬王洪图等《黄帝内经素问白话解》乙丑的年份,第一气,开始于二十六刻,终止于一十二刻半。

⑭郭霭春《黄帝内经素问白话解》乙丑的年份,初气开始于二十六刻,终止于十二刻半。

(2)二之气,始于一十二刻六分,终于水下百刻。

①王冰《黄帝内经素问》卯中之南。丑后之四刻。

②马莳《黄帝内经素问注证发微》此句未具体注释。

③张介宾《类经》始于一十二刻六分,卯正初刻也。终于水下百刻,丑正四刻也。

④张志聪《黄帝内经集注》此句未具体注释。

⑤高士宗《黄帝素问直解》二之气,加六千零八十七刻半,共四万八千七百刻,举其零数,则百刻也。

⑥黄元御《黄元御医书全集》二之气,始于一十二刻六分(春分卯正初刻),终于水下百刻。

⑦张琦《素问释义》卯正初刻。丑正四刻。

⑧高亿《黄帝内经素问详注直讲全集》〔讲〕故以天数论之,初之气为风,二之气为热,三之气为湿,四之气为火,五之气为燥,六之气为寒,皆各有始终之刻,以定早晏。

⑨孟景春等《黄帝内经素问译释》第二气开始于十二刻六分,终止于水下

百刻。

⑩任廷革《任应秋讲〈黄帝内经〉素问》此句未具体注释,总体概括此段为:(提要)详叙六气之序及推算方法,六气的步数是按照每天的时刻来计算的。

⑪张灿玾等《黄帝内经素问校释》二之气,开始于十二刻六分,终止于漏水下至一百刻。

⑫方药中等《黄帝内经素问运气七篇讲解》此句未具体注释。

⑬王洪图等《黄帝内经素问白话解》第二气,开始于一十二刻六分,终止于水下百刻。

⑭郭霭春《黄帝内经素问白话解》第二气开始于十二刻六分,终止于水下百刻。

(3)三之气,始于一刻,终于八十七刻半。

①王冰《黄帝内经素问》又寅初之一刻。子正之中。

②马莳《黄帝内经素问注证发微》此句未具体注释。

③张介宾《类经》始于一刻,寅初初刻也。终于八十七刻半,子初四刻也。

④张志聪《黄帝内经集注》此句未具体注释。

⑤高士宗《黄帝素问直解》上文终于百刻,故此复始子一刻,纪其零数,复加甲子之初气。

⑥黄元御《黄元御医书全集》三之气,始于一刻(小满寅初初刻),终于八十七刻半。

⑦张琦《素问释义》寅初初刻。子初四刻。

⑧高亿《黄帝内经素问详注直讲全集》〔讲〕故以天数论之,初之气为风,二之气为热,三之气为湿,四之气为火,五之气为燥,六之气为寒,皆各有始终之刻,以定早晏。

⑨孟景春等《黄帝内经素问译释》第三气开始于一刻,终止于八十七刻半。

⑩任廷革《任应秋讲〈黄帝内经〉素问》此句未具体注释,总体概括此段为:(提要)详叙六气之序及推算方法,六气的步数是按照每天的时刻来计算的。

⑪张灿玾等《黄帝内经素问校释》三之气,开始于一刻,终止于八十七刻五分。

⑫方药中等《黄帝内经素问运气七篇讲解》此句未具体注释。

⑬王洪图等《黄帝内经素问白话解》第三气,开始于一刻,终止于八十七刻半。

⑭郭霭春《黄帝内经素问白话解》第三气开始于一刻,终于八十七刻半。

(4)四之气,始于八十七刻六分,终于七十五刻。

①王冰《黄帝内经素问》子中正东。戌后之四刻。

②马莳《黄帝内经素问注证发微》此句未具体注释。

③张介宾《类经》始于八十七刻六分,子正初刻也。终于七十五刻,戌正四刻也。

④张志聪《黄帝内经集注》此句未具体注释。

⑤高士宗《黄帝素问直解》纪其零数,复如甲子之二气。

⑥黄元御《黄元御医书全集》四之气,始于八十七刻六分(大暑子初初刻),终于七十五刻。

⑦张琦《素问释义》子正初刻。戌正四刻。

⑧高亿《黄帝内经素问详注直讲全集》〔讲〕故以天数论之,初之气为风,二之气为热,三之气为湿,四之气为火,五之气为燥,六之气为寒,皆各有始终之刻,以定早晏。

⑨孟景春等《黄帝内经素问译释》第四气开始于八十七刻六分,终止于七十五刻。

⑩任廷革《任应秋讲〈黄帝内经〉素问》此句未具体注释,总体概括此段为:(提要)详叙六气之序及推算方法,六气的步数是按照每天的时刻来计算的。

⑪张灿玾等《黄帝内经素问校释》四之气,开始于八十七刻六分,终止于七十五刻。

⑫方药中等《黄帝内经素问运气七篇讲解》此句未具体注释。

⑬王洪图等《黄帝内经素问白话解》第四气,开始于八十七刻六分,终止于七十五刻。

⑭郭霭春《黄帝内经素问白话解》第四气开始于八十七刻六分,终止于七十五刻。

(5)五之气,始于七十六刻,终于六十二刻半。

①王冰《黄帝内经素问》亥初之一刻。酉正之中。

②马莳《黄帝内经素问注证发微》此句未具体注释。

③张介宾《类经》始于七十六刻,亥初初刻也。终于六十二刻半,酉初四刻也。

④张志聪《黄帝内经集注》此句未具体注释。

⑤高士宗《黄帝素问直解》纪其零数,复如甲子之三气。

⑥黄元御《黄元御医书全集》五之气,始于七十六刻(秋分亥初初刻),终于六十二刻半。

⑦张琦《素问释义》亥初初刻。酉初四刻。

⑧高亿《黄帝内经素问详注直讲全集》〔讲〕故以天数论之,初之气为风,二之气为热,三之气为湿,四之气为火,五之气为燥,六之气为寒,皆各有始终之刻,以定早晏。

⑨孟景春等《黄帝内经素问译释》第五气开始于七十六刻,终止于六十二刻半。

⑩任廷革《任应秋讲〈黄帝内经〉素问》此句未具体注释,总体概括此段为:(提要)详叙六气之序及推算方法,六气的步数是按照每天的时刻来计算的。

⑪张灿玾等《黄帝内经素问校释》五之气,开始于七十六刻,终止于六十二亥五分。

⑫方药中等《黄帝内经素问运气七篇讲解》此句未具体注释。

⑬王洪图等《黄帝内经素问白话解》第五气,开始于七十六刻,终止于六十二刻半。

⑭郭霭春《黄帝内经素问白话解》第五气开始于七十六刻,终止于六十二刻半。

(6)六之气,始于六十二刻六分,终于五十刻。

①王冰《黄帝内经素问》酉中之北。未后之四刻。

②马莳《黄帝内经素问注证发微》此句未具体注释。

③张介宾《类经》始于酉正初刻,终于未正四刻。此五十刻者,四分日之二也。

④张志聪《黄帝内经集注》此句未具体注释。

⑤高士宗《黄帝素问直解》纪其零数,复如甲子之四气。

⑥黄元御《黄元御医书全集》六之气,始于六十二刻六分(小雪酉正初刻),终于五十刻。

⑦张琦《素问释义》酉正初刻。未正四刻。

⑧高亿《黄帝内经素问详注直讲全集》〔讲〕故以天数论之,初之气为风,二之气为热,三之气为湿,四之气为火,五之气为燥,六之气为寒,皆各有始终之刻,以定早晏。

⑨孟景春等《黄帝内经素问译释》第六气开始于六十二刻六分,终止于五十刻。

⑩任廷革《任应秋讲〈黄帝内经〉素问》此句未具体注释,总体概括此段为:(提要)详叙六气之序及推算方法,六气的步数是按照每天的时刻来计算的。

⑪张灿玾等《黄帝内经素问校释》六之气,开始于六十二刻六分,终止于五十刻。

⑫方药中等《黄帝内经素问运气七篇讲解》此句未具体注释。

⑬王洪图等《黄帝内经素问白话解》第六气,开始于六十二刻六分,终止于五十刻。

⑭郭霭春《黄帝内经素问白话解》第六气开始于六十二刻六分,终止于五十刻。

(7)所谓六二,天之数也。

①王冰《黄帝内经素问》一六为初六,二六为六二,名次也。

②马莳《黄帝内经素问注证发微》此句未具体注释。

③张介宾《类经》丑次于子,故曰六二。天之数,义见前。

④张志聪《黄帝内经集注》所谓六气之二,以应天之数也。

⑤高士宗《黄帝素问直解》此六气二周,所谓六二,以六气而合天度之数也。

⑥黄元御《黄元御医书全集》一岁六气,始终早晏又如此,所谓二年之六气,天数然也。

⑦张琦《素问释义》此句未具体注释。

⑧高亿《黄帝内经素问详注直讲全集》〔讲〕此二六为天之数,与地同主六十日八十七刻半者也。

⑨孟景春等《黄帝内经素问译释》这是六气第二周的始终刻分数。

⑩任廷革《任应秋讲〈黄帝内经〉素问》此句未具体注释,总体概括此段为:(提要)详叙六气之序及推算方法,六气的步数是按照每天的时刻来计算的。

⑪张灿玾等《黄帝内经素问校释》天之数,即天时六气终始的刻数。

这就是所说的第二个六步,天时终始的刻数。

⑫方药中等《黄帝内经素问运气七篇讲解》"六二",二,指第二年;六,仍然是指六步。"六二",即指第二年,亦即乙丑年这一年中六气六步的交司时刻。

⑬王洪图等《黄帝内经素问白话解》这就是六气第二周的终始具体时间。

⑭郭霭春《黄帝内经素问白话解》这是六气二周的始终刻分数。


## 第十解

(一)内经原文

丙寅岁,初之气,天数始于五十一刻,终于三十七刻半;二之气,始于三十七刻六分,终于二十五刻;三之气,始于二十六刻,终于一十二刻半;四之气,始于一十二刻六分,终于水下百刻;五之气,始于一刻,终于八十七刻半;六之气,始于八十七刻六分,终于七十五刻。所谓六三,天之数也。

(二)字词注释

(1)六三

①王冰《黄帝内经素问》此词未具体注释。

②马莳《黄帝内经素问注证发微》此词未具体注释。

③张介宾《类经》寅次于丑,故曰六三。

④张志聪《黄帝内经集注》三岁之六气也。

⑤高士宗《黄帝素问直解》六气三周。

⑥黄元御《黄元御医书全集》三年之六气。

⑦张琦《素问释义》此词未具体注释。

⑧高亿《黄帝内经素问详注直讲全集》〔讲〕三六。

⑨孟景春等《黄帝内经素问译释》六气第三周。

⑩任廷革《任应秋讲〈黄帝内经〉素问》此词未具体注释。

⑪张灿玾等《黄帝内经素问校释》六即上述所谓六步。第一个六步,谓之"初六",下"六二""六三""六四"同此义。

⑫方药中等《黄帝内经素问运气七篇讲解》"六三",指第三年,亦即丙寅年这一年中六气六步的交司时刻。

⑬王洪图等《黄帝内经素问白话解》六即上述所谓六步。第一个六步,谓之

"初六",下"六二""六三""六四"同此义。

⑭郭霭春《黄帝内经素问白话解》六气第三周。

(三)语句阐述

(1)丙寅岁,初之气,天数始于五十一刻,终于三十七刻半。

①王冰《黄帝内经素问》申初之一刻。(〔新校正云〕按庚午、甲戌、戊寅、壬午、丙戌、庚寅、甲午、戊戌、壬寅、丙午、庚戌、甲寅、戊午、壬戌岁同,此所谓寅午戌岁气会同。)午正之中。

②马莳《黄帝内经素问注证发微》此句未具体注释。

③张介宾《类经》始于申初初刻,终于午初四刻。凡后寅午戌年皆同。

④张志聪《黄帝内经集注》丙寅岁,初之气始于前二岁七百三十一日之五十一刻。

⑤高士宗《黄帝素问直解》此句未具体注释。

⑥黄元御《黄元御医书全集》丙寅岁,初之气,天数始于五十一刻(大寒申初初刻),终于三十七刻半。

⑦张琦《素问释义》申初初刻。午初四刻。

⑧高亿《黄帝内经素问详注直讲全集》〔讲〕又如丙寅之岁,少阳司天,厥阴在泉,中运太羽水气,至于左右相间之阳明、太阴、少阴、太阳,皆各于所在之步,更胜相应,同治其令者也。故以天数论之,初之气为热,二之气为湿,三之气为火,四之气为燥,五之气为寒,六之气为风,皆各有始终之刻,以定早晏。

⑨孟景春等《黄帝内经素问译释》丙寅的年份,第一气,开始于五十一刻,终止于三十七刻半。

⑩任廷革《任应秋讲〈黄帝内经〉素问》此句未具体注释,总体概括此段为:(提要)详叙六气之序及推算方法,六气的步数是按照每天的时刻来计算的。

⑪张灿玾等《黄帝内经素问校释》丙寅之年,初之气,天时的刻数开始于五十一刻,终止于三十七刻五分。

⑫方药中等《黄帝内经素问运气七篇讲解》此句未具体注释。

⑬王洪图等《黄帝内经素问白话解》丙寅的年份,第一气,开始于五十一刻,终止于三十七刻半。

⑭郭霭春《黄帝内经素问白话解》丙寅的年份,初开始于五十一刻,终止于三十七刻半。

(2)二之气,始于三十七刻六分,终于二十五刻。

①王冰《黄帝内经素问》午中之西。辰后之四刻。

②马莳《黄帝内经素问注证发微》此句未具体注释。

③张介宾《类经》始于午正初刻,终于辰正四刻。

④张志聪《黄帝内经集注》此句未具体注释。

⑤高士宗《黄帝素问直解》此句未具体注释。

⑥黄元御《黄元御医书全集》二之气,始于三十七刻六分(春分午正初刻),终于二十五刻。

⑦张琦《素问释义》午正初刻。辰正四刻。

⑧高亿《黄帝内经素问详注直讲全集》〔讲〕故以天数论之,初之气为热,二之气为湿,三之气为火,四之气为燥,五之气为寒,六之气为风,皆各有始终之刻,以定早晏。

⑨孟景春等《黄帝内经素问译释》第二气开始于三十七刻六分,终止于二十五刻。

⑩任廷革《任应秋讲〈黄帝内经〉素问》此句未具体注释,总体概括此段为:(提要)详叙六气之序及推算方法,六气的步数是按照每天的时刻来计算的。

⑪张灿玾等《黄帝内经素问校释》二之气,开始于三十七刻六分,终止于二十五刻。

⑫方药中等《黄帝内经素问运气七篇讲解》此句未具体注释。

⑬王洪图等《黄帝内经素问白话解》第二气,开始于三十七刻六分,终止于二十五刻。

⑭郭霭春《黄帝内经素问白话解》第二气开始于三十七刻六分,终止于二十五刻。

(3)三之气,始于二十六刻,终于一十二刻半。

①王冰《黄帝内经素问》巳初之一刻。卯正之中。

②马莳《黄帝内经素问注证发微》此句未具体注释。

③张介宾《类经》始于巳初初刻,终于卯初四刻。

④张志聪《黄帝内经集注》此句未具体注释。

⑤高士宗《黄帝素问直解》此句未具体注释。

⑥黄元御《黄元御医书全集》三之气,始于二十六刻(小满巳初初刻),终于一十二刻半。

⑦张琦《素问释义》巳初初刻。卯初四刻。

⑧高亿《黄帝内经素问详注直讲全集》〔讲〕故以天数论之,初之气为热,二之气为湿,三之气为火,四之气为燥,五之气为寒,六之气为风,皆各有始终之刻,以定早晏。

⑨孟景春等《黄帝内经素问译释》第三气开始于二十六刻,终止于十二刻半。

⑩任廷革《任应秋讲〈黄帝内经〉素问》此句未具体注释,总体概括此段为:(提要)详叙六气之序及推算方法,六气的步数是按照每天的时刻来计算的。

⑪张灿玾等《黄帝内经素问校释》三之气,开始于二十六刻,终止于十二刻五分。

⑫方药中等《黄帝内经素问运气七篇讲解》此句未具体注释。

⑬王洪图等《黄帝内经素问白话解》第三气,开始于二十六刻,终止于一十二

刻半。

⑭郭霭春《黄帝内经素问白话解》第三气开始于二十六刻,终止于十二刻半。

(4)四之气,始于一十二刻六分,终于水下百刻。

①王冰《黄帝内经素问》卯中之南。丑后之四刻。

②马莳《黄帝内经素问注证发微》此句未具体注释。

③张介宾《类经》始于卯正初刻,终于丑正四刻。

④张志聪《黄帝内经集注》此句未具体注释。

⑤高士宗《黄帝素问直解》此句未具体注释。

⑥黄元御《黄元御医书全集》四之气,始于一十二刻六分(大暑子正初刻),终于水下百刻。

⑦张琦《素问释义》卯正初刻。丑正四刻。

⑧高亿《黄帝内经素问详注直讲全集》〔讲〕故以天数论之,初之气为热,二之气为湿,三之气为火,四之气为燥,五之气为寒,六之气为风,皆各有始终之刻,以定早晏。

⑨孟景春等《黄帝内经素问译释》第四气开始于十二刻六分,终止于水下百刻。

⑩任廷革《任应秋讲〈黄帝内经〉素问》此句未具体注释,总体概括此段为:(提要)详叙六气之序及推算方法,六气的步数是按照每天的时刻来计算的。

⑪张灿玾等《黄帝内经素问校释》四之气,开始于十二刻六分,终止于漏水下至一百刻。

⑫方药中等《黄帝内经素问运气七篇讲解》此句未具体注释。

⑬王洪图等《黄帝内经素问白话解》第四气,开始于一十二刻六分,终止于水下百刻。

⑭郭霭春《黄帝内经素问白话解》第四气开始于十二刻六分,终止于水下百刻。

(5)五之气,始于一刻,终于八十七刻半。

①王冰《黄帝内经素问》寅初之一刻。子正之中。

②马莳《黄帝内经素问注证发微》此句未具体注释。

③张介宾《类经》始于寅初初刻,终于子初四刻。

④张志聪《黄帝内经集注》此句未具体注释。

⑤高士宗《黄帝素问直解》此句未具体注释。

⑥黄元御《黄元御医书全集》五之气,始于一刻(秋分寅初初刻),终于八十七刻半。

⑦张琦《素问释义》寅初初刻。子初四刻。

⑧高亿《黄帝内经素问详注直讲全集》〔讲〕故以天数论之,初之气为热,二之气为湿,三之气为火,四之气为燥,五之气为寒,六之气为风,皆各有始终之刻,以定

早晏。

⑨孟景春等《黄帝内经素问译释》第五气开始于一刻,终止于八十七刻半。

⑩任廷革《任应秋讲〈黄帝内经〉素问》此句未具体注释,总体概括此段为:(提要)详叙六气之序及推算方法,六气的步数是按照每天的时刻来计算的。

⑪张灿玾等《黄帝内经素问校释》五之气,开始于一刻,终止于八十七刻五分。

⑫方药中等《黄帝内经素问运气七篇讲解》此句未具体注释。

⑬王洪图等《黄帝内经素问白话解》第五气,开始于一刻,终止于八十七刻半。

⑭郭霭春《黄帝内经素问白话解》第五气开始于一刻,终止于八十七刻半。

(6)六之气,始于八十七刻六分,终于七十五刻。

①王冰《黄帝内经素问》子中之左。戌后之四刻。

②马莳《黄帝内经素问注证发微》此句未具体注释。

③张介宾《类经》始于子正初刻,终于戌正四刻。此七十五刻者,四分日之三也。

④张志聪《黄帝内经集注》终之气终于一千九百六日之七十五刻,计三百六十五日零二十五刻。

⑤高士宗《黄帝素问直解》此句未具体注释。

⑥黄元御《黄元御医书全集》六之气,始于八十七刻六分(小雪子正初刻),终于七十五刻。

⑦张琦《素问释义》子正初刻。戌正四刻。

⑧高亿《黄帝内经素问详注直讲全集》〔讲〕故以天数论之,初之气为热,二之气为湿,三之气为火,四之气为燥,五之气为寒,六之气为风,皆各有始终之刻,以定早晏。

⑨孟景春等《黄帝内经素问译释》第六气开始于八十七刻六分,终止于七十五刻。

⑩任廷革《任应秋讲〈黄帝内经〉素问》此句未具体注释,总体概括此段为:(提要)详叙六气之序及推算方法,六气的步数是按照每天的时刻来计算的。

⑪张灿玾等《黄帝内经素问校释》六之气,开始于八十七刻六分,终止于七十五刻。

⑫方药中等《黄帝内经素问运气七篇讲解》此句未具体注释。

⑬王洪图等《黄帝内经素问白话解》第六气,开始于八十七刻六分,终止于七十五刻。

⑭郭霭春《黄帝内经素问白话解》第六气开始于八十七刻六分,终止于七十五刻。

(7)所谓六三,天之数也。

①王冰《黄帝内经素问》此句未具体注释。

②马莳《黄帝内经素问注证发微》此句未具体注释。

③张介宾《类经》寅次于丑,故曰六三。

④张志聪《黄帝内经集注》所谓三岁之六气也。

⑤高士宗《黄帝素问直解》六气三周,以六气而合天度之数也。

⑥黄元御《黄元御医书全集》一岁六气,始终早晏又如此,所谓三年之六气,天数然也。

⑦张琦《素问释义》此句未具体注释。

⑧高亿《黄帝内经素问详注直讲全集》〔讲〕此三六为天之数,与地同主六十日八十七刻半者也。

⑨孟景春等《黄帝内经素问译释》这是六气第三周的始终刻分数。

⑩任廷革《任应秋讲〈黄帝内经〉素问》此句未具体注释,总体概括此段为:(提要)详叙六气之序及推算方法,六气的步数是按照每天的时刻来计算的。

⑪张灿玾等《黄帝内经素问校释》天之数,即天时六气终始的刻数。这就是所说的第三个六步,天时终始的刻数。

⑫方药中等《黄帝内经素问运气七篇讲解》"六三",指第三年,亦即丙寅年这一年中六气六步的交司时刻。

⑬王洪图等《黄帝内经素问白话解》这就是六气第三周的终始具体时间。

⑭郭霭春《黄帝内经素问白话解》这是六气第三周的始终刻分数。

## 第十一解

### (一)内经原文

丁卯岁,初之气,天数始于七十六刻,终于六十二刻半;二之气,始于六十二刻六分,终于五十刻;三之气,始于五十一刻,终于三十七刻半;四之气,始于三十七刻六分,终于二十五刻;五之气,始于二十六刻,终于一十二刻半;六之气,始于一十二刻六分,终于水下百刻。所谓**六四**,天之数也。

**次**戊辰岁,初之气,复始于一刻。常如是无已,周而复始。

### (二)字词注释

(1)六四

①王冰《黄帝内经素问》此词未具体注释。

②马莳《黄帝内经素问注证发微》此词未具体注释。

③张介宾《类经》此词未具体注释。

④张志聪《黄帝内经集注》此词未具体注释。

⑤高士宗《黄帝素问直解》此词未具体注释。

⑥黄元御《黄元御医书全集》四年之六气。

⑦张琦《素问释义》此词未具体注释。

⑧高亿《黄帝内经素问详注直讲全集》〔讲〕四六。

⑨孟景春等《黄帝内经素问译释》六气第四周。

⑩任廷革《任应秋讲〈黄帝内经〉素问》此词未具体注释。

⑪张灿玾等《黄帝内经素问校释》六即上述所谓六步。第一个六步,谓之"初六",下"六二""六三""六四"同此义。

⑫方药中等《黄帝内经素问运气七篇讲解》"六四",指第四年,亦即丁卯年中六气六步的交司时刻。

⑬王洪图等《黄帝内经素问白话解》六即上述所谓六步。第一个六步,谓之"初六",下"六二""六三""六四"同此义。

⑭郭霭春《黄帝内经素问白话解》六气第四周。

（2）次

①王冰《黄帝内经素问》此词未具体注释。

②马莳《黄帝内经素问注证发微》此词未具体注释。

③张介宾《类经》此词未具体注释。

④张志聪《黄帝内经集注》此词未具体注释。

⑤高士宗《黄帝素问直解》次。

⑥黄元御《黄元御医书全集》次。

⑦张琦《素问释义》此词未具体注释。

⑧高亿《黄帝内经素问详注直讲全集》〔讲〕次及。

⑨孟景春等《黄帝内经素问译释》再次。

⑩任廷革《任应秋讲〈黄帝内经〉素问》此词未具体注释。

⑪张灿玾等《黄帝内经素问校释》依次。

⑫方药中等《黄帝内经素问运气七篇讲解》此词未具体注释。

⑬王洪图等《黄帝内经素问白话解》六气始终刻分早晏的一个周期为四年,第五年为第二个周期开始,所以用"次"字。

⑭郭霭春《黄帝内经素问白话解》再次。

（三）语句阐述

（1）丁卯岁,初之气,天数始于七十六刻,终于六十二刻半。

①王冰《黄帝内经素问》亥初之一刻。（〔新校正云〕按辛未、乙亥、己卯、癸未、丁亥、辛卯、乙未、己亥、癸卯、丁未、辛亥、乙卯、己未、癸亥岁同,此所谓卯未亥岁气会同。）酉正之中。

②马莳《黄帝内经素问注证发微》此句未具体注释。

③张介宾《类经》始于亥初初刻,终于酉初四刻。凡后之亥卯未年皆同。

④张志聪《黄帝内经集注》丁卯岁,初之气始于一千九十六日之七十五刻。

⑤高士宗《黄帝素问直解》此句未具体注释。

⑥黄元御《黄元御医书全集》丁卯岁,初之气,天数始于七十六刻(大寒亥初初刻),终于六十二刻半。

⑦张琦《素问释义》亥初初刻。酉初四刻。

⑧高亿《黄帝内经素问详注直讲全集》〔讲〕丁卯之岁,阳明司天,少阴在泉,中运少角木气,至于左右相间之少阳太阳太阴厥阴,皆各于所在之步,更胜相应,同治其令者也。故以天数论之,初之气为湿,二之气为火,三之气为燥,四之气为寒,五之气为风,六之气为热,皆各有始终之刻,以定早晏。

⑨孟景春等《黄帝内经素问译释》丁卯的年份,初气开始于七十六刻,终止于六十二刻半。

⑩任廷革《任应秋讲〈黄帝内经〉素问》此句未具体注释,总体概括此段为:(提要)详叙六气之序及推算方法,六气的步数是按照每天的时刻来计算的。

⑪张灿玾等《黄帝内经素问校释》丁卯之年,初之气,天时的刻数开始于七十六刻,终止于六十二刻五分。

⑫方药中等《黄帝内经素问运气七篇讲解》此句未具体注释。

⑬王洪图等《黄帝内经素问白话解》丁卯的年份,第一气,开始于七十六刻,终止于六十二刻半。

⑭郭霭春《黄帝内经素问白话解》丁卯的年份,初气开始于七十六刻,终止于六十二刻半。

(2)二之气,始于六十二刻六分,终于五十刻。

①王冰《黄帝内经素问》酉中之北。未后之四刻。

②马莳《黄帝内经素问注证发微》此句未具体注释。

③张介宾《类经》始于酉正初刻,终于未正四刻。

④张志聪《黄帝内经集注》此句未具体注释。

⑤高士宗《黄帝素问直解》此句未具体注释。

⑥黄元御《黄元御医书全集》二之气,始于六十二刻六分(春分酉正初刻),终于五十刻。

⑦张琦《素问释义》酉正初刻。未正四刻。

⑧高亿《黄帝内经素问详注直讲全集》〔讲〕故以天数论之,初之气为湿,二之气为火,三之气为燥,四之气为寒,五之气为风,六之气为热,皆各有始终之刻,以定早晏。

⑨孟景春等《黄帝内经素问译释》第二气开始于六十二刻六分,终止于五十刻。

⑩任廷革《任应秋讲〈黄帝内经〉素问》此句未具体注释,总体概括此段为:(提要)详叙六气之序及推算方法,六气的步数是按照每天的时刻来计算的。

⑪张灿玾等《黄帝内经素问校释》二之气,开始于六十二刻六分,终止于五十刻。

⑫方药中等《黄帝内经素问运气七篇讲解》此句未具体注释。

⑬王洪图等《黄帝内经素问白话解》第二气,开始于六十二刻六分,终止于五十刻。

⑭郭霭春《黄帝内经素问白话解》第二气开始于六十二刻六分,终止于五十刻。

(3)三之气,始于五十一刻,终于三十七刻半。

①王冰《黄帝内经素问》申初之一刻。午正之中。

②马莳《黄帝内经素问注证发微》此句未具体注释。

③张介宾《类经》始于申初初刻,终于午初四刻。

④张志聪《黄帝内经集注》此句未具体注释。

⑤高士宗《黄帝素问直解》此句未具体注释。

⑥黄元御《黄元御医书全集》三之气,始于五十一刻(小满申初初刻),终于三十七刻半。

⑦张琦《素问释义》申初初刻。午初四刻。

⑧高亿《黄帝内经素问详注直讲全集》〔讲〕故以天数论之,初之气为湿,二之气为火,三之气为燥,四之气为寒,五之气为风,六之气为热,皆各有始终之刻,以定早晏。

⑨孟景春等《黄帝内经素问译释》第三气开始于五十一刻,终止于三十七刻半。

⑩任廷革《任应秋讲〈黄帝内经〉素问》此句未具体注释,总体概括此段为:(提要)详叙六气之序及推算方法,六气的步数是按照每天的时刻来计算的。

⑪张灿玾等《黄帝内经素问校释》三之气,开始于五十一刻,终止于三十七刻五分。

⑫方药中等《黄帝内经素问运气七篇讲解》此句未具体注释。

⑬王洪图等《黄帝内经素问白话解》第三气,开始于五十一刻,终止于三十七刻半。

⑭郭霭春《黄帝内经素问白话解》第三气开始于五十一刻,终止于三十七刻半。

(4)四之气,始于三十七刻六分,终于二十五刻。

①王冰《黄帝内经素问》午中之西。辰后之四刻。

②马莳《黄帝内经素问注证发微》此句未具体注释。

③张介宾《类经》始于午正初刻,终于辰正四刻。

④张志聪《黄帝内经集注》此句未具体注释。

⑤高士宗《黄帝素问直解》此句未具体注释。

⑥黄元御《黄元御医书全集》四之气,始于三十七刻六分(大暑午正初刻),终于二十五刻。

⑦张琦《素问释义》午正初刻。辰正四刻。

⑧高亿《黄帝内经素问详注直讲全集》〔讲〕故以天数论之,初之气为湿,二之气为火,三之气为燥,四之气为寒,五之气为风,六之气为热,皆各有始终之刻,以定

早晏。

⑨孟景春等《黄帝内经素问译释》第四气开始于三十七刻六分,终止于二十五刻。

⑩任廷革《任应秋讲〈黄帝内经〉素问》此句未具体注释,总体概括此段为:(提要)详叙六气之序及推算方法,六气的步数是按照每天的时刻来计算的。

⑪张灿玾等《黄帝内经素问校释》四之气,开始于三十七刻六分,终止于二十五刻。

⑫方药中等《黄帝内经素问运气七篇讲解》此句未具体注释。

⑬王洪图等《黄帝内经素问白话解》第四气,开始于三十七刻六分,终止于二十五刻。

⑭郭霭春《黄帝内经素问白话解》第四气开始于三十七刻六分,终止于二十五刻。

(5)五之气,始于二十六刻,终于一十二刻半。

①王冰《黄帝内经素问》巳初之一刻。卯正之中。

②马莳《黄帝内经素问注证发微》此句未具体注释。

③张介宾《类经》始于巳初初刻,终于卯初四刻。

④张志聪《黄帝内经集注》此句未具体注释。

⑤高士宗《黄帝素问直解》此句未具体注释。

⑥黄元御《黄元御医书全集》五之气,始于二十六刻(秋分巳初初刻),终于一十二刻半。

⑦张琦《素问释义》巳初初刻。卯初四刻。

⑧高亿《黄帝内经素问详注直讲全集》〔讲〕故以天数论之,初之气为湿,二之气为火,三之气为燥,四之气为寒,五之气为风,六之气为热,皆各有始终之刻,以定早晏。

⑨孟景春等《黄帝内经素问译释》第五气开始于二十六刻,终止于十二刻半。

⑩任廷革《任应秋讲〈黄帝内经〉素问》此句未具体注释,总体概括此段为:(提要)详叙六气之序及推算方法,六气的步数是按照每天的时刻来计算的。

⑪张灿玾等《黄帝内经素问校释》五之气,开始于二十六刻,终止于十二刻五分。

⑫方药中等《黄帝内经素问运气七篇讲解》此句未具体注释。

⑬王洪图等《黄帝内经素问白话解》第五气,开始于二十六刻,终止于一十二刻半。

⑭郭霭春《黄帝内经素问白话解》第五气开始于二十六刻,终止于十二刻半。

(6)六之气,始于一十二刻六分,终于水下百刻。

①王冰《黄帝内经素问》卯中之南。丑后之四刻。

②马莳《黄帝内经素问注证发微》此句未具体注释。

③张介宾《类经》始于卯正初刻,终于丑正四刻。此水下百刻者,即上文所谓二十四步,积盈百刻而成日也。

④张志聪《黄帝内经集注》终于一千四百六十一日之水下百刻,是每年各三百六十五日零二十五刻,四年共计一千四百六十日,又积盈百刻而成一日也。

⑤高士宗《黄帝素问直解》此句未具体注释。

⑥黄元御《黄元御医书全集》六之气,始于一十二刻六分(小雪卯正初刻),终于水下百刻。

⑦张琦《素问释义》正卯初刻。丑正四刻。

⑧高亿《黄帝内经素问详注直讲全集》〔讲〕故以天数论之,初之气为湿,二之气为火,三之气为燥,四之气为寒,五之气为风,六之气为热,皆各有始终之刻,以定早晏。

⑨孟景春等《黄帝内经素问译释》第六气开始于十二刻六分,终止于水下百刻。

⑩任廷革《任应秋讲〈黄帝内经〉素问》此句未具体注释,总体概括此段为:(提要)详叙六气之序及推算方法,六气的步数是按照每天的时刻来计算的。

⑪张灿玾等《黄帝内经素问校释》六之气,开始于十二刻六分,终止于漏水下至一百刻。

⑫方药中等《黄帝内经素问运气七篇讲解》此句未具体注释。

⑬王洪图等《黄帝内经素问白话解》第六气,开始于一十二刻六分,终止于水下百刻。

⑭郭霭春《黄帝内经素问白话解》第六气开始于十二刻六分,终止于水下百刻。

(7)所谓六四,天之数也。

①王冰《黄帝内经素问》此词未具体注释。

②马莳《黄帝内经素问注证发微》此句未具体注释。

③张介宾《类经》卯次于寅,故曰六四。此一纪之全数也。

④张志聪《黄帝内经集注》此句未具体注释。

⑤高士宗《黄帝素问直解》此句未具体注释。

⑥黄元御《黄元御医书全集》一岁六气,始终早晏又如此,所谓四年之六气,天数然也(六二、六三、六四,犹言六气二周、六气三周、六气四周)。

⑦张琦《素问释义》此句未具体注释。

⑧高亿《黄帝内经素问详注直讲全集》〔讲〕此四六为天之数,与地同主六十日八十七刻半者也。

⑨孟景春等《黄帝内经素问译释》这是六气第四周的始终刻分数。

⑩任廷革《任应秋讲〈黄帝内经〉素问》此句未具体注释,总体概括此段为:(提要)详叙六气之序及推算方法,六气的步数是按照每天的时刻来计算的。

⑪张灿玾等《黄帝内经素问校释》天之数,即天时六气终始的刻数,这就是所说的第四个六步,天时终始的刻数。

⑫方药中等《黄帝内经素问运气七篇讲解》"六四",指第四年,亦即丁卯年中六气六步的交司时刻。

⑬王洪图等《黄帝内经素问白话解》这就是六气第四周的终始具体时间。

⑭郭霭春《黄帝内经素问白话解》这是六气第四周的始终刻分数。

(8)次戊辰岁,初之气,复始于一刻。常如是无已,周而复始。

①王冰《黄帝内经素问》始自甲子年,终于癸亥岁,常以四岁为一小周,一十五周为一大周,以辰命岁,则气可与期。

②马莳《黄帝内经素问注证发微》余岁同例推之也。

③张介宾《类经》以上丁卯年六之气终于水下百刻,是子丑寅卯四年气数至此已尽,所谓一纪。故戊辰年,则气复始于一刻,而辰巳午未四年又为一纪。辰巳午未之后,则申酉戌亥四年又为一纪。此所以常如是无已,周而复始也。

④张志聪《黄帝内经集注》此句未具体注释。

⑤高士宗《黄帝素问直解》次戊辰岁,初之气复始于一刻,亦如上文始于甲子初气之一刻,终于丁卯六气之百刻。常如是无已,四岁一小周,周而复始。

⑥黄元御《黄元御医书全集》次戊辰岁,初之气,复始于一刻,与甲子年同。常如是循环无已,四年一周,周而复始。

⑦张琦《素问释义》始甲子终癸亥,四年为一小周,十五年为一大周,察其岁可知其气。

⑧高亿《黄帝内经素问详注直讲全集》〔讲〕其定六气始终早晏之法,自甲子岁起,癸亥岁止,皆以四岁为一小周,十五岁为一大周,终而复始,刻数因之。即如自丁卯次及戊辰之岁,其岁初之气复与甲子之岁,始于水下一刻者同,其他亦复如是。至戊辰以后四载,亦常如是相推,运行不已,周而复始焉。

⑨孟景春等《黄帝内经素问译释》次:六气始终刻分早晏的一个周期为四年,第五年为第二个周期开始,所以用"次"字。

再次是戊辰年的初气,重新从水下一刻开始。总之,经过四周之后,初气就重新开始于水下一刻,循着上述次序,周而复始地循环下去。

⑩任廷革《任应秋讲〈黄帝内经〉素问》此句未具体注释,总体概括此段为:(提要)详叙六气之序及推算方法,六气的步数是按照每天的时刻来计算的。

⑪张灿玾等《黄帝内经素问校释》依次相推便是戊辰年,初之气,又开始于一刻,经常如此,没有终时,一周之后又重新开始。

⑫方药中等《黄帝内经素问运气七篇讲解》以"初六"为例,依此类推。

⑬王洪图等《黄帝内经素问白话解》次:六气始终刻分早晏的一个周期为四年,第五年为第二个周期开始,所以用"次"字。

下一年是戊辰的年份,第一气,又从水下一刻开始,仍按照上述的次序,周而复始地循环下去。

⑭郭霭春《黄帝内经素问白话解》再次是戊辰年初气,重新从水下一刻开始,时时循着上述次序,周而复始地循环不已。

## 第十二解

### (一)内经原文

帝曰:愿闻其岁候何如? 岐伯曰:悉乎哉问也! **日行**一周,天气始于一刻;日行再周,天气始于二十六刻;日行三周,天气始于五十一刻;日行四周,天气始于七十六刻;日行五周,天气复始于一刻,所谓**一纪**也。是故寅、午、戌**岁气会同**,卯、未、亥岁气会同,辰、申、子岁气会同,巳、酉、丑岁气会同,终而复始。

### (二)字词注释

(1)日行

①王冰《黄帝内经素问》此词未具体注释。

②马莳《黄帝内经素问注证发微》日行一岁,日行一周天也。

③张介宾《类经》此词未具体注释。

④张志聪《黄帝内经集注》日绕地。

⑤高士宗《黄帝素问直解》日行。

⑥黄元御《黄元御医书全集》日行。

⑦张琦《素问释义》此词未具体注释。

⑧高亿《黄帝内经素问详注直讲全集》〔讲〕日行。

⑨孟景春等《黄帝内经素问译释》古人所谓日行,即今天文学上所说的"太阳视运动",这种运动又称为"视行"。

⑩任廷革《任应秋讲〈黄帝内经〉素问》此词未具体注释。

⑪张灿玾等《黄帝内经素问校释》乃指太阳的视运动,为太阳在天体视运动轨道上的运行,实则为地球公转的运动周期。

⑫方药中等《黄帝内经素问运气七篇讲解》此词未具体注释。

⑬王洪图等《黄帝内经素问白话解》太阳每运行。

⑭郭霭春《黄帝内经素问白话解》太阳在天体黄道(视运动轨道)上循行。

(2)一纪

①王冰《黄帝内经素问》法以四年为一纪,循环不已。余三岁一会同,故有三合也。

②马莳《黄帝内经素问注证发微》此词未具体注释。

③张介宾《类经》如前四年是也,一纪尽而复始于一刻矣。纪者,如《天元纪大论》所谓终地纪者,即此纪字之义。

④张志聪《黄帝内经集注》四岁共积盈百刻而为一纪。

⑤高士宗《黄帝素问直解》四岁为一纪。

⑥黄元御《黄元御医书全集》天数四年一周,所谓一纪也。

⑦张琦《素问释义》凡四岁,备六气始终之一周,故为一纪之全数。

⑧高亿《黄帝内经素问详注直讲全集》〔讲〕一纪。

⑨孟景春等《黄帝内经素问译释》此处以四年为一纪。纪,就是标志。一纪就是标志一个循环。例如五运以五年为一纪,六气以六年为一纪,六气与五运相合则三十年为一纪。

⑩任廷革《任应秋讲〈黄帝内经〉素问》此词未具体注释。

⑪张灿玾等《黄帝内经素问校释》王冰注:"法以四年为一纪,循环不已。余三岁以会同,故有三合也。"

⑫方药中等《黄帝内经素问运气七篇讲解》从第一年开始到第四年,这四年中六气六步的交司时刻是各不相同的。到了第五年,又重复回到第一年的交司时刻上。这也就是说各个年度六气六步的交司时刻是以四年为一纪,即以四年为一个周期。

⑬王洪图等《黄帝内经素问白话解》太阳运行四周,也就是经过四年,六气开始的时刻就出现一次循环,这就称为一纪。

⑭郭霭春《黄帝内经素问白话解》四年为一纪。

(3)岁气会同

①王冰《黄帝内经素问》此词未具体注释。

②马莳《黄帝内经素问注证发微》此词未具体注释。

③张介宾《类经》六十年气数周流,皆如前之四年,故四年之后,气复如初。

④张志聪《黄帝内经集注》此言天数之与地支会同。

⑤高士宗《黄帝素问直解》此词未具体注释。

⑥黄元御《黄元御医书全集》会同者,六气始终刻数皆同也。

⑦张琦《素问释义》每四年为一纪,六气所行之数皆同。

⑧高亿《黄帝内经素问详注直讲全集》〔注〕其岁会之气,无不可坐而致也。〔讲〕岁会之气,皆无往不同也。

⑨孟景春等《黄帝内经素问译释》岁气,指一年中六气始终的刻分数。会同,就是复归相同的意思。

⑩任廷革《任应秋讲〈黄帝内经〉素问》此词未具体注释。

⑪张灿玾等《黄帝内经素问校释》乃岁时与六气会同之时,即所谓"初之气,天气始于水下一刻"之时。

⑫方药中等《黄帝内经素问运气七篇讲解》因为这些年支之间都是相隔四年,符合四年一个周期的规律。

⑬王洪图等《黄帝内经素问白话解》岁气,这里是指一年中六气始终的刻分数;会同,是复归相同的意思。岁气会同,是指六气始终的时刻相同的年岁。

⑭郭霭春《黄帝内经素问白话解》岁气指一年中六气始终的刻分数。

（三）语句阐述

（1）帝曰：愿闻其岁候何如？岐伯曰：悉乎哉问也！日行一周，天气始于一刻；日行再周，天气始于二十六刻；日行三周，天气始于五十一刻；日行四周，天气始于七十六刻；日行五周，天气复始于一刻，所谓一纪也。

①王冰《黄帝内经素问》此句未具体注释。

②马莳《黄帝内经素问注证发微》岁候者，帝因步候而问及岁候也。盖天地于一岁之政，天气之司天在上者，共主一岁，地气之主运者居中配之，凡二气之候同其始终于一岁也。日行一岁，日行一周天也。气始于一刻者，甲子岁，司天少阴热气，在泉阳明燥气，中运太宫土气之候，始同治其岁也。日行二周，天气始于二十六刻者，乙丑岁，司天太阴湿气，在泉太阳寒气，中运少商金气之候，始同治其岁也。日行三周，天气始于五十一刻者，丙寅岁，司天少阳火气，在泉厥阴风气，中运太羽水气之候，始同治其岁也。日行四周，天气始于七十六刻者，丁卯岁，司天阳明燥气，在泉少阴热气，中运少角木气之候，始同治其岁也。此天地之气在初纪四岁始终之候，余纪同例推之也。

③张介宾《类经》岁候者，通岁之大候。此承上文而复总其气数之始也。一周者，一周于天，谓甲子一年为岁之首也。日行再周，天气始于二十六刻；乙丑岁也。日行三周，天气始于五十一刻；丙寅岁也。日行四周，天气始于七十六刻；丁卯岁也。日行五周，天气复始于一刻，戊辰岁也。所谓一纪也。如前四年是也，一纪尽而复始于一刻矣。

④张志聪《黄帝内经集注》此复论一岁之气以应周天之数焉。周天三百六十五度四分度之一，日一日绕地一周而过一度，每岁计三百六十五日零二十五刻，是日行一岁一周天，而复行于再周也。四岁共积盈百刻而为一纪。

⑤高士宗《黄帝素问直解》岁候者，一岁一候，六十岁则六十候也。欲悉岁候，可以一纪而会同之。如上文甲子之岁，日行一周天，气始于一刻，一岁既终。乙丑之岁，日行再周天，气始于二十六刻，一岁既终，丙寅之岁，日行三周天，气始于五十一刻，一岁既终；丁卯之岁，日行四周天，气始于七十六刻，四岁已周，日行五周天，其气复如甲子之始于一刻。凡此四岁，所谓一纪也。

⑥黄元御《黄元御医书全集》岁候，一岁之大候。日行一周，谓一年也。甲子年，日行一周，天气始于一刻，终于二十五刻。乙丑年，日行再周，天气始于二十六刻，终于五十刻。丙寅年，日行三周，天气始于五十一刻，终于七十五刻。丁卯年，日行四周，天气始于七十六刻，终于百刻。戊辰年，日行五周，天气复始于一刻。天数四年一周，所谓一纪也。

⑦张琦《素问释义》凡四岁，备六气始终之一周，故为一纪之全数。

⑧高亿《黄帝内经素问详注直讲全集》〔讲〕黄帝曰：六气之始终早晏，固如是矣。至天地于一岁之气，有所谓上而司天者焉，有所谓下而在泉者焉，其主一岁之气为主运者，居中克配，候之何如？愿闻其详。岐伯对曰：悉乎哉，帝之问也！帝不

知气候,何观之日行乎?如日行一周天,气即始于一刻,如甲子岁,初之气,天数始于水下一刻是也;日行再周。天气即始于二十六刻,如乙丑岁初之气,天数始于二十六刻是也;日行三周天,气即始于五十一刻,如丙寅岁初之气,天数始于五十一刻是也;日行四周天,气即始于七十六刻,如丁卯岁初之气,天数始于七十六刻是也;日行五周天,其气复始于一刻,如戊辰岁初之气,复始于一刻是也。此所谓四年而成一纪焉,故每岁气节,必差五日三十刻有奇,每岁六气,其气亦必除甲子一周所余,皆八十七刻半也。

⑨孟景春等《黄帝内经素问译释》日行:古人所谓日行,即今天文学上所说的"太阳视运动",这种运动又称为"视行"。日行一周,即太阳在天体的视运动轨道(黄道)上循行一周,就是一年。古人从甲子年算起,所以日行一周指甲子年,二周指乙丑年……

一纪:此处以四年为一纪。纪,就是标志。一纪就是标志一个循环。例如五运以五年为一纪,六气以六年为一纪,六气与五运相合则三十年为一纪。

黄帝问:以每年来计算怎样?岐伯说:问得真详细啊!太阳循行第一周,六气开始于一刻;太阳循行第二周,六气开始于二十六刻;太阳循行第三周,六气开始于五十一刻;太阳循行第四周,六气开始于七十六刻;到太阳循行第五周,六气又从第一刻开始。这是六气四周的大循环,叫做一纪。

⑩任廷革《任应秋讲〈黄帝内经〉素问》此句未具体注释,总体概括此段为:(提要)详叙六气之序及推算方法,六气的步数是按照每天的时刻来计算的。

⑪张灿玾等《黄帝内经素问校释》日行一周:指太阳运行一周的时间,也就是一年的时间。日行,乃指太阳的视运动,为太阳在天体视运动轨道上的运行,实则为地球公转的运动周期。纪:王冰注"法以四年为一纪,循环不已。余三岁以会同,故有三合也"。

黄帝说:我想听听每年的计算方法?岐伯说:你问得很详尽啊!太阳运行第一周时,天时开始于一刻;太阳运行于第二周时,天时开始于二十六刻;太阳运行于第三周时,天时开始于五十一刻;太阳运行于第四周时,天时开始于七十六刻;太阳运行于第五周时,天时又开始于一刻。太阳运行四周,就叫做"一纪"。

⑫方药中等《黄帝内经素问运气七篇讲解》[日行一周,日行再周,日行三周,日行四周,日行五周]古人从直观上认为太阳每天行一度,一年行三百六十五度又复回到原来的位置。这就是日行一周。这也就是说,"日行一周"就是一年;"日行再周"就是二年;"日行三周"就是三年;"日行四周"就是四年;"日行五周"就是五年。原文所说的:"日行一周,天气始于一刻;日行再周,天气始于二十六刻;日行三周,天气始于五十一刻;日行四周,天气始于七十六刻;日行五周,天气复始于一刻,所谓一纪也。"就是从第一年开始到第四年,这四年中六气六步的交司时刻是各不相同的。到了第五年,又重复回到第一年的交司时刻上。这也就是说各个年度六气六步的交司时刻是以四年为一纪,即以四年为一个周期。根据这个情况,在具体

计算上就可以得出一个结论,那就是凡是年支上逢寅、逢午、逢戌之年,其各年六气六步的交司时刻是相同的;逢卯、逢未、逢亥之年,其各年的六气六步交司时刻是相同的;逢辰、逢申、逢子之年,其各年的六气六步交司时刻是相同的;逢巳、逢酉、逢丑之年,其各年的六气六步交司时刻是相同的。因为这些年支之间都是相隔四年,符合四年一个周期的规律。这就是原文所谓的:"寅午戌岁气会同,卯未亥岁气会同,辰申子岁气会同,巳酉丑岁气会同,终而复始。"

⑬王洪图等《黄帝内经素问白话解》黄帝说:希望听听以年为单位,应该如何计算。岐伯说:您问得可真详尽。太阳每运行一周,就是一年。在第一周,六气开始于水下一刻,而终止于三百六十五度又二十五刻,所以太阳运行第二周时,六气开始于二十六刻,这样推算下去,其具体情况是:太阳运行的第一周,六气开始于一刻;太阳运行的第二周,六气开始于二十六刻;太阳运行的第三周,六气开始于五十一刻;太阳运行的第四周,六气开始于七十六刻;太阳运行的第五周,六气又从第一刻开始。可以看出,太阳运行四周,也就是经过四年,六气开始的时刻就出现一次循环,这就称为一纪。

⑭郭霭春《黄帝内经素问白话解》岁候:这里指一年之六气运行始终总刻分数,以一年来计算。日行一周,即太阳在天体黄道(视运动轨道)上循行一周,就是一年。从甲子年算起,日行一周,即指甲子年。一纪:四年为一纪。

黄帝问道:希望听听以年来计算又该怎样?岐伯说:问得真详细啊! 太阳循行第一周,六气开始于一刻,太阳循行第二周,六气开始于二十六刻,太阳循行第三周,六气开始于五十一刻,太阳循行第四周,六气开始于七十六刻,太阳循行第五周,六气又从一刻开始。这是六气四周的循环,叫做一纪。

(2)是故寅、午、戌岁气会同,卯、未、亥岁气会同,辰、申、子岁气会同,巳、酉、丑岁气会同,终而复始。

①王冰《黄帝内经素问》《阴阳法》以是为三合者,缘其气会同也。不尔,则各在一方,义无由合。

②马莳《黄帝内经素问注证发微》此句未具体注释。

③张介宾《类经》六十年气数周流,皆如前之四年,故四年之后,气复如初。所以寅午戌为会同,卯未亥为会同,辰申子为会同,巳酉丑为会同。今阴阳家但知此为三合类局,而不知由于气数之会同如此。

④张志聪《黄帝内经集注》此言天数之与地支会同。是以四岁而为一纪,寅午戌岁皆主日行三周,天气始于五十一刻;卯未亥岁皆主日行四周,天气始于七十六刻;辰申子岁皆主日行一周,天气始于一刻;巳酉丑岁皆主日行三周,天数始于二十六刻。四会而地支已周,终而复始。

⑤高士宗《黄帝素问直解》是故四岁会同,则寅午戌、卯未亥、辰申子、巳酉丑,四岁一会,度数相同,是为岁气会同,岁气会同,则终而复始。

⑥黄元御《黄元御医书全集》四年之后,又复会同始初,是故寅午戌三年岁气

会同,卯未亥三年岁气会同,辰申子三年岁气会同,巳酉丑三年岁气会同(会同者,六气始终刻数皆同也)。终而复始(子丑寅卯一终,辰巳午未一终,申酉戌亥一终),如环无端(阴阳家以此为三合,因其会同故也)。

⑦张琦《素问释义》每四年为一纪,六气所行之数皆同,故阴阳家谓之三合。

⑧高亿《黄帝内经素问详注直讲全集》〔注〕虽乙丑丙寅丁卯岁,各有不同,推至戊辰,天之初气,仍复始于水下一刻,终于八十七刻半也。由此类推,其岁会之气,无不可坐而致也。

〔讲〕由是推之,故寅午、戌亥、卯未、申子、辰巳、酉丑等岁,其岁会之气,皆无往不同也。可知周而复始,循环不已。

⑨孟景春等《黄帝内经素问译释》岁气会同:岁气,指一年中六气始终的刻分数;会同,就是复归相同的意思。

因此寅年、午年、戌年六气始终的时刻相同,卯年、未年、亥年六气始终的时刻相同,辰年、申年、子年六气始终的时刻相同,巳年、酉年、丑年六气始终的时刻相同。所以它是周流不息,终而复始的。

⑩任廷革《任应秋讲〈黄帝内经〉素问》此句未具体注释,总体概括此段为:(提要)详叙六气之序及推算方法,六气的步数是按照每天的时刻来计算的。

⑪张灿玾等《黄帝内经素问校释》岁气会同:乃岁时与六气会同之时,即所谓"初之气,天气始于水下一刻"之时。

所以寅、午、戌三年,岁时与六气会同,卯、未、亥三年,岁时与六气会同,辰、申、子三年,岁时与六气会同,巳、酉、丑三年,岁时与六气会同,周流不息,终而复始。

⑫方药中等《黄帝内经素问运气七篇讲解》此句未具体注释。

⑬王洪图等《黄帝内经素问白话解》岁气会同:岁气,这里是指一年中六气始终的刻分数;会同,是复归相同的意思。岁气会同,是指六气始终的时刻相同的年岁。

所以各年六气终始的刻数,寅、午、戌三年相同,卯、未、亥三年相同,巳、酉、丑三年相同。如此周流不息,循环无穷。

⑭郭霭春《黄帝内经素问白话解》岁气:指一年中六气始终的刻分数。

所以寅年、午年、戌年,六气始终的时刻相同;卯年、未年、亥年,六气始终的时刻相同;辰年、申年、子年,六气始终的时刻相同;巳年、酉年、丑年,六气始终的时刻相同。总之,六气是循环不已。终而复始的。

## 第十三解

### (一)内经原文

帝曰:愿闻其用也。岐伯曰:言天者求之**本**,言地者求之**位**,言人者求之气交。

帝曰:何谓气交?岐伯曰:上下之位,气交之中,人之居也。故曰:**天枢**之上,天气主之;天枢之下,地气主之;气交之分,人气从之,万物由之。此之谓也。

帝曰:何谓初中? 岐伯曰:初凡三十度而有奇。中气同法。

帝曰:初中何也? 岐伯曰:所以分天地也。

帝曰:愿卒闻之。岐伯曰:初者地气也,中者天气也。

(二)字词注释

(1)用

①王冰《黄帝内经素问》此词未具体注释。

②马莳《黄帝内经素问注证发微》用者,用前岁步始终之候,求天地之气也。

③张介宾《类经》上下升降之用。

④张志聪《黄帝内经集注》用者,阴阳升降之为用也。

⑤高士宗《黄帝素问直解》用者,变化动静升降出入也。

⑥黄元御《黄元御医书全集》用。

⑦张琦《素问释义》此词未具体注释。

⑧高亿《黄帝内经素问详注直讲全集》〔注〕用,谓六气与五运终始之用。〔讲〕六气与五运始终之用。

⑨孟景春等《黄帝内经素问译释》指六气的作用。高世栻:"用者,变化动静升降出入也。"

⑩任廷革《任应秋讲〈黄帝内经〉素问》此词未具体注释。

⑪张灿玾等《黄帝内经素问校释》运用。

⑫方药中等《黄帝内经素问运气七篇讲解》此词未具体注释。

⑬王洪图等《黄帝内经素问白话解》作用。

⑭郭霭春《黄帝内经素问白话解》六气变化动静升降出入的作用。

(2)本

①王冰《黄帝内经素问》本,谓天六气,寒暑燥湿风火也。三阴三阳由是生化,故云本,所谓六元者也。

②马莳《黄帝内经素问注证发微》风寒暑湿燥火之本气。

③张介宾《类经》本者,天之六气,风寒暑湿火燥是也。

④张志聪《黄帝内经集注》本者,天以风寒暑湿燥火之六气为本。

⑤高士宗《黄帝素问直解》太初也。

⑥黄元御《黄元御医书全集》天之六气,为三阴三阳之本。

⑦张琦《素问释义》本者,天之六气。

⑧高亿《黄帝内经素问详注直讲全集》〔注〕本,谓三阴三阳也。言天者求之本,求之于四时温热凉寒也。〔讲〕三阴三阳者,本也。故言天气者,必求诸三阴三阳之本气焉。

⑨孟景春等《黄帝内经素问译释》就是六元——风、热、湿、火、燥、寒,六气属天,故为天气之本。

⑩任廷革《任应秋讲〈黄帝内经〉素问》此词未具体注释。

⑪张灿玾等《黄帝内经素问校释》指风、热、火、湿、燥、寒六气,也称六元,为天气之本元。

⑫方药中等《黄帝内经素问运气七篇讲解》就是风、热、火、湿、燥、寒六气。

⑬王洪图等《黄帝内经素问白话解》本:就是六气——风、热、湿、火、燥、寒,六气属天,故为天气之本。

⑭郭霭春《黄帝内经素问白话解》天之六气。

(3)位

①王冰《黄帝内经素问》谓金木火土水君火也。

②马莳《黄帝内经素问注证发微》木火土金水火之位气。

③张介宾《类经》位者,地之六步,木火土金水火是也。

④张志聪《黄帝内经集注》位者,三阴三阳之步位也。

⑤高士宗《黄帝素问直解》八方也。

⑥黄元御《黄元御医书全集》地之六步,为五行之位。

⑦张琦《素问释义》位者,地之六步。

⑧高亿《黄帝内经素问详注直讲全集》〔注〕四方部位以应五气;〔讲〕东南西北者,位也,故言地气者,必求诸东南西北之方位焉。

⑨孟景春等《黄帝内经素问译释》张介宾:"位者,地之六步,木、火、土、金、水、火是也。主时之六位,属于地,故为地之位。"

⑩任廷革《任应秋讲〈黄帝内经〉素问》此词未具体注释。

⑪张灿玾等《黄帝内经素问校释》指六气应五行的地理位置而言。《类经》二十四卷第九注:"位者,地之六步,木火土金水火是也。"

⑫方药中等《黄帝内经素问运气七篇讲解》就是六步,亦即一年中二十四个节气所属的部位。

⑬王洪图等《黄帝内经素问白话解》六气主时的步位。

⑭郭霭春《黄帝内经素问白话解》指金、木、火、土、水、君火。

(4)天枢

①王冰《黄帝内经素问》天枢,当脐之两傍也,所谓身半矣,伸臂指天,则天枢正当身之半也。三分折之,上分应天,下分应地,中分应气交。天地之气交合之际,所遇寒暑燥湿风火胜复之变之化,故人气从之,万物生化,悉由而合散也。

②马莳《黄帝内经素问注证发微》天枢,系足阳明胃经穴名,在脐旁二寸。

③张介宾《类经》枢,枢机也。居阴阳升降之中,是为天枢,故天枢之义,当以中字为解。中之上,天气主之。中之下,地气主之。气交之分,即中之位也。而形气之相感,上下之相临,皆中宫应之而为之市。故人气从之,万物由之,变化于兹乎见矣。

④张志聪《黄帝内经集注》天枢。

⑤高士宗《黄帝素问直解》枢者,上下之半,如枢楗之开阖也。

⑥黄元御《黄元御医书全集》气交之分,是谓天枢。《至真要论》:身半以上,天之分也,天气主之。身半以下,地之分也,地气主之。半,所谓天枢也。脐为天枢,居人上下之中,一身气交之分,此借以喻天地气交之中也。

⑦张琦《素问释义》天枢当脐之两旁。

⑧高亿《黄帝内经素问详注直讲全集》〔注〕天枢,穴名,居人身之半,犹枢纽也。〔讲〕天枢穴。

⑨孟景春等《黄帝内经素问译释》张介宾:"枢,枢机也。居阴阳升降之中,是为天枢。"按物之中点称"枢",天枢就是天地相交之中点,也就是所谓"气交之分"。

⑩任廷革《任应秋讲〈黄帝内经〉素问》此词未具体注释。

⑪张灿玾等《黄帝内经素问校释》有天气地气升降之枢机的意思。《类经》二十四卷第九注:"枢,枢机也。居阴阳升降之中,是为天枢,故天枢之义,当以中字为解,中之上,天气主之,中之下,地气主之,气交之分,即中之位也,而形气之相感,上下之相临,皆中宫应之而为之市。故人气从之,万物由之,变化于兹乎见矣。"

⑫方药中等《黄帝内经素问运气七篇讲解》王冰注云:"天枢当脐之两旁也,所谓身半矣,伸臂指天,则天枢正当身之半也。"他把"天枢"解释成为人体脐旁的天枢穴。张介宾注云:"枢,枢机也,居阴阳升降之中,是为天枢,故天枢之义,当作中字解。"我们认为,以张注为是。

⑬王洪图等《黄帝内经素问白话解》有天地之气升降之枢机的含义。张介宾认为当以"中"字为解。

⑭郭霭春《黄帝内经素问白话解》天地之交的交点。

(三)语句阐述

(1)帝曰:愿闻其用也。岐伯曰:言天者求之本,言地者求之位,言人者求之气交。

①王冰《黄帝内经素问》本,谓天六气,寒暑燥湿风火也。三阴三阳由是生化,故云本,所谓六元者也。位,谓金木火土水君火也。天地之气,上下相交,人之所处者也。

②马莳《黄帝内经素问注证发微》用者,用前岁步始终之候,求天地之气也。言天者求之本,言地者求之用,言人者求之气交者,言用前岁步始终之候也。言求天气者,则求风寒暑湿燥火之本气,其标与中气不必求之也。言求地气者,则求木火土金水火之位气,其下承之气不必求之也。言求人气者,则求气交中所应见之气,其不应见者不必求之也。就甲子岁初之气言之,则言求天气者,求司天之热,在泉之燥,泉左间之寒也。言求地气者,求中运之土,本部之木也。言求人气者,则求气交所应见者,或热,或燥,或寒,或土,或木,五者之气为常,非是五者皆胜复之邪变也。

③张介宾《类经》此连前章,而详求其上下升降之用也。本者,天之六气,风寒湿火燥是也。位者,地之六步,木火土金水火是也。言天者求之本,谓求六气之盛

第三章 六微旨大论篇

衰,而上可知也。言地者求之位,谓求六步之终始,而下可知也。人在天地之中,故求之于气交,则安危亦可知矣。

④张志聪《黄帝内经集注》用者,阴阳升降之为用也。本者,天以风寒暑湿燥火之六气为本。位者,三阴三阳之步位也。气交者,天地阴阳之气上下出入之相交也。

⑤高士宗《黄帝素问直解》帝欲以天地阴阳之理,合于人身,故愿闻其用,用者,变化动静升降出入也。天有天之用,地有地之用,人有人之用。故言天之用者,当求之本,本,太初也。言地之用者,当求之位,位,八方也。言人之用者,当求之气交,气交,合天地之气而交于人也。

⑥黄元御《黄元御医书全集》天之六气,为三阴三阳之本,六气之降,天之用也,故言天者求之本。地之六步,为五行之位,六步之升,地之用也,故言地者求之位。天地以升降为用,则二气之升降上下相交,人在其间,故言人者求之气交。以气交则变生,人受何气之交则生何病,是以求之于此。

⑦张琦《素问释义》本者,天之六气,位者,地之六步。

⑧高亿《黄帝内经素问详注直讲全集》〔批〕此举人身中宫,以明天地气交之义也。

〔注〕用,谓六气与五运终始之用。本,谓三阴三阳也。言天者求之本,求之于四时温热凉寒也;言地者求之位,求之于四方部位以应五气也。气交者,天地之气,上下相交,人在中也。

〔讲〕黄帝曰:六气之始终,既以四岁为准,然求合于人,必有其用,不知六气与五运始终之用何如?窃愿闻之。岐伯对曰:其用亦求之于天地而已。彼夫所谓三阴三阳者,本也。故言天气者,必求诸三阴三阳之本气焉。东南西北者,位也,故言地气者,必求诸东南西北之方位焉。至于善言人气者,则必天地之中,而求其二气所交之会焉。黄帝曰:夫子谓言人者,必求之气交。

⑨孟景春等《黄帝内经素问译释》用:指六气的作用。高世栻:"用者,变化动静升降出人也。"本:就是六元——风、热、湿、火、燥、寒,六气属天,故为天气之本。位:张介宾"位者,地之六步,木、火、土、金、水、火是也。主时之六位,属于地,故为地之位"。

黄帝道:请问六气的作用怎样?岐伯说:天气的变化当推求于六气的本源,地气的变化当推求于主时之六位,人体的变化当推求于气交。

⑩任廷革《任应秋讲〈黄帝内经〉素问》此句未具体注释,总体概括此段为:(提要)叙六位之合于人体,天有司天、在泉、左右间气,人体上也一样。

⑪张灿玾等《黄帝内经素问校释》本:指风、热、火、湿、燥、寒六气,也称六元,为天气之本元。位:指六气应五行的地理位置而言。《类经》二十四卷第九注:"位者,地之六步,木火土金水火是也。"气交:天气在上,地气在下,上下交互之处,为之气交。

黄帝说：我想听听六步的运用。岐伯说：谈论天气的变化，当推求于六气的本元；谈论地气的变化，当推求于六气应五行之位；谈论人体的变化，当推求于气交。

⑫方药中等《黄帝内经素问运气七篇讲解》[言天者求之本，言地者求之位，言人者求之气交]这里所说的"天"，就是天气，亦即自然气候变化。所说的"本"，就是风、热、火、湿、燥、寒六气。"言天者求之本"，意即研究自然气候变化主要就是研究六气的变化。所以张介宾说："本者，天之六气风寒暑湿燥火是也……言天者求之本，谓求六气之盛衰而上可知也。"这里所说的"地"，就是指地面生长化收藏的各种物化现象。所说的"位"，就是六步，亦即一年中二十四个节气所属的部位。"言地者求之位"，意即研究地面各种物化现象主要就是根据六步来研究时序与各种物化现象之间的关系。所以张介宾说："位者，地之六步，木火土金水火是也……言地者，求之位，谓求六步之终始而下可知也。"木火土金水火在这里意味着自然界生长化收藏各种物化现象。这也就是《天元纪大论》中所谓的："木火土金水火，地之阴阳也，生长化收藏下应之。"这里所说的人，是指人的生命现象和生理活动。所说的"气交"，就是天地之中。这也就是下文所谓的："上下之位，气交之中，人之居也。"天与地是一个整体。它们是互相作用的，气候变化直接影响着地面物质的生长化收藏；而地面物质的生长化收藏现象反过来又可以影响气候变化。这也就是下文所谓的："天气下降，气流于地，地气上升，气腾于天，故高下相召，升降相因，而变作矣。"人的生命现象和生理活动也正是在天地的相互作用下而产生的。这也就是《素问·宝命全形论》中所谓的："人以天地之气生，四时之法成。""人生于地，悬命于天，天地合气，命之曰人。""言人者，求之气交。"意即研究人的生命现象及其生理活动，主要就要研究人与自然的关系，自然界气化和物化现象对人体的影响。所以张介宾说："人在天地之中，故求之于气交，则安危亦可知矣。"这里明确地指出，天与地是一个整体，人与天地又是一个整体。这是中医学指导思想和理论基础的具体体现。

⑬王洪图等《黄帝内经素问白话解》本：就是六气——风、热、湿、火、燥、寒，六气属天，故为天气之本。

黄帝说：希望听你讲一讲六气升降动静，在自然界所发挥的作用。岐伯说：研究天气的变化，必须抓住六气这个根本。研究地气的变化，应该掌握六气主时的步位。研究人体的生命活动，就要明确天地之气相交对人体产生的影响。

⑭郭霭春《黄帝内经素问白话解》用：指六气变化动静升降出入的作用。本：天之六气。位：指金、木、火、土、水、君火。气交：天地之气上下交互为气交。

黄帝道：我希望听你讲一讲六气的作用。岐伯说：说到天，天当推求于六气，说到地，当推求于主时之六位，说到人体，当推求于天地气交之中。

(2)帝曰：何谓气交？岐伯曰：上下之位，气交之中，人之居也。

①王冰《黄帝内经素问》自天之下，地之上，则二气交合之分也。人居地上，故气交合之中，人之居也。是以化生变易，皆在气交之中也。

②马莳《黄帝内经素问注证发微》气交者,天地二气之交接,以人之身半天枢为界。

③张介宾《类经》上者谓天,天气下降。下者谓地,地气上升。一升一降,则气交于中也,而人居之,而生化变易,则无非气交之使然。

④张志聪《黄帝内经集注》此句未具体注释。

⑤高士宗《黄帝素问直解》帝欲闻人之用,故问何谓气交。上下之位,上天下地之位也。气交之中,天气之下,地气之上,是气交之中,而为人之居也。

⑥黄元御《黄元御医书全集》气交者,上下之位,二气相交之中,人之居也。气交之分,是谓天枢。

⑦张琦《素问释义》天地升降,上下相交,谓之气交。正人之所居,故求之于此气,有不交则变生焉。

⑧高亿《黄帝内经素问详注直讲全集》〔注〕气交者,天地之气,上下相交,人在中也。上下,谓气升降也。

〔讲〕气交云者,果何谓也?岐伯对曰:天位乎上,地位乎下,升降之气,交会之中,即人之所居也,故天元册曰:人身天枢穴以上,以应上天,天气主之;天枢穴以下,以应下地,地气主之。

⑨孟景春等《黄帝内经素问译释》黄帝又道:什么叫做气交?岐伯说:天气在上,地气在下,天气下降,地气上升,天地之气相交,人就是生活在气交之中的。

⑩任廷革《任应秋讲〈黄帝内经〉素问》:此句未具体注释,总体概括此段为:(提要)叙六位之合于人体,天有司天、在泉、左右间气,人体上也一样。

⑪张灿玾等《黄帝内经素问校释》黄帝说:什么是气交呢?岐伯说:天气居于上位,地气居于下位,上下交互于气交之中,为人类所居之处。

⑫方药中等《黄帝内经素问运气七篇讲解》此句未具体注释。

⑬王洪图等《黄帝内经素问白话解》黄帝说:什么叫天地之气相交?岐伯说:天气在上而下降,地气在下而上升,天气与地气相互交会的地方,叫做气交。人类就生活在天地气交之中。

⑭郭霭春《黄帝内经素问白话解》黄帝又道:什么叫做气交?岐伯说:天气降于下,地气升于上,天地气交之处,就是人类生活的地方。

(3)故曰:天枢之上,天气主之;天枢之下,地气主之;气交之分,人气从之,万物由之。此之谓也。

①王冰《黄帝内经素问》天枢,当脐之两傍也,所谓身半矣,伸臂指天,则天枢正当身之半也。三分折之,上分应天,下分应地,中分应气交。天地之气交合之际,所遇寒暑燥湿风火胜复之变之化,故人气从之,万物生化,悉由而合散也。

②马莳《黄帝内经素问注证发微》天枢之上,至司天之位,属天气主之;天枢之下,至在泉之位,属地气主之。天地二气于天枢交接之界分属,人气之所从,万物之所由,故曰气交也。

③张介宾《类经》枢,枢机也。居阴阳升降之中,是为天枢,故天枢之义,当以中字为解。中之上,天气主之。中之下,地气主之。气交之分,即中之位也。而形气之相感,上下之相临,皆中宫应之而为之市。故人气从之,万物由之,变化于兹乎见矣。愚按王太仆曰:天枢,当齐之两傍也,所谓身半矣。伸臂指天,则天枢正当身之半。三分折之,则上分应天,下分应地,中分应气交。此单以人身之天枢穴为言,盖因《至真要大论》曰:身半以上,天之分也,天气主之。身半以下,地之分也,地气主之。半,所谓天枢也。故王氏之注如此。然在彼篇,本以人身为言,而此节云人气从之,万物由之之二句,又岂止以人身为言哉?是其言虽同,而所指有不同也。夫所谓枢者,开阖之机也。开则从阳而主上,阖则从阴而主下,枢则司升降而主乎中者也。故其在人,则天枢穴居身之中,是固然矣。其在于天地,则卯酉居上下之中,为阴阳之开阖,为辰宿之出入,非所谓天枢乎!盖子午为左右之轴,卯酉为上下之枢,无所疑也。第以卯酉一线之平,而谓为气交,殊不足以尽之。夫枢者,言分界也。交者,言参合也。此则有取于王氏三折之说,然必以卦象求之,庶得其义。凡卦有六爻,上卦象天,下卦象地,中象天枢之界。此以两分言之,则中惟一线之谓也。若以三分言之,则二三四爻成一卦,此自内卦而一爻升,地交于天也;五四三爻成一卦,此自外卦而一爻降,天交于地也。然则上二爻主乎天,下二爻主乎地,皆不易者也。惟中二爻,则可以天,亦可以地,斯真气交之象。《易·系》曰:六爻之动,三极之道也。其斯之谓。由此观之,则司天在泉之义亦然。如《至真要大论》曰:初气终三气,天气主之;四气尽终气,地气主之。此即上下卦之义,然则三气四气,则一岁之气交也。故自四月中以至八月中,总计四个月,一百二十日之间,而岁之旱潦丰俭,物之生长成收,皆系乎此,故曰气交之分,人气从之,万物由之也。如后篇《六元正纪大论》,诸云持于气交者,其义即此。

④张志聪《黄帝内经集注》天枢之上下者,言天包乎地,地居天之中也。人与万物生于天地气交之中,人气从之而生长壮老已,万物由之而生长化收藏。

⑤高士宗《黄帝素问直解》《六元正纪大论》云:岁半之前,天气主之;岁半之后,地气主之;上下交互,气交主之。枢者,上下之半,如枢楗之开阖也。故曰。天枢之上,天气主之,而春夏岁半之气,主乎开也。天枢之下,地气主之,而秋冬岁半之气,主乎闭也。上下交互,气交之分,人气从之。而生长壮老已,万物由之,而生长化收藏,即此气交之中人居之谓也。

⑥黄元御《黄元御医书全集》《至真要论》:身半以上,天之分也,天气主之。身半以下,地之分也,地气主之。半,所谓天枢也。脐为天枢,居人上下之中,一身气交之分,此借以喻天地气交之中也。

⑦张琦《素问释义》以人身言,身半以上天气主之,身半以下地气主之,天枢当脐之两旁,正应气交之分。以天地言,卯酉居上下之中,为阴阳之开合。以一岁言,初气至三气,天气主之,四气至终气,地气主之,则三四气为一岁之气交也。交有过不及,而天地万物之情变出矣。

⑧高亿《黄帝内经素问详注直讲全集》〔注〕天枢,穴名,居人身之半,犹枢纽也。人身身半以上应天,故天气主之;身半以下应地,故地气主之。升降相交,位属中官,是为气交之分。非独人气从之,即万物亦由之而生化矣。

〔讲〕然天之气,从上而交于下者也,地之气,从下而交于上者也,一升一降,气所交会之位,是为中宫。中宫者,人所居也,人气即从而应之。然非独人气从之也,即万物亦由之而化生者,正此气交之谓也。

⑨孟景春等《黄帝内经素问译释》天枢:张介宾"枢,枢机也。居阴阳升降之中,是为天枢"。按物之中点称"枢",天枢就是天地相交之中点,也就是所谓"气交之分"。

气交的中点之上,属天气所主;气交的中点之下,属地气所主;气交的部分,人居其中,人体顺应它,万物也由此而化生。就是这个道理。

⑩任廷革《任应秋讲〈黄帝内经〉素问》此句未具体注释,总体概括此段为:(提要)叙六位之合于人体,天有司天、在泉、左右间气,人体上也一样。

⑪张灿玾等《黄帝内经素问校释》天枢:有天气地气升降之枢机的意思。《类经》二十四卷第九注:"枢,枢机也。居阴阳升降之中,是为天枢,故天枢之义,当以中字为解,中之上,天气主之,中之下,地气主之,气交之分,即中之位也,而形气之相感,上下之相临,皆中宫应之而为之市。故人气从之,万物由之,变化于兹乎见矣。"

岐伯说:天气居于上位,地气居于下位,上下交互于气交之中,为人类所居之处。所以说:天枢以上,天气主之;天枢以下,地气主之;在气交之处,人气顺从天地之气的变化,万物由此而生。就是这个意思。

⑫方药中等《黄帝内经素问运气七篇讲解》天枢,王冰注云:"天枢当脐之两旁也,所谓身半矣,伸臂指天,则天枢正当身之半也。"他把"天枢"解释成为人体脐旁的天枢穴。张介宾注云:"枢,枢机也,居阴阳升降之中,是为天枢,故天枢之义,当作中字解。"我们认为,以张注为是。因为这里主要是讨论天地人之间的关系问题,而不是具体讨论人体的上下问题。"天枢"一词,我们认为,"枢",有转枢之义,与天地之气的升降出入有关,是指天地之气交接的枢纽。用一"枢"字,以示天地之间不但是一个整体,而且它们之间是不断地在运动着。由于它们之间的不断运动,所以才产生出自然界的各种物化现象和人的生命现象。这也就是原文所谓的:"气交之分,人气从之,万物由之。"以"天枢"一词,说明自然界是处于不断的运动之中。这就是"天枢"一词的基本含义。

⑬王洪图等《黄帝内经素问白话解》天枢:有天地之气升降之枢机的含义。张介宾认为当以"中"字为解。

气交之处,好像划分天气与地气的枢纽,所以叫做天枢。在天枢的上面,由天气所主司,天枢的下面,由地气所主司。人类生活在气交之中,从而有生长壮老已的不同阶段,万物存在于气交之中,从而有生长化收藏的生化过程。

⑭郭霭春《黄帝内经素问白话解》天枢:天地之交的交点。

所以说中枢的上面,是属于天气所主,中枢的下面,是属于地气所主,而气交的部分,人气随之而来,万物也由之化生。

(4)帝曰:何谓初中?岐伯曰:初凡三十度而有奇。中气同法。

①王冰《黄帝内经素问》奇,谓三十日余四十三刻又四十分刻之三十也。初中相合,则六十日余八十七刻半也。以各余四十分刻之三十,故云中气同法也。

②马莳《黄帝内经素问注证发微》初凡三十度有奇,中气同法者,求气有初中之法。言每步六十日八十七刻半,其前三十日有奇,则为初气,而月属阳,主天枢已下之气皆升;后三十日有奇,则为中气,而月属阴,主天枢已上之气皆降。

③张介宾《类经》前章言气有初中,此复求其详也。度,即日也。一步之数,凡六十日八十七刻半,而两分之,则前半步始于初,是为初气,凡三十度而有奇。奇,谓四十三刻又四分刻之三也。后半步始于中,是为中气,其数如初,故曰同法。

④张志聪《黄帝内经集注》此申明天地阴阳之气交也。夫岁半之前天气主之,而司天之初气又始于地之左,岁半之后地气主之,而在泉之初气又始于天之右,是上下之相交也。而一气之内,又有初中之分,有奇者各主三十日零四十三刻七分五厘。

⑤高士宗《黄帝素问直解》天枢当岁半之中,然必由初而中,故问何谓初中。六十度零八十七刻半为一气,故凡三十度而有奇初,三十四度便为中,故曰中气同法,此言一气之初中也。

⑥黄元御《黄元御医书全集》一日一度,一步六十度有奇,计六十日零八十七刻半。初凡三十度有奇,谓前半步,计三十日零四十三刻四分刻之三。中气谓后半步,亦与此同法。

⑦张琦《素问释义》承上文气有初中之义。一步之数凡六十日八十七刻半雨分之,各三十日有奇。

⑧高亿《黄帝内经素问详注直讲全集》〔批〕此言初气、中气之义也。

〔注〕初,气之初升也。度,一日也,三十度有奇者,谓三十日余四十三刻四分之三,并前气至三十日,前间前气,后间后气,而气易也,中气亦复如此,故云同法。

〔讲〕黄帝曰:气交之分,人气从之,是人即居乎天地气交之中矣。然气有所谓初焉,有所谓中焉,不知何者为初?何者为中?愿夫子溢志言之。岐伯对曰:初者,初升之气也。凡气初升以三十日余四十三刻四分刻之三,而得三十度有奇,并前气至三十日,前间前气,后间后气,而气易也。所谓初者如此,至于中气亦复如法。

⑨孟景春等《黄帝内经素问译释》三十度而有奇:一步为六十度有奇,初气与中气各占一半,所以说三十度有奇。

黄帝问道:什么叫做初中呢?岐伯说:初气三十度有零。中气也是这样。

⑩任廷革《任应秋讲〈黄帝内经〉素问》(讲解)文中云:"初凡三十度而有奇"就是三十天而有奇。六气的一步是六十天八十七刻半,把这六十天八十七刻半一分

为二,每一部分就是三十天又四十三刻,前三十天又四十三刻就是"初气",后三十天又四十三刻就是"中气"。

⑪张灿玾等《黄帝内经素问校释》三十度而有奇,即三十度有零。若以日数计之,即三十日四十三又四分之三刻。

黄帝说:什么是初气中气呢?岐伯说:初气占一气中的三十度有零。中气也是这样。

⑫方药中等《黄帝内经素问运气七篇讲解》[何谓初中]"初",指开始;"中",同"终",指终末。这里是指六气六步之中,每一步不论是在气化上或者物化上都有一个先后始终的问题,不能以静止的观点来看待每一步的变化。每一步中,不论在气候变化上或是物化现象上都是在不断变化,各种变化都有一个由渐变到突变的过程。六气六步在一年中每步各占六十天多一点。由于每一步都有一个先后始终的不同,所以每一步又可分为先后两个时段。每一个时段各占三十天多一点。前段叫"初",后段叫"中"。这就是原文所谓的:"处凡三十度而有奇,中气同发。"

⑬王洪图等《黄帝内经素问白话解》三十度而有奇:一步六十度有奇,初气与中气各占一半,所以说三十度而有奇。

黄帝说:什么叫做初气和中气呢?岐伯说:初气有三十天挂零,中气也同样如此。

⑭郭霭春《黄帝内经素问白话解》初凡三十度而有奇:"度",即日。一气为六十日八十七刻半,一气又分初、中二气,每气各占一半,即三十日四十三刻四分之三刻。

黄帝又道:什么叫做初气、中气呢?岐伯说:初气三十度有零,中气也是这样。

(5)帝曰:初中何也? 岐伯曰:所以分天地也。

①王冰《黄帝内经素问》以是知气高下,生人病主之也。

②马莳《黄帝内经素问注证发微》言每步六十日八十七刻半,其前三十日有奇,则为初气,而月属阳,主天枢已下之气皆升;后三十日有奇,则为中气,而月属阴,主天枢已上之气皆降。

③张介宾《类经》初中者,所以分阴阳也。

④张志聪《黄帝内经集注》地主初气,天主中气,是一气之中而又有天地阴阳之交会,故曰阴中有阳,阳中有阴。

⑤高士宗《黄帝素问直解》帝复问一岁之初中。岁半之前,天气主之,岁半之后,地气主之,一岁初中,所以分天地也。

⑥黄元御《黄元御医书全集》初者地气,地主升,升则化阳,故谓升者为地。中者天气,天主降,降则化阴,故谓降者为天。日初中者,所以分天地之气也。

⑦张琦《素问释义》此句未具体注释。

⑧高亿《黄帝内经素问详注直讲全集》〔注〕盖天地之气,皆各均平,则于升降之间,各有界分,而应岁步。

〔讲〕黄帝曰:谓之初中,亦同一法,而必谓之为初,谓之为中者何也? 岐伯对曰:谓为初中者,所以分天地之气也。

⑨孟景春等《黄帝内经素问译释》黄帝又问:为什么要分初中? 岐伯说:用来分天气与地气。

⑩任廷革《任应秋讲〈黄帝内经〉素问》(讲解)为什么要分初、中呢? 答曰:"所以分天地也。"实际上就是分阴阳,前半为"阳"后半为"阴",阳主"进"阴主"退",阳"升已而降",阴"降已而升"。例如人的一生,前半生为阳主进,身体一天天壮实,后半生为阴主退,从四十岁以后身体就逐渐走下坡路。

⑪张灿玾等《黄帝内经素问校释》黄帝说:为什么要分初气和中气呢? 岐伯说:是为了区别天气与地气用事的时间。

⑫方药中等《黄帝内经素问运气七篇讲解》在六步中,"初",代表地气,从阴阳概念上来说也就是代表"阴";"中",代表天气,从阴阳概念上来说也就是代表"阳"。阴阳之间,总是阴阳互根,阴升阳降,阴阳之间总是不断消长进退,"重阳必阴,重阴必阳"。因此,这里所说的"初"和"中"之间的关系和作用以及它们的运动形式,实际上和阴阳一样,也是以消长进退、升降出入为它的运动形式。

⑬王洪图等《黄帝内经素问白话解》黄帝说:为什么要区分初气和中气呢? 岐伯说:这是用来区分天气与地气的。

⑭郭霭春《黄帝内经素问白话解》黄帝又道:有初气又有中气,这是为什么? 岐伯说:这是分别天气与地气的根据。

(6)帝曰:愿卒闻之。岐伯曰:初者地气也,中者天气也。

①王冰《黄帝内经素问》气之初,天用事,天用事则地气上腾于太虚之内。气之中,地气主之,地气主则天气下降于有质之中。

②马莳《黄帝内经素问注证发微》盖天地之气,各皆均平,则于升降之间各守界分,而应岁步本位始终之常化。

③张介宾《类经》凡一气之度必有前后,有前后则前阳而后阴。阳主进,自下而上,故初者地气也。阴主退,自上而下,故中者天气也。愚按初中者,初言其始,气自始而渐盛也。中言其盛,气自盛而渐衰也。但本篇所谓初中者,以一步之气为言,故曰初凡三十度而有奇,中气同法。然阴阳之气,无往不在,故初中之数,亦无往不然。如以一岁言之,则冬至气始于北,夏至气中于南,北者盛之始,南者衰之始,此岁气之初中也。以昼夜言之,夜则阳生于坎,昼则日中于离,坎者升之始,离者降之始,此日度之初中也。不惟是也,即一月一节、一时一刻,靡不皆然。所以月有朔而有望,气有节而有中,时有子而有午,刻有初而有正,皆所以分初中也。故明初中者则知阴阳,明阴阳则知上下,明上下则知升降,明升降则知孰为天气,孰为地气,孰为气交,而天地人盈虚消长死生之数,不外乎是矣。此当与伏羲六十四卦圆图参会其义,有妙存焉。

④张志聪《黄帝内经集注》张玉师曰:司天在泉之气,皆始于地之初气,而终于

天之中气,故曰初者地气也。又司天之气始于地之左,而地中有天,在泉之气始于司天之右,而天中有地,皆气交之妙用。

⑤高士宗《黄帝素问直解》愿卒闻所以分天地之义。在泉左气为初气加临之首,故初者在泉之地气也。司天右气为四气加临之首,故中者司天之天气也。此一岁之初中,所以分天地也。

⑥黄元御《黄元御医书全集》初者地气,地主升,升则化阳,故谓升者为地。中者天气,天主降,降则化阴,故谓降者为天。日初中者,所以分天地之气也。

⑦张琦《素问释义》气先升而后降,地气自下而上,故初为地气。天气自上而下,故中为天气。王冰注云:气之初,天用事。天用事则地气上腾于太虚之内气之中。地气主之,地气主则天气下降于有质之中。说亦可通。

⑧高亿《黄帝内经素问详注直讲全集》〔注〕本位终始之常化,其气先升而后降,故初者为地气,中者为天气也。

〔讲〕黄帝曰:谓之初中,亦同一法,而必谓之为初,谓之为中者何也?岐伯对曰:谓为初中者,所以分天地之气也。黄帝曰:何谓分天地,愿卒闻之。岐伯对曰:天地之气皆各均平,升降之间,各有界分,以应岁步。本位始终常化,其气先从地升,升者即其初也,故谓初者为地气,升之至天而极,然后其气从天而降,降者中也,故谓中者为天气也。

⑨孟景春等《黄帝内经素问译释》黄帝又道:请你讲清楚它的究竟。岐伯说:初就是地气,中就是天气。

⑩任廷革《任应秋讲〈黄帝内经〉素问》此句未具体注释。

⑪张灿玾等《黄帝内经素问校释》初者地气也,中者天气也:《类经》二十四卷第九注"初中者,所以分阴阳也。凡一气之度,必有前后,有前后则前阳而后阴。阳主进,自下而上,故初者地气也。阴主退,自上而下,故中者天气也"。

黄帝说:我想听你详尽地讲讲。岐伯说:初气为地气用事,中气为天气用事。

⑫方药中等《黄帝内经素问运气七篇讲解》在六步中,"初",代表地气,从阴阳概念上来说也就是代表"阴";"中",代表天气,从阴阳概念上来说也就是代表"阳"。

⑬王洪图等《黄帝内经素问白话解》黄帝说:请再讲详细些。岐伯说:初气就是地气,中气就是天气。

⑭郭霭春《黄帝内经素问白话解》黄帝又道:我希望听你讲个究竟。岐伯说:初就是地气,中就是天气。

## 第十四解

### (一)内经原文

帝曰:其升降何如?岐伯曰:气之升降,天地之**更**用也。

帝曰:愿闻其用何如?岐伯曰:升已而降,降者谓天;降已而升,升者谓地。天气下降,气流于地;地气上升,气腾于天。故高下**相召**,升降**相因**,而变作矣。帝曰：善。

（二）字词注释

（1）更用

①王冰《黄帝内经素问》更用。

②马莳《黄帝内经素问注证发微》此词未具体注释。

③张介宾《类经》更相为用。

④张志聪《黄帝内经集注》更用。

⑤高士宗《黄帝素问直解》更用。

⑥黄元御《黄元御医书全集》更相为用也。

⑦张琦《素问释义》本一气因升降而异用耳。

⑧高亿《黄帝内经素问详注直讲全集》〔注〕迭相更代之妙用；〔讲〕更相转移之妙用。

⑨孟景春等《黄帝内经素问译释》相互为用。张介宾："天无地之升，则不能降；地无天之降，则不能升。故天地更相为用。"

⑩任廷革《任应秋讲〈黄帝内经〉素问》此词未具体注释。

⑪张灿玾等《黄帝内经素问校释》迭相为用。

⑫方药中等《黄帝内经素问运气七篇讲解》此词未具体注释。

⑬王洪图等《黄帝内经素问白话解》相互作用。

⑭郭霭春《黄帝内经素问白话解》相互交替作用。

（2）相召

①王冰《黄帝内经素问》此词未具体注释。

②马莳《黄帝内经素问注证发微》相召。

③张介宾《类经》召，犹招也。上者必降，下者必升，此天运循环之道也。阳必召阴，阴必召阳，此阴阳配合之理也。

④张志聪《黄帝内经集注》交相感召。

⑤高士宗《黄帝素问直解》相召而通感。

⑥黄元御《黄元御医书全集》相召。

⑦张琦《素问释义》此词未具体注释。

⑧高亿《黄帝内经素问详注直讲全集》〔注〕〔讲〕相召。

⑨孟景春等《黄帝内经素问译释》召，招致。相召，相互感召。

⑩任廷革《任应秋讲〈黄帝内经〉素问》此词未具体注释。

⑪张灿玾等《黄帝内经素问校释》相互感召，《类经》二十四卷第九注："召，犹招也。上者必降，下者必升，此天运循环之道也。阳必召阴，阴必召阳，此阴阳配合之理也。故高下相召，则有升降，有升降则强弱相因而变作矣。"

⑫方药中等《黄帝内经素问运气七篇讲解》此词未具体注释。

⑬王洪图等《黄帝内经素问白话解》上下感应。

⑭郭霭春《黄帝内经素问白话解》相互感应。

（3）相因

①王冰《黄帝内经素问》此词未具体注释。

②马莳《黄帝内经素问注证发微》相随。

③张介宾《类经》此词未具体注释。

④张志聪《黄帝内经集注》相因。

⑤高士宗《黄帝素问直解》相因。

⑥黄元御《黄元御医书全集》相因。

⑦张琦《素问释义》此词未具体注释。

⑧高亿《黄帝内经素问详注直讲全集》〔注〕〔讲〕相因。

⑨孟景春等《黄帝内经素问译释》互为因果。

⑩任廷革《任应秋讲〈黄帝内经〉素问》此词未具体注释。

⑪张灿玾等《黄帝内经素问校释》互为因果。

⑫方药中等《黄帝内经素问运气七篇讲解》此词未具体注释。

⑬王洪图等《黄帝内经素问白话解》相互为因。

⑭郭霭春《黄帝内经素问白话解》互为因果。

（三）语句阐述

（1）帝曰：其升降何如？岐伯曰：气之升降，天地之更用也。

①王冰《黄帝内经素问》升，谓上升。降，谓下降。升极则降，降极则升，升降不已，故彰天地之更用也。

②马莳《黄帝内经素问注证发微》此句未具体注释。

③张介宾《类经》天无地之升，则不能降，地无天之降，则不能升，故天地更相为用。

④张志聪《黄帝内经集注》天气主降，然由升而降，是所降之气从地之升；地气主升，然由降而升，是所升之气从天之降。此天地更用之妙也。

⑤高士宗《黄帝素问直解》地气主升，天气主降，故问升降何如。升者，降之基，降者，升之本。故气之升降，乃天地之更用也。

⑥黄元御《黄元御医书全集》地气上升，天气下降，气之升降，天地之更相为用也。

⑦张琦《素问释义》明天地更用之义，本一气因升降而异用耳。

⑧高亿《黄帝内经素问详注直讲全集》〔批〕此言三阴三阳一升一降之妙用也。

〔注〕升降以天地之气言，盖阴阳进退消长之道乃天地迭相更代之妙用也。

〔讲〕黄帝曰：气之从地升者，既为初，气之从天降者，既为中矣。敢问天地之气，其一升一降何如？岐伯对曰：气之升降，乃阴阳进退之道，即天地自然之造化更相转移之妙用也。

⑨孟景春等《黄帝内经素问译释》更用：相互为用。张介宾："天无地之升，则

不能降;地无天之降,则不能升。故天地更相为用。"

黄帝道:天地之气的升降怎样? 岐伯说:气的升降,是天地相互之间密切关系的作用。

⑩任廷革《任应秋讲〈黄帝内经〉素问》此句未具体注释,总体概括此段为:(提要)言初气和中气的升降。

⑪张灿玾等《黄帝内经素问校释》天地之更用:即天气与地气迭相为用的意思。《类经》二十四卷第九注:"天无地之升,则不能降;地无天之降,则不能升。故天地更相为用。"

黄帝说:它们的升降是怎样的呢? 岐伯说:气的升降,是天气和地气相互作用的结果。

⑫方药中等《黄帝内经素问运气七篇讲解》六气六步虽然各有一定步位,但是它们是在那里不断运动和不断变化的。因此,不能以机械的、静止的观点来分析六气六步的问题。

⑬王洪图等《黄帝内经素问白话解》黄帝说:那么天地之气是如何升降运动的呢? 岐伯说:气的升降运动,是天地阴阳相互作用的结果。

⑭郭霭春《黄帝内经素问白话解》更用:相互交替作用。

黄帝道:气的升降是怎样的? 岐伯说:地气上升,天气下降,这是天地之气的相互作用。

(2)帝曰:愿闻其用何如? 岐伯曰:升已而降,降者谓天;降已而升,升者谓地。天气下降,气流于地;地气上升,气腾于天。

①王冰《黄帝内经素问》气之初,地气升;气之中,天气降。升已而降以下,彰天气之下流;降已而升以上,表地气之上应。天气下降,地气上腾,天地交合,泰之象也。《易》曰:天地交泰。是以天地之气升降,常以三十日半下上。下上不已,故万物生化,无有休息,而各得其所也。

②马莳《黄帝内经素问注证发微》天枢已上者,谓司天热气下降也。升已而降,降者流地,降已而升,升者腾天。

③张介宾《类经》升出于地,升无所升,则升已而降,此地以天为用也,故降者谓天。降出于天,降无所降,则降已而升,此天以地为用也,故升者谓地。召:犹招也,上者必降,下者必升,此天运循环之道也。阳必召阴,阴必召阳,此阴阳配合之理也。

④张志聪《黄帝内经集注》天气流于地,地气腾于天。

⑤高士宗《黄帝素问直解》其更用何如。所谓更用者,升已而降,降者谓天,是天之降,实基于地之升。降已而升,升者谓地,是地之升,实本于天之降。夫天气下降,而下降之气流于地,地气上升,而上升之气腾于天。

⑥黄元御《黄元御医书全集》所谓有用有变,升降者,天地之用也。地主升,升已而降,自上降者谓天。天主降,降已而升,自下升者谓地。天气下降,则气流于

地,地气上升,则气腾于天。

⑦张琦《素问释义》此句未具体注释。

⑧高亿《黄帝内经素问详注直讲全集》〔注〕如阳气自地而升,升极而后降。降者,从天降也,故谓之天,阴气从天而降,降已而后升,升者从地升也,故谓之地。

〔讲〕黄帝曰:其妙用何如? 愿卒闻之。岐伯对曰:天地相去八万西千里,天以乾索坤而还于地中,其阳负阴而上升,地以坤索乾而还于天中,其阴抱阳而下降。以一岁证之,有四时八节,二十四气,七十二候,三百六十日,四千三百二十辰。十二辰为一日,五日为一候,三候为一气,三气为一节,二节为一时,四时为一岁。一岁以冬至节为始,是时也,地中阳升,凡一气十五日,上升七千里,三气为一节,一节四十五日,阳升共二万一千里,二节为一时,一时九十日,阳升共四万二千里,正到天地之中,而阳合阴位,是时阴中阳半,其气为温而时当春分之节也,过此阳升而入阳位,方曰得气而升。亦如前四十五日立夏,立夏之后,四十五日夏至,夏至之节阳升通前计八万四千里,以到天,乃阳中有阳,其气热,积阳生阴,一阴生于二阳之中,自夏至之节为始。是时也,天中阴降,凡一气十五日,下降七千里,三气为一节,一节四十五日,阴降共二万一千里,二节为一时,一时九十曰,阴降共四万二千里,以到天地之中,而阴交阳位,是时阳中阴半,其气为凉。而时当秋分之节也,过此阴降而入阴位,方曰得气而降。亦如前四十五日立冬,立冬之后,四十五日冬至,冬至之节,阴降通前计八万四千里,以到地,乃阴中,有阴其气寒。积阴生阳,一阳生于二阴之中,自冬至之后,一阳复升于前,运行不已,周而复始。所谓升已而降,降已而升,下降则气流于地,上升则气腾于天。

⑨孟景春等《黄帝内经素问译释》黄帝又道:请问它们之间密切关系的作用是怎样的? 岐伯说:由上升而下降,下降是出于天的作用;由下降而上升,上升是由于地的作用。天气下降,气就下流至地;地气上升,气就蒸腾于天。

⑩任廷革《任应秋讲〈黄帝内经〉素问》此句未具体注释,总体概括此段为:(提要)言初气和中气的升降。

⑪张灿玾等《黄帝内经素问校释》黄帝说:我想听听它们的相互作用是怎样的? 岐伯说:地气可以上升,但升到极点就要下降,而下降乃是天气的作用;天气可以下降,但降到极点就要上升,而上升乃是地气的作用。天气下降,其气乃流荡于地;地气上升,其气乃蒸腾于天。

⑫方药中等《黄帝内经素问运气七篇讲解》〔愿闻其用何如〕"用",指作用,也指表现。"其",指前述的"初""中"。其用何如,是指六步之中,"初""中"的作用和运动表现形式。在六步中,"初",代表地气,从阴阳概念上来说也就是代表"阴";"中",代表天气,从阴阳概念上来说也就是代表"阳"。阴阳之间,总是阴阳互根,阴升阳降,阴阳之间总是不断消长进退,"重阳必阴,重阴必阳"。因此,这里所说的"初"和"中"之间的关系和作用以及它们的运动形式,实际上和阴阳一样,也是以消长进退、升降出入为它的运动形式。这也就是原文所谓的:"初者地气也,中者天气

也。""升已而降……降已而升。"张介宾所说的:"初中者,所以分阴阳也。""天无地之升,则不能降,地无天之降,则不能升,故天地更相为用。"这也就是说,六气六步虽然各有一定步位,但是它们是在那里不断运动和不断变化的。因此,不能以机械的、静止的观点来分析六气六步的问题。

⑬王洪图等《黄帝内经素问白话解》黄帝说:那么天地之气是如何升降运动的呢?岐伯说:气的升降运动,是天地阴阳相互作用的结果。黄帝说:希望你讲讲天地之气是如何相互作用的?岐伯说:地气可以上升,但升到极点就要下降,而下降却是天气的作用;天气可以下降,但降到极点就要上升,而上升却是地气的作用。天气下降,其气就流荡于大地;地气上升,其气就蒸腾于天。

⑭郭霭春《黄帝内经素问白话解》升已而降,降者谓天:地气上升后而下降,是天的作用。

黄帝又道:希望听听它的作用怎样?岐伯说:升后而降,这是天的作用;降后又升,这是地的作用。天气下降,气就下流于大地;地气上升,气就蒸腾于天空。

(3)故高下相召,升降相因,而变作矣。帝曰:善。

①王冰《黄帝内经素问》气有胜复,故变生也。〔新校正云〕按《六元正纪大论》云:天地之气,盈虚何如?曰:天气不足,地气随之,地气不足,天气从之,运居其中,而常先也。恶所不胜,归所和同,随运归从,而生其病也。故上胜则天气降而下,下胜则地气迁而上,多少而差其分,微者小差,甚者大差,甚则位易气交,易则大变生而病作矣。

②马莳《黄帝内经素问注证发微》故高下相召,升降相随,而氤氲错杂,胜侮相乘,由是变常化于气交,而作胜复也。如图3-16所示。

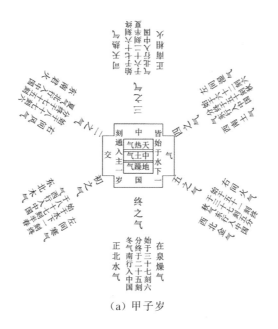

(a)甲子岁

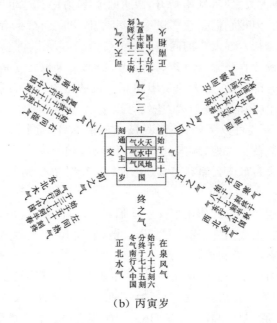

（b）丙寅岁

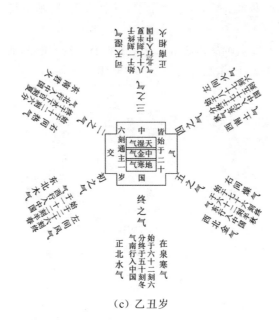

（c）乙丑岁

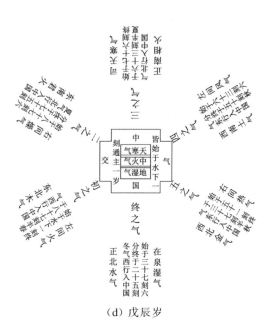

（d）戊辰岁

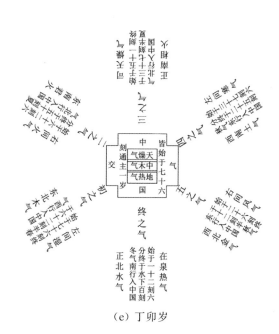

（e）丁卯岁

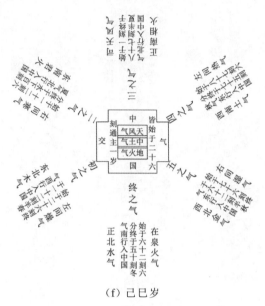

（f）己巳岁

图3-16 天道六气与地理五行相错图

③张介宾《类经》故高下相召则有升降，有升降则强弱相因而变作矣。《六元正纪大论》曰：天气不足，地气随之，地气不足，天气从之，运居其中而常先也。恶所不胜，归所同和，随运归从而生其病也。故上胜则天气降而下，下胜则地气迁而上，胜多少而差其分，微者小差，甚者大差，甚则位易气交，易则大变生而病作矣。

④张志聪《黄帝内经集注》高天下地之气交相感召，因升而降，因降而升。升降相因而变化作矣。

⑤高士宗《黄帝素问直解》故高下相召而通感，升降相因而互迁，由是而变作矣，变者，物生之谓也。

⑥黄元御《黄元御医书全集》上下相召，升降相因，错综加临，而变由此作，是有用有变之义。

⑦张琦《素问释义》盈虚相乘，胜复随之，而变由之作。此明言人者求之气交之义，初中之气，凡物皆然。初者，盛之始。中者，衰之兆。明乎初中，则知气交之变矣。

⑧高亿《黄帝内经素问详注直讲全集》〔注〕天地之气，互相交盛，所以高下相召，升降相因，变化因之而作起矣。

〔讲〕上下升降，相召相因，则万物自变化而生矣。

⑨孟景春等《黄帝内经素问译释》相召：召，招致。相召，相互感召。相因：互为因果。

由于天地有上下相互感召的作用，上升与下降就有互为因果的关系，所以就能产生变化。黄帝道：讲得对。

⑩任廷革《任应秋讲〈黄帝内经〉素问》此句未具体注释,总体概括此段为:(提要)言初气和中气的升降。

⑪张灿玾等《黄帝内经素问校释》高下相召……而变作矣:天地上下,阴阳之气,相互感召,气之升降,互为因果,是气象变化的根本。《类经》二十四卷第九注:"召,犹招也。上者必降,下者必升,此天运循环之道也。阳必召阴,阴必召阳,此阴阳配合之理也。故高下相召,则有升降,有升降则强弱相因而变作矣。"

由于天气和地气的相互招引,上升和下降的相互为因,天气和地气才能不断地发生变化。黄帝说:好。

⑫方药中等《黄帝内经素问运气七篇讲解》此句未具体注释。

⑬王洪图等《黄帝内经素问白话解》由于天气和地气上下感应,升降相互为因,这就产生了自然界的运动和变化。黄帝说:讲得好。

⑭郭霭春《黄帝内经素问白话解》相召:相互感应。相因:互为因果。

所以上下交相呼应,升降互为因果,因而就发生变化了。黄帝道:讲得好!

## 第十五解

(一)内经原文

寒湿相遘,燥热相临,风火相值,其有闻[注]乎?岐伯曰:气有胜复,胜复之作,有德有化,有用有变,变则邪气居之。帝曰:何谓邪乎?岐伯曰:夫物之生从于化,物之极由乎变,变化之相薄,成败之所由也。故气有往复,用有迟速,四者之有,而化而变,风之来也。

[注]闻:郭霭春《黄帝内经素问校注》、孟景春等《黄帝内经素问译释》、人民卫生出版社影印顾从德本《黄帝内经素问》此处为"闻",其中郭霭春注,读本、吴本、朝本、守校本"闻"并作"间",张介宾曰"间,异也。惟其有间,故或邪或正而变由生也";张灿玾等《黄帝内经素问校释》、方药中等《黄帝内经素问运气七篇讲解》此处为"间",其中张灿玾注,顾刻本、医统本、莫有芝本、四库本均作"闻"字。

(二)字词注释

(1)遘(gòu)、临、值

①王冰《黄帝内经素问》未具体注释。

②马蒔《黄帝内经素问注证发微》未具体注释。

③张介宾《类经》未具体注释。

④张志聪《黄帝内经集注》遘,谓六气之遇合。临,谓六气之加临。值,谓六气之直岁。

⑤高士宗《黄帝素问直解》未具体注释。

⑥黄元御《黄元御医书全集》均为"相交"之义。

⑦张琦《素问释义》未具体注释。

⑧高亿《黄帝内经素问详注直讲全集》〔注〕遘,遇也。临,当也。值,亦当也。〔讲〕或相遘,或相临,或相值。

⑨孟景春等《黄帝内经素问译释》都是遇合的意思。

⑩任廷革《任应秋讲〈黄帝内经〉素问》未具体注释。

⑪张灿玾等《黄帝内经素问校释》值,逢遇的意思。

⑫方药中等《黄帝内经素问运气七篇讲解》均是指相遇。

⑬王洪图等《黄帝内经素问白话解》都是遇合的意思。

⑭郭霭春《黄帝内经素问白话解》相遘,相互遇合。相临,相守。相值,相当。

（2）胜复

①王冰《黄帝内经素问》此词未具体注释。

②马莳《黄帝内经素问注证发微》言天地相遘相临相值者,凡五气有盈虚多少,常于升降之交接处强弱侵陵,乘势胜复。

③张介宾《类经》此词未具体注释。

④张志聪《黄帝内经集注》胜复,淫胜郁复也。

⑤高士宗《黄帝素问直解》始则有余而胜,既则不足而受复。

⑥黄元御《黄元御医书全集》胜复。

⑦张琦《素问释义》此词未具体注释。

⑧高亿《黄帝内经素问详注直讲全集》〔注〕气当其时而亢盛者为胜,气当其位而复雠者为复。〔讲〕今夫气也者,有当其时,而其气亢甚者,有当其位,而复雠与胜已者,是为有胜复焉。

⑨孟景春等《黄帝内经素问译释》气有主动的抑制作用,有被动的反抗作用。

⑩任廷革《任应秋讲〈黄帝内经〉素问》此词未具体注释。

⑪张灿玾等《黄帝内经素问校释》太过的胜气和胜极而复的复气。

⑫方药中等《黄帝内经素问运气七篇讲解》所谓"胜",即偏胜;"复",即恢复或报复。这就是说,六气中任何一个气,如果有偏胜的现象,由于六气中任何一个气都紧随着一个可以承制它的相应的气。

⑬王洪图等《黄帝内经素问白话解》六气都可以成为胜气,而主动地去抑制其他的气,同时也有被动的反抗作用,叫做复气。

⑭郭霭春《黄帝内经素问白话解》有胜有复。

（3）极

①王冰《黄帝内经素问》此词未具体注释。

②马莳《黄帝内经素问注证发微》此词未具体注释。

③张介宾《类经》此词未具体注释。

④张志聪《黄帝内经集注》此词未具体注释。

⑤高士宗《黄帝素问直解》万物至变则已极。

⑥黄元御《黄元御医书全集》终极。

⑦张琦《素问释义》极。

⑧高亿《黄帝内经素问详注直讲全集》〔注〕物之终极。〔讲〕极。

⑨孟景春等《黄帝内经素问译释》最高,穷尽。也就是事物发展到末了的

阶段。

⑩任廷革《任应秋讲〈黄帝内经〉素问》此词未具体注释。

⑪张灿玾等《黄帝内经素问校释》极。

⑫方药中等《黄帝内经素问运气七篇讲解》此词未具体注释。

⑬王洪图等《黄帝内经素问白话解》极点。

⑭郭霭春《黄帝内经素问白话解》终。

（三）语句阐述

（1）寒湿相遘，燥热相临，风火相值，其有闻乎？

①王冰《黄帝内经素问》此句未具体注释。

②马莳《黄帝内经素问注证发微》帝承上文天地初中升降之义，而问寒暑燥热风火等气，其于升降相遘相临相值之交接处，有空隙之间乎否也？

③张介宾《类经》此句未具体注释。

④张志聪《黄帝内经集注》此句未具体注释。

⑤高士宗《黄帝素问直解》升降之理既明，帝故善之。复举司天在泉，加临主时之气以问。寒湿相遘者，司天在泉之气也，如太阳寒水司天，则太阴湿土在泉，热燥相临者，加临之气也。如太阳司天，太阴在泉，则少阳火热加临初之气，阳明燥金加临二之气。风火相值者，主时之气也，如厥阴风木主初之气，少阴君火主二之气。此司天在泉，加加主时之气，同属一气，其有间乎？"间"，不同也。

⑥黄元御《黄元御医书全集》寒湿燥热风火六气相交，正淫不同。

⑦张琦《素问释义》此句未具体注释。

⑧高亿《黄帝内经素问详注直讲全集》〔批〕此言升降之中，六气相循，胜复邪正，变化百出也。

〔注〕寒湿阴气也，风火阳气也，燥为阴，热为阳。遘，遇也。临，当也。值，亦当也。间，间断。

〔讲〕黄帝曰：善哉！夫子言升降之用，诚至美而无以复加矣。然天地之气有寒湿焉，有燥热焉，有风火焉，不知一升一降之中，或相遘，或相临，或相值，其气亦有空隙之间而生变乎？

⑨孟景春等《黄帝内经素问译释》遘、临、值：都是遇合的意思。

寒与湿相遇合，燥与热相遇合，风与火相遇合，它们会有什么变化？

⑩任廷革《任应秋讲〈黄帝内经〉素问》此句未具体注释，总体概括此段为：（提要）言出入升降运动为六气生化之源。

⑪张灿玾等《黄帝内经素问校释》值：逢遇的意思。

寒气与湿气相遇，燥气与热气相接，风气与火气相逢，会有一定的时间吗？

⑫方药中等《黄帝内经素问运气七篇讲解》〔寒湿相遘，燥热相临，风火相值〕句中"寒湿""燥热""风火"是指六气。"相遘""相临""相值"，均是指相遇。全句意即风、热、火、湿、燥、寒六气虽然各有所属步位，例如初之气为风，二之气为热，三之

气为火,四之气为湿,五之气为燥,终之气为寒之类,但由于六气有常有变,可以出现特殊的变化。这里所说的"寒湿相遘",即冬季而雨水太多;所说的"燥热相临",即秋季而仍炎热;所说的"风火相值",即春季大热如盛夏。均是指各个季节中的特殊变化而言。也就是指一般所说的"客主加临"现象。

⑬王洪图等《黄帝内经素问白话解》天地之间寒气与湿气相遇,燥气与热气相接,风气与火气相逢,其中有没有异常变化呢?

⑭郭霭春《黄帝内经素问白话解》相遘:相互遇合。相临:相守。相值:相当。寒与湿相遇,燥与热相守,风与火相当,其中有什么间隙吗?

(2)岐伯曰:气有胜复,胜复之作,有德有化,有用有变,变则邪气居之。

①王冰《黄帝内经素问》夫抚掌成声,沃火生沸,物之交合,象出其间,万类交合,亦由是矣。天地交合,则八风鼓拆,六气交驰于其间,故气不能正者,反成邪气。

②马莳《黄帝内经素问注证发微》伯言气有胜复者,言天地相遘相临相值者,凡五气有盈虚多少,常于升降之交接处强弱侵陵,乘势胜复,无空隙之间也。故其胜复之作于升降交接处,有为敷和、彰显、溽蒸、清洁、凄沧之德者,有为生荣、蕃茂、丰备、紧敛、清谧之化者,有为曲直、燔烁、高下、散落、沃衍之用者,有为摧拉、炎燥、淫溃、肃杀、凝冽之变者,惟变则邪气居之,于人为病死也。

③张介宾《类经》六气皆有胜复,而胜复之作,正则为循环当位之胜复,故有德有化有用。邪则为亢害承制之胜复,故有灾有变。

④张志聪《黄帝内经集注》此论六气临御于天地上下之间,有胜复之作,有德化之常,有灾眚之变,人与万物生于天地气交之中,莫不由阴阳出入之变化,而为之生长老已。能出于天地之外,而不为造化之所终始者,其惟真人乎。

⑤高士宗《黄帝素问直解》始则有余而胜,既则不足而受复,是一气之中有胜复之不同,而胜复之作,中有生物之德,有柔和之化,有操守之用,有灾眚之变。德化,用气之正也,变则邪气居之,以明六气之有间也。

⑥黄元御《黄元御医书全集》气交不无胜复,有胜则必有复,胜复一作,则有德有化,有用有变,变则邪气居之。人居气交之中,受其邪气,所以病也。

⑦张琦《素问释义》气不能正即为邪气。

⑧高亿《黄帝内经素问详注直讲全集》〔注〕气当其时而亢盛者为胜,气当其位而复雠者为复。作,犹起也。言六气有胜复,即有德化用变。有德化用变,邪气即从而居之。居,客入也。

〔讲〕岐伯对曰:今夫气也者,有当其时,而其气亢甚者,有当其位,而复雠与胜已者,是为有胜复焉。胜复之作,即有敷和、彰显、溽蒸、清洁、凄沧之德者,有生荣、蕃茂、丰备、紧敛、清谧之化者,有曲直、燔灼、高下、散落、沃衍之用者,有振发、销烁、骤注、肃杀、凛冽之变者,四者之中,惟变则邪气居之,于人为病,而难治也。

⑨孟景春等《黄帝内经素问译释》有德有化,有用有变:德,特性。化,生化。用,作用。变,变异或变质。

岐伯说:气有主动的抑制作用,有被动的反抗作用,因而就各有特性,有生化,有作用,有变异,变异就会产生邪气。

⑩任廷革《任应秋讲〈黄帝内经〉素问》此句未具体注释,总体概括此段为:(提要)言出入升降运动为六气生化之源。

⑪张灿玾等《黄帝内经素问校释》有德有化,有用有变:德指六气之正常功用。化为生化。用为作用。变为变化。高士宗注:"德、化、用,气之正也。变则邪气居之。"

岐伯说:六气都有太过的胜气和胜极而复的复气,胜气和复气的不断发作,使气有正常的功用,有生化的性能,有一定的作用,有异常的变化,异常变化就要产生邪气。

⑫方药中等《黄帝内经素问运气七篇讲解》[气有胜复,胜复之作,有德有化,有用有变,变则邪气居之]这一段是解释自然气候为什么会出现特殊变化的原因。这里所谓的"有德有化,有用有变",是指六气本身固有的气候特点与自然界物化现象的相应关系,它们本身的作用和相应的反常现象。"风"的"德"是"敷和",亦即"敷布阳和",这就是说,"风"在季节上代表春,它的气候特点是温,大地春回,自然气候普遍温暖,这就是"敷布阳和"。"风"的"化"是"生荣",这就是说,风与物化现象上的关系是"生",亦即在春风的影响下,万物又开始萌芽生长。"风"的"用"是"动",这就是说在春天里,在春风的作用下,自然界又开始变为活跃。"风"的"变"是"振发",这就是说风如果反常,不是和风而是急风、狂风,则不但不会有利于万物的萌芽生长,反而可以使开始萌芽生长的生物受到损伤成为灾害。这就是《气交变大论》中所谓的:"东方生风,风生木,其德敷和,其化生荣,其政舒启,其令风,其变振发,其灾散落。"《五运行大论》中所谓的:"风以动之。""风胜则地动。""热"和"火"的"德"是"彰显",亦即阳气非常明显。这也就是说,"火""热"在季节上代表夏。它的气候特点是炎热。"火""热"的"化"是"繁茂"。这也就是说,"火""热"与物化现象的关系是"长",亦即在炎热的作用下,万物长势最好,欣欣向荣。"火""热"的"用"是温热。"火""热"的"变"是"销烁"。这也就是说,"火""热"如果反常,"火""热"太过,那就会使万物焦枯。这就是《气交变大论》中所谓的"火以温之","火胜则地固(裂)"。"湿"的"德"是"溽蒸"。这就是说"湿"在季节上代表长夏,它的气候特点是炎热而潮湿,好像以火烧水蒸物一样。"湿"的"化"是"丰备",这就是说在湿热交互作用下可以使物化现象更加完备和成熟。"湿"的"用"是滋润。"湿"的"变"是"骤注",这就是说"湿"如太过,那就会潮湿太甚,暴雨成灾。这就是《气交变大论》中所谓的:"中央生湿,湿生土,其德溽蒸,其化丰备,其政安静,其令湿,其变骤注,其灾霖溃。"《五运行大论》中所谓的"湿以润之","湿胜则地泥"。"燥"的"德"是"清洁"。这就是说,"燥"在季节上代表秋,它的气候特点是凉爽而干燥,也就是一般所说的秋高气爽。"燥"的"化"是"紧敛",就是说在秋凉的气候中,在物化上开始收敛,欣欣向荣的树木开始树凋叶落。"燥"的"用"是"干",即使潮湿的现象转为干

燥。"燥"的"变"是"肃杀",即干燥而太过,那就会使物化现象停止,干枯死亡。这就是《气交变大论》中所谓的:"西方生燥,燥生金,其德清洁,其化紧敛,其政劲切,其令燥,其变肃杀,其灾苍陨。"《五运行大论》中所谓的"燥以干之","燥胜则地干"。"寒"的"德"是"凄沧"。这就是说,"寒"代表冬季,它的气候特点是寒冷。"寒"的"化"是"清谧",亦即安静。这就是说冬季里在物化现象上从表面上看,好像不生不长而处于静止的状态。"寒"的"用"是"坚","坚"字有坚守之义。这就是说,"寒"的作用就是闭藏。"寒"的"变"是"凛冽","凛冽"即过于寒冷,过于寒冷即可因冰雪霜雹而成冻害。这就是《气交变大论》中所谓的:"北方生寒,寒生水,其德凄沧,其化清谧,其政凝肃,其令寒,其变凛冽,其灾冰雪霜雹。"《五运行大论》中所谓的"寒以坚之","寒胜则地裂(固)"。由于六气本身各有其相应的"德""化""用""变",而在其"变"的过程中,亦即在自然气候的反常变化过程中,常由于六气之间存在着互相影响和互相调节以求恢复稳定的因素,因此就出现了"胜复"现象。所谓"胜",即偏胜;"复",即恢复或报复。这就是说,六气中任何一个气,如果有偏胜的现象,由于六气中任何一个气都紧随着一个可以承制它的相应的气,例如前述的"相火之下,水气承之;水位之下,土气承之;土位之下,风气承之;风位之下,金气承之;金位之下,火气承之"等,因此,一气偏胜,它气就必然来复。正因为有这样一个"胜"和"复"的过程,所以才产生了自然气候上与季节不相应的特殊变化。也正因为这种"复",是属于自然气候上的一种自稳调节,是为了使这一偏胜之气恢复到原有的正常状态上来,所以原文才说:"气有胜复,胜复之作,有德有化,有用有变,变则邪气居之。"在这里,把"邪",亦即自然界反常的气候变化与"胜复"联系起来;把"邪"与"德""化""用""变"联系起来。这就是说,"邪"的出现是"变"的结果;但另一方面也是"胜复"过程中,亦即自然气候自稳调节过程中所必然会出现的现象。这也就是为什么在六气变化中会出现"寒湿相遘""燥热相临""风火相值"等气候特殊变化的道理。

⑬王洪图等《黄帝内经素问白话解》岐伯说:六气都可以成为胜气,而主动地去抑制其他的气,同时也有被动的反抗作用,叫做复气,这种胜气与复气不断发生,相互作用,就产生了六气的特性和生化作用,以及异常的变化。而异常的变化,就会产生邪气。

⑭郭霭春《黄帝内经素问白话解》有德有化:"德",是本质。"化",是生化。

岐伯说:六气里有胜有复,而胜复的变化中,有根本与生化,有原因与变异,一旦有了变异,就会招致邪气的留连。

(3)帝曰:何谓邪乎? 岐伯曰:夫物之生从于化,物之极由乎变,变化之相薄,成败之所由也。

①王冰《黄帝内经素问》邪者,不正之目也。天地胜复,则寒暑燥湿风火六气互为邪也。夫气之有生化也,不见其形,不知其情,莫测其所起,莫究其所止,而万物自生自化,近成无极,是谓天和。见其象,彰其动,震烈刚暴,飘泊骤卒,拉坚摧

残,折拆鼓栗,是谓邪气。故物之生也静而化成,其毁也躁而变革,是以生从于化,极由乎变,变化不息,则成败之由常在,生有涯分者,言有终始尔。(〔新校正云〕按《天元纪大论》云:物生谓之化,物极谓之变也。)

②马莳《黄帝内经素问注证发微》帝问何为邪乎?言何故谓变为邪也?伯言物之生从于化,物之极由乎变者,言变化二气,犹阴阳昼夜之相反,而物之生从化,极由变,故变之于化,更相薄物。则化者,成之所由,而为正气;变者,败之所由,而为邪气。是故谓变为邪也。

③张介宾《类经》凡六气之不当位者,皆互相为邪也。物之生,从于化,由化而生也。物之极,由乎变,由极而变也。《天元纪大论》曰:物生谓之化,物极谓之变。《五常政大论》曰:气始而生化,气终而象变。诸家之释此者,有曰阴阳营运则为化,春生秋落则为变。有曰万物生息则为化,寒暑相易则为变。有曰离形而易谓之化,因形而易谓之变。有曰自无而有、自有而无则为化,自少而壮、自壮而老则为变。是皆变化之谓。故变化之薄于物者,生由化而成,其气进也;败由变而致,其气退也,故曰变化之相薄,成败之所由也。薄,侵迫也。

④张志聪《黄帝内经集注》《五常政大论》曰:气始而生化,气终而象变。是以生长收藏,物之成也;灾眚变易,物之败也。故人与万物生长于阴阳变化之内,而成败倚伏于其中。

⑤高士宗《黄帝素问直解》变则邪气居之,故问何谓邪乎。万物由化而生,故物之生从于化。万物至变则已极,故物之极由乎变。变者,物之已败,化者,物之将成,是变化之相薄,乃成败之所由也。

⑥黄元御《黄元御医书全集》物之初生从于化,物之终极由乎变(《天元纪》论:物生谓之化,物极谓之变),变化之相薄迫,成败之所由也。

⑦张琦《素问释义》王(冰)注:物之生也,静而化成,其毁也,躁而变革,是以生从于化,极由乎变。

⑧高亿《黄帝内经素问详注直讲全集》〔批〕邪风相乘,不无盛衰,有盛衰,即有胜复,有胜复,乃有变化,故为福为祸于此判焉。

〔注〕物之始生,自无而有,从乎造化;物之终极,自有而无,由乎变易。是变也,化也,即万物成败之所由来也。然物之成也,根乎气之复,物之败也,根乎气之往。

〔讲〕黄帝曰:夫子言变则邪气居之,所谓邪气者何乎?岐伯对曰:夫物之生于有者,不能终于有,而必复化也,物之化于无者,不能终于无,而必复生也。不可见物之生,从于化乎?况物当盛极之时,必变而为衰,衰极之时,必变而为盛,不又见物之由极而变乎?变也,化也,皆气为之也。此气相薄,成败因之。

⑨孟景春等《黄帝内经素问译释》极:最高,穷尽。也就是事物发展到末了的阶段。

黄帝问道:变异何以会产生邪气?岐伯说:事物的新生,是由化而来,事物发展到穷极阶段,是由变而成,变与化的相互斗争与转化,是事物生长与衰败的根本原因。

⑩任廷革《任应秋讲〈黄帝内经〉素问》此句未具体注释,总体概括此段为:(提要)言出入升降运动为六气生化之源。

⑪张灿玾等《黄帝内经素问校释》王冰注:"故物之生也,静而化成,其毁也,躁而变革,是以生从于化,极由乎变,变化不息,则成败之由常在。"《类经》二十四卷第九注:"物之生从于化,由化而生也。物之极由乎变,由极而变也……有曰离形而易为之化,因形而易为之变。有曰自无而有,自有而无则为化,自少而壮,自壮而老,则为变,是皆变化之谓。"两注对"化"与"变"的解释,虽不尽同,但其总的精神都已开始认识到事物有量和质的变化,这在认识论上是一个很大的突破。今从王注。

黄帝说:什么是邪气?岐伯说:物体的新生,是从化而来,物体到极点,是由变而成,变和化的互相斗争与转化,乃是成败的根本原因。由于气有往来进退,作用有缓慢与迅速,有进退迟速,就产生了化和变,并发生了六气的变化。

⑫方药中等《黄帝内经素问运气七篇讲解》此句未具体注释。

⑬王洪图等《黄帝内经素问白话解》黄帝说:邪气是怎样产生的?岐伯说:万物的生长都由于生化作用,万物发展到极点就要变。变与化的相互斗争,是事物成长与衰败的根源。

⑭郭霭春《黄帝内经素问白话解》夫物之生从于化:万物的生长,是由于六气生化作用。极:终。

黄帝道:什么是邪呢?岐伯说:万物的生长都由于化,万物的终结都由于变。变与化的斗争,是成长与毁败的根源。

(4)故气有往复,用有迟速,四者之有,而化而变,风之来也。

①王冰《黄帝内经素问》天地易位,寒暑移方,水火易处,当动用时,气之迟速往复,故不常在。虽不可究识意端,然微甚之用,而为化为变,风所由来也。人气不胜,因而感之,故病生焉,风匪求胜于人也。

②马莳《黄帝内经素问注证发微》气有往复,用有迅速者,言变化之气,皆有往复,其往复之用,皆有迟速也。如后篇《气交变大论》所谓"春有鸣条律畅之化,则秋有雾露清凉之政"者,是其化气往复之类是也;"春有惨悽残贼之胜,则夏有炎暑燔烁之复"者,是变化往复之类,又皆其往复之用迟者也。所谓"少阴所至为大暗寒","阳明所至为散落温"者,是其往复之用速者也。凡变化必有此往复迟速四者播扇,然后化之正风,变之邪风,始来薄人也。

③张介宾《类经》气有往复,进退也。用有迟速,盛衰也。凡此四者之有,而为化为变矣。但从乎化,则正风之来,从乎变,则为邪注风之来,而人之受之者,安危系之矣。

④张志聪《黄帝内经集注》气有往复,谓天地之气有升有降也。用有迟速,谓阴阳出入有迟有速也。风者,天地之动气,能生长万物而亦能害万物者也。玉师

曰：至而不至，来气之迟也；未至而至，来气之速也。迟速者，谓阴阳六气有太过不及之用，故下文曰：因盛衰之变耳。

⑤高士宗《黄帝素问直解》故天地变化之气，有往有复，而往复之用，有迟有速，往、复、迟、速，四者之有，则万物从之而化，从之而变，变则邪气居之，此风之所由来也，以明风气之为邪。

⑥黄元御《黄元御医书全集》气有往复之殊，用有迟速之差。有此四者，错综相临，变化不已，一遇胜复乖常，厉气淫生，此风邪所从来也，是变则邪气居之之义也。

⑦张琦《素问释义》天地交合，六气交驰于其中，因有往复迟速，而物由之变化，此风寒暑湿燥火，所以能互为邪也。举风以该六气耳。

⑧高亿《黄帝内经素问详注直讲全集》〔注〕一往一来之用，不无迟速，有迟速，是以有盛衰，有盛衰，是以变化相因，邪风即从中来也。

〔讲〕所以气有往复，用有迟速，往复迟速，四者之所有，即不能无正无变。得其始，则生而化，得其终，则极而变，一变一化，盖邪风之所由来也。

⑨孟景春等《黄帝内经素问译释》往复：前进为"往"。后退为"复"。气旺则前进，衰则后退。

因为气有前进与后退，作用有缓慢与迅速，有进退有迟速，就有化与变，也就产生了六气的变化。

⑩任廷革《任应秋讲〈黄帝内经〉素问》此句未具体注释，总体概括此段为：（提要）言出入升降运动为六气生化之源。

⑪张灿玾等《黄帝内经素问校释》往复：往来的意思。风之来也：吴崑注"风，即所谓邪也"。《类经》二十四卷第九注"但从乎化，则为正风之来。从乎变，则为邪风之来"。在此当概指六气变化。

由于气有往来进退，作用有缓慢与迅速，有进退迟速，就产生了化和变，并发生了六气的变化。

⑫方药中等《黄帝内经素问运气七篇讲解》此几句是进一步解释自然界气候的常和变与自然界物化现象的密切关系。"气有往复"一句，是指六气之间有来有往，亦即季节气候之间的来回运转，冬去春来，夏来春去，夏去秋来，冬来秋去，冬去春又再来。随着季节的往复而与各个季节相应的风、热、火、湿、燥、寒六气自然也就随之运转，周而复始，如环无端。"用有迟速"一句，"迟"指慢，指不及；"速"，指快，指太过。全句指六气在自然运转过程中有常有变。应至而至，与季节相应，这就是常。迟至也就是至而不至，速至也就是至而太过，或早或迟均属与季节不相应，这就是变。六气往复运转的常变，与自然界物化现象的正常与否密切相关。六气往复正常，与季节相应，就能使万物正常生化；六气往复反常，至而不至，至而太过，或迟或速，与季节不相应，就会使自然物化上发生灾变。这里"气有往复"一句以述常，"用有迟速"一句以测变。至于在实际观察中如何判定自然气候变化上的

常和变的问题,古人认为观测风向是一个较好的方法。因为风向与气候变化密切相关,东风带来了春天和温暖,南风带来了夏天和炎热,西风带来了秋天和凉爽,北风带来了冬天和严寒。因此,观测风向就可以判断六气运转的常和变。春刮东风,夏刮南风,秋刮西风,冬刮北风就是常;反之,春刮西风,夏刮北风,秋刮东风,冬刮南风就是变。所以原文谓:"气有往复,用有迟速,四者之有,而化而变,风之来也。""迟速往复,风所由生。"张介宾注:"气有往复,进退也,用有迟速,盛衰也,凡此四者之有,而为化为变也,但从乎化,则为正风之来,从乎变,则为邪风之来,而人之受之者,安危系之也。"张氏在这里所说的"正风",即与季节相应的正常风向;所说的"邪风",即与季节不相应的相反风向。"从乎化,则为正风之来,从乎变,则为邪风之来",说明了自然气候变化的常和变与自然界物化现象上的常和变密切相关。

⑬王洪图等《黄帝内经素问白话解》所以说气有往复盛衰,作用有迅速和迟缓,由于有往复和迟速的不同作用,自然界也就有了化与变的过程,从而产生出既能长养万物也能伤害万物的风气。

⑭郭霭春《黄帝内经素问白话解》往复:往返。

所以气有往有返,作用有慢有快,从往返快慢里,就会出现化与变的过程,这就是风气的由来。

## 第十六解

(一)内经原文

帝曰:迟速往复,风所由生,而化而变,故因盛衰之变耳。成败倚伏游乎中,何也?岐伯曰:成败倚伏生乎动,动而不已,则变作矣。

帝曰:有期乎?岐伯曰:不生不化,静之期也。

帝曰:不生化乎?岐伯曰:出入废则神机化灭;升降息则气立孤危。故非出入,则无以生长壮老已;非升降,则无以生长化收藏。是以升降出入,无器不有。故器者生化之宇,器散则分之,生化息矣。故无不出入,无不升降。化有小大,期有近远。四者之有,而贵常守,反常则灾害至矣。故曰:无形无患,此之谓也。帝曰:善。

有不生不化乎?岐伯曰:悉乎哉问也!与道合同,惟真人也。帝曰:善。

(二)字词注释

(1)往复

①王冰《黄帝内经素问》此词未具体注释。

②马莳《黄帝内经素问注证发微》此词未具体注释。

③张介宾《类经》进退也。

④张志聪《黄帝内经集注》此词未具体注释。

⑤高士宗《黄帝素问直解》往者气之衰,复者气之盛。

⑥黄元御《黄元御医书全集》往复。

⑦张琦《素问释义》此词未具体注释。

⑧高亿《黄帝内经素问详注直讲全集》〔注〕〔讲〕往复。

⑨孟景春等《黄帝内经素问译释》前进为"往"。后退为"复"。气旺则前进,衰则后退。

⑩任廷革《任应秋讲〈黄帝内经〉素问》此词未具体注释。

⑪张灿玾等《黄帝内经素问校释》往来的意思。

⑫方药中等《黄帝内经素问运气七篇讲解》此词未具体注释。

⑬王洪图等《黄帝内经素问白话解》往复。

⑭郭霭春《黄帝内经素问白话解》往返。

(2)倚伏

①王冰《黄帝内经素问》夫倚伏者,祸福之萌也。有祸者,福之所倚也;有福者,祸之有伏也。由是故祸福互为倚伏,物盛则衰,乐极则哀,是福之极,故为祸所倚。否极之泰,未济之济,是祸之极,故为福所伏。然吉凶成败,目击道存,不可以终,自然之理,故无尤也。

②马莳《黄帝内经素问注证发微》伯言成败倚伏生于动,动而不已则变作者,倚伏之义始明矣。所谓伤寒属内伤十居八九者,盖言成败倚伏游于中者,皆生于人之所动,人动有节而自养,则其气和,而所感者亦化气之和来居,以为成身之生气,倚伏游于中焉。

③张介宾《类经》倚伏者,祸福之萌也。

④张志聪《黄帝内经集注》倚伏。

⑤高士宗《黄帝素问直解》倚伏。

⑥黄元御《黄元御医书全集》倚伏,《老子》祸兮福之所倚,福兮祸之所伏是也。

⑦张琦《素问释义》此词未具体注释。

⑧高亿《黄帝内经素问详注直讲全集》〔注〕倚,犹依也。伏,藏也。〔讲〕相倚伏藏。

⑨孟景春等《黄帝内经素问译释》相因叫"倚"。隐藏叫"伏"。倚伏,就是隐藏着相互的因果。

⑩任廷革《任应秋讲〈黄帝内经〉素问》此词未具体注释。

⑪张灿玾等《黄帝内经素问校释》相因的意思。《老子》:"祸兮福之所倚,福兮祸之所伏。"

⑫方药中等《黄帝内经素问运气七篇讲解》倚,指相因;伏,指隐伏或潜伏。

⑬王洪图等《黄帝内经素问白话解》倚伏。

⑭郭霭春《黄帝内经素问白话解》互为因果。

(3)期

①王冰《黄帝内经素问》此词未具体注释。

②马莳《黄帝内经素问注证发微》期者,变作之期也,言变动而不以之动作也。

③张介宾《类经》此词未具体注释。

④张志聪《黄帝内经集注》此词未具体注释。

⑤高士宗《黄帝素问直解》止息之期。

⑥黄元御《黄元御医书全集》静期。

⑦张琦《素问释义》此词未具体注释。

⑧高亿《黄帝内经素问详注直讲全集》〔讲〕不动而为静之期。

⑨孟景春等《黄帝内经素问译释》停止的时候。

⑩任廷革《任应秋讲〈黄帝内经〉素问》此词未具体注释。

⑪张灿玾等《黄帝内经素问校释》相对的稳定时期。

⑫方药中等《黄帝内经素问运气七篇讲解》此词未具体注释。

⑬王洪图等《黄帝内经素问白话解》静止的时期。

⑭郭霭春《黄帝内经素问白话解》停止的时候。

（4）器

①王冰《黄帝内经素问》器,谓天地及诸身也。

②马莳《黄帝内经素问注证发微》器,谓天地及诸身也。宇,谓屋宇也。以其身形包腑脏,脏与天地同,故皆名器也。

③张介宾《类经》器即形也,凡万物之成形者,皆神机气立之器也。

④张志聪《黄帝内经集注》凡有形者谓之器。

⑤高士宗《黄帝素问直解》凡有形者,谓之器。人与万物生于天地之中,皆属有形,均谓之器。

⑥黄元御《黄元御医书全集》器即物也,天地人物,皆物也,即皆器也。

⑦张琦《素问释义》器。

⑧高亿《黄帝内经素问详注直讲全集》〔讲〕夫所谓器者,即生生化化之宇器也。

⑨孟景春等《黄帝内经素问译释》形体器官。

⑩任廷革《任应秋讲〈黄帝内经〉素问》此词未具体注释。

⑪张灿玾等《黄帝内经素问校释》在此指器物或物体而言。王冰注："包藏生气者,皆为生化之器,触物然矣。"

⑫方药中等《黄帝内经素问运气七篇讲解》"器"张介宾解释："凡物之成形者,皆曰器。"这就是说,器,在这里泛指一切物质。

⑬王洪图等《黄帝内经素问白话解》一切有形的物体。

⑭郭霭春《黄帝内经素问白话解》泛指有形的东西。

（三）语句阐述

（1）帝曰:迟速往复,风所由生,而化而变,故因盛衰之变耳。成败倚伏游乎中,何也?

①王冰《黄帝内经素问》此句未具体注释。

②马莳《黄帝内经素问注证发微》帝问迟速往复播扇,风所由生,而化而变,故

因运气盛衰之变,而常然生风者耳。人感其风以为成败者,则倚伏游行于中,不于当时随感而发作者,何也?

③张介宾《类经》倚伏者,祸福之萌也。夫物盛则衰,乐极则哀,是福之极而祸之倚也。未济而济,否极而泰,是祸之极而福所伏也。故当其成也,败实倚之,当其败也,成实伏之,此成败倚伏游行于变化之中者也。本节特以为言者,盖示人以处变处常之道耳。《易》曰:知进退存亡而不失其正者,其惟圣人乎?

④张志聪《黄帝内经集注》此句未具体注释。

⑤高士宗《黄帝素问直解》承岐伯之言而复问也。谓迟者气之衰,速者气之盛,往者气之衰,复者气之盛,变者气之已衰,化者气之将盛。如迟速往复,则风所由生,而化而变,其故乃因盛衰之变耳。又云,成败之所由,则成败之所以倚伏,而遊行乎中者何也?

⑥黄元御《黄元御医书全集》迟速往复,风所由生,是固然矣,而变化之相薄,不过因其盛衰之异耳,变,异也。物生而化,是其盛时也,物极而变,是其衰期也。变化不同,故盛衰亦异。此何关于成败之数!生而成败倚伏,遂游乎中,是何故也?

⑦张琦《素问释义》此句未具体注释。

⑧高亿《黄帝内经素问详注直讲全集》〔批〕成败倚伏,生于六气之动,而六气有过不及,是以变作而病生。

〔注〕倚,犹依也。伏,藏也。游乎中者,谓天道自然循还于迟速往复之中,而不止也。

〔讲〕黄帝曰:夫子言气有往复,用有迟速,一化一变,风之来也。是六气之为迟为速,往而复来,邪风之所由生,万物之变化,即由之而起。所以因其气之盛与衰者,即为之生变耳。然其间有成焉,有败焉,相倚伏藏,循还其中而不已者,其故何也?

⑨孟景春等《黄帝内经素问译释》往复:前进为"往",后退为"复"。气旺则前进,衰则后退。倚伏:相因叫"倚",隐藏叫"伏"。倚伏,就是隐藏着相互的因果。

黄帝说:迟速进退,是六气产生的原因,由化至变,是因为盛衰变化的关系。但是生成与衰败的根本原因,为什么隐伏在化与变的斗争中间呢?

⑩任廷革《任应秋讲〈黄帝内经〉素问》(讲解)六气为什么能够产生无穷的变化,其根源就在于升降出入的运动。

⑪张灿玾等《黄帝内经素问校释》倚伏:相因的意思。《老子》:"祸兮福之所倚,福兮祸之所伏。"

黄帝说:气有迟速进退,所以发生六气变化,有化有变,是由于气的盛衰变化所致。成和败相互为因,潜处于事物之中,是什么原因呢?

⑫方药中等《黄帝内经素问运气七篇讲解》此句未具体注释。

⑬王洪图等《黄帝内经素问白话解》黄帝说:气的迟速往复,是风气产生的原因,由化而至变,是随着气的盛衰而进行的。事物的生成与败亡是相互联系、相互

倚伏着的。在生成的过程中,已经潜伏着衰败的因素,当衰败过程开始的时候,也已经孕育着新生的因素。但是生成与败亡的因素,都是从变化中来的,这是为什么呢?

⑭郭霭春《黄帝内经素问白话解》成败倚伏:成功与失败是互为因果的。

黄帝道:慢快往返,是风气产生的原因,由化至变的过程,是随着盛衰的变化而进行的。但是无论成败,其潜伏的因素都是从变化中来,这是为什么?

(2)岐伯曰:成败倚伏生乎动,动而不已,则变作矣。

①王冰《黄帝内经素问》动静之理,气有常运,其微也为物之化,其甚也为物之变,化流于物,故物得之以生,变行于物,故物得之以死。由是成败倚伏,生于动之微甚迟速尔,岂唯气独有是哉,人在气中,养生之道,进退之用,当皆然也。(〔新校正云〕按《至真要大论》云:阴阳之气,清静则化生治,动则苛疾起。此之谓也。)

②马莳《黄帝内经素问注证发微》伯言成败倚伏生于动,动而不已则变作者,倚伏之义始明矣。所谓伤寒属内伤十居八九者,盖言成败倚伏游于中者,皆生于人之所动,人动有节而自养,则其气和,而所感者亦化气之和来居,以为成身之生气,倚伏游于中焉。人动无节而烦劳,则其气乖,而所感者亦化气之乖来居,以为败身之病根,倚伏游于中焉。至于动而不已,烦劳无休,而重感变气以启之,然后旧之倚伏者始发而变作矣。

③张介宾《类经》动静者,阴阳之用也。所谓动者,即形气相感也,即上下相召也,即往复迟速也,即升降出入也,由是而成败倚伏,无非由动而生也。故《易》曰:吉凶悔吝者,生乎动者也。然而天下之动,其变无穷,但动而正则吉,不正则凶,动而不已,则灾变由之而作矣。

④张志聪《黄帝内经集注》动者,升降出入之不息也。万物之成败,由阴阳之变化,是以成败之机,倚伏于变化之中。

⑤高士宗《黄帝素问直解》动者生之机,动而不已,则变之兆。故成败之所以倚伏者,生乎气机之动,动而不已,则变作矣。《中庸》云:"动则变。"此之谓也。

⑥黄元御《黄元御医书全集》盖成败倚伏生乎动,变化相薄,益以迟速往复,错综加临,是动也,动而不已则变作,变作则成败倚伏于其中矣(变微则不失为成,变甚则必至于败,一有变作,则成败之机倚伏于此,《老子》祸兮福之所倚,福兮祸之所伏是也)。

⑦张琦《素问释义》申变化相薄,成败所由之义。

⑧高亿《黄帝内经素问详注直讲全集》〔注〕然物之成败倚伏,实生乎六气之动,如六气太过,动而不已,则失其常而灾变起矣。

〔讲〕岐伯对曰:成败倚伏,生乎六气之动者也,六气之动本有常时,若太过而其动不已,是失常也,失常则变作而病生矣。

⑨孟景春等《黄帝内经素问译释》岐伯说:生成与衰败相互隐伏的根本原因在于运动,不断的运动,就会产生变化。

⑩任廷革《任应秋讲〈黄帝内经〉素问》(讲解)"成败倚伏生乎动,动而不已则变作矣",这句话内含着深刻的辩证法思想,事物"成败倚伏"的现象,是由于事物不停地运动所产生的。

⑪张灿玾等《黄帝内经素问校释》成败倚伏生乎动,动而不已,则变作矣:王冰注"动静之理,气有常运,其微也为物之化,其甚也为物之变。化流于物,故物得之以生,变行于物,故物得之以死。由是成败倚伏,生乎动之微甚迟速尔,岂惟气独有是哉,人在气中,养生之道,进退之用,当皆然也"。

岐伯说:成败互因的关键在于运动,不断的运动,就会发生不断的变化。

⑫方药中等《黄帝内经素问运气七篇讲解》成败,指事物的盛衰;倚,指相因;伏,指隐伏或潜伏;动,指运动。全句意即一切事物,包括人体在内的一切生命现象,其盛衰是互为因果的。"盛"之中潜伏着"衰"的因素,衰之中潜伏着"盛"的因素,这就叫"成败倚伏"。所以张介宾注云:"夫物盛则衰,乐极则哀,是福之极而祸之倚也,否极而泰,是祸之极而福所伏也,故当其成也,败实倚之,当其败也,成实倚之。"为什么会出现这种成败倚伏现象呢?这是因为事物本身总是在那里不断运动,而运动总是在不断地向相反的方面转化。所以原文谓:"成败倚伏生乎动,动而不已则变作矣。"我们前面讲的自然气候变化方面的四时六气六步的循环运转,春去夏至,暑往寒来,物化方面的生长化收藏自然现象,就是这种认识在自然现象中的具体体现和例证。

⑬王洪图等《黄帝内经素问白话解》岐伯说:生成与败亡的因素相互倚伏,是由于六气的运动,因为六气不断的运动,就会产生出变化的缘故。

⑭郭霭春《黄帝内经素问白话解》岐伯说:成败因素相互蕴伏是由于六气的运动,运动不止,就会发生变化。

(3)帝曰:有期乎? 岐伯曰:不生不化,静之期也。

①王冰《黄帝内经素问》人之期可见者,二也。天地之期,不可见也。夫二可见者,一曰生之终也,其二曰变易与土同体。然后舍小生化,归于大化,以死后犹化变未已,故可见者二也。天地终极,人寿有分,长短不相及,故人见之者鲜矣。

②马莳《黄帝内经素问注证发微》有期乎者,兼动静而问,但生化以动为期,不生化以静为期,上已言成败倚伏生于动,故下但言静之为期而死耳。期者,变作之期也,言变动而不以之动作也。不生不化,静之为期而死矣。故曰不生不化,静之期也。

③张介宾《类经》阳动阴静,相为对待,一消一长,各有其期。上文言成败倚伏生乎动,即动之期也。动极必变,而至于不生不化,即静之期也。然则天地以春夏为动,秋冬为静;人以生为动,死为静也。

④张志聪《黄帝内经集注》如不生不化,静而后已,盖言天地之气动而不息者也。

⑤高士宗《黄帝素问直解》伯云:"动而不已。"帝问其动有止息之期乎? 动者,

无息之谓。有生有化,动无止期,惟不生不化,则止息之期也。"静",止也,息也。

⑥黄元御《黄元御医书全集》帝问:变作于动,亦有静期乎?生化则动,不生不化则静,唯至不生不化,乃是静之期也。

⑦张琦《素问释义》此节义未详,疑有讹误。

⑧高亿《黄帝内经素问详注直讲全集》〔批〕升降出入,无器不有,而况人乎?以人治人者,尚其于"升降出入"四字加之意焉。

〔注〕有期者,谓亦有不动之期否,不生不化,即不动之期也。

〔讲〕黄帝曰:成败倚伏,既生乎六气之动,亦有不动而为静之期乎?岐伯对曰:不生不化,即静之期也。

⑨孟景春等《黄帝内经素问译释》黄帝又道:运动有没有停止的时候呢?岐伯说:没有生,没有化,就是静止的时候。

⑩任廷革《任应秋讲〈黄帝内经〉素问》(讲解)事物的运动是永恒的,没有一种事物没有升降出入的运动,这是事物不断变化的原因。

⑪张灿玾等《黄帝内经素问校释》万物于非明显的生化阶段,表现为相对的稳定时期,就是所谓"静之期"。

黄帝说:运动有一定的时间吗?岐伯说:不生不化,乃是相对稳定的时期。

⑫方药中等《黄帝内经素问运气七篇讲解》此句未具体注释。

⑬王洪图等《黄帝内经素问白话解》黄帝说:运动有没有静止的时候呢?岐伯说:生化停止了,静止的时期就到了。

⑭郭霭春《黄帝内经素问白话解》黄帝道:变化一出现,有停止的时候吗?岐伯说:没有生,没有化,就是停止的时候。

(4)帝曰:不生化乎?岐伯曰:出入废则神机化灭;升降息则气立孤危。故非出入,则无以生长壮老已;非升降,则无以生长化收藏。

①王冰《黄帝内经素问》言亦有不生不化者乎?出入,谓喘息也。升降,谓化气也。夫毛羽倮鳞介,及飞走岐行,皆生气根于身中,以神为动静之主,故曰神机也。然金玉土石,镕埏草木,皆生气根于外。假气以成立主特,故曰气立也。《五常政大论》曰:根于中者,命曰神机。神去则机息。根于外者,命曰气立。气止则化绝。此之谓也。故无是四者,则神机与气立者,生死皆绝。(〔新校正云〕按《易》云:本乎天者亲上;本乎地者亲下。《周礼》《大宗伯》有天产、地产,《大司徒》云动物、植物。即此神机、气立之谓也。)夫自东自西,自南自北者,假出入息以为化主。因物以全质者,承阴阳升降之气以作生源。若非此道,则无能致是十者也。

②马莳《黄帝内经素问注证发微》故动物静,则以口鼻出入之息废而神机化灭为期;植物静,则以根柯升降之化已而气立孤危为期也。王(冰)注云:出入,谓喘息也。升降,谓化气也。夫毛羽倮鳞介及飞走蚑行,皆生气根于身中,以神为动静之主,故曰神机也。然金玉土石,熔埏草木,皆生气根于外,假气以成立主持,故曰气立也。故无是四者,则神机与气立者生死皆绝。《五常政大论》曰:根于中者,命曰

神机,神去则机息;根于外者,命曰气立,气止则化绝。又新校正云《易》云:本乎天者亲上,本乎地者亲下。《周礼·大宗伯》有天产、地产,《大司徒》云:动物、植物。即此神机、气立之谓也。故动物非息出入,则无以生长壮老已死,植物非化升降,则无以生长化收藏。

③张介宾《类经》帝疑天地之道,岂真有不生化者乎? 此言天地非不生化,但物之动静,各有所由耳。凡物之动者,血气之属也,皆生气根于身之中,以神为生死之主,故曰神机。然神之存亡,由于饮食呼吸之出入,出入废则神机化灭而动者息矣。物之植者,草木金石之属也,皆生气根于形之外,以气为荣枯之主,故曰气立。然气之盛衰,由于阴阳之升降,升降息则气立孤危而植者败矣。此其物之修短,固各有数;但禀赋者出乎天,自作者由乎我,孰非所谓静之期? 亦各有其因耳。《五常政大论》曰:根于中者,命曰神机,神去则机息;根于外者,命曰气立,气止则化绝。非出入,则无以生长壮老已;非升降,则无以生长化收藏,生长壮老已,动物之始终也,故必赖呼吸之出入。生长化收藏,植物之盛衰也,故必赖阴阳之升降。

④张志聪《黄帝内经集注》言有不生不化之期乎? 此复申明天地开辟而未有不运动生化者也。出入,阖辟也。机,枢机也。神机者,阴阳不测之变化也。夫阖辟犹户扇,枢即转枢。盖舍枢则不能阖辟,舍阖辟则无从转枢,是以出入废则神机之化灭矣。升降,寒暑之往来也。夫阴阳升降皆出乎地,天包乎地之外,是以升降息,在外之气孤危,孤则不生矣。下经曰:根于外者,命曰气化,气止则化绝。根于中者,命曰神机,神去则机息。已,死也。生长壮老已,指动物而言。生长化收藏,指植物而言。

⑤高士宗《黄帝素问直解》万物资始资生,可以不生化乎?《五常政大论》云:根于中者,命曰神机,神去则机息;根于外者,命曰气立,气止则化绝。不生化者,犹之出入废,则神机化灭;升降息,则气立孤危,而天地或几乎崩坠矣。出入者,往来无穷之义,故非出入,则天下之动物,无以生、长、壮、老已;升降者,上下无方之义,故非升降,则天下之植物,无以生、长、化、收、藏。

⑥黄元御《黄元御医书全集》帝问:亦能不生化乎? 此何能不生化也。天地人物,不外神气,人物之神机化灭,天地之气立,赖阴阳之升降,升降息则气立孤危(《五常政论》:根于中者,命曰神机,神去则机息,根于外者,命曰气立,气止则化绝,亦同此义也)。故人物非出入则无以生长壮老已,天地非升降则无以生长化收藏。天地无不升降之时,是无不生化之时,人物无不出入之时,亦无不生化之期矣。

⑦张琦《素问释义》言亦有不生不化者乎。有知之类皆含神识,故曰神机。无知之物皆禀气化,故曰气立。出入,谓乎吸也。升降,谓化气也。出入升降,所以妙神气之用也。

⑧高亿《黄帝内经素问详注直讲全集》〔注〕出入,以神之动静言;升降,以气之上下言。灭,绝也。危,殆也。凡物之生长壮老已,本乎神之出入,出入废,是以无生长壮老已。

〔讲〕黄帝曰:天地之道,广生大化妙其用,果有不生不化之时乎? 岐伯对曰:生化之机,伏于出入升降之间,出入不废,升降不息,则生化常倚之以为转移。若出入废,则神机去而化灭矣;升降息,则气虽立而孤危矣。

⑨孟景春等《黄帝内经素问译释》黄帝说:事物有不生化的吗? 岐伯说:没有了出入运动,生化之机也就毁灭;升降运动停止了,生化的气势就会瓦解。因此没有出入,就不可能有新生、成长、壮实、衰老和死亡;没有升降,也就没有了新生、长大、开花、结实和潜藏。

⑩任廷革《任应秋讲〈黄帝内经〉素问》(讲解)事物的运动是永恒的,没有一种事物没有升降出入的运动,这是事物不断变化的原因。

⑪张灿玾等《黄帝内经素问校释》出入、升降,在此指物体的运动形式,物体的运动停止了,则变化不测的"神机"亦当变化灭绝,依形而寄的"气立"亦必孤存无生。所以"出入""升降"对物体的存在,有着非常重要的意义。"神机""气立",见《五常政大论》。

黄帝说:物有不生不化的吗? 岐伯说:物体的内部存有生生不息之机,名曰"神机",物体的外形依赖于气化的作用而存在,名曰"气立"。若出入的功能废止了,则"神机"毁灭,升降的作用停息了,则"气立"危亡。因此,没有出入,也就不会有发生、成长、壮实、衰老与灭亡;没有升降,也就不会有发生、成长、变化、收敛与闭藏。

⑫方药中等《黄帝内经素问运气七篇讲解》此句未具体注释。

⑬王洪图等《黄帝内经素问白话解》黄帝说:静止的时期就不能生化了吗? 岐伯说:自天地开辟以来,就没有不运动、不生化的事物。如果没有出入运动,那么阴阳变化的神机也就毁灭了,因而也就没有生长壮老已的生命过程;如果没有升降运动,那么一切生气也就消亡了,因而也就没有自然界中生长化收藏的生化过程。

⑭郭霭春《黄帝内经素问白话解》出入废:"出入",指人类和动物呼吸空气,饮食水谷,排泄废物。"废",即不出不入的意思。神机:精神和一切功能活动。气立:古人认为金石草木之类的物体,生气根于外,借气以成立,故曰气立。

黄帝道:也有不生不化的时候吗? 岐伯说:凡动物之类,如果其呼吸停止,那么生命就会立即消灭;凡植矿物类,如果其阴阳升降停止,那么则其活力也就立即萎颓。因此说没有出入,就不可能由生、而长、而壮、而老、而死亡;没有升降,也就不能由生、而长、而开花、而结实、而收藏。

(5)是以升降出入,无器不有。故器者生化之宇,器散则分之,生化息矣。

①王冰《黄帝内经素问》包藏生气者,皆谓生化之器,触物然矣。夫窍横者,皆有出入去来之气。窍坚者,皆有阴阳升降之气往复于中。何以明之? 则壁窗户牖两面伺之,皆承来气冲击于人,是则出入气也。夫阳升则井寒,阴升则水暖。以物投井,及叶坠空中,翩翩不疾,皆升气所碍也。虚管溉满,捻上悬之,水固不泄,为无升气而不能降也。空瓶小口,顿溉不入,为气不出而不能入也。由是观之,升无所不降,降无所不升,无出则不入,无入则不出。夫群品之中,皆出入升降不失常守,

而云非化者,未之有也。有识无识,有情无情,去出入,已升降,而云存者,未之有也。故曰升降出入,无器不有。器者生化之宇,器散则分之,生化息矣,器,谓天地及诸身也。宇,谓屋宇也。以其身形,包藏府藏,受纳神灵,与天地同,故皆名器也。诸身者,小生化之器宇。太虚者,广生化之器宇也。生化之器,自有小大,无不散也。夫小大器,皆生有涯分,散有远近也。

②马莳《黄帝内经素问注证发微》是以升降出入,无器不有。故动植之器,乃化生之宅宇,气散则出入升降各相离分,而生化息矣。器,谓天地及诸身也。宇,谓屋宇也。以其身形包腑脏,脏与天地同,故皆名器也。诸身者,小生化之气宇,太虚者,广生化之气宇也。

③张介宾《类经》器即形也。凡万物之成形者,皆神机气立之器也。是以升降出入,无器不有。《易》曰:形乃谓之器。义即此也。王(冰)曰:包藏生气者,皆谓生化之器,触物然矣。夫窍横者,皆有出入去来之气。窍竖者,皆有阴阳升降之气。何以明之? 如壁窗户牖,两面伺之,皆承来气,是出入气也。如阳升则井寒,阴升则水暖,以物投井及叶坠空中,翩翩不疾,皆升气所碍也。虚管溉满,捻其上窍,水固不泄,为无升气而不能降也。空瓶小口,顿溉不入,为气不出而不能入也。由是观之,升无所不降,降无所不升,无出则不入,无入则不出。夫群品之出入升降不失常守,而云非化者,未之有也。有识无识、有情无情,去出入升降而得存者,亦未之有也,故曰出入升降,无器不有。宇者,天地四方曰宇。夫形所以存神,亦所以寓气。凡物之成形者皆曰器,而生化出乎其中,故谓之生化之宇。若形器散敝,则出入升降无所依凭,各相离分而生化息矣,此天地万物合一之道。观邵子观易吟曰:一物其来有一身,一身还有一乾坤。能知万物备于我,肯把三才别立根。天向一中分造化,人于心上起经纶。天人焉有二般义,道不虚行只在人。盖其义也。

④张志聪《黄帝内经集注》凡有形者谓之器,言人与万物生于天地气交之中,有生长老已,皆由乎升降出入之气化,是以无器不有此升降出入。凡有形之物,无不感此天地四方之气而生而化,故器者乃生化之宇,器散则阳归于天,阴归于地,而生化息矣。

⑤高士宗《黄帝素问直解》是以升降出入,无器不有。故器者生化之宇,"宇",犹居也。聚则成器,器散则分之,分之者,阳归于天,阴归于地,分之则生化息矣。

⑥黄元御《黄元御医书全集》天地不能无升降,人物不能无出入,是以升降出入,无器不有(器即物也,天地人物,皆物也,即皆器也)。既有升降出入,则必有生化,是器者,生化之宇也。除是器散,则升降出入分离,生化之机乃息矣(散者,蔽坏而破散也。散则升者不降,降者不升,出者不入,入者不出,故曰分)。故非器散,则无不升降,无不出入。

⑦张琦《素问释义》凡物有孔窍者,皆有出入升降之气相为往复,无升则不降,无降则不升,无入则不出,无出则不入,旷观万类,辩不胜穷。器因神气而立,生化又因器而寓,器散则出入升降亦无所寓,而生化息矣。分之二字疑衍。

⑧高亿《黄帝内经素问详注直讲全集》〔注〕物之生长化收藏,本乎气之升降,升降息,是以无生长化收藏。

〔讲〕所以非此六气之一出一入,即无以为生长壮老已之原,非此六气之一升一降,则无以立生长化收藏之本,是以升降出入,大而天地,小而物类,无器不有者也。夫所谓器者,即生生化化之宇器也,若器败而解散,则其器不完,升降出入遂乱,杂而分之矣,是以生化之机息矣。

⑨孟景春等《黄帝内经素问译释》所以升降出入运动,是没有一个形体器官所不存在的。因此说形体器官是生化的处所,如果形体瓦解,生化也就停止了。

⑩任廷革《任应秋讲〈黄帝内经〉素问》(讲解)事物的运动是永恒的,没有一种事物没有升降出入的运动,这是事物不断变化的原因。

⑪张灿玾等《黄帝内经素问校释》器:在此指器物或物体而言。王冰注"包藏生气者,皆为生化之器,触物然矣"。宇:在此指器宇而言。王冰注"诸身者,小生化之器宇。太虚者,广生化之器宇也"。器散则分之:《类经》二十四卷第九注"若形器散敝,则出入升降,无所依凭,各相离而生化息矣"。散,在此有形坏不存的意思。

所以升降出入,是没有一种物体不具备的。因而物体就像是生化之器,若器物的形体不存在了,则升降出入也就要分离,生化之机也就停止了。

⑫方药中等《黄帝内经素问运气七篇讲解》升降出入,无器不有:"升降出入",指运动。古人认为,运动的方向总是向相对的方向转化。从天地上下来说,上总是向下运转,下总是向上运转。从阴阳内外来说,总是由阳入阴,由阴出阳。这也就是本篇前面所述的:"气之升降,天地之更用也……升已而降,降者谓天;降已而升,升者谓地。天气下降,气流于地;地气上升,气腾于天。故高下相召,升降相因而变作矣。"《阴阳应象大论》中所谓的:"清阳为天,浊阴为地;地气上为云,天气下为雨;雨出地气,云出天气。""重阴必阳,重阳必阴。""器"张介宾解释:"凡物之成形者,皆曰器。"这就是说,器,在这里泛指一切物质。"升降出入,无器不有"一句,质言之,就是说只要有物质存在就有运动存在。也就是说,没有不运动的物质。所以原文谓:"不生不化,静之期也……出入废则神机化灭,升降息则气立孤危。故非出入,则无以生长壮老已;非升降,则无以生长化收藏。是以升降出入,无器不有。""无不出入,无不升降。"明确地阐述了变化来源于运动,没有运动也就没有变化。

⑬王洪图等《黄帝内经素问白话解》所以说升降出入,是任何事物都具有的内在规律。一切有形的物体,都是一个包含着生化过程的小天地。如果形体瓦解了,生化才会停止。

⑭郭霭春《黄帝内经素问白话解》器:泛指有形的东西。

所以有形之物,都具有升降出入之气。因此有形之物,是生化的所在。如果形体解散,生化也就熄灭了。

(6)故无不出入,无不升降。化有小大,期有近远。四者之有,而贵常守,反常则灾害至矣。故曰:无形无患,此之谓也。帝曰:善。

①王冰《黄帝内经素问》真生假立，形器者无不有此二者。近者不见远，谓远者无涯。远者无常见近而叹有其涯矣。既近远不同期，合散殊时节，即有无交竞，异见常乖。及至分散之时，则近远同归于一变。四者，谓出入升降也。有出入升降，则为常守。有出无入，有入无出，有升无降，有降无升，则非生之气也。若非胎息道成，居常而生，则未之有屏出入息、泯升降气而能存其生化者，故贵常守。出入升降，生化之元主，故不可无之。反常之道，则神去其室，生化微绝，非灾害而何哉！夫喜于遂，悦于色，畏于难，惧于祸，外恶风寒暑湿，内繁饥饱爱欲，皆以形无所隐，故常婴患累于人间也。若便想慕滋蔓，嗜欲无厌，外附权门，内丰情伪，则动以牢网，坐招燔炳，欲思释缚，其可得乎！是以身为患阶尔。《老子》曰：吾所以有大患者，为吾有身。及吾无身，吾有何患。此之谓也。夫身形与太虚释然消散，复未知生化之气，为有而聚耶？为无而灭乎？

②马蒔《黄帝内经素问注证发微》故无不出入，无不升降。化有小大，自蠢动之微，至天地之广。期有远近，自蜉蝣之朝生暮灭，至聃彭之寿年千百。凡此出入升降，四者何物不有？而贵常守，否则灾害至矣。故曰无形无患者，盖言动而不已则变作，人能忘形而常守出入升降之气，不至烦劳，则自无化灭之患。正此四者之有而贵常守，反常则灾害至之谓也。老子曰：吾所以有大患者，为吾有身。及吾无身，吾有何患？

③张介宾《类经》万物之多，皆不能外此四者。物之小者如秋毫之微，大者如天地之广，此化之小大也。天者如蜉蝣之朝暮，寿者如彭聃之百千，此期之近远也。化之小者其期近，化之大者其期远，万物之气数固有不齐，而同归于化与期，其致则一耳。四者，出入升降也。常守，守其所固有也。出入者守其出入，升降者守其升降，固有弗失，多寿无疑也。今之人，外劳其形，内摇其精，固有且不保而妄言入道，匪独欺人而且自欺，惑亦甚矣。不当出而出，不当入而入，不当升而升，不当降而降，动失其宜，皆反常也。反而无害，未之有也。形，即上文之所谓器也。夫物有是形，则有是患，外苦六气所侵，劳伤所累，内惧情欲所系，得失所牵，故君子有终身之忧，皆此形之为患耳。然天地虽大，能役有形而不能役无形，阴阳虽妙，能化有气而不能化无气，使无其形，何患之有？故曰无形无患。然而形者，迹也，动也。动而无迹，则无形矣，无形则无患矣。此承上文而言成败倚伏生乎动，动而不已，则变作矣，是因有形之故也。四者之有，而贵常守。常守者，守天然于无迹无为，是即无形之注义也。若谓必无此身，方是无形，则必期寂灭而后可，圣人之道，岂其然哉？如《老子》曰：吾所以有大患者，为吾有身。及吾无身，吾有何患？其义即此。观其所谓吾者，所重在吾，吾岂虚无之消（编者按：此处应为"谓"）乎？盖示人以有若无，实若虚耳。故曰圣人处无为之事，行不言之教，万物作焉而不辞，生而不有，为而不恃，功而不居。夫惟不居，是以不去。又曰：为学日益，为道日损，损而又损，以至于无为，无为而无不为矣。皆无形无患之道也。如孔子之毋意、毋必、毋固、毋我，又孰非其道乎？故关尹子曰：人无以无知无为者为无我，虽有知有为，不害其为无我。

正此之谓也。

④张志聪《黄帝内经集注》故万物无不有此升降出入，亦由成败而后已。此言天地之气化动静，又有小大远近之分焉。如朝菌不知晦朔，蟪蛄不知春秋，此化之小者也。灵蓂大椿以千百岁为春，千百岁为秋，此化之大者也。夫天地之气，阳动阴静，昼动夜静，此期之近者也。天开于子，地辟于丑，天地开辟，动而不息，至戌亥而复天地浑元，静而不动，此期之远者也。言人生于天地之间，有此升降出入之气，而贵常守此形，常怀忧患，如反常则灾害并至，故曰无形无患。谓能出于天地之间，脱屣形骸之外，而后能无患。

⑤高士宗《黄帝素问直解》故万物无不有此出入，无不有此升降，但其中生化有小大，死期有远近。如朝菌晦朔，蟪蛄春秋，此化之小，期之近者也。蓂灵大椿，千百岁为春，千百岁为秋，此化之大，期之远者也。小大近远，四者之有，而贵常守，常守则生，反常失守则灾害至，而不能生矣。凡属有形，必患其败，故曰无形无患，即此不生化之谓也。

⑥黄元御《黄元御医书全集》无不升降出入，是无不生化也。有此生化之日，则有此极变之时。变化相薄，则有此成败倚伏之期，但其生化有大小，则此期有近远耳。小大近远四者之有，不能无也，而贵守其常，不逐其变(静则常，动则变)，反常则灾害至而祸败作矣。然则物生而化，以至物极而变，天地人物所不能免也。变化相薄，则成败倚伏于此生焉，以其有形也，故曰无形无患，此之谓也(《老子》吾所以有大患者，为吾有身，及吾无身，吾有何患，即此义)。

⑦张琦《素问释义》此句未具体注释。

⑧高亿《黄帝内经素问详注直讲全集》〔注〕可见天下有形之物，莫不本此升降出入也。但化有大小，期有远近，人当守其动静之常，以期久远，若动静反常，失其出入之神、升降之气，则灾生而害必至矣。

〔讲〕故凡有形质，而具此宇器者，无不同此出入，无不同此升降，以定变化之期。但变有大小之异，期有远近之分，凡有此升降出入之四者，贵守其常而无失焉，苟夫其守而反常，灾害必为之立至矣。故古语云：凡物之无形质者，即可以无患，正此升降出入，无器不有之谓也。

⑨孟景春等《黄帝内经素问译释》由此可见，形体的东西，没有不出不入不升不降的。它们之间仅仅有生化大小和时间长短的分别而已。升降出入四者的存在，还必须保持正常，否则就会遭到灾害。所以没有形体也就没有灾害的说法，就是指这个意思。黄帝道：很对。

⑩任廷革《任应秋讲〈黄帝内经〉素问》事物升降出入的运动和变化，不过是有“化有小大，期有近远”的区别而已。

⑪张灿玾等《黄帝内经素问校释》出入升降的运动形式，皆寄于有形，所以上文说“升降出入，无器不有”，就是这个意思。其正常的运动则生化作，反常的变化则灾害至，然皆不能离形，没有形也就无所谓患，所以说“无形无患”。

因此说,任何物体,无不存有出入升降之机。不过化有大小的不同,时间有远近的区别,不管大小远近,贵在保持正常,如果反常,就要发生灾害。所以说离开了物体的形态,也就无所谓灾害,就是这个意思。黄帝说:好。

⑫方药中等《黄帝内经素问运气七篇讲解》形,指形体,这里是指物质。患,祸害、灾难之义,此指盛衰灾变。前面讲了"升降出入,无器不有","无不出入,无不升降",这里是说只要有物质存在,就有运动变化存在,除非根本不存在物质;既然不存在物质,当然也就谈不到运动变化,也就谈不到有什么盛衰灾变,所以说"无形无患"。这实际上是进一步肯定了物质与运动、运动与变化之间的不可分离的绝对关系。

⑬王洪图等《黄帝内经素问白话解》因此,在天地万物之中,升降出入无处不有,万物之间的区别,仅是生化的大小与时间的长短不同而已。升降出入运动,必须保持一定的规律,否则就会产生灾害。而一切灾害,都是在形体上发生的。所以说,没有形体也就没有灾害,就是这个道理。黄帝说:对。

⑭郭霭春《黄帝内经素问白话解》因此任何具有形体的东西,没有不出不入不升不降的,其间仅仅有生化的大小,和时间早晚的分别而已。升降出入的存在重要的是要保持正常,假如违反了正常,就会遭到灾害。所以说:除非是无形体的东西,才能免于灾患。黄帝道:讲得好。

(7)有不生不化乎?岐伯曰:悉乎哉问也!与道合同,惟真人也。帝曰:善。

①王冰《黄帝内经素问》言人有逃阴阳,免生化,而不生不化,无始无终,同太虚自然者乎?真人之身,隐见莫测,出入天地内外,顺道至真以生,其为小也入于无间,其为大也过虚空界,不与道如一,其孰能尔乎!

②马莳《黄帝内经素问注证发微》帝又问人之阴阳免生化,而不生不化者乎?伯言真人与道为一,生化与天地同久,而不假于生化也。

③张介宾《类经》不生不化,即不生不死也。言人有逃阴阳,免生化,而无始无终,同太虚于自然者乎?观《老子》曰:出生入死,生之徒十有三,死之徒十有三,民之生,动之死地亦十有三。夫何故?以其生生之厚。苏子由释之曰:生死之道,以十言之,三者各居其三矣,岂非生死之道九,而不生不死之道,一而已矣。不生不死,即《易》所谓寂然不动者也。《老子》言其九,不言其一,使人自得之,以寄无思无为之妙也。有生则有死,故生之徒,即死之徒也。人之所赖于生者厚,则死之道常十九。圣人常在不生不死中,生地且无,焉有死地哉?即此不生不化之谓。又昔人云:爱生者可杀也,爱洁者可污也,爱荣者可辱也,爱完者可破也。本无生,孰杀之?本无洁,孰污之?本无荣,孰辱之?本无完,孰破之?知乎此者,可以出入造化,游戏死生。此二家说,俱得不生不死之妙,故并录之。真人者体合于道,道无穷则身亦无穷,故能出入生死,寿敝天地,无有终时也。

④张志聪《黄帝内经集注》言生于天地之间,而不为造化之所囿者,其惟真人乎?真人者,提挈天地,把握阴阳,寿敝天地之外而无有终时,是不与天地之同动静

者也。

⑤高士宗《黄帝素问直解》生化之理既明，帝故善之。苍天无形无患，有不生不化者乎？不生不化，与道合同，惟真人其能之。首篇云："上古有真人者，提挈天地，把握阴阳，寿敝天地，无有终时，此其道生。"其斯之谓欤！真人与道合同，是无形无患，帝故善之。

⑥黄元御《黄元御医书全集》帝问：人不能无形也，亦有有形而不生不化者乎？有形而不生不化者，虚无清静，与道合同，此惟真人乃能也。

⑦张琦《素问释义》言人有逃阴阳，免生化，无始无终，同太虚自然者乎？

⑧高亿《黄帝内经素问详注直讲全集》〔批〕此举不生不化之理，究极言之，欲使人德合天地，永作不骞不崩之寿也。

〔注〕真人，与天合者也。天地之道，无声无臭，是以不生不化，真人能存无守有，纳阴阳于妙窍之中。所以能离生死之界，得与天地自然之道，相合无间，而与天地同不朽矣。

〔讲〕黄帝曰：善哉。不生不化之论，然人必能逃乎阴阳，免乎生死，造到无始无终之候，乃有此不生不化之妙，是不生不化者，果有之乎？岐伯对曰：悉乎哉，帝之问也！夫所谓不生不化者，一道而已矣。斯道也，未有天地先有此道，高而无上，莫见其首，卑而无下，莫见其基，始而无先，莫见其前，终而无尽，莫见其后。自太极初判而有太始，太始之中，而有太无，太无之中而有太虚，太虚之中，而有太空，太空之中，而有太质。太质者，天地清浊之质也，其质为卵，而立黄之色，乃太空之中，一物而已。阳升到天，太极而生阴。以窈冥抱阳而下降，阴降到地，太极而生阳，以恍惚负阴而上升，此天地之行道也。惟真人与天地合其德，体大道于一身，道不变身亦不变，故能把握阴阳，不生不化，无有终时也。帝闻而赞之曰：真善哉，斯言也！

⑨孟景春等《黄帝内经素问译释》那么有没有不受生化规律影响的人呢？岐伯说：问得好详细啊！能够结合自然规律而适应其变化的，只有"真人"才能这样。黄帝道：讲得很好。

⑩任廷革《任应秋讲〈黄帝内经〉素问》此句未具体注释。

⑪张灿玾等《黄帝内经素问校释》有没有不生不化的呢？岐伯说：你问得很详尽啊！能够结合自然规律而适应其变化的，只有"真人"。黄帝说：好。

⑫方药中等《黄帝内经素问运气七篇讲解》生，指生命，化，指变化。"生化"二字，总指生命现象。这一问句下面答话的含义，是用肯定语气来强调了生命现象与运动之间的必然联系。这一段如果加以直译就是说："有没有不生长变化的生命呢？回答说：你问得真详尽呀！如果说有，那只有是神仙了。"因为假设的条件是不存在的，生活中是没有"真人"的，所以，这一回答实际上是以表面肯定的语气，表达了实际上否定的内容，即否定有不生不化的生命。这同前面"不生不化，静之期也"，"无形无患"的含义完全一样。实际上是对"无不出入，无不升降"这一卓越认识的进一步肯定。但是把"真人"等否定的内容当作肯定的提法来评是论非，这实

际上是对中医学指导思想的一种曲解。

⑬王洪图等《黄帝内经素问白话解》那么有没有不受生化规律影响的人呢？岐伯说：问得真详细。能够结合自然规律而适应其变化的，只有真人才能这样。黄帝说：讲得好。

⑭郭霭春《黄帝内经素问白话解》黄帝道：那么有没有不生不化的人呢？岐伯说：问得真详细啊！能与自然规律相融合，而同其变化的，只有真人。黄帝道：讲得好。

参考文献

[1] 王晓毅."天地""阴阳"易位与汉代气化宇宙论的发展[J].孔子研究,2003(04)：83-90.

[2] 孔庆洪."气化结构"假说之探讨[J].中国医药学报,1996,11(05):56-58.

[3] 张立平.中医整体思维模式下的《黄帝内经》经典治则治法探析[J].中国中医药现代远程教育,2015,13(17):6-8.

[4] 岳东辉.中医疫病病因学理论探析[J].中华中医药杂志,2012,27(12):3045.

[5] 单施超,赵博.回溯运气学说的争鸣与比较[J].中华中医药杂志,2015,30(06):1885-1888.

[6] 史桂荣,王雷,李春巧.五运六气在中医理论中的独特价值[J].中医学报,2013,28(01):56-57.

[7] 汤巧玲,张家玮,宋佳,等.论中医运气学说的哲学基础[J].中国中医基础医学杂志,2016,22(04):488-489.

[8] 杨力.中医运气学[M].北京:北京科学技术出版社,1999:9.

[9] 方药中,许家松.黄帝内经素问运气七篇讲解[M].北京:人民卫生出版社,2007:10,152,9.

[10] 顾植山.从阴阳五行与五运六气的关系谈五运六气在中医理论中的地位[J].中国中医基础杂志,2006,12(06):463-465.

[11] 左帮平,陈涛,杨会军,等.五运六气与疫病关系的现代研究综述[J].辽宁中医药大学学报,2009,11(05):217-219.

[12] 喻嘉兴.《内经》运气构架初探[J].湖南中医杂志,2000,16(02):7-10.

[13] 郭蕾.天人相应论的思想文化基础[J].山西中医学院学报,2002,3(04):6-9.

[14] 蒲晓田,马淑然,陈玉萍等.关于中医"天人相应"理论内涵的探讨[J].中医杂志,2012,53(23):1984-1986.

[15] 郭霞珍.《黄帝内经》"五脏应时"说与天人相应观[J].中华中医药杂志,2012,27(05):1223-1226.

[16] 黄辉,王键.天人合一思想的本体意义及其比较学研究[J].南京中医药大学学

报(社会科学版),2016,17(04):219－224.

[17] 张娜,刘晓燕,郭霞珍.基于"天人相应"理论的四时—阴阳—五脏关系的探讨[J].世界中医药,2016,11(02):224－227.

[18] 张青龙,郑晓红,马伯英.《黄帝内经》自然观浅议[J].中医药导报,2016,22(09):9－13.

[19] 王钊.论阴阳为天人相应之中介[J].北京中医学院学报,1988,(2):15.

[20] 余云岫,恽铁樵.灵枢商兑与群经见智录[M].北京:学苑出版社,2007:108－111.

[21] 傅遂山.浅谈五行学说对中医养生的指导作用[J].河南中医,2010,30(06):530－533.

[22] 潘毅.《黄帝内经》脏气法时理论的变通[J].中医学报,2011,26(08):926－927,932.

[23] 李檬.五脏的生理特性是中医的特征性内容[J].河南中医,2008,28(02):11－12.

[24] 常立果.《内经》"脏气法时"思想研究[D].北京:北京中医药大学,2007.

[25] 程世德.内经理论体系纲要[M].北京:人民卫生出版社,1993.

[26] 许筱颖,郭霞珍.基于中医"天人相应"理论探讨藏象时间结构本质研究的思考[C]//中国中西医结合学会时间生物医学专业委员会.2009 全国时间生物医学学术会议论文集,2009:6.

[27] 烟建华.《内经》五脏概念研究[J].中医药学刊,2005,23(3):395－399,406.

[28] 烟建华.论《内经》生命的四时法则[J].北京中医药大学学报,1998,21(04):3－6,72.

[29] 邢玉瑞.中医方法全书[M].西安:陕西科学技术出版社,1997:8.

[30] 王玉川.关于五行休王问题[J].中医杂志,1984,32(10):54－57.

[31] 吉凤霞.五行休王与精气盛衰节律探讨[J].中国医药学报,1998,13(04):9－11,81.

[32] 孟庆云.五运六气对中医学理论的贡献[J].北京中医药,2009,28(12):937－940.

[33] 陈曦.中医"气化"概念诠释[J].世界中医药,2014,11(9):1413－1418,1442.

[34] 王慧峰,严世芸.论藏象体系的天人气化和谐[J].中华中医药学刊,2011,29(10):2296－2297.

[35] 汤铁城.气化论精华初探——略论"气"与"火"的辩证法[J].医学与哲学,1984(02):15－18.

[36] 祝世讷.气化学说——开辟解剖结构的发生学研究[J].山东中医药大学学报,2007,31(3):179－181.

[37] 倪卫东.探讨运气学说核心理论及其在《伤寒论》理论研究中的价值[D].南京:

参考文献

南京中医药大学,2009.

[38]吕凌.钱乙五行思想研究[D].沈阳:辽宁中医药大学,2006.

[39]高巧林.朱震亨中医心理学思想[D].济南:山东师范大学,2009.

[40]朱文浩,庄泽澄.李杲"阴火"浅说[J].甘肃中医,2005,(01):9-10.

[41]杨威,潘桂娟,于峥,等.中医基础理论研究的要素与实践[J].中国中医基础医学杂志,2012,18(11):1177-1178,1180.

[42]郑洪.五脏相关学说理论研究与临床分析[D].广州:广州中医药大学,2002:43.

[43]邓铁涛.略论五脏相关取代五行学说[J].广州中医学院学报,1988(02):65-68.

[44]王琦.专题讲座——中医原创思维十讲(四)气为一元的一元观[J].中华中医药杂志,2012,27(05):1353-1354.

[45]孙以楷,甄长松.庄子通论[M].北京:东方出版社,1995:168.

[46]恽铁樵.伤寒论研究(线装书)[M].恽氏铅印本,1935:7,19.

[47]王庆国,李宇航,王震.《伤寒论》六经研究41说[J].北京中医药大学学报,1997,20(4),23-30.

[48]戴玉.《伤寒论》六经气化学说的形成和发展[J].江苏中医杂志,1982(04):4-6.

[49]刘渡舟.《伤寒论》的气化学说[J].新中医,1983(02):6-8.

[50]刘温舒著.张立平校注.素问运气论奥校注[M].北京:学苑出版社,2009:191.

[51]杨威.五运六气研究[M].北京:中国中医药出版社,2011:289.

[52]王象礼.陈无择医学全书[M].北京:中国中医药出版社,2005:237.

[53]陈曦.从《内经》气化理论解析中药气味学说[J].中国中医基础医学杂志,2014,20(10):1321-1323.

[54]李磊.三阴三阳学说文化哲学探源[J].南京中医药大学学报(社会科学版)2006,7(2):74-77.

[55]孙志其,韩涛.基于气本体论的三阴三阳体系构建与应用[J].中华中医药杂志,2017,32(05):2307-2310.

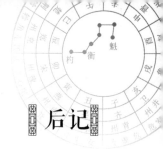

　　《黄帝内经》"运气九篇"所阐述的"五运六气理论",虽然千百年来纷争不断,但是"五运六气理论"所蕴含的主要学术思想,极具价值,这一点毋庸置疑,这也是作为一个中医学者,必须潜心学习、研究"五运六气理论"的原因所在。

　　"五运六气理论"是对天地之气的交互变化,所形成的六十种自然气候状态,以及其与人、生物、植物相适应的周期性变化规律的高度总结,其理论充分展示了中医学"天人相应"的学术思想。《素问·六微旨大论》曰:"上下之位,气交之中,人之居也。故曰天枢之上,天气主之;天枢之下,地气主之;气交之分,人气从之,万物由之,此之谓也。""天人相应"是中医学中阴阳五行学说的灵魂,"五运六气理论"正是这一学术思想的集中体现,只有深刻理解"五运六气理论",才可以更好地理解、掌握、体悟中医学阴阳五行学说的"天人相应"思想。"五运六气理论"是在中国古代传统文化的土壤中孕育、形成和发展的,是古人基于长期的对自然界气候、物候、病候的观察,并充分运用了我国古代先进的天体结构理论以及古代天文历法成就而形成的天、地、人一体的结构模型,从时空角度揭示了自然界的气候、物候、病候周期运动规律,揭示了中医学"天人相应"思想的科学性。

　　中医学理论认为气是宇宙的本原,气的升降相因,交错相感是产生自然界一切事物及现象的根源。《六微旨大论》说:"气之升降,天地之更用也……天气下降,气流于地,地气上升,气腾于天;故高下相召,升降相因,而变作矣。"自然界一切气候现象都是由"五运"和"六气"交错叠加,综合而形成的。故《五运行大论》谓"上下相遘,寒暑相临,气相得则和,不相得则病",人及生物、植物如果适应自然界气候的变化就可以健康,反之则生灾病,即"从其气则和,逆其气则病"。因此,在治疗上必须遵从"必先岁气,无伐天和"的"法时而治"的学术思想。所以作为一名医生必须"上知天文,下知地理,中知人事"。可以说,五运六气理论是中医学认识环境与人体健康关系的学说,其本质是探索人与环境协调统一的"天人相应"关系。人类生存环境可以分为外环境和内环境,外环境可以分为天文环境、地理环境、社会环境,人的生存,离不开环境,人必须适应环境才可以生存。"天人相应"正是阐述人与环境协调统一的重要学说。五运六气理论所展示的主要学术思想,包括两个方面:第一,基于五运六气对人体脏腑功能的影响，建立起气候—物候—病候相关的天、地、人结构体系。将人体置于整个宇宙空间的整体论角度考察人体生命现象和健康、疾病，充分体现出天人相应的"脏气法时"学术思想；第二，通过"天人一气""天人同构""天人相应"，建立起来的天、地、人气化理论。"五运六气理论"所体现出来的"天人相应"的"整体衡动观"及"气化论"思想与《黄帝内经》其他篇章一脉相承。研究"五运六气"对于继承、理解、学习、运用、创新与发展中医学理论具有重要的启发作用。

　　本团队在学习、理解、运用并研究"五运六气理论"的基础上，通过古籍研究、文献分析、逻辑推理、经验总结、整合归纳等方法，并结合传统辨证论治方法，建立了以"五运六气理论"为基础，以五脏生克制化为推演方法的五脏功能兼顾的"五脏生克制化辨证模式"。其具体内容是基于三个时间点（出生时间、发病时间、就诊时间）"五运六气"影响下的五脏功能盛衰情况，根据脏腑间生、克、复的关系，全面分析患者的体质、脏腑发病规律，以及疾病的病因病机，并综合传统辨证论治方法，实现五脏平衡辨证。"五脏生克制化辨证模式"将中医学"天人相应"典范学术思想——"五运六气学说"与临床密切结合起来，是对中医学核心思想的继承、发展与创新，它可大大简化临证诊治流程，提高辨证的准确性，提高临床疗效，是临证治疗中简便易行的辨证方法，值得在临床疾病治疗中做更深、更全面的运用。本书对于理解学习"五运六气理论"并探索其临床应用具有一定指导意义。

杜武勋

二〇一八年九月